IVANA SEGER
Der Emma-Effekt

Zweite Auflage

© 2020 | IVANA SEGER

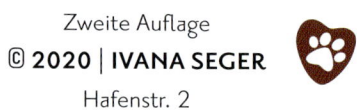

Hafenstr. 2

65439 Flörsheim

Lektorat

Silja von Rauchhaupt M.A. | Lektorat & Textredaktion - Königstein

Layout und Design

Christian Flottmann | Design & Illustration - Hamburg

Druck und Bindung

FINIDR, s.r.o. - Lípová 1965 | 737 01 Český Těšín | Česká Republika

ISBN 978-3-96443-371-8

Weitere Informationen unter:

www.emmahilft.de

Titelfoto

© Nadine Ruch | Tierfotografin - Grävenwiesbach

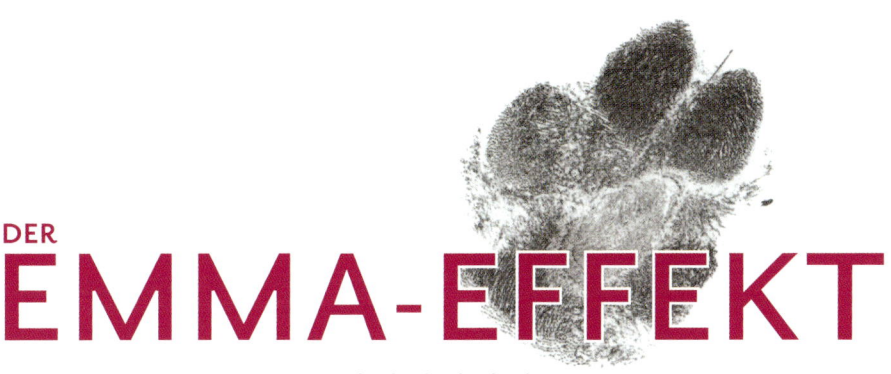

DER
EMMA-EFFEKT

· · · · · ·

*Jeder Mensch hat am Ende seines Lebens
eine würdevolle Pflege und Betreuung verdient.
Die Palliativschwester Ivana Seger
und ihre Therapiehündin Emma begleiten Menschen
in Hospizen und auf Palliativstationen
sowie ihre Angehörigen auf diesem Weg.
Das ist ihr ergreifendes Tagebuch.*

IVANA SEGER

Inhaltsangabe

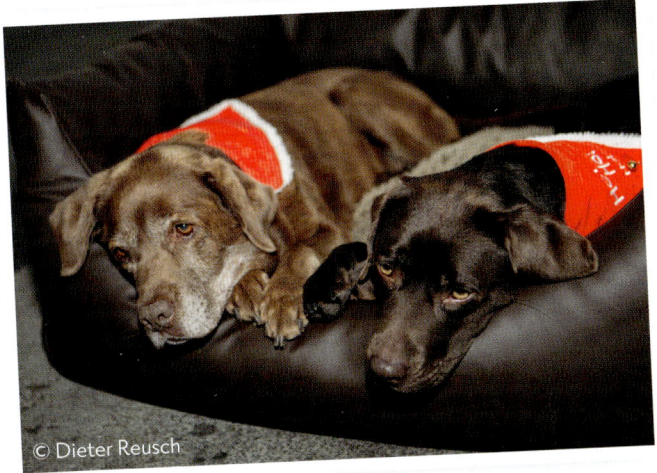

© Dieter Reusch

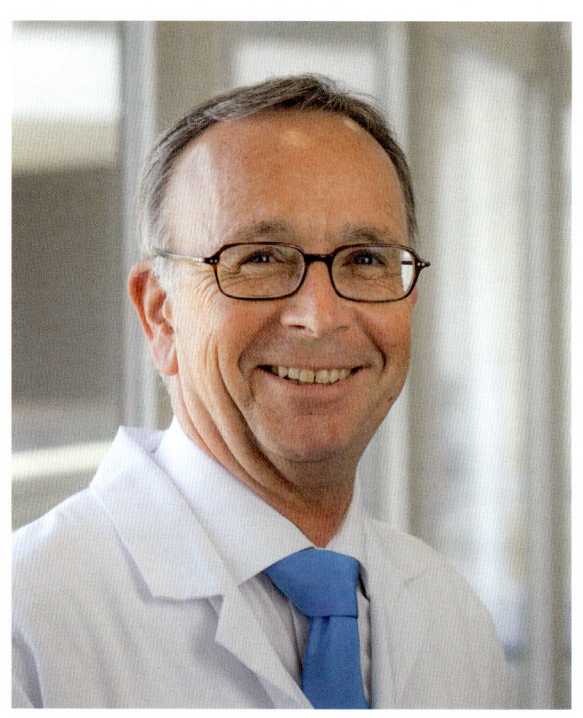

Prof. Dr. med. Norbert Frickhofen

Helios HSK Wiesbaden | © HSK

**Hunde auf der Palliativstation oder im Hospiz:
Gibt es nicht Wichtigeres für Patienten am Lebensende?**

Diese Reaktion ist nicht ungewöhnlich. Wer aber einmal erlebt hat, wie
Menschen in dieser schwierigen Lebensphase aufblühen können, wenn sie
einem speziell trainierten Hund über das Fell streichen, der wird sofort
verstehen, was das bedeuten kann.

Nonverbale positive Interaktion vom Feinsten!

Die tiergestützte Therapie auf unserer Palliativstation ist zu einem
ergänzenden und nicht mehr wegzudenkendem Therapieansatz geworden.
Ich freue mich über dieses Buch und wünsche der tiergestützten Therapie
mehr Verbreitung in der Medizin, nicht nur bei der Betreuung von
Menschen am Lebensende.

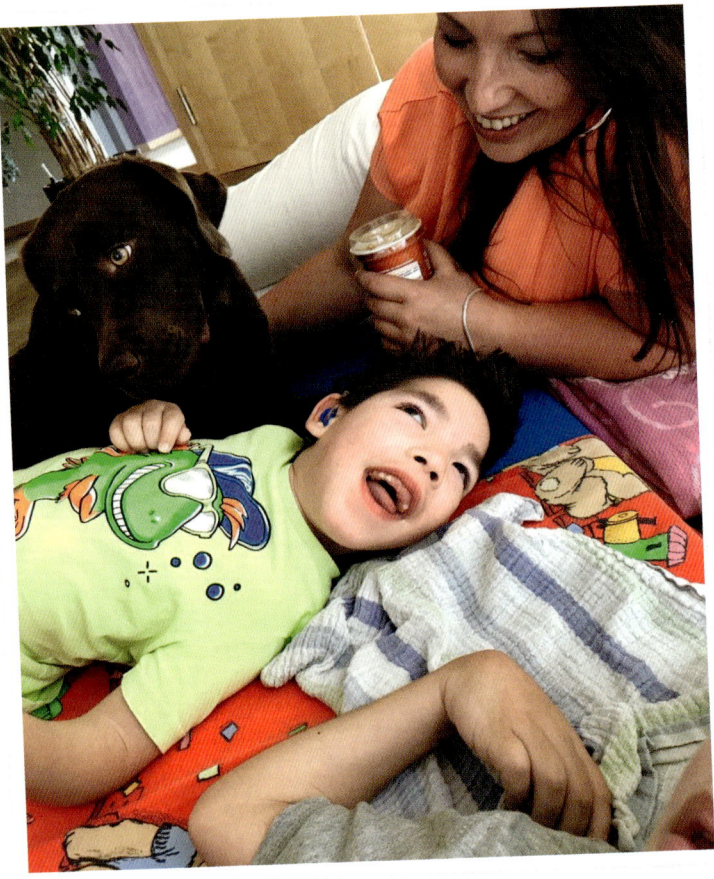

Alessandro und Mama Steffi mit Sissi | © Ivana Seger

Liebe Ivana, liebe Emma und liebe Sissi,

ich habe sehr lange darüber nachgedacht, was ich euch hier schreiben soll, um zu sagen, was ihr uns schenkt, nur um dann festzustellen, dass Worte nicht ausdrücken können, was ihr für uns bedeutet.

Ihr zaubert ein Strahlen in die Augen meiner Kinder, das ich kaum beschreiben kann. Ihr schenkt uns Luft zum Atmen, wenn wir zu ersticken drohen. Ihr bringt Ruhe während eines Gewittersturms und vor allem erfüllt ihr den Raum mit Liebe und Wärme.

Ihr gebt uns bedingungslose Liebe ohne zu fordern und nehmt uns vorurteilsfrei, wie wir sind. Egal wie aussichtslos die Situation scheint, ihr schenkt uns Hoffnung und Zuversicht und die Kraft alles zu meistern.

Ich bin so unendlich dankbar für die vielen kostbaren und wunderschönen Momente, die Emma meinen Jungs und damit auch mir bereitet. Es macht mich unsagbar glücklich, dass ihr uns begleitet und auch weiterhin begleiten werdet, in jeder Situation, die noch auf uns zukommen wird.

Ihr habt einen riesigen Platz in unseren Herzen und seid nicht nur da, weil es im Terminkalender steht, sondern ihr begleitet uns immer und stetig, auch wenn ihr nicht körperlich bei uns seid. Ihr seid in unser Leben getreten als willkommene Abwechslung, die uns Freude und Liebe schenkt und wurdet Familie.

In tiefer Dankbarkeit und Freundschaft.

Steffi – Mama von Marcos und Alessandro

Vorwort

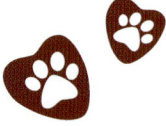

Momente, die im Herzen bleiben

Seit zehn Jahren begleite ich als Palliativschwester nun schon Menschen auf ihrem letzten Weg. Doch ich mache das nicht alleine, sondern mit zwei unglaublich bereichernden Persönlichkeiten an meiner Seite: Emma & Sissi. Sie schaffen es in kürzester Zeit, das Eis zu brechen und mir den Weg zu den Herzen der Menschen zu ebnen. Diese zertifizierten Therapiebegleithunde spielen in unserem Team ganz klar die Hauptrolle und sind in meiner Arbeit nicht mehr wegzudenken.

Mit diesem Buch möchte ich euch einen Einblick in unsere tiergestützte Therapie geben und aufzeigen, was Emma so einzigartig macht. Für so viele Familien, die wir in den letzten Jahren in den Hospizen oder auf den Palliativstationen begleitet haben, war und ist Emma viel mehr als nur ein Hund, der zu Besuch kommt und den man streicheln kann. Sie ist Seelentrösterin, Wegbegleiterin und schafft es sogar, Sterbenden Halt und Trost in ihren letzten Stunden zu vermitteln.

Die Hospizarbeit habe ich mir nicht ausgesucht, vielmehr hat sie mich gefunden und dafür bin ich heute noch sehr dankbar. Nichts hat mich in den letzten zehn Jahren mehr geprägt und verändert als diese Arbeit und Aufgabe. Und gerade deshalb möchte euch auch einen Einblick in die Hospizwelt geben, da es ein Thema ist, was uns alle betrifft. Niemand hat Einfluss darauf, wann er sterben wird und das ist auch gut so. Doch wir alle können entscheiden, wie und in welcher Umgebung wir sterben möchten. Daher ist es mir ein großes Anliegen, mit diesem Buch dem Wort „Hospiz" ein wenig Macht zu rauben, indem ich aufkläre, Mut mache und Vorurteile abbaue.

Die Aufgaben einer Palliativschwester in einem Hospiz sind sehr vielschichtig und verlangen ein Höchstmaß an Empathie gepaart mit Fachwissen. Menschen auf ihrem letzten Weg zu begleiten ist nicht immer einfach, das weiß ich nur zu gut. Und doch ist es ein Beruf, der mir persönlich so viel zurückgibt. Ich möchte allen Kolleginnen und Kollegen, die einen pflegerischen Beruf ausüben, mit diesem Buch neue Aspekte im Umgang mit Sterbenden vermitteln und ihnen Mut machen.

Mir war klar, dass dies kein einfaches Buch werden würde und so war es auch. Bei so vielen Kapiteln sind mir die Tränen gekommen und manchmal musste ich sogar aufhören, eine Pause machen und mich mit Emma & Sissi ablenken. Denn viele Begegnungen, die wir in all den Jahren mit den Gästen (so werden die Menschen, die in einem Hospiz leben, genannt) und mit ihren Angehörigen erlebt und gefühlt haben, waren beim Schreiben auf einmal wieder so präsent und nah.

Da ich weiß, dass jeder Hundebesitzer wahrscheinlich von seinem eigenen Hund behaupten würde, dass er der beste Hund auf dieser Welt ist, habe ich einige Menschen gebeten, mir bei diesem Buch zu helfen, indem sie etwas für mich schreiben.

Sie können Emma & Sissi am besten beurteilen, denn sie haben den „Emma-Effekt" hautnah erlebt und vor allem gefühlt. Nur sie können mit dieser Authentizität über die phänomenale Wirkung von Emma berichten.

Zwölf „Bärenherz"-Mamas, drei Töchter, die einen ihrer Elternteile auf ihrem letzten Weg begleitet haben, eine Ehefrau mit ihrem Sohn, die ihren geliebten Mann und Vater begleitet haben, vier Kolleginnen aus unterschiedlichen Hospizen und Palliativstationen, Martin Rütter und Nazan Eckes sowie alle sechs Einrichtungsleiter haben für und über uns geschrieben und uns bei diesem Projekt unterstützt. Mir fehlen auch jetzt noch die Worte, wenn ich all diese unglaublich schönen Briefe lese.

Ich danke jedem Einzelnen von euch sehr und bin so froh,
dass ihr ein Teil meines Lebens geworden seid!

Jeder, der unsere Facebook-Seite „Emma – Heldin auf vier Pfoten" kennt, kann erahnen, dass ich schon immer sehr gerne geschrieben habe und so war und ist es auch. Doch ich hätte nie gedacht, dass meine Tagebücher, die ich nun schon seit über zehn Jahren und zum Glück auch immer sehr ausführlich pflege, einmal so wichtig werden würden und dass ich sogar Teile daraus in diesem Buch veröffentlichen würde. Ohne dieses zweite Gedächtnis hätte ich viele Begegnungen wahrscheinlich nicht mehr in dieser Tiefe und Ausführlichkeit beschreiben können. Dazu beigetragen haben auch unsere treuen Facebook-Leser, die mir in den letzten fünf Jahren so viele Mails und Nachrichten geschrieben haben und mir immer wieder gesagt haben, wie gut ihnen meine Beiträge auf Emmas Facebook-Seite gefallen. Ihr habt mich zu diesem Buch animiert und dafür danke ich euch allen!

Ohne euch würde es dieses Buch nicht geben.

Es gab Momente mit den Gästen, Patienten, Kindern und Angehörigen, die so schön, so wertvoll und so emotional waren, dass sie einen besonderen Platz in meinem Herzen eingenommen haben. Einige Beispiele aus dieser mir so wichtigen Arbeit möchte ich gerne mit euch teilen.

Ich habe mir die Anfänge unserer tiergestützten Therapie nochmals ins Gedächtnis gerufen und wie sich alles in den letzten zehn Jahren entwickelt hat, wen wir begleitet haben und welche Freundschaften sich aus manchen Begegnungen entwickelt haben. Natürlich beschreibe ich auch meinen eigenen Werdegang in die Hospizarbeit, die Idee zur tiergestützten Therapie im palliativen Setting und wie ich Emma gesucht und gefunden habe. Doch meine Zeilen gelten vor allem den vielen verstorbenen Gästen in den einzelnen Hospizen oder auf den Palliativstationen. Sie richten sich daher besonders an ihre Angehörigen sowie an die „Bärenherz-Familien" und an alle Einrichtungen, die uns so viel Vertrauen entgegenbringen.

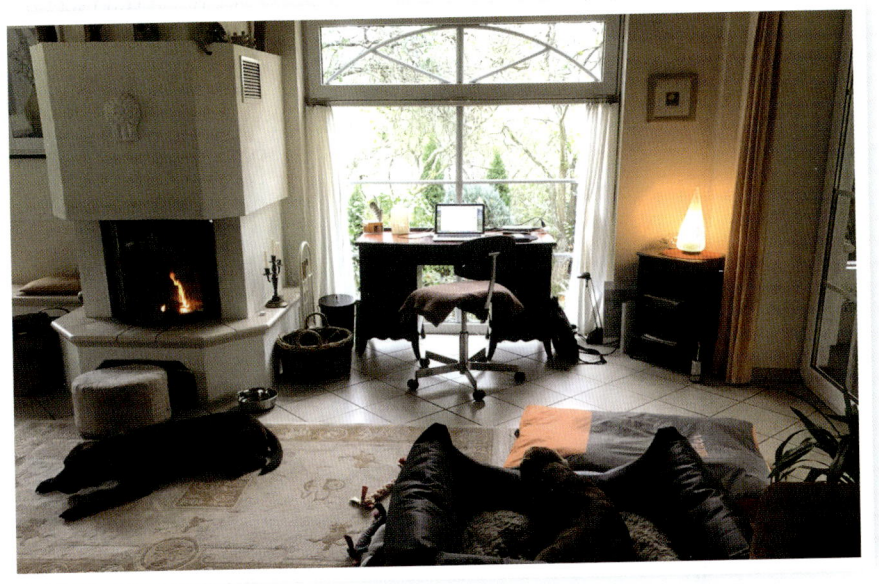

Mein Schreibdomizil in Birkenbeul im tiefsten Westerwald | © Ivana Seger

Dieses Buch ist unser Dankeschön dafür, dass wir euch ein Stück – wenn auch manchmal nur ein kleines – zur Seite stehen durften und dürfen. Es soll für alle Mitwirkenden und für jede einzelne Familien, die wir in den letzten Jahren begleiten durften, eine bleibende und schöne Erinnerung sein.

Dies ist euer Buch!

Ich danke jedem Einzelnen für die Inspiration, die Hilfestellung und die bedingungslose Treue. Nun wünsche ich allen, auch jenen, die das Buch eher zufällig gefunden oder geschenkt bekommen haben, schöne, emotionale, aber auch nachdenkliche Minuten und Stunden beim Lesen.

Eure Ivana Seger

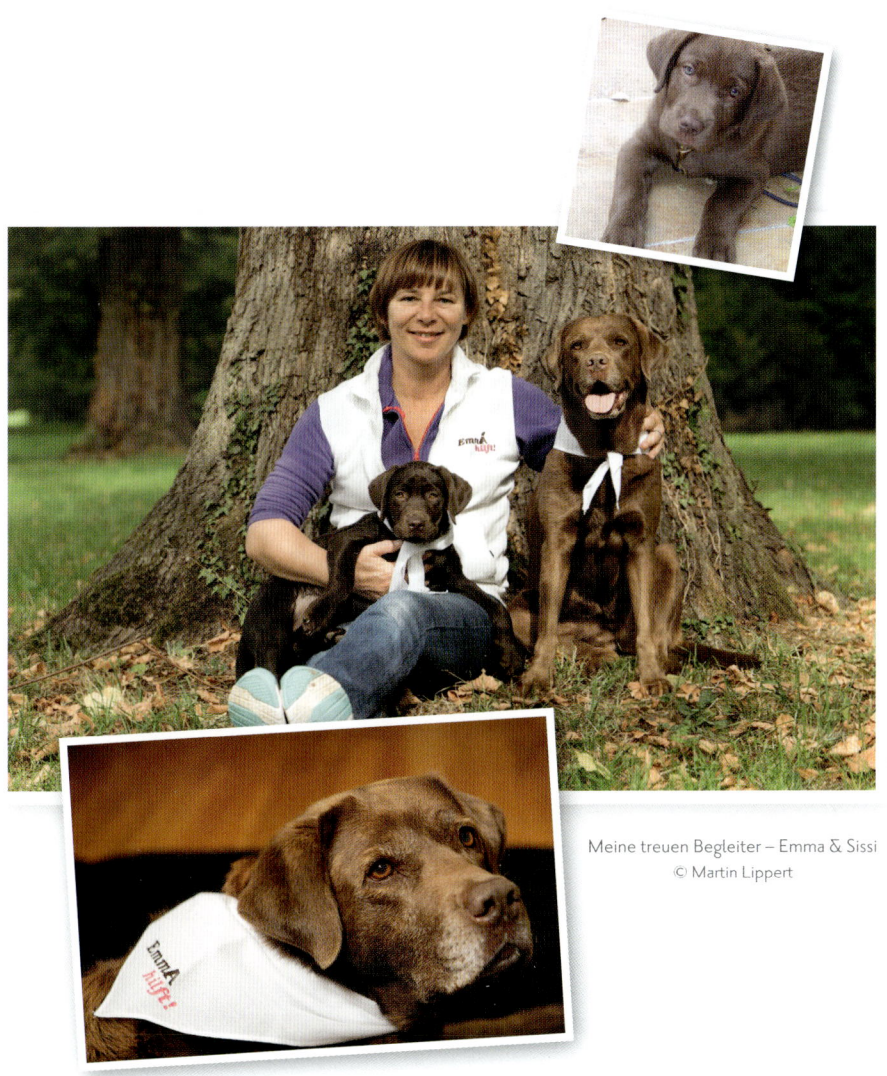

Meine treuen Begleiter – Emma & Sissi
© Martin Lippert

Emma © Dieter Reusch

Das Tabuthema
Sterben in unserer Gesellschaft

Bevor ich unsere Geschichte und unseren Werdegang erzähle, möchte ich erstmal auf das Tabuthema „Sterben und Tod" in unserer Gesellschaft eingehen. Warum haben wir solche Angst vor dem Tod? Warum stehen viele Angehörige so verzweifelt am Sterbebett ihres Liebsten und suchen nach Antworten auf nie gestellte Fragen?

Wenn ein Mensch ins Hospiz kommt, erlebe ich es als Palliativschwester sehr oft, dass Angehörige nicht wissen, was er gerne mochte, als er noch gesund war: Was ist seine Lieblingsspeise gewesen? Welche Fernsehsendung oder welches Radioprogramm hat er gern geschaut oder gehört? Gibt es einen Lieblingsduft? Wie war früher sein Tag strukturiert? Gab es Rituale? Wie hat sein Bett im Schlafzimmer gestanden? War zu Hause das Licht nachts an oder aus?

In der sogenannten „präfinalen Phase" (in der das Sterben abzusehen ist und die von einer Minute bis zu drei Wochen dauern kann) sind es genau diese Themen, diese Kleinigkeiten, die für uns als Pflegefachpersonal so wichtig sind und mit denen wir dem Gast noch eine kleine Freude bereiten können. Spätestens jedoch, wenn wir das Thema Beerdigung sehr empathisch ansprechen, merke ich immer wieder an den Reaktionen der Angehörigen, dass dies leider kaum ein Gesprächsthema innerhalb der Familie war. Und so war es auch bei meiner Familie. Ich habe sehr lange gebraucht, bis ich von unseren Eltern erfahren habe, was sie sich auf ihrem letzten Weg wünschen, wo sie ihre verbleibende Zeit verbringen und wie sie beerdigt werden möchten.
Heute sind beide im Besitz einer Patientenverfügung und einer -vollmacht und ich bin etwas beruhigter. Es wäre für mich nur ganz schwer auszuhalten, wenn

ich in ihrem Namen etwas entscheiden müsste und nicht wüsste, ob dies auch tatsächlich ihr eigener Wunsch gewesen wäre.

Wir als Pflegefachkräfte möchten für alle Gäste die verbleibende Zeit so gestalten, dass ihre Lebensqualität so gut wie nur irgend möglich ist. Sehr wichtig ist uns eine wertschätzende Atmosphäre, behutsame Symptomlinderung, authentische und ehrliche Empathie und höchster Respekt im Umgang mit dem Gast. Das ist nur mit einer individuellen und realitätsnahen Biographiearbeit möglich. Doch viele Angehörige können mir beziehungsweise uns sehr oft auf all diese Fragen keine Antwort geben. Und der Gast selbst kann es uns in dieser Phase leider auch nicht mehr sagen. Oft wird es dann für uns ein Herantasten und das immer mit Argusaugen auf die Atmung, die Mimik und die Muskelspannung, um herauszufinden, ob der Gast gut und vor allem schmerzfrei liegt.

In der präfinalen Phase gehört die Mundpflege mit zu unseren wichtigsten Aufgaben, um ein eventuelles Durstgefühl zu verhindern. Sicher, wir könnten dies nun mit einer Sprühflasche gefüllt mit Wasser durchführen. Doch was, wenn der Gast früher nie und vor allem nicht gerne Wasser getrunken hat? Es wäre nicht nur für uns, sondern vor allem für den Gast so viel angenehmer, wenn uns die Angehörigen in dieser Phase sagen könnten, was das Lieblingsgetränk war. Dann befüllen wir die Sprühflasche sehr gerne mit genau diesem Getränk. Und hier ist alles möglich: Von unterschiedlichen Säften bis hin zu alkoholischen Getränken, denn in dieser letzten Lebensphase steht für uns als Pflegefachkräfte einzig und allein das Wohlfühlgefühl im Vordergrund.
Wieso beschäftigen wir uns nicht mit diesem wichtigen Bestandteil des Lebens während wir leben? Und warum fällt es vielen Familien so schwer, auch einmal solche Gespräche bei einem Glas Wein zu führen? Ich glaube, dass es mitunter an unseren Medien liegt. Es gibt kaum Fernsehsender oder Moderatoren, die sich an dieses sensible Thema herantrauen, betroffene Eltern und Angehörige in die Sendung einladen und ihnen den gebührenden Platz und Raum zum Reden bieten. Zugegeben, es ist ein schwieriges Thema, aber auch eines, dass uns alle angeht.

Denn wir alle, egal wie reich oder arm, wie alt oder jung, wie groß oder klein, ob zusammen oder alleine, ob dick oder dünn, haben etwas gemeinsam: Wir wurden geboren und wir werden sterben. Es ist nur die Frage nach dem WIE.

Mir kommt es oft so vor, als ob Menschen, die etwas aus ihrem Leben gemacht haben, jung, hübsch und womöglich auch noch sportlich sind, von den Medien viel mehr Anerkennung erhalten als Kranke und Ältere – ganz nach dem Motto: Mein Haus, mein Auto, meine Kinder. Wer möchte schon kranke oder ältere Menschen im Fernsehen sehen? Doch warum ist das so? Haben nicht genau diese Menschen die Aufmerksamkeit (natürlich nur, wenn sie diese auch möchten) verdient? Menschen, die ein Leben lang gearbeitet und teilweise unser Land mit aufgebaut haben oder Kranke, die so gerne gesund sein würden? Gerade bei Krankheiten, bei denen die so wichtige Aufklärungs- und Forschungsarbeit noch in den Kinderschuhen steckt und somit eine Heilung oder zumindest die größtmögliche Linderung einfach nicht zulässt. Stattdessen scheinen sich die unterschiedlichen Fernsehsender immer mehr um Koch-, Talent- und Musikshows zu reißen und irgendwelche seltsamen Familien mit noch seltsameren Namen und noch weniger intellektuellem Inhalt erhalten wochenlange Sendezeiten. Okay, auch in meinem Bekanntenkreis gibt es Menschen, die sich über ihre errungenen Statussymbole mehr freuen als über ein tiefsinniges Gespräch. Und zugegeben, auch ich habe eine schöne Wohnung, fahre gerne in den Urlaub, liebe meine Küche über alles (oder fast alles), ziehe mich manchmal schick an, gehe sehr gerne essen, habe ein Auto und auch ich habe gerne Spaß am Leben. Doch ich habe auch schon seit mehreren Jahren eine Patientenverfügung und weiß genau, wie ich einmal beerdigt werden möchte, wie meine eigene Trauerfeier sein soll (nämlich mit bunten Kleidern, vielen Luftballons und noch mehr Fotos von mir und meinen Lieben auf Großbildschirm) und welche Musik spielen soll (eine Musik, die ausdrückt, wie schön das Leben sein kann). Ja, und obwohl Emma & Sissi gerade neben mir liegen, weiß ich auch jetzt schon, wo ich sie bestatten lasse und welche Abschiedszeremonie ich für beide ausgesucht habe, wenn sie (und der Tag wird kommen) sterben werden. Keiner von uns möchte sterben und doch werden wir es alle.

Ich kenne so viele Menschen, die ihr Leben bis ins kleinste Detail planen und dann auch danach leben. Aber ich kenne kaum einen Menschen, der sich schon in jüngeren Jahren Gedanken über den eigenen Tod macht und dies dann womöglich auch noch in einer Patientenverfügung schriftlich festlegt. Doch was ist, wenn wir unseren eigenen Willen nicht mehr formulieren können? Wer entscheidet dann über Maßnahmen wie zum Beispiel eine künstliche Ernährung? Wir selbst?

Ich weiß nicht, wie oft ich als Palliativschwester von völlig überforderten Angehörigen im Hospiz gehört habe, dass manche Ärzte unbedingt eine PEG (perkutane endoskopische Gastrostomie) empfehlen, um den erkrankten Patienten über eine Sonde ernähren zu können. Manche Ärzte machen den Angehörigen sogar richtig Angst und setzen sie unter Druck, schnellstmöglich eine Entscheidung bezüglich der künstlichen Ernährung zu treffen. Nicht selten erzählen mir Angehörige mit Tränen in den Augen, dass der behandelnde Arzt ihnen gesagt hat, dass, wenn sie diese Einwilligung nicht geben, der Patient dann verhungern wird. Und ich, ich stehe jedes Mal da und kann solche Sätze kaum fassen. Was denken sich manche Ärzte bei solchen Aussagen? Wie kann man Angehörige nur so alleine lassen und sie dann noch so unfair unter Druck setzen? Sicher, Ärzte möchten Leben retten. Doch was, wenn der Preis dafür eine massiv reduzierte Lebensqualität ist? Wofür setzt man als Betroffener eine Patientenverfügung auf, wenn dann diese Wünsche nicht respektiert werden?

Ich möchte jeden einzelnen Angehörigen dazu ermutigen, alle medizinischen Maßnahmen, die von den behandelnden Ärzten empfohlen werden, immer gemäß den Vorstellungen des Erkrankten zu entscheiden. Die letzten Wünsche so zu akzeptieren, wie sie schwarz auf weiß in der Patientenverfügung niedergeschrieben wurden, gleicht einer Mammutaufgabe. Zuzulassen, dass die künstliche Ernährung eingestellt wird, weil es sich der Erkrankte auf seinem letzten

Weg so gewünscht hatte, ist für viele Angehörige verständlicherweise kaum auszuhalten. Oder eine Entscheidung für jemand anderen zu treffen, den man zudem noch über alles liebt und mit dem man sein ganzes Leben verbringen wollte, stellt oft alle Familienangehörige auf eine unermessliche hohe Belastungsprobe. In dieser dramatischen Situation, die einem buchstäblich den Boden unter den Füßen wegzieht, sollte man als Angehöriger den eigenen und sehnlichen Wunsch über mehr gemeinsame Zeit hinten anstellen. Auch, wenn es einem das Herz bricht. In der letzten Phase des Lebens vertraut der Erkrankte zu hundert Prozent seinen bevollmächtigten Personen und darauf, dass sie seine Wünsche nicht nur respektieren, sondern vor allem, dass sie versuchen, sie auch umzusetzen.

Wenn es keine Angehörigen gibt, dann werden wir zum Sprachrohr des Gastes und vermitteln unseren Palliativärzten die Inhalte der so wichtigen Patientenverfügung.

Schon im Krankenhaus suchen ganz viele Angehörige ein aufklärendes Gespräch mit dem zuständigen Arzt. Sie möchten einfach nur wissen, wie es wirklich um den Erkrankten steht. „Sie sollten sich um einen Hospizplatz bemühen", erzählten mir viele Angehörige und wie furchtbar und beängstigend dieser Satz für alle war. „Niemand erklärte uns, was ein Hospiz ist", erzählte mir eine Ehefrau, die ihren Ehemann begleitete und die schreckliche Angst vor unserem Hospiz hatte. Als sie dann mit ihrem Mann im Hospiz St. Barbara angekommen war, erlebte und spürte sie vor allem, wie wertvoll diese Einrichtungen sind. Sie möchte nun anderen betroffenen Angehörigen Mut machen und so schrieb sie mit ihrem Sohn einen Text für dieses Buch.

Liebe Ivana, liebe Emma und liebe Sissi,

Vor 3½ Jahren erhielt mein Mann bzw. Vater die Diagnose Hirntumor. Inoperabel – Ein Todesurteil. Ein Jahr ging alles noch ganz gut. Sein behandelnder Arzt empfahl uns mit einer Palliativstation oder einem Hospiz Kontakt aufzunehmen. Wir sträubten uns aber dagegen und wollten uns einfach nicht damit befassen. Als die Schmerzen anfingen, sahen wir nur noch die Palliativstation als Ausweg.

Wir wendeten uns also an die Palliativstation in Butzbach. Sie besuchten uns dann, versorgten meinen Mann mit Medikamenten und halfen uns auch mit all den Sorgen fertig zu werden. Das tat nach fast zwei Jahren sehr gut. Mein Sohn und ich bekamen sogar ein Gespräch mit einem Psychologen, das uns sehr gut half mit der Situation umzugehen. Sie rieten uns ebenfalls zu einem Hospiz, da wir keinerlei Ahnung hatten, was als Nächstes zu tun sei. Wir wollten meinen Mann und Vater nicht weggeben, aber es half alles nichts, zuhause ging es nicht mehr.

Ein Hospiz war in unseren Gedanken ein dunkler Ort, wo nur Trauer herrscht. Mein Sohn und ich wollten uns erst einmal das Hospiz „St. Barbara" in Oberursel anschauen. Also fuhren wir dort hin. Leider ist gerade ein Bestattungsunternehmen vorgefahren, um einen Hospizbewohner abzuholen. Das war ein Schock für uns. Wir fuhren wieder unverrichteter Dinge nach Hause, da es uns nicht gut dabei ging.

Zwei Tage später erhielten wir den Anruf vom Hospiz, dass ein Platz frei wäre und mein Mann kommen könnte. Wir fuhren mit ihm hin und waren angenehm überrascht. Nichts war so wie wir dachten, im Gegenteil. Wir befanden uns in einem großen hellen Raum mit offener Küche, Aufenthaltsraum usw. Das Zimmer meines Mannes war hell möbiliert und mit TV, Telefon ausgestattet. Er bekam sogar seine eigene Terrasse. Die Pflegerinnen und das Hauswirtschaftspersonal waren überaus nett und herzlich. Die ganzen Bedenken waren unbegründet. So besuchten wir ihn immer und er lebte richtig auf.

Den Hospizbewohnern wird jeder Wunsch erfüllt. Der Druck, der auf uns lastete, war verflogen. Bei den Besuchen trafen wir auf Ivana Seger und ihre zwei lieben Therapiehunde Emma & Sissi, das war immer eine schöne Abwechslung für die Bewohner und auch für uns. Bei den Besuchen im Hospiz fühlt man sich sehr wohl und gut umsorgt, auch als Angehöriger. Es ist einfach nicht zu beschreiben, was dort die Pflege- und Hauswirtschaftskräfte alles leisten. Es ist das Beste, was uns in unserer Situation passieren konnte, die Palliativstation in Butzbach und das Hospiz „St. Barbara" in Oberursel.

Wir haben unsere Entscheidung nie bereut und können nicht mit Worten ausdrücken, wie dankbar wir dem Team sind. Herzlichen Dank!

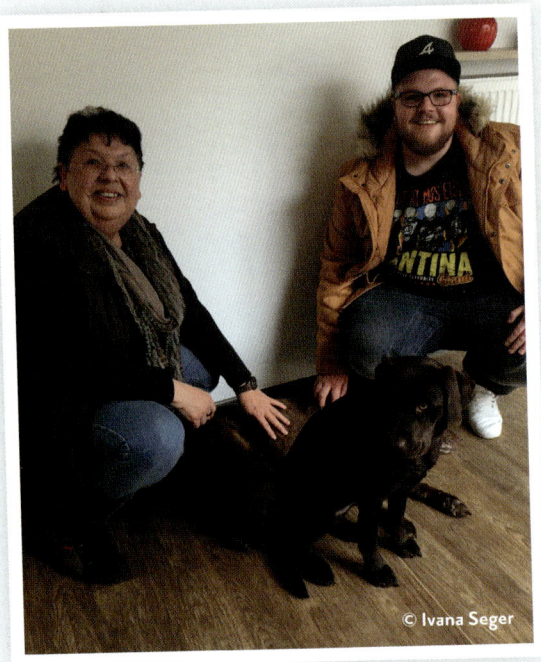

© Ivana Seger

Heidi und Julien

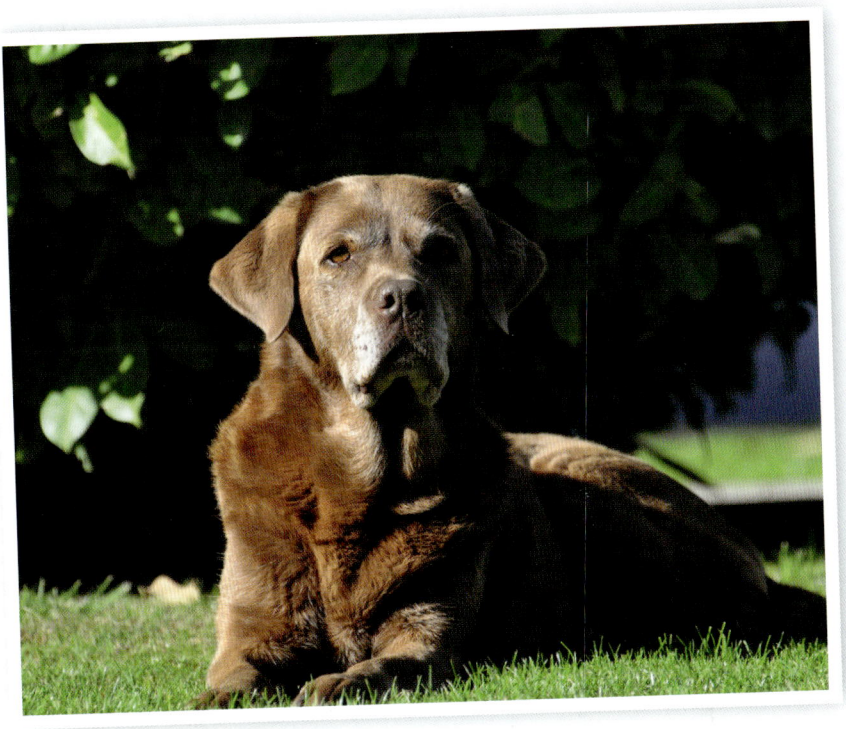

Emma | © Alexandra Hück

Auch andere Angehörige haben mir in den letzten zehn Jahren in langen und sehr ergreifenden Gesprächen von der Krankenhausodyssee ihrer Eltern erzählt: Wie sie mit ansehen mussten, wie der geliebte Vater oder die geliebte Mutter ein Tracheostoma oder eine PEG-Sonde erhielten, weil sie zwar in die OP eingewilligt hatten, aber den Eingriff selbst und die damit verbundenen Konsequenzen gar nicht so richtig verstanden hatten. Und wie sie sich als Angehörige einfach nicht dagegen wehren konnten, weil sie nicht gegen die Ärzte ankamen und sich nicht trauten, ihre Meinung zu äußern.

Und während sie all das erzählten, konnte ich jedes Mal ihre Verzweiflung und diese furchtbare Hilflosigkeit in ihren Augen sehen, was mir immer das Herz brach. Als Palliativschwester möchte ich Menschen auf ihrem letzten Weg so respekt- und würdevoll wie nur möglich begleiten. Daher danke ich jedem einzelnen Arzt aus tiefstem Herzen, wenn er mit seinem Patient ein aufrichtiges und ausführliches Aufklärungsgespräch führt. Und wenn dieses auch so verständlich ist, dass der Patient seinen Angehörigen später alles in Ruhe erklären kann. Aus diesen vielen Gesprächen weiß ich heute, dass die meisten Familien sich gewünscht hätten, dass sich ihr behandelnder Arzt mehr und vor allem früher in die ausweglose Situation seines Gegenübers versetzt hätte.

Und diesen Wunsch kann ich heute nach den vielen Jahren Hospizarbeit auch sehr gut verstehen. Daher möchte ich die Ärzte, die sich aus welchen Gründen auch immer nicht so gut in die Lage ihres Gegenübers versetzen können, um etwas bitten: die weiteren Behandlungsmethoden danach abzuwägen, wie ab einem gewissen Stadium das Verhältnis von Belastung zu Entlastung ist. Ganz nach dem Motto:

„Es geht nicht darum, dem Leben mehr Tage zu geben, sondern den Tagen mehr Leben."

Cicely Saunders (1918 – 2005)

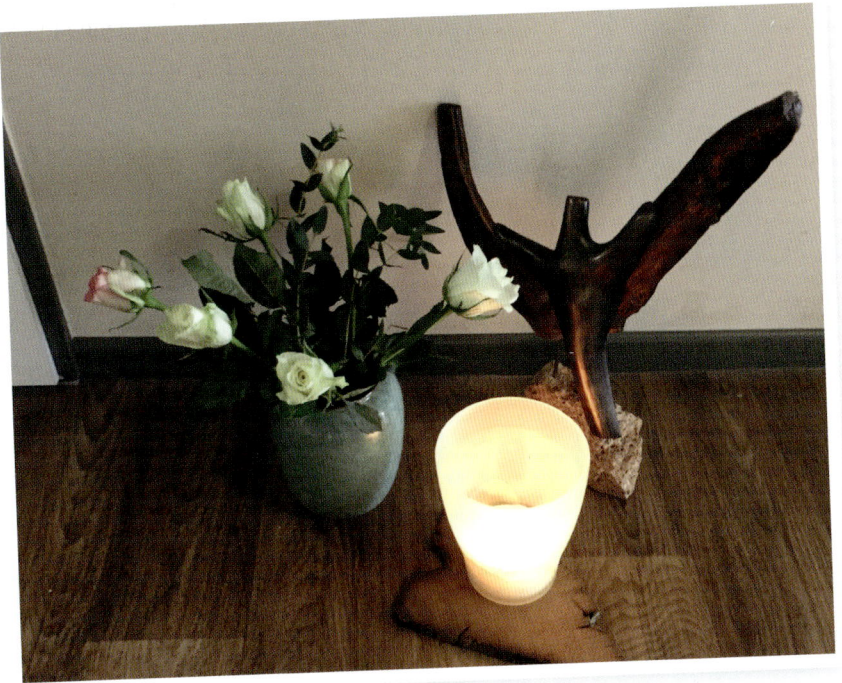

Heute kann ich sagen, dass die meisten Gäste einfach in Würde und Frieden und so beschwerdefrei wie möglich „gehen" möchten. Und das möchte ich auch, wenn es bei mir einmal soweit sein sollte. Schon früh wusste ich: Mein Wunsch ist es, dass ich meinen letzten und schwierigsten Weg so selbstbestimmt, in Würde und so schmerzfrei wie nur möglich mit meinem Mann in einem Hospiz verbringen möchte. Doch wie konnte ich eine so schwere Entscheidung über und für meine eigene Zukunft in einem Alter von gerade mal 16 Jahren überhaupt treffen?

Es war ein Schicksalsschlag, eine Begegnung, zwei Stunden in meinem jungen Leben und ein geliebtes Gesicht, das mich so nachhaltig prägte.

Der leere Blick

Mein persönlicher Rückblick

Im Alter von elf Jahren besuchte ich mit meinen Eltern meine geliebte Oma, die sich in den ersten Jahren meiner Kindheit sehr um mich gekümmert hat und so für mich als Kind zu der wichtigsten Person geworden ist. Sie konnte sich nicht mehr alleine versorgen und war in der ehemaligen Tschechoslowakei in einem sogenannten „Heim" untergebracht. Dieser Besuch ist zwar schon über 40 Jahre her und doch kann ich mich auch heute noch an den beißenden Geruch, der aus dem Saal kam, in dem gefühlt 20 ältere Menschen in einem einzigen Raum lagen, noch sehr gut erinnern. Es war eine wahre Achterbahnfahrt der Gefühle: Ich war hin und her gerissen, ob ich mich sofort übergeben oder einfach nur weinend rauslaufen sollte, so penetrant war der Geruch von Urin, Kot und Erbrochenem.

Meine Oma lag auf dem Rücken in einem weißen Bett, welches etwa zwei cm dicke Stahlgitterstäbe am Kopf- und Fußteil hatte. Sie sprach kaum etwas und wirkte auf mich irgendwie so komisch. Doch das Schlimmste waren die leeren Augen meiner Oma, die scheinbar ins Nichts schauten und jegliche Lebensfreude verloren hatten. Ich war erst elf Jahre alt und doch konnte ich sehen und vor allem in meinem Herzen fühlen, wie peinlich berührt sie selber von diesen katastrophalen Zuständen war. Die Pflegeschwestern, die alle eine weiße schürzenähnliche Tracht anhatten, gingen von einer Person (es lagen nämlich Männer und Frauen in diesem Raum) zur nächsten, setzten sie ohne einen Sichtschutz auf einen unbequemen Toilettenstuhl und ließen sie einfach da sitzen. Und wehe dem, der unter diesen Umständen weder Stuhl noch Urin ausscheiden konnte …

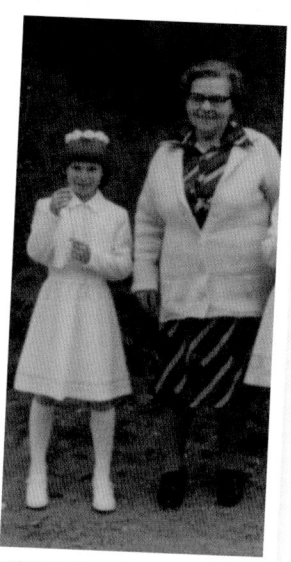

Meine Oma und ich
© Ivana Seger

Ohne einen Handgriff zu erklären, wurde derjenige einfach wieder ins Bett befördert und musste dann bis zum nächsten Gang aushalten.

Es war einfach nur schrecklich. Ich erkannte meine liebe Oma kaum mehr wieder. Jahrelang hat mich dieser Anblick immer wieder in meinen Träumen verfolgt. Als Kind war ich völlig überfordert mit dieser Situation und wollte von da an immer nur weinen, wenn meine Eltern über meine Oma sprachen. Und auch heute frage ich mich immer noch entsetzt und mit Tränen in den Augen, ob die damaligen Einrichtungsleiter von dem Satz „Die Würde des Menschen ist unantastbar" noch nie etwas gehört haben.

Meine geliebte Oma starb, als ich 14 Jahre alt war. Es war bestimmt kein einfacher Weg – im Gegenteil. Sie hat sich sicher einen anderen Ort für diesen Weg vorgestellt und vor allem gewünscht.

Damals gab es in der Tschechoslowakei noch keine Hospize und wenn es welche gegeben hätte, dann hätte kaum einer gewusst, was das überhaupt ist.

Und so traf ich noch während meiner Schulzeit eine Entscheidung:
Ich wollte niemals mehr in solche verzweifelte Augen blicken, niemals mehr diese Leere spüren und vor allem niemals mehr so sprach- und hilflos sein. Und so wurde die damals schlimmste Erfahrung in meinem Leben zu meinem inneren Wegweiser, denn ich wusste schon in jungen Jahren: Ich kann nur etwas an solch katastrophalen Zuständen wie in diesem besagten Heim ändern, wenn ich selber dort arbeite. Also begann ich mit 19 Jahren eine Ausbildung zur examinierten Altenpflegerin und ich habe diese Entscheidung nie bereut.

Erwähnenswert ist auch die Tatsache, dass ich seit ich denken kann immer Hunde um mich hatte und mit ihnen aufgewachsen bin. Dass auch ich einmal einen Hund haben werde, war für mich schon immer klar und nur eine Frage nach dem Wann. Doch an einen Therapiehund dachte ich damals noch nicht. Ich wollte einfach nur einen Hund an meiner Seite haben.

Wenn das Schicksal nicht gewesen wäre …

Der WOW-Effekt

Wenn das Leben andere Pläne hat

Nach meiner Lehre wollte ich unbedingt über den Tellerrand hinausschauen und bewarb mich in einer psychiatrischen Fachklinik. Diese Klinik hatte mehrere Abteilungen: eine Station für Patienten mit psychotischen Störungen, eine Station zur Krisenintervention und Entgiftung, eine Station für depressive Menschen und eine Psychotherapiestation.

Ich werde diesen Mittwoch nie vergessen, an dem sich mein weiterer beruflicher Werdegang so veränderte und bei mir den ersten „Wow-Effekt" verursachte, was Hunde anbelangte. Ich saß damals im Stationszimmer der Psychotherapiestation und schrieb gerade etwas in eine Akte. Da sah ich aus den Augenwinkeln etwas, was ich nie mehr vergessen werde. Rechts vom Stationszimmer war eine Sitzgruppe, die Platz für fünf Patienten bot. Und dort saßen auch immer genau fünf Patienten. Täglich bot sich mir und meinen Kollegen das gleiche Bild: Die Patienten saßen stumm nebeneinander, wirkten völlig in sich gekehrt, schauten fast immer auf den Boden, während sich ihre Schultern immer mehr nach vorne neigten und es den Anschein hatte, dass sie gleich vornüber kippen würden. Sie sprachen kaum etwas miteinander und wenn, dann immer über ihre furchtbaren Erlebnisse, was spätestens dann die lethargische Stimmung nochmals deutlich verschlechterte. So ging das tagein tagaus. Und es war völlig egal, zu welcher Uhrzeit ich auf die Station kam, ich wurde nie mit einem Lächeln begrüßt. So war es auch an jenem Tag. Aber dann, dann änderte sich auf einmal alles: Patienten, die sonst in ihrer Lethargie gefangen zu sein schienen und die keinerlei Antrieb für Gespräche, geschweige denn für etwaige Handlungen hatten, veränderten sich schlagartig. Einer nach dem anderen hob urplötzlich seinen Kopf und die komplette Körperhaltung änderte sich ohne einen ersichtlichen Grund. Die vorher noch so eingefallenen Schultern richteten sich auf einmal bei allen auf. Und so saßen alle fünf Patienten ganz präsent wirkend und aufrecht in der Sitzgruppe und alle schauten, warum auch immer, in dieselbe Richtung. Doch damit nicht genug, denn keine Minute später stand einer nach dem anderen auf und ging den langen Flur entlang in Richtung Eingangstür der Station und das mit einem Lächeln im Gesicht! Ich dagegen saß wie versteinert im Stationszimmer und traute meinen Augen nicht. Es dauerte gefühlte zehn Minuten, bis ich reagieren konnte. Dann rannte ich aus dem Stationszimmer raus, um zu schauen, was für diese unglaubliche Wirkung und für diesen plötzlichen Stimmungswandel verantwortlich war.

Was dann passierte, werde ich nie mehr vergessen!
Denn es waren genau diese fünf Minuten, die mein Leben so ändern
sollten und ohne die es heute kein „Emma hilft“ geben würde.

Mit Tränen in den Augen und einer Gänsehaut am ganzen Körper stand ich an jenem Tag auf der Station und konnte kaum glauben, was ich dort im Türrahmen stehen sah: Es war ein Mann, Mitte 40 mit einer dunklen Jeans, weißen Turnschuhen mit viel zu langen Schnürsenkeln, einem rotweiß karierten Hemd, das locker über der Jeans hing, einem Schnurrbart sowie einem Lächeln im Gesicht. In seiner rechten Hand hielt er eine schwarze Lederleine, an der ein Hund war. Und dieser Hund schaffte etwas, was ich bis dato noch nie gesehen, geschweige denn gefühlt hatte. Er änderte nämlich schlagartig die Atmosphäre der gesamten Station.

Ich stand völlig fassungslos da, denn ich musste in diesen herausfordernden vier Jahren leider sehr schnell erkennen, dass es völlig egal war, wie empathisch ich mich den Patienten gegenüber auch verhielt, wie sehr ich sie zu trösten und aufzufangen versuchte. Ich habe in dieser Zeit kein einziges Mal das Wesentliche geschafft: Ich besaß nicht den Schlüssel zu ihrer Seele und somit auch nicht das Vertrauen der Patienten. Doch diese Basis ist unverzichtbar für eine Zusammenarbeit zwischen Patient und Pflegekraft. Denn nur, wenn der Patient sich verstanden und angenommen fühlt, kann er in dieser Phase, in der er sich hilflos und ausgeliefert fühlt, das Zepter aus der Hand geben und sich auf einen fremden Menschen einlassen. Und nun, nun stand da auf einmal ein Hund. Es war kein ausgebildeter Therapiehund, sondern einfach nur ein entzückender und aufgeschlossener Golden Retriever, der alle Patienten schwanzwedelnd begrüßte, sich von jedem streicheln ließ und der einen so liebevollen Blick hatte. Und er war genau das, was die Patienten so sehr brauchten. Deshalb reagierten sie auch so auf ihn, wie sie es getan hatten.

Dieser Hund war neutral, bewertete sie nicht und akzeptierte wirklich jeden einzelnen Patienten so, wie er eben momentan war. Dieser Hund schaffte etwas, was oft weder einem Arzt, noch einem Psychologen oder einer Pflegefachkraft in den Tagen, Wochen oder manchmal Monaten davor gelungen war: Er erreichte das Herz der Patienten und besaß den Schlüssel zu ihren Seelen. Binnen Sekunden veränderte er die ganze Atmosphäre der Station und ließ keinen Platz mehr für Lethargie.

Patienten, die ich sonst nur leidend kannte, suchten nun auf einmal das Gespräch zueinander und zu dem Hundebesitzer. Endlich sprachen alle über schöne Themen, über eigene Erfahrungen und Erlebnisse und genau diese fünf Minuten waren es, in denen mir auf einmal ganz klar wurde, was ich später einmal wollte: Nämlich genauso einen Hund, der alle Charakterzüge und Eigenschaften mitbringt, die notwendig sind. Den würde ich dann zum Therapiehund ausbilden lassen. So könnte er mich bei meiner Arbeit unterstützen, ergänzen und als Eisbrecher fungieren. Diese Begegnung ist nun 27 Jahre her. Ich hatte damals noch nie etwas über Therapiehunde gelesen und kannte auch niemand, der so einen Hund hatte.

Und doch stand mein Entschluss fest.

Um im pflegerischen Bereich professionell arbeiten zu können, braucht man eine gute Portion eigener Psychohygiene. Denn nur, wenn es mir selbst gut geht, kann ich auch für andere eine Stütze sein. Nach vier Jahren Psychiatrie merkte ich ganz deutlich, dass ich dringend eine Auszeit brauchte, denn ich war buchstäblich ausgebrannt. Eine weitere Schicksalsbegegnung war es, die mich in die Sportbranche verschlug. Und so verdiente ich neun Jahre lang meinen Unterhalt mit der Ausbildung von Aerobic-, Step- und Bauch-Beine-Po-Trainern. Es war eine unglaublich schöne Zeit, die ich auch nie mehr missen möchte und aus der sich einige feste Freundschaften gebildet haben. Doch war es auch eine Zeit, die sehr geprägt war von Äußerlichkeiten. In dieser Zeit lernte ich zwar viele liebe Menschen kennen und kannte in fast jeder Stadt in Deutschland mindestens ein Fitness-Studio aus dem Effeff und doch fühlte ich mich inmitten dieser Menschen irgendwann einsam.

Ich war 30 Jahre jung, liebte das Reisen und war fast jede Woche in einer anderen Stadt. Das Referieren von theoretischen Grundlagen machte mir mehr als nur Spaß, genauso wie das praktische Unterrichten mit den unterschiedlichen Trainingsgeräten. Ich hatte einen festen Arbeitsplatz in der Zentrale, koordinierte jährlich bis zu 700 Lehrgänge, hatte etwa 30 Ausbilder unter mir, eine Traumfigur und leider oft Themen beim Abendbrot, wie etwa welcher Star gerade mit wem liiert war, wer das schönste Outfit anhatte, wer die beste Musik in seiner Aerobic-Stunde abspielte oder wieviel der oder die mal wieder abgenommen hatte. Kaum einer fragte „Wie geht es dir?", und wenn, dann warteten die wenigsten meine Antwort ab. Ich wusste innerlich schon lange, dass ich wieder in meinen eigentlichen Beruf zurückwollte. Doch ich wusste nicht, wo ich mich bewerben sollte, wo ich mich wohlfühlen und so arbeiten konnte, wie ich es mir in meinem tiefsten Inneren so sehr wünschte. Ich wollte mehr Zeit für die erkrankten und betroffenen Menschen haben, ihnen zuhören, sie trösten und einfach nur für sie da sein. Doch wo findet man so eine Stelle? Alle Altenheime, die ich mir in dieser Zeit anschaute, waren einfach nur furchtbar, was den Umgang mit den Bewohnern anging. Keiner schien irgendwie richtig Zeit für diese Menschen zu haben.
Menschen, die ein Leben lang gearbeitet hatten und nun ihren wohlverdienten Lebensabend in Ruhe, aber vor allem in Würde verbringen wollten, wurden oft vom Pflegepersonal belächelt und nicht gerade respektvoll behandelt. Egal, in welches Heim ich auch ging: Überall standen Rollstühle im Eingangsbereich. Nicht einer oder zwei, nein! Es waren häufig zehn bis 20. Das Schlimme daran

war nur, dass in jedem Rollstuhl auch ein hilfloser Mensch saß und darauf angewiesen war, dass ihn jemand wieder in sein Zimmer brachte.

Doch das Schlimmste für mich waren die leeren Augen der Menschen, die mich so sehr an meine geliebte Oma erinnerten, dass mir bei jeder Besichtigung wahre Schauer über den Rücken liefen. Ich weiß nicht, wie viele Altenheime ich mir anschaute. Es waren etliche und fast überall bot sich mir dieser unwürdige Anblick. Wie kann eine Heimleitung lächelnd dabei zusehen, wenn eine Mitarbeiterin von hinten auf eine ältere und völlig hilflose Dame zugeht, ihren Rollstuhl einfach bewegt und dabei noch nicht einmal mit ihr spricht?

Ich habe manchmal in so verzweifelte und ängstliche Augen geschaut, dass ich selbst den Tränen nah war.

Die älteren Menschen hätten sich sicher sehr gerne gegen diesen Umgang gewehrt. Doch sie taten es nicht oder konnten es nicht mehr. Manche Bewohner wurden einfach in ihr Zimmer gefahren, wann es dem Pflegepersonal passte, ohne ein Wort der Zuwendung. Das war und wird niemals meine Auffassung von einem würdevollen Umgang miteinander sein. Ich weiß zum Glück, dass es unter all den schwarzen Schafen auch sehr gute Einrichtungen mit unglaublich empathischen Heimleitungen gibt. Aber ich habe damals leider keine davon kennenlernen dürfen. Von daher war für mich sehr schnell klar, dass ich weder in einem Altenheim noch in einer Psychiatrie arbeiten wollte. Doch wo konnte ich im sozialen Bereich wieder Fuß fassen?

Es war keine einfache Zeit für mich und mit jedem Tag, den ich in meinem damaligen Büro vor dem PC verbrachte, merkte ich, wie sehr ich meinen eigentlichen Beruf vermisste.

Der Urlaub
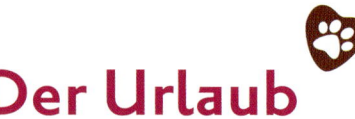

der alles veränderte

Es war das Jahr 2008, in dem ich nicht nur wusste, sondern vor allem fühlte, dass ich einen Neuanfang brauchte. Und gleichzeitig war es auch das Jahr, in dem ich zunächst so orientierungslos in die Zukunft blickte. Egal, welche Zeitung ich auch kaufte, um mir die Stellenanzeigen durchzulesen, alle hatte ich binnen weniger Minuten mit dem frustrierenden Resultat durchgesehen, dass auch diesmal keine passende Stelle für mich und meine Philosophie dabei war. Es war zum Verzweifeln. Und so ging ich damals tagein tagaus mit einem unguten Gefühl zur Arbeit und schon beim Betreten des Büros wäre ich am liebsten sofort wieder rausgelaufen. Ich konnte damals nicht ahnen, dass sich mein Leben in nur fünf Monaten um 180 Grad wenden würde. Doch genauso passierte es.

In diesem Jahr buchten mein Mann und ich eine Kreuzfahrtreise, nicht ahnend, dass diese zwei Wochen mein komplettes Leben auf den Kopf stellen würde. Es war ein Urlaub, bei dem ich unglaublich viel über mich und meine berufliche Zukunft nachdachte und in dem ich auch fast täglich mit Tränen in den Augen und völlig frustriert meine Tagebücher pflegte. Mit jedem einzelnen Satz, den ich schrieb, wurde mir immer bewusster, dass ich unbedingt etwas an meiner beruflichen Situation ändern musste. Doch auch hier, 3000 km von meinem eigenen Zuhause, fand ich weder Antworten noch irgendwelche Perspektiven. Bis zu jenem Freitagabend …

Ziemlich zu Beginn unserer Schiffsreise hatten wir ein sehr sympathisches Paar kennengelernt und verbrachten von da an einige Zeit mit den beiden: Wir trafen uns zum Kaffee oder zum Essen, abends in der Cocktailbar und unternahmen Landausflüge und hatten richtig Spaß zusammen.

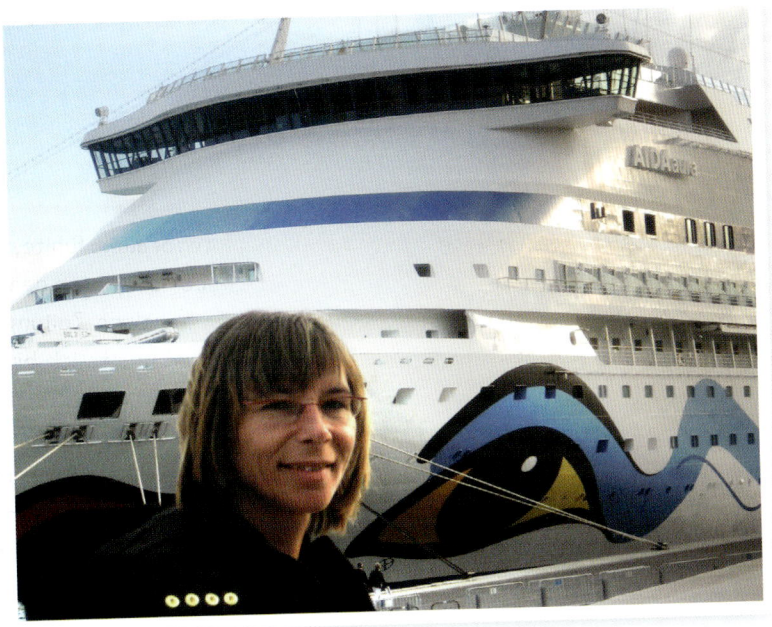

Kurz vor dem Reiseantritt | © Ivana Seger

Wir unterhielten uns zwar sehr viel, doch warum auch immer sprach keiner von uns über seine Arbeit. Viel mehr redeten wir über Politik, Sport, über unsere letzten Urlaube und über Gott und die Welt. Doch an einem Freitagabend beim gemeinsamen Essen fragte mich Heike plötzlich: „Was arbeitest du denn eigentlich?" – Oh, bitte nicht das Thema, dachte ich und antwortete sehr kurz angebunden, dass ich mein Geld mit Sport verdienen würde und hoffte, dass es keine Gegenfragen gab. Ich muss dabei jedoch einen sehr traurigen Gesichtsausdruck gemacht haben, denn Heike schaute mich damals nur sehr irritiert an und sagte auf einmal: „Diese Arbeit scheinst du aber gar nicht gerne zu tun." Ich weiß noch, dass ich völlig baff über ihre Empathie war und mich irgendwie ertappt fühlte. Ich wechselte schnell das Thema, aber Heike schwenkte immer wieder auf meine Arbeit zurück und fragte mich ein paar Minuten später, warum ich denn mit meinem Job so unglücklich sei. Es war nicht ihre Frage, die mich damals so irritierte, sondern ihr unglaubliches Gespür mir gegenüber, das mich sehr beeindruckte. Okay, wir kannten uns nun schon ein paar Tage, aber wir waren weder verwandt noch befreundet. Und doch schien Heike meine Gefühle besser lesen zu können als die meisten Menschen um mich herum, die mich nun schon seit Jahren kannten. Ich weiß nicht wieso, aber irgendwie hatte ich bei Heike das Gefühl, auch wirklich gehört zu werden. Und so erzählte ich ihr in gefühlten drei Stunden meinen beruflichen Werdegang und meinen innigen Wunsch nach Veränderung.

Heike bewertete keinen Satz von mir, noch gab sie Ratschläge oder kritisierte etwas. Nein, sie saß mir gegenüber und hörte einfach nur zu. „Ich weiß einfach nicht, wo ich mich bewerben soll", sagte ich nach einem langen Monolog abschließend zu ihr und war erstaunt über ihre Antwort: „Da ich dich nun ein wenig kenne, glaube ich, dass ich dir helfen kann und genau das Richtige für dich hätte." Mit diesem Satz traf sie mich ins Innerste meiner Gefühle und löste eine riesengroße Neugier in mir aus. Und dann, dann sagte Heike die alles verändernden Sätze: „Ich betreue als Ärztin ein stationäres Hospiz. Und dort ist eine Stelle frei geworden. Kannst du dir vorstellen, dort zu arbeiten?" Alleine bei dem Wort „Hospiz" spürte ich ein Unbehagen am ganzen Körper und merkte, wie sich mein Hals immer weiter zuzog. Ich konnte nichts dafür, doch vor meinem inneren Auge sah ich plötzlich nur noch ausgemergelte und sterbende Menschen. Ich war so entsetzt, so sprachlos über ihre Frage, dass ich sehr bestimmt mit der einzigen mir möglichen Antwort reagierte: „Nein!"

Ein Hospiz? Oh Gott, was für eine unwürdige Einrichtung, dachte ich sofort. Ein Ort, an dem nur gestorben wird? Niemals! Wie kann man nur freiwillig in so einer Einrichtung arbeiten? Ich hatte sofort wieder ein Bild vor meinem innerlichen Auge: eine düstere, kalte und herzlose Einrichtung, in der es wahrscheinlich furchtbar riechen würde.

Außer „Nein!" sagte ich nichts zu Heike. Alles andere lief in Bruchteilen von Sekunden in meinem Kopf ab und dementsprechend muss auch meine Körperhaltung und mein Blick gewesen sein, denn Heike bemerkte meine Entrüstung sofort. Aber statt diese Antwort einfach stehen zu lassen, fragte sie mich, ob ich überhaupt wüsste, was ein Hospiz wäre. Ich ertappte mich dabei, wie ich langsam rot wurde, denn ehrlich gesagt, hatte ich nicht wirklich eine passende Antwort.

„Eine Sterbeeinrichtung", sagte ich damals,
doch Heike schüttelte nur mit dem Kopf.

Und dann begann sie einen langen Vortrag. Sie erklärte mir an vielen Beispielen, was ein Hospiz ist und wie es gerne von der Außenwelt wahrgenommen werden möchte. Zugegeben, anfangs hörte ich Heike aus Gefälligkeit zu. Doch meine Skepsis und vor allem meine körperliche Anspannung legten sich relativ schnell, als die Worte „würdevoll" und „selbstbestimmt" fielen und auch der entscheidende Satz von Cicely Saunders, in dem es darum geht, den Tagen mehr Leben zu geben, statt dem Leben mehr Tage. So hörte ich ihr ab einem gewissen Zeitpunkt richtig gebannt zu. Eine Einrichtung, wo man so arbeiten soll und kann, wie ich es mir immer gewünscht habe, und das soll ausgerechnet ein Hospiz sein?

Ich konnte dann einfach nicht anders, als mich sofort nach meinem Urlaub im Hospiz „Arche Noah" zu bewerben. Und so schrieb ich eine Initialbewerbung mit einem sehr ausführlichen und ehrlichen Anschreiben, in dem ich meine ganzen Gefühle und meine innere Zerrissenheit offenbarte. Ich konnte diese Bewerbung aber nicht einfach abgeben, weil ich ja noch einen Job hatte und Zeit brauchte, um mich klar entscheiden zu können. Und so fuhr ich auch nach dem Urlaub noch ins Büro, um die Organisation für bevorstehende Kongresse zu planen. Als ich an einem Dienstag die ersten Schritte ins Büro machte und meinen PC sah, wusste ich mit jeder Faser meines Körpers, dass ich genau das ab sofort nicht mehr wollte.
Ich war in dieser Firma selbstständig tätig, so dass ich über meine Zeit frei verfügen konnte und das tat ich an jenem Tag auch: Ich ging zu meinem Schreibtisch und stand bestimmt zehn Minuten einfach nur so da und schaute mich im Büro um. Überall standen Ordner und an den Wänden hing ein Jahreskalender, der mich an die wichtigsten Termine erinnern sollte. Auf meinem Schreibtisch stand ein Foto von meinem geliebten Mann und Fotos von einigen Ausbildern

der Schule, die mir aus Rahmen entgegen lächelten. Es dauerte ein wenig, bis mir auffiel, dass auch ich auf einigen Fotos zu sehen war und noch länger, bis ich mein aufgesetztes Lächeln erkannte. Und genau das war der Moment, in dem ich eine Entscheidung traf, die mein Leben ändern sollte: Ich holte tief Luft und ging ins Büro meiner damaligen Chefin, fing an, über mein Dilemma zu sprechen und hörte mich dabei sagen, dass ich dies alles nicht mehr könnte und wollte. Sie hörte mir zwar vermeintlich zu, doch ich hatte nicht das Gefühl, dass sie verstand, wovon ich überhaupt sprach und schon gar nicht hatte ich das Gefühl, dass sie mich von meiner Entscheidung abhalten wollte. Innerlich fühlte ich mich absolut zerrissen und hinterfragte mein Gefühl immer wieder. Eigentlich habe ich doch alles, oder? So viele Trainer hätten für diesen Job, der auch noch sehr gut bezahlt wurde, einfach alles gegeben und mich sicher für verrückt gehalten. Doch zu diesen Menschen gehörte ich schon lange nicht mehr. Ich wollte gerade zu meiner Chefin sagen, dass ich nochmal in mich gehen und darüber schlafen werde. Doch dazu kam es nicht mehr, denn meine Chefin schaute mir noch nicht mal in die Augen, als sie mich fragte, wo denn die geplanten Projekte abgespeichert wären.

Sie konnte nicht ahnen, dass sie genau mit dieser Frage meinen Entschluss besiegelte. Ohne ein Wort stand ich auf und ging zurück zu meinem Tisch, schrieb eine Mail an alle meine Trainer und bedankte mich mit einem ausführlichen Text für die Zusammenarbeit. Dann holte ich einen Karton und räumte meinen Schreibtisch leer. Ich verabschiedete mich bei allen und an der Tür zu meinem Büro drehte ich mich nochmal um und sah hinein. Ich weiß nicht, wie ich es erklären soll, aber dieser Raum hatte so gar nichts mehr mit mir zu tun. Also öffnete ich die Türe und ging zu meinem Auto, um mit der Bewerbung, die seit unserem Urlaub auf meinem Beifahrersitz lag, nach Niederreifenberg und in ein neues Leben zu fahren.

Das Hospiz Arche Noah

Endlich beruflich angekommen?

So fuhr ich im Juni 2008 mit einem Kloß im Hals nach Niederreifenberg und suchte verzweifelt das Hospiz Arche Noah. Viermal bin ich die Brunhilde-Straße rauf- und runtergefahren, immer nach einem krankenhausähnlichen Gebäude suchend, welches für so viele Patienten auch den nötigen Platz hatte. Erst nach etwa zehn Minuten orientierte ich mich an den Hausnummern und konnte nicht glauben, was ich dann sah: Ich stand vor einem gewöhnlichen Familienhaus, was in keinster Weise dem Haus entsprach, das ich mir vorgestellt hatte. Und doch stand auf dem Türschild „Hospiz Arche Noah".

Ich stand weitere zehn Minuten vor dem Hospiz, bis ich endlich die Klingel betätigen konnte. Gedanken rauschten durch meinen Kopf. Bitte lass es nicht so riechen, wie in dem Heim meiner Oma, dachte ich und hoffte sehr, dass ich den Anblick der erkrankten dort lebenden Menschen aushalten würde. Die Tür öffnete sich mit einem leisen summenden Ton und statt trauriger Blicke sah ich in zwei Augen, die irgendwie von innen heraus zu leuchten schienen. Es war der Blick meiner zukünftigen und geschätzten Kollegin Frau Möller, die die Eingangstür mit den netten Worten „Einen schönen guten Morgen. Zu wem möchten Sie denn gerne?", öffnete und sich so anders verhielt, als ich es er-wartet hatte. Ich kann gar nicht beschreiben, wie dankbar ich ihr noch heute für diese warme und freundliche Begrüßung bin.

Statt dem befürchteten üblen Geruch bemerkte ich sofort den einladenden Blumenduft, der mir direkt in die Nase stieg. Egal, wo ich damals auch hin-schaute – alles war mit viel Liebe fürs Detail arrangiert und zurechtgemacht. Blumen verschönerten den Eingangsbereich, das Treppengeländer war mit bunten Farbbändern umschlungen und auf jeder Treppenstufe stand ein farbi-ges Teelichtglas mit einer leuchtenden Kerze darin. Alles, aber wirklich alles in diesem kleinen Eingangsbereich war mit so viel Liebe versehen und lud förmlich zum Betreten des Hauses ein: keine fahlen, dunklen Wände oder trostlosen Räume. Nein, alles war in weichen, aber dennoch bunten Farben gestrichen und hatte vom ersten Moment an etwas Heimeliges. Das sogenannte Gästebuch, welches auch heute noch links neben der Eingangstür liegt, hatte etwas so Würdevolles und fiel mir damals sofort auf. Ich las einen Namen, das Einzugsdatum ins Hospiz sowie das Datum des Versterbens einer mir unbekannten Dame. Doch darunter stand noch etwas anderes. Es waren die Zeilen einer trauernden Tochter, die Folgendes geschrieben hatte:

Liebes Arche Noah Team,

ich kann Ihnen gar nicht genug danken für den würdevollen und liebevollen Umgang mit meiner Mutter.
Sie haben uns auf einem Weg begleitet, wo eigentlich die Familie den größten Halt geben sollte. Und doch waren es Ihre Mitarbeiter, die uns in der schwierigsten Phase unseres Lebens aufgefangen und getröstet haben.

Ich danke Ihnen von Herzen für diese Bereicherung.

Nun hatte ich doch Tränen in den Augen und trotzdem fühlte ich mich nicht schlecht dabei – im Gegenteil, es waren die dankbarsten und ehrlichsten Sätze, die ich in den letzten Jahren gelesen und vor allem gespürt hatte.

Und so stand ich auch fünf Minuten später immer noch an derselben Stelle. Dann atmete ich tief durch. Frau Möller fragte mich, ob es wieder gehen würde. Und wieder war ich sehr beeindruckt von ihrer Empathie. In achtsamer Zurückhaltung hatte sie neben mir gestanden und mich in Ruhe das Gästebuch lesen lassen. Da ich nichts sagen konnte, nickte ich einfach nur und ging die ersten Stufen hinauf. Sie zeigte mir das Wohnzimmer und auch dort füllten Wärme und Liebe den Raum. Die großen Fenster mit ihren genauso langen Simsen waren schön geschmückt. Auf dem Tisch stand eine hübsche Statue und überall lagen Rosenblüten verteilt. Etliche Kerzen brannten und verschafften diesem ganz besonderen Raum eine noch harmonischere Atmosphäre. Ein jüngerer Mann saß da und schaute aus dem Fenster in den liebevoll gepflegten Wintergarten. Es war kein traurigen Anblick, irgendwie schien der Mann in sich zu ruhen. Als er mich bemerkte, sagte er mit einem Lächeln „Einen schönen guten Morgen, junge Dame", und es war sein Blick, seine Augen, die mich berührten und deutlich machten, womit ich nie gerechnet hätte:

Ich stand im Hospiz Arche Noah und fühlte mich wohl.

„Das ist Herr P., einer unserer Gäste", sagte Frau Möller zu mir und erklärte mir, dass die Menschen, die hier im Hospiz wohnten, „Gäste" genannt werden. Ich konnte es nicht glauben, denn ich war mir sicher gewesen, einen Angehörigen vor mir zu haben. Woher nimmt dieser Mann nur diese Kraft? Das war eine von vielen Fragen, die ich mir in diesem Augenblick stellte.

„Guten Tag, Frau Seger. Schön, dass Sie hier sind", waren die Worte der damaligen und äußerst sympathischen Hospizleiterin Frau Ott, als sie mich in ihrem Büro empfing. Auch sie hatte diese innere Ruhe und dieses Leuchten in den Augen. An ihrem Schreibtisch konnte ich erkennen, dass sie eigentlich keine Zeit hatte und dennoch, Frau Ott bestellte für uns einen Kaffee. Sie begleitete mich ins Angehörigenzimmer, das auch heute noch, wenn es nicht belegt ist, für Besprechungen genutzt wird. Ich wollte gerade anfangen zu sprechen, da klopfte es an der Tür. Eine Mitarbeiterin wartete so lange vor der Tür, bis sie das Wort „Ja" von Frau Ott hörte. Erst dann kam sie herein. In ihrer Hand hielt sie ein Tablett mit zwei Tassen Kaffee, die auf einer hübsch gefalteten Serviette standen, daneben eine Vase mit einer duftenden Blume sowie Zucker und Milch. Dieses simple Tablett mit dem Kaffee war so liebevoll arrangiert, dass es eine Schande gewesen wäre, ihn nicht zu trinken. Am liebsten hätte ich damals ein Foto davon gemacht.

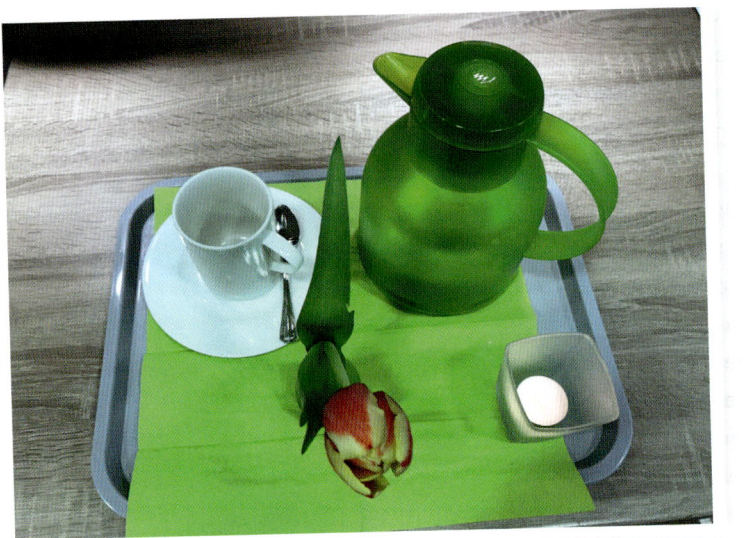

Ein Beispielfoto - Jedes Tablett wird liebevoll dekoriert | © Ivana Seger

Für ein paar Sekunden hatte ich das Bild von einem Seniorenheim vor Augen, in dem ich für ein paar Monate gearbeitet hatte. Nichts, aber auch gar nichts hatte dieses Heim mit der Arche Noah gemein. Hätte mir das jemand zwei Tage zuvor erzählt, ich hätte ihn für verrückt gehalten. Denn schließlich sprechen wir hier von einem Hospiz! Nach so vielen Monaten war es das erste Mal, dass ich mich wieder so richtig wohl fühlte. Frau Ott und ich unterhielten uns eine Stunde. Ich erzählte ihr alles Nennenswerte über meine bisherige berufliche Laufbahn und sie mir einiges über diese Einrichtung. Obwohl ich keinerlei Kenntnisse, geschweige denn Erfahrungen in der Hospizarbeit hatte, hörte ich sie trotzdem den Satz sagen: „Möchten Sie einmal zu einem Probearbeiten kommen?"

Meine anfängliche Skepsis Hospizen gegenüber war schon lange verflogen. Ich kann heute nicht mehr genau sagen, ab welchem Zeitpunkt ich sie verloren habe. Dieses Gefühl sagte mir, dass ich meine ganz eigene und innerlich so dringend benötigte Arche in diesem Haus gefunden hatte.

Frau Ott wollte gerade das Gespräch beenden, um mir das Hospiz zu zeigen, da fiel es mir plötzlich wieder ein: Mein Traum, mein Wunsch nach einem Hund, der mich in meiner Arbeit ergänzen und als mein Eisbrecher fungieren sollte. Deshalb sagte ich damals zu ihr: „Ich würde gerne kommen. Doch ich habe eine Vision, die ich gerne vorher mit Ihnen besprechen möchte." Ich erzählte ihr alles über meine Begegnung mit diesem Hund in der psychiatrischen Klinik und seine unglaubliche Wirkung auf die Patienten. Und ich sprach von meinem Wunsch, einen Hund in diesem Hospiz als Therapiebegleithund einzusetzen. Frau Ott hörte sich alles an und fragte dann als Erstes, wie sich ein Hund in einem Hospiz mit der Hygiene vereinbaren lassen könnte. Zudem war sie nicht gerade ein Hundenarr, wie ich heute weiß, und doch schien ihr meine Vision irgendwie zu gefallen. Die Hospizleiterin, die selbst Krankenschwester von Beruf war, sprach nochmals die hygienischen Aspekte an. Doch ich war bestens auf diese Fragen vorbereitet. Denn egal, welches Buch zu diesem Thema in den letzten Jahren auch auf dem Markt erschienen war – ich hatte jedes einzelne verschlungen. Also erklärte ich ihr die möglichen Zoonosen (von Tier zu Mensch und von Mensch zu Tier übertragbare Infektionskrankheiten) und welche prophylaktischen Maßnahmen sie verhindern würden. Ich konnte es kaum glauben, aber nach einem Telefonat mit dem Vorstand willigte sie nach einer kurzen Bedenkzeit mit den Worten ein: „Wir können das gerne ausprobieren. Doch wenn sich die Gäste oder Kollegen gestört fühlen, müssen wir das Projekt leider wieder abbrechen."

Erleichtert folgte ich Frau Ott, die mir nun das Hospiz zeigen wollte. Während wir die Treppe hinunter gingen, erfuhr ich, dass die Arche acht Gäste aufnehmen kann und jeder Gast in einem Einzelzimmer untergebracht ist. „Die Angehörigen können immer bei ihren Liebsten im Zimmer bleiben und dort auch übernachten, wenn sie das möchten. Oder sie reservieren sich das Angehörigenzimmer", sagte Frau Ott weiter. Anschließend gingen wir in die Küche, wo sie mir erzählte, dass es hier Wunschessen gibt, das jeden Tag frisch von der sympathischen Hauswirtschafterin Walli zubereitet wird, die auch heute noch für das leibliche Wohl der Gäste sorgt. Auf meine Frage, wann denn die Essenzeiten wären, erklärte mir Frau Ott, dass es so etwas hier nicht gäbe.

„Jeder darf essen, was und wann er möchte", und ihr Lächeln unterstrich diesen Satz zusätzlich. An ihrem Blick konnte ich sehen, wie gut sie diese „Nicht-Regeln" fand.

Weiter ging es dann in einen „Raum der Stille", der gleichzeitig auch der Andachtsraum ist. Auch hier war ich einfach nur überwältigt von der liebevollen Einrichtung. „Hier können Gäste, aber auch Angehörige, innehalten, Kraft tanken und nachdenken", und ich erfuhr, dass so manche Gäste in ihren verbleibenden Tagen sehr dankbar für diese Möglichkeit waren, in ihrer Spiritualität Halt zu suchen und etwas Trost an diesem besonderen Ort finden konnten. Es war zwar nur ein Raum und doch hatte er etwas für mich, was ich schwer beschreiben kann. Wenn ich Worte dafür suchen müsste, würde ich die Begriffe „Trost" und „Frieden" wählen.

Obwohl ich katholisch bin, war ich noch nie jemand, der an einen Mann mit weißem Bart geglaubt hat, dafür aber sehr wohl an eine Kraft, die irgendwie über uns schwebt und an das Schicksal. Ich glaube, dass jeder Mensch ganz individuell mit dem Thema Tod umgeht und der eine oder andere einen besonderen Ort für seine Gebete braucht. Und zu diesen Menschen gehöre ich auch. Als ich damals im Raum der Stille der Arche Noah stand, wusste ich irgendwie, dass ich hier hingehöre. Ich weiß es noch, als sei es gestern gewesen: Ich stand eine ganze Zeitlang einfach nur da und ließ diese besondere Aura auf mich wirken. „Können wir weitergehen?", fragte mich Frau Ott und ich nickte nur.

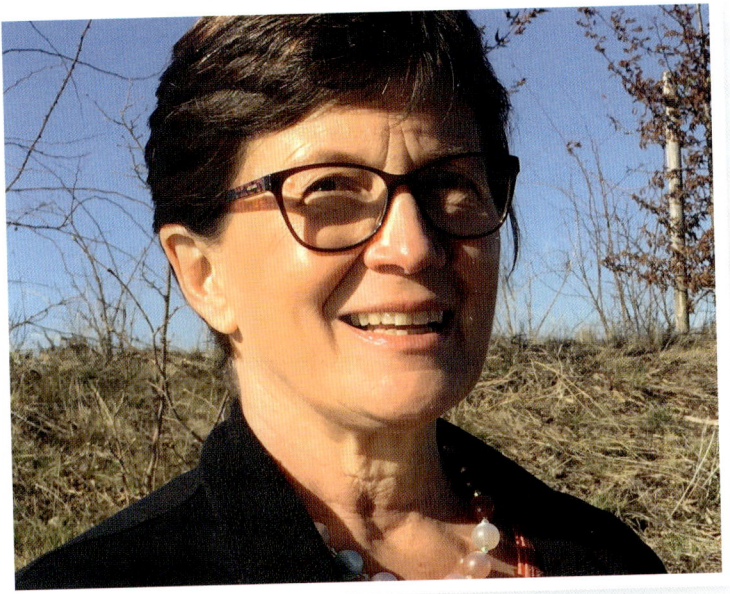

Frau Ott - Ehemalige Hospizleiterin der Arche Noah | © Marita Schütrumpf

„Das ist unser Stationszimmer", sagte Frau Ott, als wir hineingingen. Ich sah die vielen Medikamente in den einzelnen Gläschen und die aufgezogenen Spritzen und Perfusoren (eine 50-ml-Spritze, die über eine Maschine eine kontinuierliche Dosis eines Medikamentes abgibt, welches dann entweder über einen Port oder unter der Haut, also subkutan, verabreicht wird) die gerade von einer Kollegin bestückt wurden. Ich versuchte, es mir nicht anmerken zu lassen, doch ich hatte einen unglaublichen Respekt vor all diesen Medikamenten und Apparaten, die ich nur von meiner Lehre her aus der Theorie kannte. „Sie werden sich schnell in dieses Thema einarbeiten", sagte Frau Ott und ich hätte sie einfach nur umarmen können. Woher wusste sie das? War ich so leicht zu durchschauen? Doch sie sicherte mir zu, dass alle Mitarbeiter, die aus einer anderen Berufssparte kamen, die gleichen anfänglichen Befürchtungen haben. Nach einer weiteren Stunde machten wir einen Termin zum Probearbeiten aus und verabschiedeten uns. Ich weiß noch wie heute, wie beseelt ich nach Hause gefahren bin. Alle Mitarbeiter waren so nett. Jeder hatte ein Lächeln im Gesicht und diese unfassbare Ruhe, einfach unbeschreiblich. Doch dass ich meinen Traum, meine Vision von einem Therapiehund in einem Hospiz in die Realität umsetzen durfte, war für mich die größte Erfüllung an diesem Tag. So viele Jahre hatte ich diesen Wunsch in und mit mir getragen und nun sollte er endlich wahr werden. Ich hatte mich Anfang Mai im Hospiz Arche Noah beworben, aber meinen ersten offiziellen Probearbeitstag mit Frau Ott erst für Mitte Juli geplant, da ich unbedingt den Welpen mitbringen wollte. Das Schicksal ließ mich auch jetzt nicht im Stich, denn nur zwei Tage später rief mich meine Seelenverwandte und langjährige Freundin Ela an und sagte:

„Luna ist trächtig und wird in einer Woche wahrscheinlich zehn Welpen zur Welt bringen. Wolltest du nicht immer einen Hund?"

Luna war eine unglaublich sanfte und ausgeglichene Labrador-Hündin und nach etlichen Recherchen im Internet, welche Hunderasse wohl am geeignetsten für die ehrenvolle Aufgabe eines Therapiehundes sein könnte, war für mich klar: Es sollte ein Labrador werden.

Zum Glück kannte ich Lunas Besitzerin und Züchterin Klaudia schon sehr lange und wusste daher sehr genau, wie und in welcher Umgebung die Welpen aufwachsen würden. Es gab dort mehrere Hunde, Katzen und Hühner. Außerdem hatte Klaudia kleine Kinder, wovon eine Tochter beeinträchtigt ist. Dass dieses kleine Mädchen mir so sehr bei meinem Vorhaben helfen würde, konnte damals noch keiner ahnen. Doch genau so war es.

„Ela, wenn ich mir einen Welpen hole, dann nur von Luna", hatte ich so oft gesagt und konnte es nun nicht fassen, dass es gerade jetzt endlich soweit sein sollte. Dass mein erster eigener Hund einmal „Emma" heißen würde, wusste ich schon vor 25 Jahren. Nun sollte sich meine ganze Recherche, mein eigenes Aufwachsen mit den unterschiedlichen Hunderassen und mein angeeignetes Wissen über Hunde endlich bezahlt machen.

Die Welpen
sind geboren

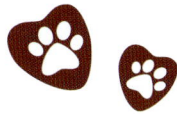

Nun, da ich wusste, wo Emma später ihren Einsatz haben würde, wusste ich auch, auf welche Eigenschaften und Charakterzüge ich bei den Welpen achten musste. Als ich bei meiner Recherche über die Hospizarbeit auf das Kinderhospiz Bärenherz in Wiesbaden gestoßen war, entstand in mir sofort der Wunsch, später auch dort Einsätze anzubieten. Ich suchte also einen ausgeglichenen Welpen, der wenig bis gar kein Aggressionspotenzial in sich trägt, dafür aber eine extrem hohe Belastungsgrenze hat. Einen Welpen, der eine behutsame Neugier gegenüber allem Neuen zeigt und sich von ungewöhnlichen Geräuschen oder Untergründen nicht verunsichern lässt. Ein Welpe, der braunes oder helles Fell hat, da ich die Befürchtung hatte, dass ein schwarzer Hund wesentlich längere Zeit benötigen würde, bis er das Vertrauen von Kindern bekommt. Und ich suchte eine Hündin, denn Hündinnen sind filigraner in ihrer Körperstatur. Immer unter dem Aspekt, wo Emma später Gutes tun sollte, entschied ich mich entweder für das eine oder das andere.

Als ich das erste Mal die Welpen live sehen und anfassen durfte, war ich hin und weg und wurde förmlich überrannt von meinen Gefühlen. Alle Welpen waren so süß. Und doch musste ich mich immer wieder selber maßregeln, denn Welpen sind alle süß, doch das reicht eben für einen angehenden Therapiebegleithund bei weitem nicht aus. Also ging ich sehr strategisch an die Suche heran. Ich beobachtete nur die braunen Hündinnen und hatte eine Auswahl von sechs kleinen Wollknäueln vor mir, die ständig suchend nach ihrer Mama niedlich und noch so unbeholfen umhertapsten. Ab der zweiten Woche hieß es dann: Beobachten, und das oft stundenlang. Wer kam wie an die Zitze der Mama? Wer nahm welche Zitze? Welcher Welpe musste immer warten, weil es nur zehn Zitzen für elf Welpen gab?

Wie verhielten sich die Welpen, wenn es um das „Kontaktliegen" ging? Wer legte sich wohin und vor allem wie? Wer war jetzt schon sehr autark und suchte erst gar nicht die Wärme und Nähe der anderen Welpen? Wer suchte immer den Kontakt zu Menschen? Welcher Welpe fand Menschen zwar toll, jedoch nicht das ewige Streicheln? Ließen sich die Welpen mit fünf Wochen in die Augen schauen? Wie verhielten sich die Welpen, wenn man sie auf den Rücken drehte? Und was war, wenn man sie wieder runtersetzte? Was taten die Welpen, wenn man sie auf einen Tisch setzte? Überwog die Neugier oder die Angst? Wie spielten sie miteinander? Wer begann immer und wer beendete das Spielen?

Ich konnte es kaum glauben, aber durch die vielen Besuche bei Klaudia hatte ich bereits in der vierten Woche drei Welpen, die in die engere Auswahl kamen. Alle drei waren schokobraun und in ihrer Art eher zurückhaltend, gepaart mit einer sehr zaghaften Neugier.

Klaudias beeinträchtigte Tochter half mir durch ihre ausgeprägte Grobmotorik bei der Entscheidungsfindung enorm, denn nicht alle Welpen konnten mit ihren ruckartigen Bewegungen umgehen. Und so saß ich oft stundenlang im großen Garten und beobachtete die Welpen. Hier gab es immer viele Besucher und somit auch ganz viele Berührungen durch unterschiedliche Menschen. Ständig waren ungewöhnliche Geräusche ringsherum zu hören, doch nichts schien die Welpen zu stören. Dieser Ort war ein Traum für alle angehenden Hundebesitzer, die einen ausgeglichenen und gut sozialisierten Welpen suchen, der sich mit vielen Umweltreizen und Situationen arrangieren kann. Und so war ich in dieser Zeit sehr oft in der Nähe von Koblenz und tauschte mich zusätzlich telefonisch mit Klaudia aus. Ich wollte und brauchte auch ihre Einschätzung als Züchterin und schnell war klar: Wir hatten beide die gleichen Welpen in der engeren Auswahl. Ein gutes Gefühl, denn mir war bewusst, dass ich mich später auf Emmas Gespür und ihre Herangehensweise bei den unterschiedlichen Menschen und Situationen blind verlassen können muss. Am 29. Juni 2008 zog Emma endlich bei uns ein.

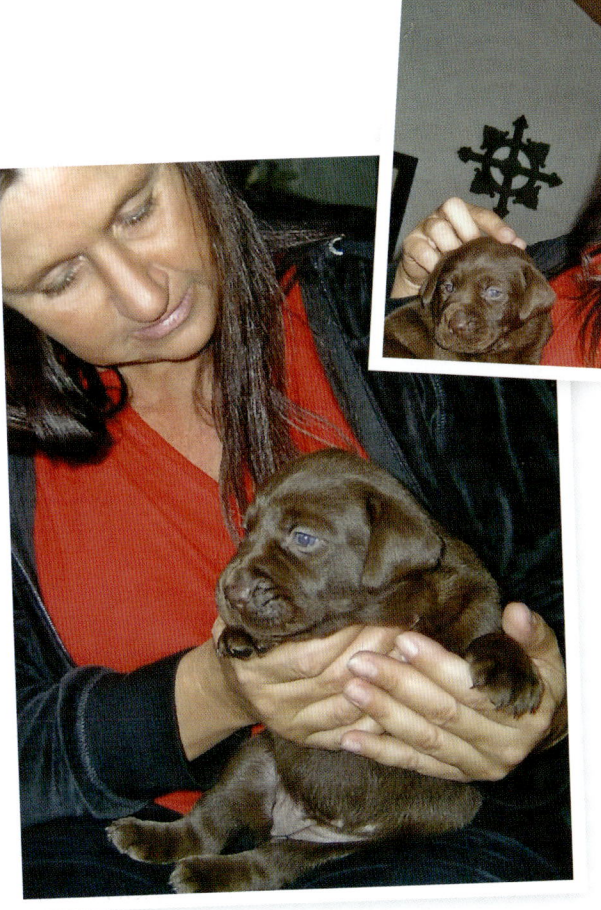

Ela und Emma
© Ivana Seger

Kein guter Start
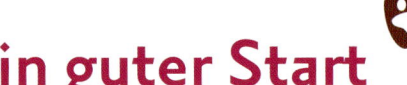

Eine Vision vor dem Aus?

Ich hatte mit der Hospizleiterin Frau Ott besprochen, dass ich vor meinem offiziellen ersten Probearbeitstag erstmal drei Stunden vorbeikommen und mir einen zweiten Eindruck vom Hospiz Arche Noah in Niederreifenberg machen würde. Ich wollte mir die Räume sowie die Abläufe erklären und auf mich wirken lassen, mich mit dem Dokumentationssystem vertraut machen und die Möglichkeit für Fragen nutzen. Zu Hause hatte ich zwar die letzten Wochen und Tage viel über Themen wie „Perfusor", „Port" und „Nebenwirkungen von Morphin" im Internet gelesen und doch war meine Verunsicherung an diesem Tag noch groß. Alle unbeantworteten Fragen hatte ich mir auf einen Zettel notiert und wollte diesen unbedingt bei meinem Besuch abarbeiten. Und es war der Tag, an dem meine Kolleginnen und Kollegen Emma kennenlernen sollten. Also fuhr ich an einem Mittwoch mit Emma neben mir in einer Box auf dem Beifahrersitz um 13 Uhr in die Arche. Meine Nervosität stieg ins Unermessliche, denn mir war bewusst, dass wenn auch nur irgendeiner der Kollegen etwas gegen Emmas Anwesenheit im Hospiz haben würde, das Projekt „Emma" gestorben wäre, bevor es überhaupt begonnen hatte.

Ich war vorher lange mit Emma draußen und machte sie ganz bewusst durch ausgiebiges Spielen müde, damit sie später in der Arche bloß auf keine dumme Gedanken kommen würde. Emma hatte während der Fahrt zum Hospiz neben mir auf dem Beifahrersitz in ihrer Hundebox geschlafen und wurde erst wach, als wir bereits auf dem Parkplatz der Arche standen. Ich stellte mein Auto ab, stieg aus, ging um das Auto und holte Emma aus ihrer Box. Sie streckte sofort ihre Nase in die Höhe und begann intensiv zu schnüffeln. Ich setzte sie ab und sie tapste in Richtung Garten und irgendwie war sie auf einmal wieder hellwach.

Nach einem kurzen Schnüffeln gingen wir gemeinsam zum Hintereingang und ich klingelte. Eine freundliche Stimme fragte an der Gegensprechanlage: „Guten Tag! Zu wem möchten Sie bitte?" Wieder ertönte das angenehme Summen der Eingangstür und ich ging hinein.

Ich fuhr mit Emma mit dem Fahrstuhl (um sie frühzeitig daran zu gewöhnen) in den obersten Stock zum Stationszimmer. Hoffentlich mag jeder Emma, dachte ich, während wir gefühlte Minuten mit dem Fahrstuhl nach oben fuhren. Und ich hoffte sehr, dass selbst, wenn jemand keine Hundeaffinität hatte, sich trotzdem alle von diesem kleinen Wuschel bezirzen ließen.

Die Fahrstuhltür öffnete sich und das gesamte Personal wartete schon im Flur, sichtlich gespannt auf uns. Das Erste, was ich hörte, war: „Ooooh, wie süß!", und alle hatten ein Lächeln im Gesicht. Meine Erleichterung kann ich auch heute noch fühlen. Am liebsten hätte ich alle umarmt. Emma freute sich riesig über diesen tollen und lauten Willkommensgruß und tapste sofort in Richtung der Kollegen, die fast alle schon in der Hocke saßen, um Emma gebührend zu begrüßen. „Wie alt ist sie denn?", „Was ist das für eine Rasse?" und „Wie heißt sie nochmal?" waren die Fragen, die gleichzeitig auf mich einprasselten. Ich wollte gerade antworten, da ging Emma auf meine Kollegin Stefanie zu, die auch heute noch in der Arche arbeitet. Emma schien sie ganz besonders begrüßen zu wollen. Sie ging immer näher, umkreiste Stefanie ein paarmal und ließ sich dabei auch sehr gerne streicheln. Ich stand einfach nur da und war in diesem Moment so glücklich und erleichtert, dass mir überhaupt nicht auffiel, dass Emma auf einmal wie versteinert war. Ich weiß noch, wie ich sie beobachtete und bei mir dachte: „Warum steht Emma denn so komisch da?", und dann hörte ich ein Wort, das ich niemals hören wollte: „Igitt!", und mir wurde schlagartig klar, was gerade passiert war. Emma hatte sich scheinbar Stefanie ausgesucht, um ihr dann in aller Seelenruhe auf die Schuhe zu pinkeln.

Oh, mein Gott, dachte ich und wäre am liebsten im Erdboden versunken. Wie konnte das denn nur passieren? Ich war doch vorher so lange mit ihr draußen, damit genau das nicht passiert! Emma war damals 14 Wochen alt und zu Hause total stubenrein. Und jetzt das! Stefanie ging anschließend zur Hospizleiterin und sagte nicht gerade fröhlich: „Tolles Projekt – diese Hundetherapie!", und erzählte ihr, was gerade passiert war. Und ich, ich stand damals nur da und versuchte anhand der Stimmung herauszufinden, wie es nun weitergehen würde. Alle lachten zwar noch, doch es war nicht mehr dieses überschwängliche Lachen wie vor zwei Minuten.

„Frau Seger, das geht aber gar nicht", sagte Frau Ott und gemeinsam beschlossen wir, dass Emma für die nächsten drei Stunden mit einer 20 Meter langen Schleppleine im Wintergarten bleiben würde. Also fuhr ich wieder mit Emma im Fahrstuhl in den untersten Stock und brachte sie in den Garten, wo ich sie an den Gartenpavillon anband, was mir fast das Herz brach. Emma war sichtlich überfordert mit alldem, schaute mich mit ihren Kulleraugen an und löste dabei in mir ein furchtbar schlechtes Gewissen aus. Eigentlich dachte ich, ich könnte sie in diesen drei Stunden einigen Gästen vorstellen, stattdessen lag sie nun hier im Gras. Und ich, ich ging traurig und allein in die Arche zurück, lief die Treppenstufen hoch und machte mich auf ein Gespräch mit der Hospizleiterin gefasst, die mir nun bestimmt mitteilen würde, dass mein Projekt „Emma" mit diesem Vorfall beendet sei.

„Aus der Traum!", dachte ich bei mir.
Mit jeder Stufe, die ich ging, stiegen mir mehr Tränen in die Augen.
Ich konnte nicht anders und musste vor dem Stationszimmer
erstmal innehalten und weinte einfach nur.

Ich holte tief Luft und wischte mir die Augen, um für das befürchtete Gespräch gewappnet zu sein. Ich fühlte mich wie vor einer Prüfung, was bei mir immer so ein komisches Bauchgrummeln auslöst und genauso war es auch damals. Meine Selbstsicherheit schien bei jedem Schritt ins Stationszimmer Stück für Stück zu sinken und gerade deshalb versuchte ich mir nichts anmerken zu lassen. Ich betrat den Raum hoch erhobenen Kopfes und wollte mich gerade setzen, als ich merkte, dass mich alle anlächelten. Ja, alle saßen da und lachten über das Missgeschick und selbst Stefanie hatte Mitleid mit Emma, als sie sie vom Fenster aus angebunden im Garten liegen sah. „Oh, die Arme! Das kann doch jedem mal passieren", sagte sie.

Ich hingegen konnte es einfach nicht glauben. Ich war unglaublich erleichtert über diese Reaktion meiner neuen Kolleginnen und freue mich noch jetzt darüber. Stefanie, die auch heute noch als Pflegefachkraft in der Arche arbeitet, hat sich im Laufe der Jahre so sehr mit Emma angefreundet, dass sie trotz ihrer Hundehaarallergie das Hospiz nicht verlassen kann, ohne ihre Emma, wenn sie da ist, ausgiebig zu kraulen. Wenn mich Praktikanten in die Arche begleiten und Stefanie hat Dienst, dann erzählt sie immer wieder gerne, wie alles begonnen hat und sorgt damit auch heute noch für schallendes Gelächter.

Ich danke jedem Einzelnen von euch so sehr, der an diesem Tag Dienst hatte und Emma eine zweite Chance gab.

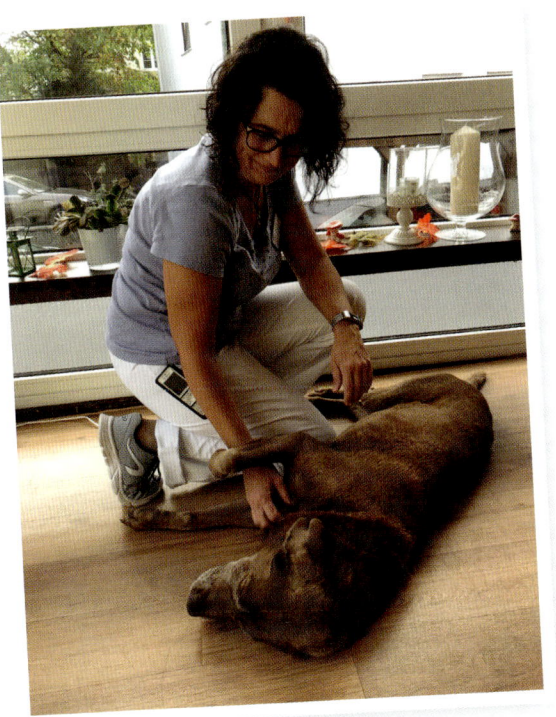

Stefanie mit Emma | © Ivana Seger

Das erste Probearbeiten im Hospiz Arche Noah,

noch ohne Emma

Ich werde meinen ersten offiziellen Probearbeitstag im Hospiz Arche Noah am Freitag, dem 1. August 2008 nie vergessen. Wochen, Tage und Stunden vorher hatte ich mir Gedanken gemacht und mich gefragt, wie ich wohl auf die Gäste mit ihren schweren bis finalen Erkrankungen reagieren würde. Und ich fragte mich auch, wie ich mit den Angehörigen und deren Bedürfnissen sowie auch mit den Anforderungen an mich als angehende Palliativschwester umgehen würde und ganz ehrlich: Ich habe mich auch öfter gefragt, ob ich dieser herausfordernden Aufgabe, die mein Leben auf eine so unglaublich schöne und befriedigende Art und Weise ändern sollte, überhaupt gewachsen bin.

Werde ich zu sehr mitleiden? Finde ich die richtigen Worte, wenn mich Gäste oder ihre Angehörigen nach meiner Einschätzung fragen? Kann ich solche Gespräche überhaupt führen? Und was, wenn ich keine Worte finde? Kann ich meine Persönlichkeit, mein Wesen und meine eigenen Vorstellungen im Umgang mit dem Thema „Sterben" behalten? Und bin ich überhaupt empathisch genug? Fragen über Fragen, die mich Wochen und Tage zuvor beschäftigten. Und doch wusste ich, ich werde die Antworten nur an einem einzigen Ort finden: im Hospiz Arche Noah.

Als ich am 31. Juli 2008 schon um 20 Uhr schlafen ging, kamen all diese Fragen und Befürchtungen nochmals in geballter Form wieder und ich musste mich richtig ablenken, damit ich überhaupt einschlafen konnte. Der Wecker stand auf 4 Uhr 45. Aber er kam überhaupt nicht zum Einsatz, denn ich öffnete meine Augen um 4 Uhr 30 und war so wach wie selten. Da waren sie wieder, all diese Fragen und ich merkte, wie sich ein Kloß in meinem Hals breit machte. Ich duschte, aß ein Stück Marmeladenbrot und trank meinen ersten Kaffee, damit ich überhaupt etwas im Magen hatte. Mit der Hospizleiterin hatte ich beim Vorstellungsgespräch besprochen, dass mein erster Probearbeitstag ohne Emma sein sollte, damit ich erstmal auf mein eigenes Gefühl hören und mir darüber klar werden konnte, ob ich diese Aufgabe auch bewerkstelligen kann und möchte. Ich ging also nach dem Frühstück eine kleine Runde mit Emma spazieren und sagte ihr danach, dass sie wieder auf ihren Platz gehen sollte.

Sie sah mich mit einem Blick an, der mich fragte: Wie, ich bleibe hier? Das war auch sehr verständlich, denn bis dahin hatten wir jede freie Minute zusammen verbracht. Es fiel mir so schwer, sie zu Hause bei meinem Mann zu lassen und gleichzeitig wusste ich, dass es für mich die richtige Entscheidung war.

Um 5 Uhr 20 konnte ich noch nicht mal annähernd ahnen, dass genau die Entscheidung, ohne Emma in die Arche zu fahren, ihre und meine Zukunft und die Erfüllung meiner Vision besiegelte.

Um 5 Uhr 30 saß ich im Auto und fuhr nach Niederreifenberg. Auch auf der Fahrt hatte ich immer wieder Befürchtungen und Zweifel und versuchte, mich mit lauter Musik abzulenken. Um kurz nach 6 Uhr stellte ich mein Auto auf dem Parkplatz neben dem Hospiz ab, der an den wunderschönen Garten mit einer einladenden Sommerlaube und den vielen bunten Blumen angegliedert war. Ich stieg aus, ging zum Hintereingang und klingelte mit einem gefühlten Puls von 140. Es dauerte keine zehn Sekunden, da fragte eine nette und warme Stimme: „Ja bitte?", und ich erklärte, dass ich die neue Kollegin Ivana Seger war. Die Haustür öffnete sich und ich ging durch den Keller zur Treppe, die in das Wohnzimmer, den Ort der morgendlichen Übergabe, führte. Zwei Kolleginnen saßen schon am Tisch und tranken Kaffee. Sie begrüßten mich herzlich und zeigten mir den Umkleideraum, in dem ich meine weiße Hose und den hauseigenen Kittel anzog, bevor ich wieder zu den anderen ging und mich zu ihnen an den Tisch setzte. Vor mir lag ein Schreibblock und daneben stand eine Tasse mit frischem wohlriechendem Kaffee, daneben eine kleine Schokolade in Herzform. Und obwohl ich mir überhaupt nichts aus Süßigkeiten mache, diese Schokolade berührte mein Herz. Ich konnte nicht anders und aß sie mit einem Lächeln im Gesicht. Das ist schon komisch, denn ich hätte niemals gedacht, dass ich in den ersten zwei Minuten lächeln und mich heimisch fühlen würde.

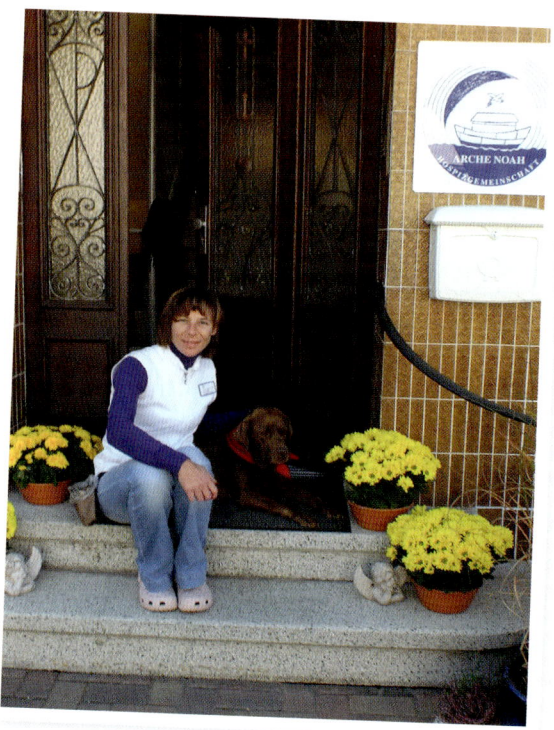

Die Eingangstür zur Arche | © Ivana Seger

Dann begann die Übergabe und ich erfuhr alles über die Gäste, ihre Krankheiten und ihren momentanen AZ (Allgemeinzustand). Es war für zwei Gäste keine gute Nacht gewesen und die Nachtschwester hatte alle Hände voll zu tun gehabt, um sie zu beruhigen und die belastenden Schmerzen mit Medikamenten zu lindern. Es war die Rede von Midazolam per Nasenapplikator, von Morphin-Perfusoren mit einer Laufgeschwindigkeit von 5 ml und über das Anstechen eines Ports. Ich schrieb zwar alles mit, war aber schon in den ersten fünf Minuten völlig überfordert mit all diesem Fachwissen. Ich hatte noch nie einen Port gesehen, geschweige denn ihn angestochen. In meiner damaligen Ausbildung waren Ports und Perfusoren nicht vorgekommen. Und so hatte ich auch überhaupt keine Erfahrungen im Umgang mit diesen medizinischen Hilfsmitteln. Meine Kolleginnen erkannten dies und versprachen, mir alles bis ins kleinste Detail zu erklären und zu zeigen. Die Erleichterung, die in diesem Moment in mir hochkam, war immens und ich war so dankbar und nun auch wieder aufnahmefähig für die Übergabe der Nachtschwester, die sagte: „In Zimmer 5 liegt Frau G. mit der Diagnose ‚Darmkrebs‘, einer AP-Anlage (einem Anus praeter, also einem künstlichen Darmausgang) und einem unangestochenen Port. Sie hat keine Angehörige und hatte eine sehr schlechte Nacht. Sie hatte immer Alpträume und lehnte sämtliche medikamentösen Angebote zur Erleichterung ab. Sie bekommt kaum Besuch und zieht sich immer mehr zurück, da sie die Befürchtung hat, dass ihr AP-Beutel oder die Basisplatte undicht werden könnte und sie somit einen unangenehmen Duft hinterlassen würde. Sie wirkt unglaublich traurig und belastet. Dabei ist sie eigentlich ein sehr geselliger Mensch. Doch in den letzten Tagen isoliert sie sich immer mehr und nimmt kaum Angebote wahr.“

Dann ergänzten die anderen Kolleginnen, was sie noch über Frau G. wussten: „Sie hat eine Nachbarin, die sie ab und an besucht und die so gerne mit ihr spazieren fahren würde. Aber das möchte Frau G. nicht mehr.“ – „Sie hat keine Kinder und ihr Mann ist vor zwei Jahren verstorben.“ – „Es gibt noch eine Nichte, die aber nur einmal hier war und damals zur Kollegin gesagt hat, dass sie nur noch per Telefon benachrichtigt werden möchte, wenn ihre Tante verstorben ist.“ – „Sie schaut sehr gerne fern und liebt Schlagermusik über alles. Doch in den letzten Tagen mag sie auch das nicht mehr.“

„Möchtest du sie für heute übernehmen?“, hörte ich meine Kollegin plötzlich fragen, doch erst ein paar Sekunden später merkte ich ihren fragenden Blick. Da begriff ich erst, dass sie mich meinte. Ich nickte und fragte mich gleichzeitig, wie ich Frau G. in irgendeiner Art und Weise helfen könnte. Nach der Übergabe ging ich mit meiner Kollegin ins Schwesternzimmer, wo sie mit mir die Morgenmedikation der einzelnen Gäste richtete und all meine Fragen beantwortete.

Viele Medikamente kannte ich noch aus meiner Zeit als Altenpflegerin und aus der Arbeit auf der psychotherapeutischen Station, doch mit Morphinen oder Kurznarkosemitteln hatten wir nichts zu tun gehabt. Und so fragte ich meine Kollegin damals Löcher in den Bauch. Da klingelte es auf einmal und auf dem Telefon stand „Zimmer 5". „Schaffst du es alleine oder soll ich mitgehen?", fragte mich meine Kollegin und ich beschloss binnen Sekunden, dass ich mir ein eigenes Bild machen wollte. Also sagte ich: „Ich gehe alleine und werde klingeln, wenn ich deine Hilfe brauche." Sie nickte. Und so ging ich die Treppe in den ersten Stock runter und mit jeder Stufe tauchten immer mehr Fragen in meinem Kopf auf und die morgendlichen Befürchtungen waren wieder da. Wenn ich auch nicht viel wusste, so wusste ich doch eines: Dass Frau G. auf keinen Fall meine eigene Gefühlslage bemerken durfte. Also atmete ich tief durch, bevor ich an ihre Tür klopfte. Ich musste mich richtig konzentrieren, um ihr leises „Ja" hören zu können. Als ich die Tür aufmachte, sah ich erstmal ein abgedunkeltes Zimmer und die Umrisse von einem Bett, einem Schrank, einem Sofa und einem Tisch, auf dem eine Vase mit Blumen stand. „Guten Morgen, Frau G.", sagte ich, als ich die ersten Schritte in das Zimmer machte. „Mein Name ist Schwester Ivana und ich bin bis 14 Uhr sehr gerne für Sie da. Was darf ich denn für Sie tun?"

„Würden Sie mir die Vorhänge öffnen?", fragte Frau G. mit einer zerbrechlich wirkenden Stimme, die erahnen ließ, dass es kein guter Morgen für sie war. „Selbstverständlich", sagte ich und ging zum Fenster, um die Vorhänge aufzuziehen. Als ich mich umdrehte, um Frau G. per Händedruck zu begrüßen, sah ich ihn sofort: den leeren Blick, der mich so sehr an meine geliebte Oma erinnerte und mich in so vielen Nächten heimsuchte und mich immer wieder aus dem Schlaf riss. Zwar schaute auch Frau G. in meine Richtung, doch es schien, als ob sie durch mich hindurch schaute. Ich versuchte alles, um meine aufsteigenden Tränen zu verhindern, aber ich merkte, wie sie immer höher stiegen. Ich wollte auf gar keinen Fall, dass Frau G. etwas davon bemerkte und so sagte ich zu ihr, während ich zur Tür ging, dass ich etwas vergessen hätte und sofort wieder bei ihr wäre. Ich öffnete die Türe und ging hinaus, um mich dann an der Wand anzulehnen und tief durchzuatmen. So sehr ich mich auch konzentrierte, ein paar Tränen schafften trotzdem den Weg nach draußen und ich musste ins gegenüber liegende Bad gehen, um mir die Tränen vom Gesicht zu waschen. Bevor ich abermals an ihre Tür klopfte, atmete ich wieder tief durch und ging nach einem zögerlichen „Ja" hinein.

Frau G. schaute aus dem Fenster und es hatte den Anschein, als ob sie die Aussicht genoss, denn ein kleines Lächeln huschte für den Bruchteil einer Sekunde über ihr Gesicht. „Darf ich noch etwas für Sie tun?", fragte ich sie. Sie schüttelte den Kopf. „Möchten Sie etwas essen oder einen Kaffee oder Tee?" Doch auch diese Frage verneinte sie und schien dabei wieder in ihre eigene Welt zu verschwinden. Ich hätte alles, wirklich alles dafür gegeben und gemacht, um Frau G. aus dieser Lethargie zu helfen und ich hätte ihr so gerne eine Freude gemacht. Doch ich bemerkte auch, dass meine Fragen eher störend waren.

„Ich vermisse es, mich mit anderen zu unterhalten", sagte sie auf einmal und ich ergriff sofort die Chance, indem ich mich an ihre Bettkante setzte und antwortete: „Das kann ich gut verstehen." Sie schaute mich an und begann über ihre damaligen Freunde zu erzählen, mit denen sie so gerne zusammen gewesen war. „Wir kochten sehr gerne gemeinsam und spielten unglaublich gerne Karten, ganz oft Skat."

„Oh, ich kann leider nur Rommé", sagte ich und fragte nach dem Unterschied. Frau G. erklärte es mir, doch ihr Blick änderte sich nicht. Er blieb einfach leer.

Nach etwa einer Viertelstunde verabschiedete ich mich mit den Worten: „Bitte klingeln Sie, wenn ich etwas für Sie tun kann." Sie nickte, ohne mich dabei anzuschauen. Als ich das Zimmer verließ, fühlte es sich für mich an, als ob ich einen Marathon gelaufen war. Ich fühlte mich kraftlos, dafür aber mit so gesteigerten Emotionen, dass ich erstmal zu mir finden musste.

„Alles okay?", fragte mich meine Kollegin, als ich wieder ins Schwesternzimmer kam. Ich erzählte ihr über meine Begegnung mit Frau G. und fragte sie, wie sie es schaffte, tagtäglich mit sterbenden Menschen zu arbeiten.

Es war ein sehr langes Gespräch über diese ehrenvolle Aufgabe und an ihrem Gesicht, an ihren Augen und ihrer Mimik sah ich, dass sie ihren Beruf wirklich liebte. Dafür bewunderte ich sie sehr und gleichzeitig fragte ich mich, ob ich jemals an diesen Punkt kommen würde. Da klingelte es erneut und auch jetzt stand auf dem Telefon: „Zimmer 5", also Frau G. „Ich gehe!", sagte ich zu meiner Kollegin und diesmal stand ich selbstsicherer an ihrer Tür, klopfte und ging nach einem leisen „Ja" hinein. „Würden Sie mir beim Umziehen helfen?", fragte sie und ich merkte sofort, dass ihr diese Frage sehr schwerfiel. „Sehr gerne", sagte ich und ging hinaus, um meine Kollegin für die erste Versorgung zu holen. Sie half mir, erklärte mir alles und bezog mich von Anfang an in die Grundpflege ein. Doch egal, wie sanft und wie rücksichtsvoll wir diese pflegerischen Maßnahmen auch vollzogen, Frau G. fühlte sich sichtlich unwohl und ein Gespräch war kaum noch möglich. Als sie versorgt war, fragte ich sie, ob ich noch irgendetwas für sie tun könnte oder ob sie nun Appetit hätte. Doch sie lehnte alles ab und schüttelte nur ihren Kopf.

Als ich aus dem Zimmer ging, hatte ich in keinster Weise das Gefühl, dass ich Frau G. wirklich helfen konnte. Ja, körperlich hatte ich ihr geholfen, sie mit versorgt und gepflegt, ihren AP erneuert, doch an ihr Herz kam ich noch nicht mal annähernd heran. Ich wollte aber auch nicht aufdringlich wirken und so beschloss ich, erst wieder ins Zimmer zu gehen, wenn sie mich brauchte.

In der Zwischenzeit zeigte mir meine liebe Kollegin alles Wissenswerte für mich als Pflegefachkraft: den Medikamentenschrank, den BTM-Safe (für die Schmerz- bzw. Betäubungsmittel), die Akten der Gäste und wie sie auszufüllen bzw. zu führen sind. Vieles konnte ich mir merken, manches musste ich mir notieren und einiges musste ich mir später zu Hause anlesen. Während ich so dasaß und las, durchströmte ein Duft von gedämpftem Gemüse und geschmortem Fleisch das Hospiz. Es roch so gut, dass ich in die Küche gehen musste, auch weil ich Frau G. sagen wollte, was es zu essen gab.

Als ich vor der Küche stand, bemerkte ich das erste Mal das Schild auf der Küchentür mit der Aufschrift: „Hier wird mit Liebe gekocht". Und schon am ersten Tag wurde mir klar, dass jeder einzelne Buchstabe auch genau so gemeint war und ist! Die Hauswirtschafterin Walli, die auch heute noch für das leibliche Wohl der Gäste sorgt, kocht mit viel Hingabe und das riecht man nicht nur, sondern schmeckt es vor allem. Vielleicht möchte ja Frau G. doch etwas essen, wenn ich ihre Tür ein wenig länger als nötig geöffnet halte, dachte ich bei mir. Doch erstmal standen die Mittagstabletten auf dem Plan und so traf ich mich wieder mit meiner Kollegin im Stationszimmer und sie erklärte mir alle Medikamente und ihre Wirkung.

Mit den Medikamenten für Frau G. klopfte ich wieder an ihre Tür, ging nach ihrem leisen „Ja" hinein und ließ diesmal die Tür bewusst einen Spalt offen. Frau G. schien das Mittagessen zu riechen, denn sie fragte mich, was es denn geben würde. Daraufhin wiederholte ich Wallis Worte: „Gulasch, Kartoffeln und einen kleinen Salat, danach einen Nachtisch mit Quark und Birnen!" Aber wieder schaute mich Frau G. nur an und schüttelte ihren Kopf. „Soll ich Ihnen nur einen kleinen Teller zum Probieren bringen?", fragte ich sie. Sie wollte nicht.

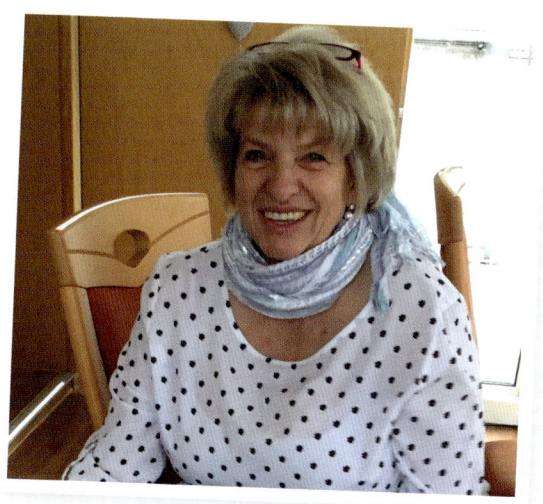

Die liebe Hauswirtschafterin Walli | © Ivana Seger

Ich konnte es nicht fassen. Es war schon 13 Uhr 20 und die Kolleginnen vom Spätdienst waren schon im Hospiz, um sich für ihren Dienst umzuziehen. Wir machten unsere Übergabe und ich berichtete alles über Frau G.: über unsere Gespräche, die pflegerische Versorgung und ihre Medikamenteneinnahme. Ich kann heute, so viele Jahre später, mit Sicherheit sagen, dass ich damals alles, wirklich alles getan und gesagt habe, um Frau G. ihren Alltag im Hospiz etwas zu erleichtern, sie abzulenken und ihr ein wenig Trost zu spenden, doch es gelang mir noch nicht mal annähernd. Als die Übergabe fertig war, verabschiedete ich mich, zog mich um und ging zu meinem Auto. Ich weiß noch wie heute, mit welchem unguten Gefühl ich nach Hause fuhr und wie ich daran zweifelte, dass ich für diesen Beruf überhaupt geeignet war.

Zu Hause angekommen, sagte mein Mann zu mir: „Na, du wirkst aber gar nicht glücklich. Erzähl, wie es war", und ich erzählte ihm Bruchstücke von meinem ersten Probearbeitstag. Da ich am nächsten Tag wieder früh raus musste, ging ich zeitig schlafen und dachte ernsthaft darüber nach, am nächsten Tag mit der Hospizleiterin zu sprechen, um mich für den Einblick zu bedanken und die Stelle als Pflegefachkraft abzusagen.

Das zweite Probearbeiten,

 diesmal mit Emma

Auch an diesem Samstag war ich noch vor dem Wecker wach und ging erstmal duschen. Ich kann nicht behaupten, dass ich gut geschlafen hätte und brauchte wesentlich mehr Zeit als sonst, um in die Gänge zu kommen.

Emma trottete immer mit und legte sich vor der Küche ab, als ich mir auch an diesem Tag um 4 Uhr 50 ein Brot machte und einen Kaffee trank. Dann bereitete ich Emmas Fressen vor und ging mit ihr raus. Sie war sichtlich überrascht, schon etwas zu bekommen und freute sich, als ich die Treppe mit den Worten runterging: „Komm mit". Schwanzwedelnd lief sie mir hinterher und ging über ihre Rampe ins Auto. Zusammen fuhren wir nach Niederreifenberg und mein Vorhaben, mich heute bei der Hospizleiterin für den gestrigen Einblick zu bedanken, aber die eigentliche Stelle abzulehnen, war für mich eigentlich schon so gut wie besiegelt. Ich musste nur noch einen geeigneten Zeitpunkt für dieses Gespräch finden.

Als wir um kurz nach sechs auf dem Parkplatz ankamen und ich Emma aus ihrer Box holte, wedelte sie freudig mit ihrem Schwanz und freute sich sichtlich auf das Bevorstehende. Ich ging mit ihr zum Hintereingang, klingelte und benutze auch diesmal den Fahrstuhl, damit sie sich weiter daran gewöhnen konnte. Im Erdgeschoss angekommen, brachte ich sie erstmal mit ihrer Decke ins Wohnzimmer, wo sie von den Kolleginnen mit einem Lächeln im Gesicht und vielen Streicheleinheiten willkommen geheißen wurde. Ich hingegen ging die Treppe in den zweiten Stock hoch, zog mich um und ging zurück in den Aufenthaltsraum zu meinen Kolleginnen. Auch heute stand frisch aufgebrühter Kaffee auf dem Tisch, ein Zettel lag bereit und ein Kugelschreiber und wieder lag ein Schokoladenstück in Herzform auf meinem Platz.

Natürlich freute ich mich sehr darüber. Doch als ich sah, was Emma auf ihrer Decke hatte, machte mein Herz ein kleinen Freudensprung, denn auf ihrer Decke lag eine Karotte. Emma kaute sie genüsslich, während wir Übergabe machten und auch heute erfuhr ich, dass Frau G. keine gute Nacht gehabt hatte. „Sie konnte nicht einschlafen, hat viel geweint und lehnte weiterhin alle Angebote – seien es Medikamente oder Gespräche – ab."

Ich wartete die Übergabe ab und wollte gerade mit meinen Kolleginnen sprechen und sagen, dass dies kein Beruf für mich sei und ich nach dem heutigen Tag nicht mehr kommen würde, als es klingelte. Auf dem Telefon stand „Zimmer 5", und ich hörte mich nur sagen: „Ich gehe und schaue nach ihr." Ich ging die Treppe hinauf und klopfte leise an ihrer Tür. Auch heute musste ich mich sehr konzentrieren, damit ich ihr „Ja" überhaupt hörte. Und so machte ich die Tür auf und sagte leise: „Guten Morgen Frau G. Ich bin es, Schwester Ivana. Was darf ich für sie tun?" – „Bitte öffnen Sie meine Vorhänge", sagte sie mit einer so traurig wirkenden Stimme, dass ich einen Kloß im Hals bekam. Ich ging zum Fenster, öffnete die Vorhänge und drehte mich um, um ihr auch heute per Handschlag einen guten Morgen zu wünschen. Alles, wirklich alles war wie gestern: das Zimmer, die Geräusche und der Blick, der so leer und voller Traurigkeit war. „Danke", sagte Frau G., ohne mich dabei anzusehen.

Ich wollte gerade gehen, da blieb ich vor der Tür stehen, drehte mich um und fragte Frau G.: „Mögen Sie eigentlich Hunde?" Frau G., die gerade noch so weit weg zu sein schien, schaute mich zwar etwas verwirrt an, doch das war nur ihr Blick. Das Wichtigste war ihre Mimik, die unverkennbar war, denn ein kleines Lächeln huschte ihr über das Gesicht. „Ich liebe Hunde", sagte sie und es war das erste Mal, dass ich Frau G. etwas lauter und freudiger sprechen hörte. „Dann habe ich gleich eine Überraschung für Sie, wenn sie mögen", sagte ich mit einem Lächeln und sie nickte mit einem durchdringenden Blick, der das erste Mal meine Augen fixierte. Mein Gespräch mit der Hospizleiterin führe ich anschließend, dachte ich so bei mir, als ich nach unten ging, um meinen Kolleginnen zu sagen, dass ich Frau G. gerne Emma vorstellen wollte. So nahm ich meine Kleine (sie wog damals gerade mal 8 kg), ging mit ihr unter dem Arm die Treppe hoch und klopfte an die Tür von Frau G. Ein etwas kräftigeres „Ja" ließ mich wissen, dass ich willkommen war und so öffnete ich. „Ich möchte Ihnen gerne jemand vorstellen", sagte ich zu ihr und zeigte ihr Emma.

Was dann passierte, kann ich selbst heute nicht mit Worten beschreiben, denn Frau G., die gerade eben noch so traurig und verzweifelt schien, schaute mich an und ich sah sie das erste Mal wirklich lachen. Es war ein Lachen, das so von Herzen kam, dass es sofort auch mein Herz berührte. „Ja, wer bist du denn?" und „Komm doch mal her, du Süße" sagte sie, während sie versuchte, sich selbstständig aufrecht zu setzen.

Alles, wirklich alles änderte sich auf einmal durch und mit Emma: ihre Augen, ihre Mimik, ihre Haltung und ihre Stimme waren nicht mehr wiederzuerkennen.

Und ich durfte eine Frau G. kennenlernen, die so viel zu berichten hatte, die so viel Liebe in sich hatte und die so gerne leben wollte. Ich setzte Emma auf ihre linke Seite ins Bett (rechts war ihre AP-Anlage) und Frau G. streichelte sie, während sie immer wieder sagte, wie schön das doch sei. Und dann fing sie auf einmal an, von ihrem „Bello" zu sprechen und ich erfuhr innerhalb weniger Minuten mehr als gestern am ganzen Tag.

„Er war so ein guter Hund und durfte auch immer zu mir ins Bett", sagte sie und strahlte dabei über das ganze Gesicht. „Er liebte Bananen und Leberwurst über alles und hatte ein wenig Übergewicht", sprach sie weiter. „Manchmal haute er ab. Dann musste ich immer dort stehen bleiben, bis er wieder kam." Und so vergingen 20 Minuten, die so ganz anders waren als die gestrigen Minuten und Stunden. Es war so ein guter Start in den Tag für uns alle und ich hatte das erste Mal das Gefühl, im Hospiz und genau an diesem Tag nirgendwo anders lieber sein zu wollen. Als wir uns verabschieden wollten, fragte Frau G.: „Wenn ich klingle, kommt dann Emma wieder mit?", und ich nickte. Danach fuhren wir mit dem Fahrstuhl ins Schwesternzimmer und ich zeigte Emma mit einer Decke ihren Platz, wo sie sich direkt hinlegte und erstmal ein Nickerchen machte. Ich war noch keine 20 Minuten aus ihrem Zimmer, da klingelte Frau G. abermals und als ich an ihrer Tür klopfte, hörte sich ihr „Ja" so viel freudiger an, dass ich erstmal schlucken musste. „Würden Sie mir beim Umziehen helfen?", fragte sie mich, während ihr Blick immer auf dem Boden fixiert war. „Suchen Sie Emma?", fragte ich sie und sie nickte lächelnd. „Soll ich sie immer gleich mitbringen?", und sie strahlte, so dass ich keine Antwort benötigte.

Kaum aus dem Zimmer, kamen die ersten Fragen bei mir auf. Wie wird Emma reagieren? Wird sie den gewechselten AP-Beutel mit seinem Darminhalt riechen und was wird sie dann machen? Wird sie aufstehen und diesem Duft nachgehen? Oder wird sie auf ihrer Decke liegen bleiben? Und in diesem Moment wurde mir bewusst, wieviel Arbeit und Training auf uns beide zukommen würde, wenn wir ein perfekt eingespieltes Team bilden wollten. Mir war auch vorher schon klar, dass es kein Zuckerschlecken werden würde, uns beide auf diese Aufgabe vorzubereiten, doch erst jetzt, hinter der Tür von Frau G., wurde mir klar, welche Dimension da auf uns zukam.

Ich klopfte nochmals an die Tür von Frau G., erklärte ihr nach dem Eintreten meine Sorgen und war mehr als nur überrascht, als sie sagte: „Dann üben wir das eben mit ihr." Wow! Damit hätte ich überhaupt nicht gerechnet und ich war so dankbar für ihre Reaktion. Erleichtert ging ich ins Schwesternzimmer, holte Emma und setzte sie vor der Tür von Frau G. ab. Dann holte ich alles, was ich für die Versorgung benötigte: eine Waschschüssel, zwei Waschlappen, fünf Handtücher (die vorher auf der Heizung zum Vorwärmen lagen), alles, um ihr Bett neu beziehen zu können, Öl, um die Basisplatte des AP (des künstlichen Darmausgangs) entfernen zu können, eine Schere, um die neue Platte auf die richtige Größe schneiden zu können, einen neuen Ausstreichbeutel, einen Abfalleimer, ihre Kleidung, die ich vorher auf ihrem Bett ausbreitete, damit sie sich etwas aussuchen konnte, ihr Parfüm, ihren Kamm, ihre Tagescreme, ihre Zahnbürste und -pasta, ihr Deo und ihre Lieblings-Waschlotion. All das brachte ich in ihr Zimmer, während Frau G. immer noch nach Emma Ausschau zu halten schien, denn sie sah die ganze Zeit auf den Boden und zur Tür. „Hier ist sie", sagte ich. Frau G. streckte sofort ihre Arme aus, um sie zu streicheln. Doch das Bett war zu hoch und Emma noch zu klein. „Ich lege sie Ihnen ins Bett und geh noch mal raus, denn ich habe etwas vergessen", sagte ich. Frau G. streckte mir die Arme entgegen und nahm Emma zu sich. An der Tür blieb ich nochmals stehen und drehte mich um, um zu schauen, was Emma machte. Frau G. sah mich nicht, doch ich sah sie und ihr Gesicht, das so voller Liebe und Freude war, dass mir Tränen in die Augen schossen. Emma lag neben Frau G. und kuschelte sich richtig zu ihr und Frau G. strahlte über das ganze Gesicht.

Ich ging hinaus und fragte meine Kollegin, ob ich ein paar Kerzen mit ins Zimmer nehmen dürfte und erklärte mein Vorhaben. Sie nickte. Also ging ich ins Wohnzimmer, wo unterschiedliche Kerzengläser standen, nahm eins davon und dazu noch eine CD mit Schlagermusik. „Darf ich uns eine Kerze anmachen?", fragte ich Frau G., die mich zwar etwas verwundert ansah, dann aber doch nickte. Und so machte ich die Kerze an und zeigte ihr die mitgebrachte CD. Frau G. deutete auf ihren CD-Player im Regal und ich wusste, dass ich die CD einlegen durfte.

Fünfzig Minuten verbrachten Frau G. und ich diesen Vormittag gemeinsam. Bei Kerzenschein und Schlagermusik und mit ganz vielen, guten Gesprächen, die nichts mit Trauer, Ängsten oder Sorgen zu tun hatten. Im Gegenteil! Es waren Gespräche über ihren Bello und über Hunde, gute Gespräche über Roland Kaiser und über Frau G.'s Liebe zur Schlagermusik.
Alles, aber wirklich alles war so anders als gestern. Doch woran lag das, dachte ich immer wieder bei mir, während sich dieses harmonische Bild von Emma und Frau G. fest in meinem Gehirn verankerte. Auch an diesem Tag schien die Sonne nicht. Und das Zimmer hatte sich räumlich auch nicht verändert. Trotzdem fühlte es sich so anders und so viel besser an. Sollte das tatsächlich einzig und allein an Emma liegen? Kann ein kleines Fellknäuel solche Gefühle und so eine Atmosphäre schaffen, obwohl sie einfach nur da war? Ich konnte es irgendwie nicht glauben und suchte innerlich weiter nach anderen Antworten. Und dann schaute ich in die Augen von Frau G. und hatte das Gefühl, in ihr Herz schauen zu können. Da wusste ich es: Es liegt tatsächlich einzig und alleine an Emma,

die mit ihrer unbekümmerten Art, ihrem sanften Wesen und ihrem instinktiv behutsamen Verhalten gegenüber Frau G. etwas schaffte, was keinem Menschen vorbehalten ist.

Sie berührte binnen Sekunden das Herz von Frau G. und spendete auf eine so vollkommen ehrliche und wertfreie Art Trost. Emma bedauerte Frau G. nicht. Sie dachte auch nicht an die anstrengenden Wochen und Monate, die hinter Frau G. lagen und die so von Schmerzen und Einsamkeit geprägt waren. Emma stellte keine Fragen und doch kommunizierte sie auf eine nonverbale Weise mit Frau G. Sie dachte nicht an morgen und was dann alles passieren könnte. Nein, sie war einfach nur da, im „Hier und Jetzt". Und genau das spürte Frau G. Diese 50 Minuten waren es, die auch etwas in mir hervorgerufen und verändert haben, was ich mit Worten einfach nicht beschreiben kann. Genau so habe ich mir immer einen pflegerischen Beruf vorgestellt und so wurde es mir auch in der Altenpflegeschule vermittelt. Doch in keiner Einrichtung konnte ich das Gelernte so ausleben wie hier in Niederreifenberg im Hospiz Arche Noah mit seinem ganz individuellen Charme und Flair – mit viel Zeit für jeden einzelnen Gast, mit Ehrlichkeit, mit Liebe zum Beruf oder der Berufung, mit guten Gesprächen, die immer der Gast steuern darf. Der würdevolle Umgang und die ehrliche Absicht (wie Cicely Saunders es sagte), den Tagen mehr Leben zu geben, statt dem Leben mehr Tage.

In diesen 50 Minuten wusste oder besser spürte ich, dass ich endlich beruflich angekommen war. Ich war so froh, dass ich mein geplantes Gespräch mit der Hospizleiterin noch nicht in die Tat umgesetzt hatte, denn meine ganzen Zweifel, meine Befürchtungen und Ängste waren auf einmal einfach weg, wie ausgelöscht, als ob es sie nie gegeben hätte.

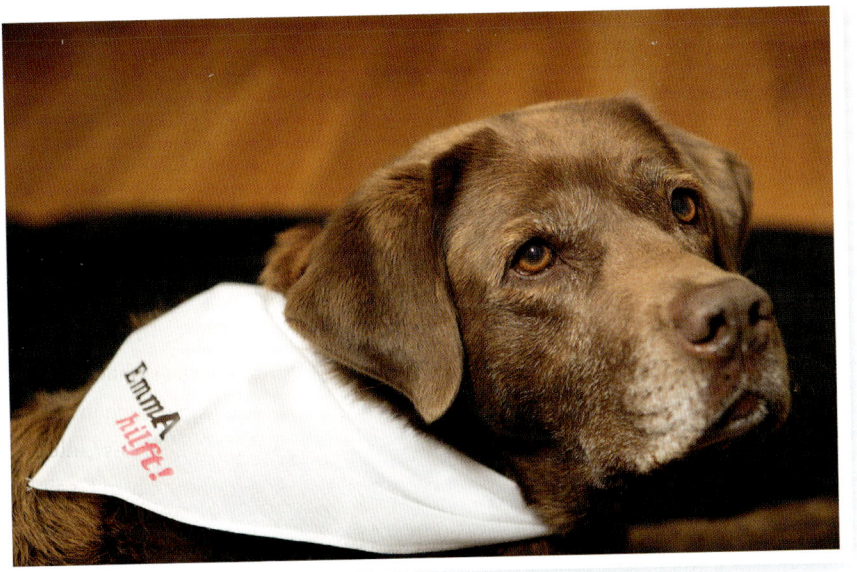

Danke Emma! | © Dieter Reusch

Danke Emma, denn du hast an diesem Tag nicht nur Frau G.
verzaubert, sondern auch mein berufliches Leben gerettet!
Ohne dich würde ich nun nicht hier im Westerwald in dieser
wunderschönen Ferienwohnung sitzen und mit Tränen in den
Augen dieses Buch schreiben.

Was bedeutet eigentlich 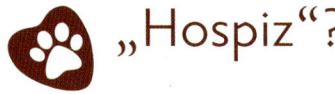 „Hospiz"?

Nach meinen zwei Probearbeitstagen stand damals für mich fest, dass ich diese Stelle unbedingt annehmen wollte. Ich hätte nie gedacht, dass ich mich auf diese Herausforderung so sehr freuen und dass es mir gut gehen würde bei dem Gedanken regelmäßig in ein Hospiz zu gehen und dort auch freiwillig zu arbeiten. Und doch war es so und zum Glück ist dieses Gefühl nie vergangen. Doch woran liegt das?

Wenn ich Menschen in meinem Bekanntenkreis erzähle, wo ich arbeite, kann und will kaum einer länger als zehn Minuten zuhören. Manche stellen mir immer wieder Fragen wie „Wie kannst du da bloß arbeiten?" oder sagen Sätze wie „Na, das ist sicher kein schönes Arbeiten dort" und „Wie hältst Du das nur aus?"

Nur wenige Menschen kommen auf die Idee, dass ich das gerne machen könnte und noch weniger verstehen sie, warum mich diese Aufgabe so erfüllt. Ich sage bewusst Aufgabe, denn ich habe in den letzten zehn Jahren noch nicht einmal zu meinem Mann gesagt: „Ich gehe zur Arbeit". Nein, ich sage: „Ich gehe ins Hospiz", und da ist es mir egal, ob es ein Montag, Wochenende oder Weihnachten ist. Mir ist klar, dass das Thema „Sterben und Tod" immer noch ein absolutes Tabuthema ist. Das möchte ich mit diesem Buch ein klein wenig ändern.

Ich weiß nicht, wie oft ich in den Jahren als Palliativschwester schon die Sätze gehört habe: „Wir wussten gar nicht, was ein Hospiz überhaupt ist und waren so erschrocken, als wir im Internet ‚Sterbehaus' gelesen haben."

Ein völlig überforderter Ehemann sagte einmal zu mir: „Wenn man hier einzieht, ist das Ende so nah", und konnte es nicht fassen, als seine geliebte Frau im Hospiz nochmals richtig aufblühte und er noch sieben Monate mit ihr verbringen durfte. Oder eine Tochter, die mir mit tränenerfüllten Augen sagte, dass sie das Gefühl hatte, ihren geliebten Vater abzuschieben und es dauerte drei Tage und zwei Nächte, bis auch sie im Hospiz angekommen war und sie den Umzug ins Hospiz als beste Entscheidung, die sie für ihn treffen konnte, ansehen und vor allem fühlen konnte. Und ganz oft höre ich den Satz: „Hätten wir gewusst, wie schön es hier ist, wären wir schon viel früher gekommen." Und egal, wer diese Worte auch zu mir sagte, derjenige meinte sie mit jeder Faser seines Körpers.

Doch woher kommen diese Ängste und Befürchtungen? Zum einen liegt das sicher an der mangelnden Öffentlichkeitsarbeit und zum zweiten mit Sicherheit auch an der eigenen Vorstellungskraft, die einen bei dem Wort „Hospiz" erstmal an einen düsteren Ort denken lässt. Doch genau das ist ein Hospiz nicht, egal ob im Kinder- oder Erwachsenenbereich. Wenn man das Wort „Hospiz" bei Google eingibt und eine Übersetzung einfordert, dann erhält man das Wort „Herberge" und genau als solche möchten – zumindest die Hospize, in denen wir mit unserem tiergestützten Therapieangebot tätig sind – auch angesehen werden: als eine Herberge, in der man sich ausruht, Gespräche führt, Trost findet und sich Kraft für den bevorstehenden Weg holt und in der man dabei immer als Gast angesehen wird und sich auch so fühlen soll. Doch woher soll man das wissen, wenn man nicht gerade einen nahen Vertrauten oder geliebten Menschen auf diesem Weg begleitet hat?

Die meisten Menschen haben wahrscheinlich keine Ahnung, was ein Hospiz ist, andere vermuten eine trostlose und vor allem sterile Einrichtung. Doch genau das sind Hospize nicht. Sie sind in der Regel mit weichen, warmen Farben außen wie auch innen gestrichen, was sie sehr hell erscheinen lässt. Hospize sind von ihrer Einrichtung her äußerst liebevoll gestaltet und haben ganz viele nette kleine Nischen und Oasen der Gemütlichkeit. Überall stehen schöne Blumen und jeder Gast hat ein eigenes Zimmer. Die Hospize, die wir tiergestützt betreuen, haben alle einen Leitsatz: Den Gast und seine Angehörigen so würdevoll, so selbstbestimmt und so empathisch wie nur möglich mit der besten Symptomlinderung auf ihrem schwierigen Weg zu begleiten und zu betreuen. Ich habe es mir zur Aufgabe gemacht, dem Wort „Hospiz" ein wenig Macht zu nehmen, indem ich aufkläre, Mut mache und Ängste abbaue. Ein Hospiz hat nichts mit einem Sterbehaus zu tun! Ganz im Gegenteil, denn in einem Hospiz wird erst einmal GELEBT!

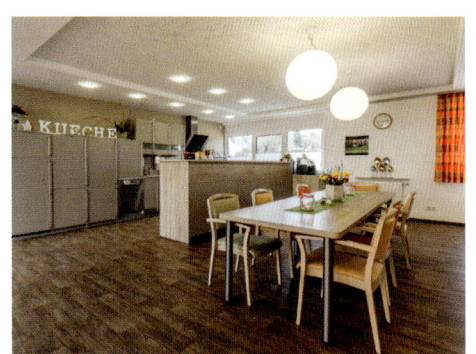

Küche / Essbereich | © St. Barbara

Hospiz St. Barbara

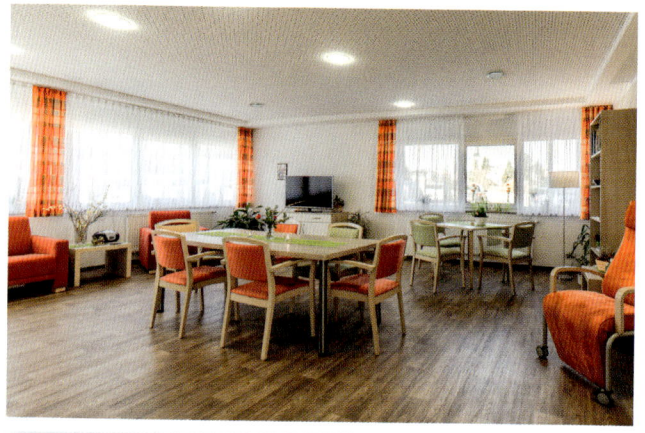

Aufenthaltsraum / Wohnzimmer | © St. Barbara

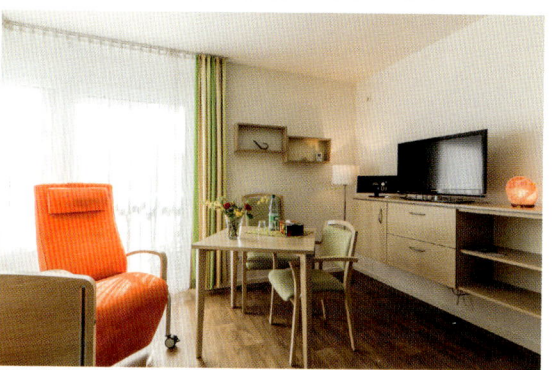

Zimmer eines Gastes | © St. Barbara

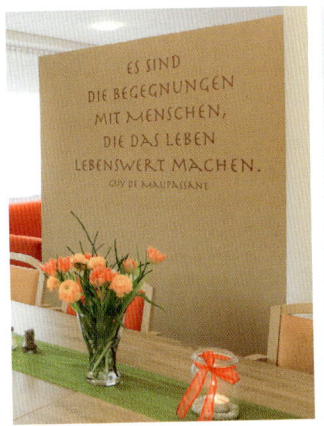

Wand im Essbereich | © St. Barbara

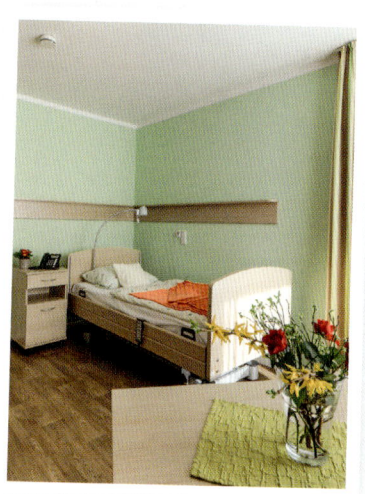

Zimmer eines Gastes | © St. Barbara

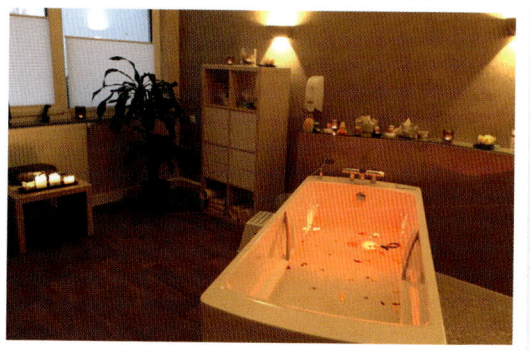

Bad / Spa-Bereich | © St. Barbara

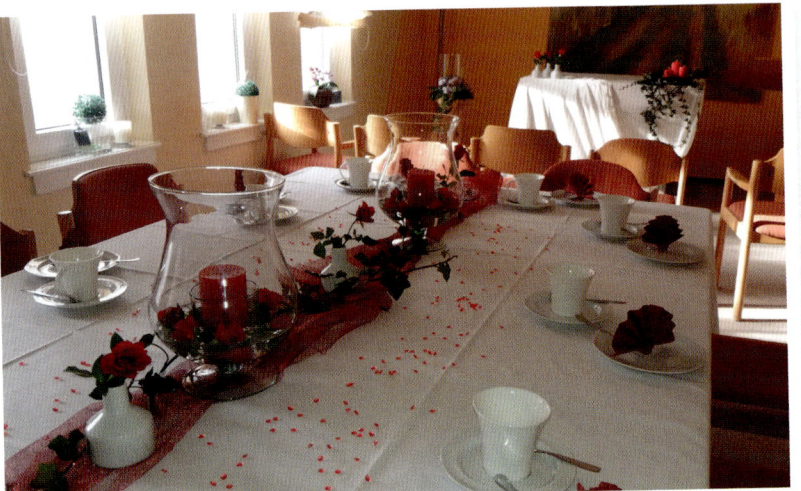

Hospiz Arche Noah

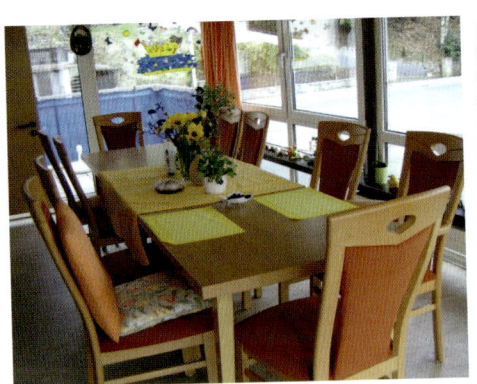

Essbereich | © Arche Noah

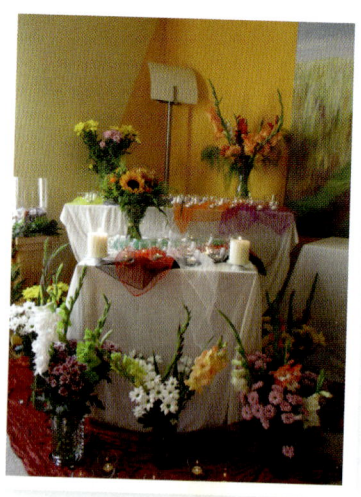

Raum der Stille | © Arche Noah

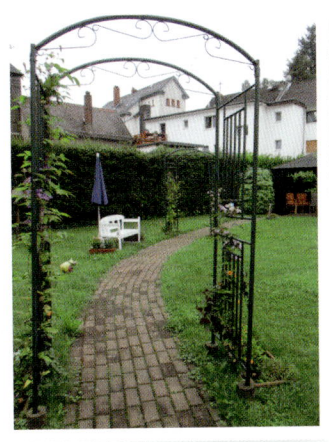

Ehemahliger Garten | © Arche Noah

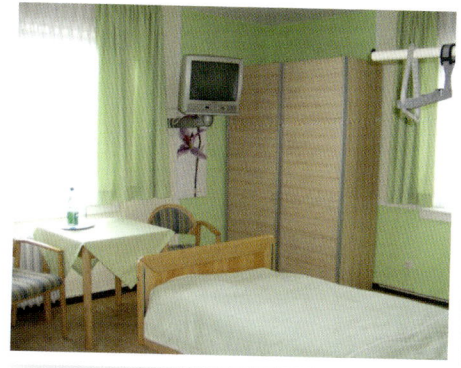

Zimmer eines Gastes | © Arche Noah

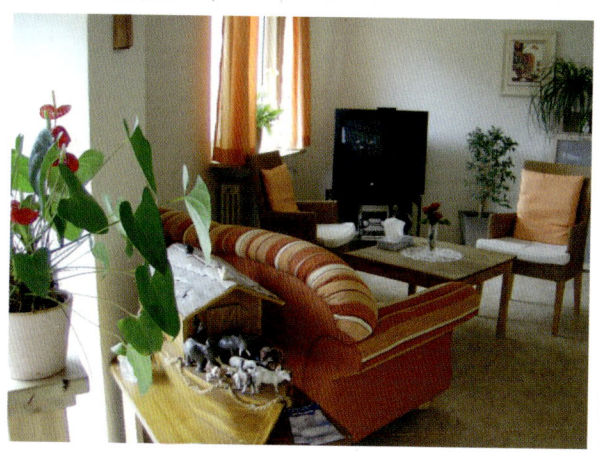

Wohnzimmer | © Arche Noah

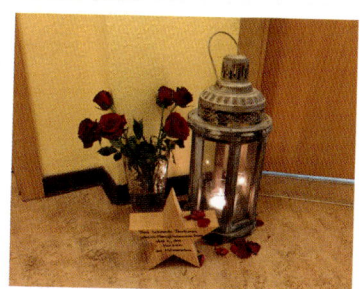

Kerze für einen Verstorbenen | © Arche Noah

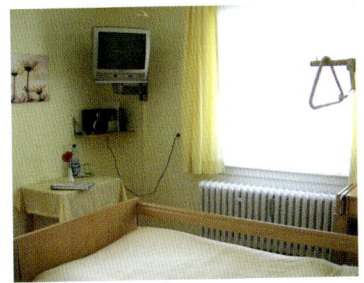

Zimmer eines Gastes | © Arche Noah

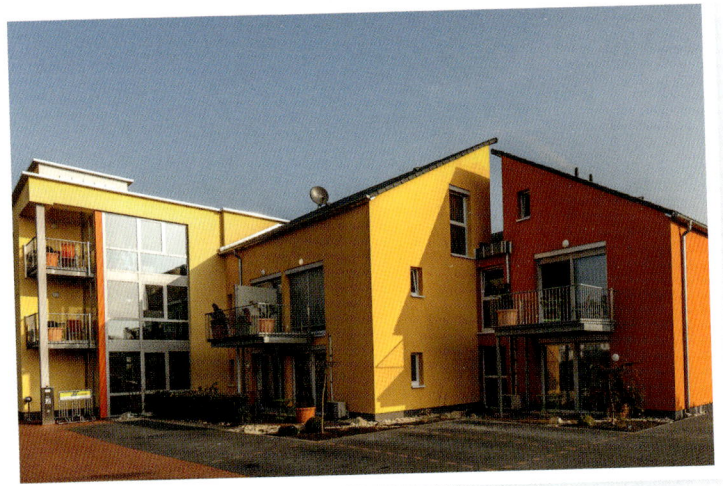

Das Hospiz - Außenansicht | © Lebensbrücke

Hospiz Lebensbrücke

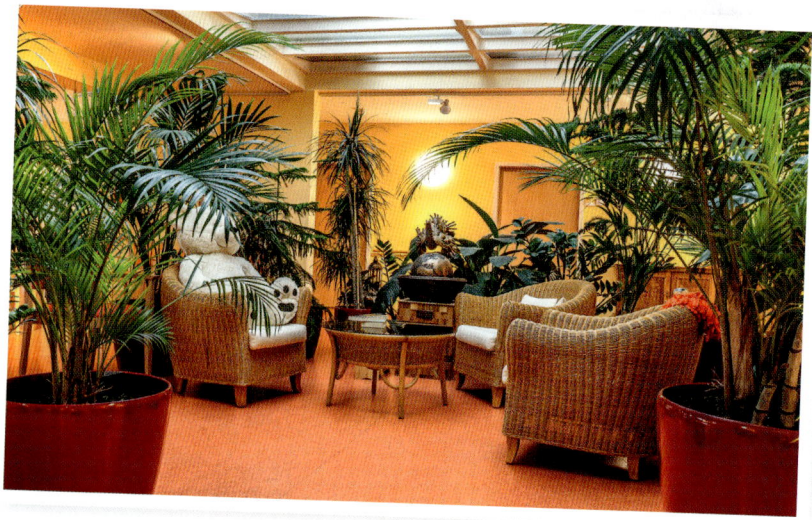

Aufenthaltsraum | © Lebensbrücke

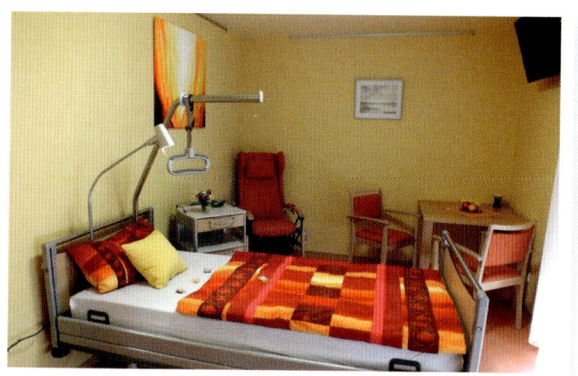

Zimmer eines Gastes | © Lebensbrücke

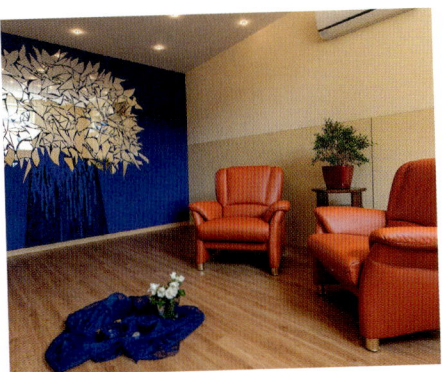

Raum der Stille | © Lebensbrücke

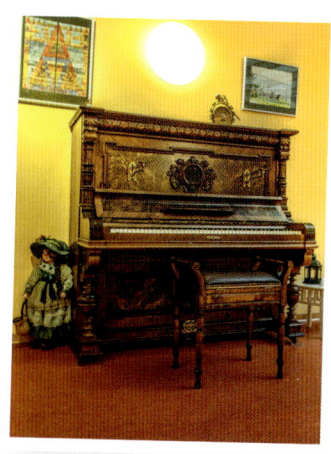

Aufenthaltsraum mit Klavier | © Lebensbrücke

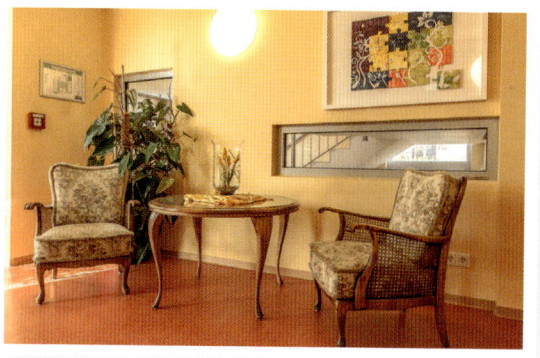

Gemütliche Sitznische | © Lebensbrücke

Diese Einrichtungen sind eine sehr hilfreiche und unterstützende Alternative, wenn ein Mensch eine so schwere Krankheit hat, dass man von „austherapiert" spricht und eine umfangreichere palliative Versorgung notwendig wird. Durch die heutigen SAPV-Teams (Spezialisierte Ambulante Palliativversorgung) können Betroffene ihren letzten Weg nun auch zu Hause verbringen.

Doch manchmal bedarf es einer noch engmaschigeren Betreuung. Man darf auch nicht außer Acht lassen, dass jeder sterbender Mensch ganz individuelle Wünsche und Bedürfnisse hat und manchmal können diese von den Familienangehörigen verständlicherweise einfach nicht mehr bewerkstelligt werden. Wenn ihr euch in eine Tochter versetzt, die ihren geliebten Vater auf seinem „letzten Weg" begleitet, dann vermittelt alleine das Lesen darüber Ängste in einem selbst, oder? Die Kraft, für sich selbst und dann noch für die verzweifelte Mutter und den erkrankten Vater da zu sein, muss man erstmal haben. Oft stoßen die Angehörigen sehr viel schneller an ihre psychische und physische Belastungsgrenze als der Erkrankte selbst – verständlicherweise, denn sie übernehmen ab dem Tag der Diagnosestellung nicht mehr „nur" den Part der Kinder oder des Ehepartners, sondern sind nun auch Zuhörer, Tröster für den Erkrankten und gleichzeitig Bürofachkraft, denn es müssen Formulare fristgerecht ausgefüllt und bearbeitet werden. Ganz viele Angehörige versuchen, alles unter einen Hut zu bringen und gehen ihrer gewohnten Arbeit nach, was schon anstrengend genug ist. Nun müssen sie ganz oft nicht nur für ihren eigenen Haushalt, sondern auch für den Haushalt ihrer Eltern sorgen, ihn organisieren und sauber halten.

Was dann noch erschreckenderweise dazukommt und was ganz viele Angehörige absolut unterschätzen, ist die unglaubliche Bürokratie, die ab der Diagnose auf sie einprasselt: Krankenhausformulare, Anträge bei der Krankenkasse und meist auch noch bei anderen Ämtern müssen termingerecht ausgefüllt werden, was oft Stunden in Anspruch nimmt. Und dann darf man die pflegerischen Aufgaben nicht vergessen, die oft von den Angehörigen selbst durchgeführt werden und die einen ethisch immer wieder an die eigene psychische Grenze bringt. Wer soll all das leisten können, wenn der eigene Trauerprozess auch noch spürbar wird? Schließlich müssen auch alle Angehörigen mit der unbarmherzigen Diagnose und dem damit verbundenen Leid zurechtkommen.

Nach zehn Jahren in der Hospizarbeit kenne ich persönlich kaum schlimmere Situationen als die der unumkehrbaren Diagnosestellung, bei der Hoffnung und das Gefühl, dass einem der Boden unter den Füßen weggezogen wird, so nah beieinander liegen. Und dann beginnen sie, die Fragen, die einen fast um den Verstand bringen und die sich alle Beteiligten stellen: Wie soll es jetzt nur weitergehen? Wie erkläre ich es meinen Kindern? Was soll jetzt nur mit der Wohnung geschehen? Mit dem Tag der Diagnosestellung ändert sich einfach alles. Verständlicherweise kann man diese furchtbaren Sätze als Angehöriger nicht sofort als faktisch und unumkehrbar im Gehirn abspeichern. Und so macht sich immer wieder ein kleiner Hoffnungsschimmer breit, was zu einer Achterbahnfahrt der Gefühle führt.

„Wir dachten anfangs wirklich, dass es doch nicht so schlimm sein kann und mein Mann es schaffen kann", erzählte mir eine Ehefrau, die ihren geliebten Mann ins Hospiz begleitete. „Die Ärzte machten uns immer wieder Hoffnung und wollten unbedingt noch eine Bestrahlung oder Chemo abwarten", berichtete sie mit Tränen in den Augen weiter. „Ich habe meinen Mann nach 18 Chemos und 7 Bestrahlungen kaum wiedererkannt. Er hatte nur noch Schmerzen und übergab sich immer wieder." Und ihre Verzweiflung über diese paradoxe Behandlungsmethode war so greifbar. „Wir haben gemeinsam beschlossen, dass wir es nach der Entlassung von der Palliativstation erstmal zu Hause versuchen. Doch er konnte auf einmal nicht mehr richtig laufen und kippte im Bad immer wieder um", sprach sie weiter und erzählte mir damals im Hospiz St. Barbara kopfschüttelnd, wie schwer sie es sich mit dem Umzug in ein Hospiz getan hatte und wie erleichtert und dankbar sie jetzt für diese Entscheidung war. Ein Hospiz kann in so einer existenziellen und unberechenbaren Situation für alle Beteiligten eine große Stütze darstellen, da nicht nur der Gast, sondern immer die ganze Familie in die Betreuung und die Begleitung durch Pflegefachkräfte, Seelsorger, Palliativärzte und Psychologen eingebunden wird. Aus meiner langjährigen Erfahrung kann ich heute sagen, dass der Erkrankte mit dem Einzug in ein Hospiz oft nicht mehr das Gefühl hat, eine Belastung für seine Angehörigen zu sein und die Familienmitglieder nun endlich wieder ihren eigentlichen Angehörigen-Status leben können. „Wir sind so froh, dass wir diesen Schritt gegangen sind", diesen Satz höre ich sehr oft nach dem Einzug ins Hospiz St. Barbara.

Alle neuen Gäste sind immer ganz überrascht, wenn ich sie frage: „Was möchten Sie denn essen?", und antworten: „Was haben Sie denn?" Und dann frage ich nochmals, jedoch nun mit Betonung: „Was möchten SIE denn essen?" „Es kommt darauf an, was Sie haben", bekomme ich dann oft als Antwort. Das ist genau der Zeitpunkt, an dem ich dem Gast und allen Angehörigen unser Hospiz erkläre, beginnend mit den Worten:

„In unserem Hospiz gibt es nur eine einzige Regel
und das ist jene, die Sie für uns aufstellen."

Spätestens jetzt schaue ich ganz oft in fragende und verwirrte Augen. Ich erkläre ihnen die Bedeutung des Wortes „Hospiz", und dass wir als Herberge angesehen werden möchten. Nach meinen Erläuterungen schaue ich meist in tränengefüllte Augen und spüre tiefe Dankbarkeit.

Diese Erläuterungen möchte ich nun auch mit euch teilen: In einem Hospiz gibt es keine Besuchszeiten wie in einem Krankenhaus. Jeder Gast kann so viel Besuch haben, wie er möchte und so oft er das möchte. Die Angehörigen haben immer die Möglichkeit bei ihrem Liebsten im Zimmer zu verweilen – egal wie lange. Selbstverständlich darf jeder Ehepartner im Bett seines geliebten Angehörigen schlafen und wird dann von uns auch nicht gestört. Hierfür gibt es extra Schilder, die wir dann an die Türe hängen.
Es gibt keine regulären Essenszeiten, wie auch bei 12 Gästen? Schließlich hat jeder ein anderes Hungergefühl und auch das Recht darauf! Es gibt zwar in den Hospizen, die wir tiergestützt betreuen, in der Regel um die Mittagszeit Essen, aber das bedeutet nicht, dass dann jeder Gast zum Essen kommen muss.

Man kann sich das Essen zurückstellen lassen oder sich von seinen Angehörigen etwas kochen und mitbringen lassen. Manche Gäste bestellen sich regelmäßig in ihrem Lieblings-Restaurant ihr Essen und genießen es dann zu zweit im Zimmer. Andere kochen sich selbst etwas und wieder andere äußern einen besonderen Essenswunsch, den wir dann immer zu erfüllen versuchen. Ich habe während meiner Dienste mitten in der Nacht schon so manches Mal Rührreier, Strammer Max, Bratkartoffeln, alle möglichen Suppen oder auch Milchbrei für einen Gast gekocht und liebevoll auf einem Tablett angerichtet: Erst eine Serviette schön auseinander gefaltet und aufs Tablett gelegt, dann eine Vase mit einer duftenden Blume darin sowie ein schönes Teelicht-Glas mit einer Kerze aufs Tablett gestellt. Dann das Essen nett angerichtet und mit Besteck ausgestattet und so ins Zimmer gebracht. Es ist unglaublich, wie sehr sich die Gäste oder auch die Angehörigen über so ein liebevoll gestaltetes Tablett freuen, das wirklich nur zwei Minuten dauert.

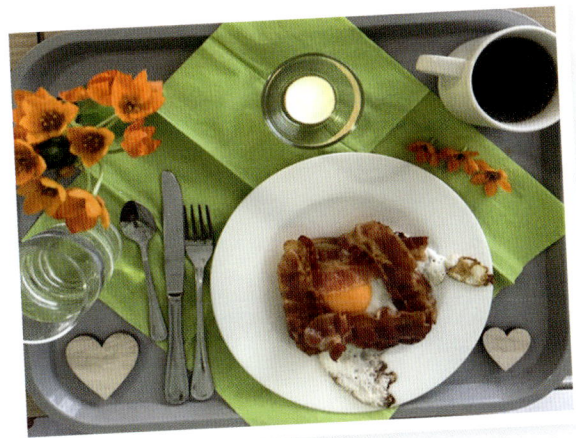

Eine Mahlzeit mit
viel Liebe zum Detail
© Ivana Seger

Es gibt keine Aufsteh- oder Zubettgeh-Zeiten. Jeder darf aufstehen oder so lange liegenbleiben wie er das möchte. Vom Krankenhaus ist man es gewohnt, dass einem mitten in der Nacht der Blutdruck gemessen wird, man gewogen wird und seine Medikamente verabreicht bekommt – nicht so in einem Hospiz.

Natürlich schauen auch wir regelmäßig nach unseren Gästen, doch wir würden sie nie wecken, wenn sie gerade tief und vor allem beschwerdefrei und ohne ersichtliche Symptome schlafen. Auch kämen wir niemals auf die Idee, jemanden ins Bett zu schicken. Nein, jeder darf solange wach bleiben, wie er das möchte und kann dabei machen, was er möchte, solange er die anderen Gäste nicht damit stört. Jeder Gast darf also seinen eigenen gewohnten Tagesrhythmus beibehalten, egal wie er auch aussieht und darf diesen Ablauf auch gerne täglich neu definieren. Wir warten, bis der Gast uns signalisiert, dass sein Tag nun beginnen kann. Und dann darf jeder seinen Tag so starten, wie er das möchte: Manche Gäste machen ihren Frühsport, andere brauchen einen Kaffee, manche müssen erstmal duschen und andere wiederum brauchen erstmal ein Bier oder eine Zigarette. Egal, welche Wünsche der Gast auch hat – wir versuchen sie zu erfüllen und das, ohne irgendwen für sein Handeln zu beurteilen.

Wenn ein Hospiz zwölf Gäste aufnehmen kann, dann müssen WIR uns an diese zwölf unterschiedlichen Tagesstrukturen anpassen und nicht der Gast sich dem Hospiz! Die Gäste können, wenn sie das möchten, mit ihren Angehörigen für ein bis zwei Tage nach Hause fahren, um sich von ihrem geliebten Zuhause zu verabschieden und bürokratische Dinge zu klären. Sie unterschreiben dann lediglich, dass sie aus eigenen Stücken und auf ihre Verantwortung gehen und geben an, wann sie wieder im Hospiz sind. Ihre Medikamente bekommen sie für diese Zeit selbstverständlich mit.

Während ich hier aus meinem Fenster zu den süßen Eichhörnchen schaue, überlege ich, was ich schon alles in einem Hospiz erlebt habe. Da gab es vier wunderschöne Hochzeiten, die allesamt an Emotionalität nicht zu übertreffen waren. Bei einer durfte ich sogar als Trauzeugin fungieren, was mich zutiefst berührte. Ich hatte in so vielen Nachtdiensten unglaublich nette und ergreifende Gespräche mit Gästen, die nicht schlafen konnten oder wollten. In langen Gesprächen erzählten mir viele ihre eigene Geschichte und ihre Sorgen um die verbleibenden Liebsten und ihre Ängste, dass ihre Liebsten damit nicht umgehen können oder ihre Ängste, selber nicht damit umgehen zu können.

Sobald ich merkte, dass ein Gespräch sich in eine Richtung hin entwickelte, die ich als Sackgasse empfand, wartete ich einen günstigen Augenblick ab, um Emma dazuzuholen. Und dann passierte immer das Gleiche: Wir sprachen ab diesem Zeitpunkt nicht mehr über Sorgen oder Ängste, sondern nur noch von den eigenen Erlebnissen mit Hunden und fast alle Gespräche endeten für den Gast mit einem ausgiebigen Streicheln von Emma und einem besseren anschließenden Schlaf.

Ich weiß nicht, wie viele Fotobücher ich schon mit den Gästen oder den Angehörigen in langen schlaflosen Nächten durchgegangen bin. Ich hörte mir fast zu jedem Bild eine ausführliche Geschichte an, was ich auch heute noch als absolute Bereicherung ansehe.

Was immer wieder ein Highlight für die Gäste, aber auch für mich war und ist, ist das gemeinsame Kochen von Lieblingsspeisen. Ich war und bin immer wieder aufs Neue erstaunt, wie und vor allem mit welchen Gewürzen und Zutaten man ein Gulasch kochen kann. Vor gar nicht allzu langer Zeit hat meine Kollegin Aurora einen Schweizer Fondue-Abend im Hospiz St. Barbara ausgerichtet. Der ganze Tisch war belegt und alle Gäste und ihre Angehörigen nahmen dieses Angebot sehr gerne an. Es gab außer Käse natürlich auch Kartoffeln, Rinder- und Schweinefilet. Es wurden Schweizer Lieder gesungen und ich weiß heute nicht mehr, wer sich über diese willkommene Abwechslung mehr gefreut hat, die Gäste oder ihre Angehörigen. Es gab Weißwein und am Ende einen „Kurzen" zum Verdauen. Es war ein schöner und unterhaltsamer Abend. Als Außenstehender hätte man bei diesem Anblick niemals geglaubt, dass es sich hier um ein Hospiz handelte.

Nur weil jemand so schwer erkrankt ist, ist damit nicht auch automatisch sein Verlangen nach Sexualität erloschen. Doch was tut man in so einer ausweglosen Situation, wenn man alleine ist? Auch so ein heikles Thema wird von uns sehr ernst und wertfrei aufgenommen. Wir versuchen alles nur Mögliche, um dem Gast seinen innigen Wunsch nach Zärtlichkeit zu erfüllen.

In einem solchen Fall kann man im Internet sehr empathische und professionelle Angebote finden. So wie bei einem 34-jährigen Mann, der zwei Wochen vorher ins Hospiz eingezogen war. Er bekam den Besuch einer seriösen Dame, die ihn in seinen letzten Wochen und Tagen mitfühlend begleitete. Ich weiß nicht, wie oft er sich für unser wertfreies Handeln bei uns bedankte.

Manchmal kommen auch Menschen ohne gemeldeten Wohnraum in ein Hospiz und wir erfahren dann im Aufnahmegespräch sehr häufig, dass eine lange und bekannte Suchtvergangenheit besteht. Wir notieren uns das zwar, aber in ihren Gesichtern und vor allem in ihren Augen kann ich jedes Mal erkennen, wie verblüfft sie über unsere ausbleibende Reaktion sind. Sie können es nicht fassen, dass wir nicht entsetzt oder empört sind. Ich kann nur für mich sprechen, aber ich käme wirklich nicht auf die Idee, jemanden für sein Verhalten zu verurteilen. Ihn in eine Schublade zu stecken und ihm somit nicht die gleiche Fürsorge und wertschätzende Begleitung zu geben wie allen anderen Gästen auch. Diese Gäste haben oft so viel Schreckliches und Menschenunwürdiges erleben müssen und den einzigen Ausweg im Alkohol oder anderen Drogen gesucht und leider oft auch gefunden. Manchmal können gerade diese Gäste unsere Fürsorge erstmal gar nicht annehmen, weil sie schon so lange das Vertrauen in die Menschheit verloren haben. So war es auch bei einem älteren Mann, der sich sichtlich schämte, als er von seiner Straßenvergangenheit erzählte: „Ich würde so gerne wieder eine 'etwas andere Zigarette' rauchen", sagte er und ich fragte ihn, wie er früher an so eine Zigarette gekommen war und er erzählte mir, welche Kontakte er noch hatte.

Ich sprach mit meinen Kolleginnen und Kollegen sowie mit den zuständigen Palliativärzten über seinen Wunsch und ging danach wieder ins sein Zimmer, nahm mein Telefon und gab es ihm mit einem Lächeln im Gesicht. Er hingegen stand einfach nur da und konnte es nicht glauben. „Meinen Sie das jetzt wirklich ernst?", fragte er und konnte seine Tränen nicht mehr zurückhalten. Es waren keine Tränen der Traurigkeit, sondern Tränen tiefster Dankbarkeit. Ich nickte nur, ging zur Tür und drehte mich nochmals um. Seine Hände zitterten, als er die Nummer wählte. Als sein Freund endlich am Telefon war und Hallo sagte, setzte er sich hin und sagte zu ihm: „Es gibt doch noch Engel in Menschenge-stalt." Nun stand ich mit Tränen in den Augen da. Einen Tag später kam sein Freund und brachte ihm eine ganze Schachtel selbstgedrehter „Zigaretten" und von diesem Tag an rauchte er immer eine am Tag auf seinem Balkon, wäh-rend er einfach nur dasaß und lächelte. Sechs Tage später starb er ganz friedlich und ohne erkennbare Entzugserscheinungen im Beisein eines Freundes, der sich danach mit den Worten bedankte:

„Ich würde Ihnen allen gerne mein ganzes Geld geben, doch leider habe ich keins. Ich kann Ihnen nur tausend Mal danken."

Und dieses eine Wort, diese fünf Buchstaben „Danke" waren so ehrlich und hatten so viel Tiefe, dass ich damals einfach dastand und nur nicken konnte, denn sonst hätte jeder meine vibrierende Stimme gehört. Diesen Augenblick werde ich nie vergessen.

Besonders bei Krebsarten, die sich im Mund-, Nasen- und Rachenraum befin-den, wird sehr häufig nach einer Bestrahlung oder einer Chemo das Schlucken beeinträchtigt. Ganz oft wünschen sich die Gäste dann etwas Kaltes, da es Linderung verschafft. Hier kämen wir niemals auf die Idee, normale Eiswürfel zu bringen. Wenn ein Gast aufgenommen wird, wird alles Wichtige abgefragt, unter anderem auch, was sein Lieblingsgetränk ist. Und genau dieses bekommt er dann auch in kleinen Herzstücken. Wir heben nämlich immer die Form der Milka-Schokolade auf, die eine Herzform hat, um sie dann mit Cola, allen mög-lichen Säften, Bier, Wein oder auch Sekt zu befüllen und einzufrieren. Und dann bekommt der Gast, worauf er gerade Lust hat.

Jeder Gast darf sein Zimmer individuell gestalten, Bilder aufhängen, in der eigenen Bettwäsche schlafen, Mobiliar mitbringen und aufstellen lassen und alles so verschönern, wie er das gerne möchte. Nur das Pflegebett ist nicht austauschbar. Ansonsten gibt es kaum etwas, das unser Hospiz abschlägt.

Und selbstverständlich sind Haustiere herzlich willkommen, egal ob Hunde, Katzen, Vögel oder kleine Nager, solange der Gast oder ein Angehöriger die Versorgung der Tiere übernimmt.

Im Hospiz St. Barbara, in dem ich nun schon seit vier Jahren als Palliativschwester arbeite, steht den Gästen ein Wellnessbad zur Verfügung, das seinen Namen zu Recht erhalten hat. Hier kann man sogar bettlägerige Gäste mit dem Bett reinfahren, um sie dann sanft mit dem Lifter in die Badewanne zu transferieren. Überall stehen Teelichter, die wir auf Wunsch mit Duftkerzen anzünden. Die Badewanne ist höhenverstellbar, hat integrierte LED-Lichter, die im Minutentakt ihre Farben wechseln und eine Whirlpool-Funktion. Selbstverständlich darf jeder Gast sein Lieblings-Schaumbad benutzen und zusätzlich mit Rosenblüten auffüllen lassen. Ein CD-Player steht auf der Kommode, um die Lieblingsmusik abzuspielen, während der Gast sein Bad genießt. Ich habe dieses wunderschöne Bad schon mit CDs von Helene Fischer, Pur, Oldies, Metallica und klassischer Musik vorbereitet. Selbstverständlich können auch die Ehepartner mit ihrem Liebsten ein ausgiebiges Bad nehmen, ohne dass sie von uns gestört werden.

Wir, die Pflegefachkräfte, sind so ausgebildet, dass wir als ausführende Organe Schmerzen und Symptome in Absprache mit den Palliativärzten durch Medikamente lindern können. Doch diese Symptomlinderung ist nur ein ganz kleiner – wenn auch wichtiger – Part unseres Aufgabengebietes. Wir bemühen uns immer, die Wünsche der Gäste und auch der Angehörigen zu erfüllen. Und da gab es schon so einige Wünsche. Herr E. im Hospiz St. Barbara wollte zum Beispiel noch einmal mit seinem geliebten Motorrad, das einen Beiwagen hatte, eine Tour machen. Klingt erstmal nach keiner großen Herausforderung für uns als Pflegefachpersonal und doch war es eine, denn der Gast war bettlägerig. Kolleginnen und Kollegen machten das Unmögliche möglich, indem sie einfach sein Bett vor die Türe fuhren, wo es noch einen Stromanschluss gab und Herrn E. dann mit dem Lifter in den Beiwagen transferierten. Herr E. hatte sich so sehr auf diesen Tag gefreut und war schon am Morgen richtig nervös.

Ich werde sein Lächeln, als er mit seiner geliebten Frau wieder vor dem Hospiz vorfuhr, niemals vergessen. Er strahlte so sehr und konnte und wollte seine Tränen nun nicht mehr verbergen. Es waren keine Tränen der Traurigkeit, sondern vielmehr Tränen der Freude und der Dankbarkeit, die uns alle so sehr berührten.

Frau L. hingegen hatte nur einen einzigen Wunsch und das schon von Kindheit an: Sie wollte einmal in ihrem Leben Pluto die Hand geben. Aus welchen Gründen auch immer, diesen Wunsch konnte sie sich selbst nie erfüllen. Und als sie bei uns ins Hospiz St. Barbara einzog und alles auspackte, staunten wir nicht schlecht: Sie packte eine Mickey-Mouse-, eine Goofy- und eine Minnie-Mouse-Figur nach der anderen aus und ganz viele Disney-DVDs. Sie stellte alles ganz vorsichtig und im ganzen Zimmer verteilt in die Regale, so dass sie sie immer sehen konnte. Wann immer Frau L. einen schlechten Tag hatte, alle Themen rund um Disneyland ließen sie wieder für eine kurze Zeit strahlen und gaben ihr die Möglichkeit, in ihre ganz eigene Fantasiewelt abzutauchen. Eines Tages hatte meine Kollegin Nadine dann die Idee überhaupt: „Es gibt den Verein ‚Wunsch am Horizont‘, der Menschen in der letzten Lebensphase Wünsche erfüllt", sagte sie in der Übergabe. Sie hatte den Satz kaum ausgesprochen, da setzte sich meine Chefin an den PC und googelte. Es dauerte nicht lange und sie hatte alle Informationen, die sie für eine Kontaktaufnahme brauchte und rief am nächsten Tag die erste Vorsitzende des Vereins Barbara Amrhein-Krug an und erzählte ihr alles über Frau L. und ihren großen Traum. Es war einfach unglaublich, denn alle vom Verein „Wunsch am Horizont" waren sich einig und wollten alles daran setzen, um Frau L. diese Freude zu machen.

„Frau L., wenn Sie die Chance hätten, nach Disneyland Paris zu fahren, was würden Sie dazu sagen?", wollte meine Kollegin am nächsten Tag von ihr wissen und brauchte keine Antwort, denn Frau L. schossen sofort die Tränen in die Augen.

Zwei Monate später war alles arrangiert und Frau L. fuhr mit meiner Kollegin Nadine, ihrer Tochter und ihrem Schwiegersohn in einem Leihwagen nach Paris.

Am nächsten Tag durfte Frau L. Pluto höchstpersönlich die Hand schütteln, was normalerweise für keinen Besucher möglich ist. Es muss für sie einfach nur wunderbar gewesen sein, denn als sie wieder im Hospiz war und ich selbstverständlich alles über dieses Ereignis wissen wollte, erzählte sie mit strahlenden Augen, was sie alles erlebt hatte. Es war tatsächlich ein Lebenstraum, den ihr der Verein „Wunsch am Horizont" da erfüllt hatte. Ich bin mir nicht sicher, ob die wundervollen Menschen, die für diesen Verein tätig sind, wissen, wie wertvoll und wichtig sie für so viele Menschen sind. DANKE aus tiefstem Herzen!

* *

Bei einem Mittagessen mit den Disneyfiguren (was schwer zu organisieren war!) haben wir dann endlich Pluto gesehen und die Patientin konnte mehr als nur die Hand schütteln. Sie wurde von Pluto gekuschelt und war bestimmt die glücklichste Frau in dem Raum, wenn nicht sogar im ganzen Park!

Es war ein sehr bewegender Moment und ich, die alles mit Bildern festhalten wollte, konnte den Auslöser meiner Handykamera nur gedrückt halten und hoffen, dass dabei das eine oder andere schöne Foto entsteht, denn gesehen habe ich nicht wirklich, wegen Tränen in meinen Augen.

Als wir am nächsten Tag wieder im Hospiz ankamen, war sie der Star, der von den anderen Gästen sehnsüchtig erwartet wurde. Sie strahlte noch immer über das ganze Gesicht.

Für mich persönlich waren es ebenfalls drei sehr schöne Tage, die durchaus anstrengend waren, aber unvergesslich bleiben.

Nadine Oster, Palliativschwester

* *

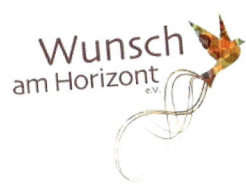

Wunsch
am Horizont
e.V.

Der gemeinnützige Verein
© Wunsch am Horizont

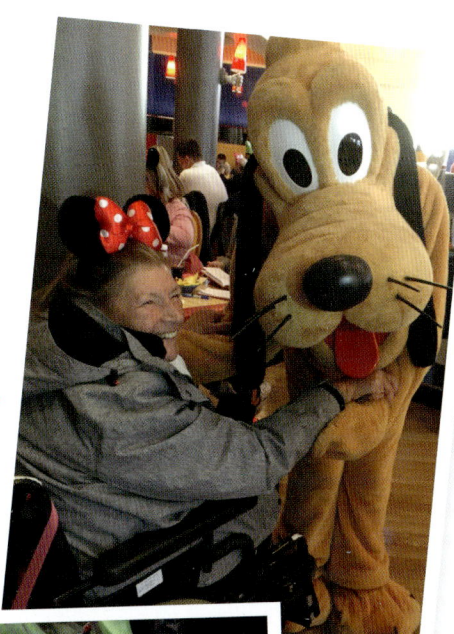

Frau L. und Pluto | © Nadine Oster

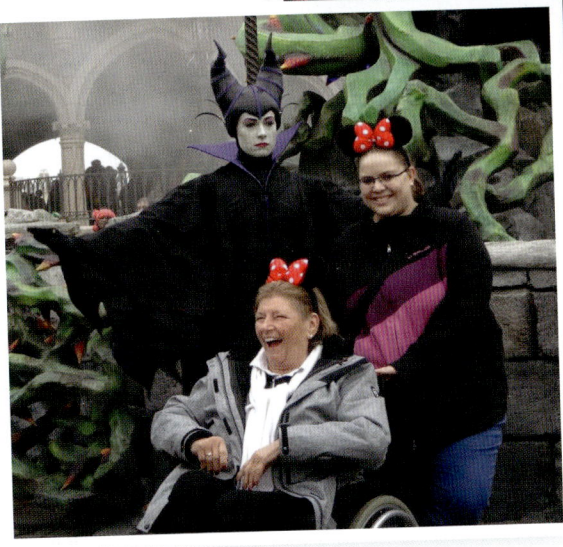

Frau L und Nadine | © Nadine Oster

Ein anderer Gast, Herr D., wollte noch einmal einen Hubschrauberflug zur Nordsee machen und auch hier war es der Verein „Wunsch am Horizont", der das möglich machte. Leider konnte Herr D. wegen seines schlechten körperlichen Zustands nicht fliegen. Dafür bekamen er und seine geliebte Frau aber eine ganz besondere Führung durch einen Piloten. Wie sich herausstellte, war das für beide genauso wertvoll und als mir die Ehefrau einen Tag später davon erzählte, spürte ich bei jedem Wort, wie sehr sie diese gemeinsame Zeit mit ihrem geliebten Mann genossen hatte und wie dankbar sie dafür war.

Dann gab es Herrn B., der nochmals sein Elternhaus sehen wollte. „Ich würde so gerne nochmal einen Wein vor meinem Kamin trinken", sagte er damals zu mir. „Hat Ihnen Ihr Vater von seinem Wunsch erzählt?", wollte ich am nächsten Tag von seiner Tochter wissen und merkte schon bei der Frage, dass sie keine Ahnung hatte, wovon ich überhaupt sprach. Also erzählte ich ihr alles und die Tochter zögerte nicht lange und organisierte einen Krankentransport, rief bei den heutigen Besitzern des Hauses an und erzählte ihnen alles über den letzten Wunsch ihres schwererkrankten Vaters. Sie war fassungslos, als das ältere Ehepaar ihr zusagte. „Gibt es den Kamin überhaupt noch?", fragte sie am Telefon und an ihren Tränen, die langsam aber sicher ihre Augen füllten, erkannte ich die Antwort, ohne dass ich sie gehört hatte. „Papa, ich würde gerne mit dir nach Königstein fahren", sagte sie einen Tag später zu ihrem Vater und nun war er es, der kein Wort verstand. „Ich hoffe es war okay, dass ich Ihrer Tochter davon erzählt habe", wollte ich von ihm wissen und da begriff er. Er konnte nichts sagen. Er lag in seinem Bett und schaute einfach nur seine Tochter an und es war der Blick, wie er dies tat, der so mit Liebe gefüllt war. Beide fielen sich in die Arme und ich wusste, dass dies nun der Augenblick war, um zu gehen.
Einen Tag später fuhr Herr B. mit seiner Tochter in sein Elternhaus und die neuen Besitzer hatten schon alles vorbereitet, berichtete mir später die Tochter. „Das Feuer im Kamin brannte schon, als wir ankamen und sein Lieblingswein stand auf einem Tisch. Es war so schön. Diesen Moment werde ich niemals vergessen! Er saß einfach nur da, schaute aus dem Fenster, trank seinen Wein und sah so glücklich dabei aus." Sie ließ ihren Tränen freien Lauf, während sie

mir all das erzählte. Einen Tag später verstarb ihr geliebter Vater ganz friedlich im Hospiz und im Beisein seiner Tochter.

Ich könnte jetzt noch so viele wunderbare Momente beschreiben. Doch das würde dieses Buch sprengen. Nach zehn Jahren in der Hospizarbeit weiß ich, dass es nicht die großen Dinge sind, die am Ende etwas zählen, sondern immer die Dinge, die ganz tief im Herzen verwurzelt sind oder Orte, die mit so großen Gefühlen verbunden sind, dass sie niemals in Vergessenheit geraten. Wenn all diese Menschen nicht im Hospiz gewesen wären und über ihre Träume erzählt hätten, wären sicher so manche Wünsche unerfüllt geblieben.

Doch leider werden diese wundervollen Einrichtungen nicht zu 100 Prozent von den Krankenkassen finanziert und sind daher auf Spenden angewiesen.

Sicher, das Wort „Hospiz" kann einen schon ganz schön verunsichern. Doch Unsicherheit kommt ganz oft aus Unwissenheit. Und das möchte ich mit diesem Buch ändern. Ein Hospiz ist keine Sterbeeinrichtung. Es ist eine Herberge für alle Betroffenen und eine Einrichtung, in der jeder so sein darf, wie er nun mal ist und ohne, dass er dabei bewertet wird. Und jetzt frage ich euch: In welcher Einrichtung sonst ist das in dieser Tiefe, mit dieser Empathie und so viel Herz möglich, ganz nach dem Motto „Die Würde des Menschen ist unantastbar"?

Ein Hospiz ist ein Ort, wo man am Personal sieht und vor allem fühlt, wie menschlich Menschen sein können und mit wie viel Seele sie dieser Aufgaben nachkommen und es kann ein Ort sein, wo sich manchmal sogar die geheimsten Wünsche und Träume erfüllen.

Herr W. vermacht sein Messerset

und Frau G. verstirbt

Nach meinen zwei Probearbeitstagen hatte ich vier Tage frei und betrat das Hospiz Arche Noah erst wieder am 7. August 2008 zum Spätdienst. An der brennenden Kerze sah ich sofort, dass wir einen verstorbenen Gast im Hospiz hatten und ich hoffte inständig, dass es nicht Frau G. war. Ich freute mich so sehr auf unser Wiedersehen und hatte, wie ich es ihr versprochen hatte, ganz viele Fotos von Emma dabei, um sie ihr zu zeigen.

Es war ein älterer Gast, der erst drei Tage zuvor in die Arche eingezogen war, für den die Kerze leuchtete, und mir wurde in diesem Augenblick bewusst, dass den Menschen leider oft nicht mehr viel Zeit bleibt. Viele kommen aus Angst vor einem Hospiz viel zu spät in unser Haus und ich befürchtete, dass auch Frau G. nicht allzu viel Zeit bleiben könnte. Wie recht ich damit haben sollte, musste ich am selben Tag noch schmerzlich erfahren.

Den damaligen Spätdienst werde ich wahrscheinlich mein ganzes Leben lang nicht vergessen, denn auch an diesem Nachmittag wurde mir ein Gast zugeteilt und in der Übergabe erfuhr ich alles Wissenswerte über Herr W.: Er war 38 Jahre jung und litt an einem austherapierten Lungenkrebs mit Metastasen in der Leber und in den Knochen, was eine länger andauernde Bettlägerigkeit zur Folge hatte und somit zu massiven Dekubiti (Wundliegestellen) im Gesäßbereich führte. Seine Schmerzen im Rücken hatte man im Krankenhaus nicht in den Griff bekommen. Er hatte eine Ex-Frau, die sich rührend um ihn kümmerte, einen 14-jährigen Neffen und eine Schwester, die mit der Situation völlig überfordert war und einen immensen Redebedarf hatte. Als ich an seine Tür klopfte, hörte ich ein deutliches und nettes „Ja" und ich dachte noch so bei mir: „Ah, Herr W. hat Besuch." Ich öffnete die Tür und konnte kaum glauben, was ich sah, denn Herr W. war alleine. Er lag rückenliegend in seinem Bett und schaute mich an, als ich sein Zimmer betrat. Ich weiß nicht, was mich mehr irritierte: seine leuchtenden Augen oder seine sanfte, harmonisch klingende Stimme, die mich in seinem Zimmer willkommen hieß. Er hatte ein Lächeln im Gesicht und streckte mir sofort seine Hand entgegen, um mich per Handschlag zu begrüßen. Ich hoffe auch heute noch, dass mein irritierter Blick ihn nicht zu sehr belastete.

Wie kann er mich nach alldem, was ich gerade in der Übergabe gehört hatte, so anlächeln? Woher nimmt er diese Kraft, die von innen heraus zu strahlen scheint, dachte ich bei mir.

Ich gab ihm die Hand, begrüßte ihn ebenfalls und stellte mich ihm vor, während er in seinem Bett lag und mir ruhig zuhörte. Ich fragte ihn, ob ich irgendetwas für ihn tun könnte, wollte wissen, ob er momentan unter Schmerzen litt und ob er einen Wunsch hätte, doch er verneinte alles. Ich wollte gerade wieder gehen, da sagte er auf einmal, dass es hier zum Glück so ruhig wäre und es so ganz anders wäre als im Krankenhaus. Er erzählte mir in den nächsten 20 Minuten alles über seine letzten 14 Wochen, die er in unterschiedlichen Krankenhäusern und Abteilungen mit unterschiedlichen Menschen im Zimmer verbracht hatte. „Der eine hat so laut geschnarcht, dass ich fast verrückt geworden bin", sagte er weiter, und dass manchmal so viel Besuch im Zimmer gewesen wäre, dass er sich gewünscht hätte, ein anderes Zimmer zu haben. „Endlich kann ich mal in Ruhe fernsehen und brauche keinen Kopfhörer", sagte er mit einem Lächeln im Gesicht und dann erzählte er von seiner Familie. „Mein Neffe ist der Beste!", meinte er und zeigte mir Fotos von ihm, die er in seiner Schublade aufbewahrte. „Er will unbedingt Metzger werden", und irgendwie sagte er diese Worte mit so viel Stolz in seiner Stimme, was ich zu diesem Zeitpunkt noch nicht einordnen konnte. „Ja, er will wie sein Onkel werden." Und da begriff ich es. Herr W. war sein Leben lang und aus tiefster Überzeugung Metzger gewesen und nun unheimlich stolz darüber, dass es ihm sein geliebter Neffe gleichtun wollte. Es war ein gutes Gespräch und hatte so gar nichts mit Trauer oder Ängsten zu tun. Eigentlich wollte ich ihm Emma vorstellen, doch er brauchte keine Emma, die ihn tröstete oder ablenkte. Viel eher brauchte ICH Herrn W. Er war einer meiner ersten Gäste in der Arche, die ich betreuen durfte und war aus freien Stücken in unser Hospiz gekommen. Herr W. hatte sich mit seinem Schicksal irgendwie arrangiert. Er war weder wütend noch deprimiert. Nein, Herr W. wollte seine letzten Tage und Wochen einfach friedlich verbringen. Und es war auch Herr W., der mir als angehende Palliativschwester einen so ganz anderen Umgang mit dem Sterben und dem Thema „Tod" zeigte und mir damit Mut machte, sterbende Menschen professionell zu begleiten.

Bis dato kannte ich nur Frau G., und die hatte eine so tiefe Traurigkeit und Verzweiflung in sich, dass sie ohne Emma mit Sicherheit einen ganz anderen Weg bestritten hätte. Doch nun erlebte ich Herrn W. und seinen Umgang mit seinem Schicksal und meine eigene Unsicherheit minimierte sich dadurch beträchtlich. Noch heute bin ich Herrn W. für diese Erfahrung dankbar, denn durch ihn hatte ich nun endlich das Gefühl, dass ich es schaffen könnte, für alle Gäste eine empathische Begleiterin zu sein.

Nachdem wir uns verabschiedet hatten, ging ich ins Zimmer von Frau G., um nach ihr zu sehen. Ich klopfte an und betrat ihr Zimmer und sah es sofort: Frau G. ging es gar nicht gut. Ihr Gesicht war in den letzten vier Tagen unglaublich eingefallen, ihre eigentliche Gesichtsfarbe hatte einen grauen und fahlen Schleier bekommen und ihre Augen schienen leicht gelblich zu schimmern. Ich erschrak und versuchte, mir meine Unsicherheit nicht anmerken zu lassen. Frau G. wirkte lethargisch und hatte nichts mehr mit der Frau zu tun, die ich vor vier Tagen kennenlernen durfte. Ich ging an ihr Bett, legte meine Hand sanft auf ihre linke Schulter und suchte ihren Blick. Ich weiß noch, wie ich dachte, dass sie irgendwie nicht mehr da war. Ich war völlig überfordert mit der Situation. Mit Tränen in den Augen ging ich zu meiner Kollegin, die dann sofort mit mir zu Frau G. ging und schon kurz nach dem Betreten des Zimmers zu mir sagte, dass sie sich „auf den Weg mache". Und ich stand einfach nur da und konnte es nicht fassen. Ich war mir so unsicher, wie ich mich nun verhalten sollte. Dann ging meine Kollegin zu Frau G. und berührte sie sanft, während sie leise mit ihr sprach. Auf einmal öffnete Frau G. ihre Augen und ich erschrak, weil sie so trübe waren. „Ich hole etwas gegen die Schmerzen", sagte meine Kollegin und erklärte mir die Parameter, an denen sie ablesen konnte, dass Frau G. Schmerzen hatte. „Es ist die Stirnfalte und ihre beschleunigte Atmung", sagte sie leise und voller Überzeugung zu mir und ging in Richtung Tür. „Möchtest du bei ihr bleiben?", fragte sie mich, als sie die Tür leise aufmachte und ich nickte. Niemand sollte in so einem Augenblick alleine sein müssen, dachte ich bei mir, holte einen Stuhl und setzte mich neben Frau G.'s Bett. Meine Kollegin schien dies zu beobachten, denn ich saß kaum, da spürte ich eine Hand auf meiner Schulter. „Leg deine Hand unter ihre", sagte meine Kollegin leise zu mir und ich tat es. Ihre Finger waren kalt und hatten schon einen bläulichen Stich. Doch als meine Kollegin das Zimmer verließ, atmete Frau G. auf einmal anders: schneller und irgendwie hektisch mit kurzen Einatmungsphasen. Ihre Ausatmung dagegen hatte so etwas Belastendes und war von einem gurgelnden Geräusch begleitet. Ich betätigte die Klingel, denn ich war völlig überfordert. Meine Kollegin kam sofort und erkannte meine Hilflosigkeit. „Ich gebe ihr jetzt etwas gegen die Schmerzen", sagte sie, während sie eine Spritze in den Bauch von Frau G. injizierte. „Bleib einfach bei ihr sitzen, wenn du möchtest", sagte sie weiter und ich konnte nicht anders, als bei ihr zu bleiben. Niemals hätte ich Frau G. in diesen Minuten alleine lassen können. „Ich mache einen Perfusor fertig und komme gleich wieder", sagte meine Kollegin auf dem Weg zur Tür zu mir und unsere Blicke trafen sich. Sie zwinkerte mir zu und gab mir so das Gefühl, alles richtig zu machen. Also blieb ich sitzen und ließ meine Hand unter der Hand von Frau G. liegen. Doch Frau G. wurde immer unruhiger.

Als meine Kollegin mit der Perfusor-Spritze ins Zimmer kam, sah auch sie sofort, dass es Frau G. nicht besser ging. „Ich lege ihr einen subkutanen Zugang", erklärte sie mir, während sie eine dünne Nadel in den Bauchraum von Frau G. platzierte. „Das ist ein Beruhigungsmittel", erklärte sie und schloss die Spritze mit Midazolam an den Perfusor an. Frau G. hingegen wurde immer unruhiger und ihre Atmung immer lauter und quälender.

„Darf ich mal Emma holen?", hörte ich mich auf einmal sagen und meine Kollegin nickte. Ich ging ins Schwesternzimmer und erst da wurde mir bewusst, in welche herausfordernde Situation ich Emma gleich bringen würde und fragte mich gleichzeitig, wie sie wohl auf Frau G. reagieren würde. Würde sie den bevorstehenden Tod spüren oder gar riechen? Wie würde sie sich verhalten? Und was sollte ich machen, wenn sie total überfordert mit der Situation war? Durch meine Erfahrungen im Umgang mit Hunden wusste ich, dass es einzig und alleine an mir lag, wie Emma gleich reagieren würde. Ich wusste: Wenn ich schon mit einer Unsicherheit in dieses Zimmer gehe, werde ich genau das gleiche Gefühl bei Emma hervorrufen. Nur ich konnte ihr also ein gutes Gefühl geben und ihr somit signalisieren, dass alles okay ist. Also ging ich nochmals kurz in den Flur, atmete tief durch, um mich selber wieder etwas runterzufahren und erst dann ging ich ins Stationszimmer zurück und sagte zu Emma „Okay." Sie stand sofort auf und folgte mir schwanzwedelnd. Gemeinsam standen wir vor der Tür von Frau G. und ich beobachtete Emma ganz genau, während ich an die Tür klopfte. Als meine Kollegin Emma sah, sagte sie leise zu Frau G., dass der Hund da sei. Auch heute weiß ich noch ganz genau, was damals geschah und kann ich es immer noch nicht fassen, denn Frau G. öffnete auf einmal wieder ihre Augen und versuchte etwas zu sagen.

Sie drehte ihren Kopf in unsere Richtung und schien etwas zu suchen und da begriff ich: Sie suchte Emma. Frau G. hob ihre linke Hand und ich wusste sofort, was sie wollte.

Ich versuchte an Emmas Verhalten abzulesen, wie es ihr ging, doch außer, dass sie noch heftiger mit ihrem Schwanz wedelte, passierte nichts Auffälliges. Also nahm ich Emma hoch und zeigte sie Frau G.. Sie lächelte. „Darf ich Emma zu ihr legen?", fragte ich meine Kollegin und sie nickte mit den Worten: „Wir können es gerne versuchen." Also legte ich Emma zu Frau G., die sofort ihre Hand auf ihr Fell legte. Was dann passierte, ist mit Worten nicht zu beschreiben, denn Frau G. beruhigte sich binnen Sekunden. Ihre Atmung wurde ruhiger und auch die Stirnfalte verschwand mit jedem Atemzug ein bisschen mehr. Nach drei Minuten lag Frau G. entspannt und ohne erkennbaren Leidensdruck in ihrem Bett, während ihre linke Hand immer noch auf Emmas Fell lag. Und Emma lag einfach nur in ihrem Bett und zeigte überhaupt keine Anzeichen einer Überforderung.

Sie hechelte nicht, sie gähnte nicht und zeigte auch sonst kein auffälliges Meideverhalten. Nein, sie lag einfach in diesem Bett, schlief ganz nah an Frau G. gekuschelt ein und war sich in keinster Weise bewusst, was sie gerade tat und wie wertvoll sie in diesem Augenblick war. Frau G. fiel mit Emma im Arm in einen entspannten Schlaf. Nach zehn Minuten holte ich Emma wieder aus dem Bett, ohne dass Frau G. dabei wach wurde, und legte sie auf den Boden zurück. Emma schaute mich kurz an und entschied sich dann neben dem Bett weiterzuschlafen. Frau G. verstarb 40 Minuten später im Beisein von mir und Emma, die immer noch ganz entspannt neben dem Bett lag.

Ich klingelte. Meine Kollegin kam ins Zimmer und machte nur eine Bewegung: Sie nickte und signalisierte mir damit, dass Frau G. ihren Weg geschafft hatte. Als ich ihre Geste verstand, stiegen mir meine Tränen schon in die Augen und ich saß einfach nur da und weinte. Meine Kollegin legte lautlos ihre Hand auf meine Schulter. Ich jedoch konnte nicht anders und musste aus dem Zimmer. Und so nahm ich Emma und ging zur Tür. „Wir legen sie kurz auf den Rücken", sagte meine Kollegin zu mir und ich ging nochmals zum Bett zurück und sagte zu meiner Kollegin, dass ich Emma erst hochbringen wollte und verließ das Zimmer. Ich brachte Emma ins Stationszimmer zurück und sie legte sich sofort auf ihre Decke und zeigte auch jetzt kein auffälliges Verhalten.

Als ich wieder neben meiner Kollegin und Frau G. stand, sah ich, dass Frau G. ihre Augen noch offen hatte und schaute meine Kollegin fragend an. „Das ist manchmal so", sagte sie, während sie mit ihren Händen Frau G.'s Augen schloss. Es war eine Bewegung, die so gar nichts mit den Bewegungen zu tun hatte, die man von einem „Tatort" oder ähnlichen Sendungen her kennt. Nein, diese Bewegung war viel langsamer und benötigte einige Sekunden des Innehaltens, denn sonst, das weiß ich heute, würden die Augen einfach wieder aufgehen. Und so standen wir an dem Bett von Frau G., legten sie sanft auf den Rücken und schlossen ihre Augen.

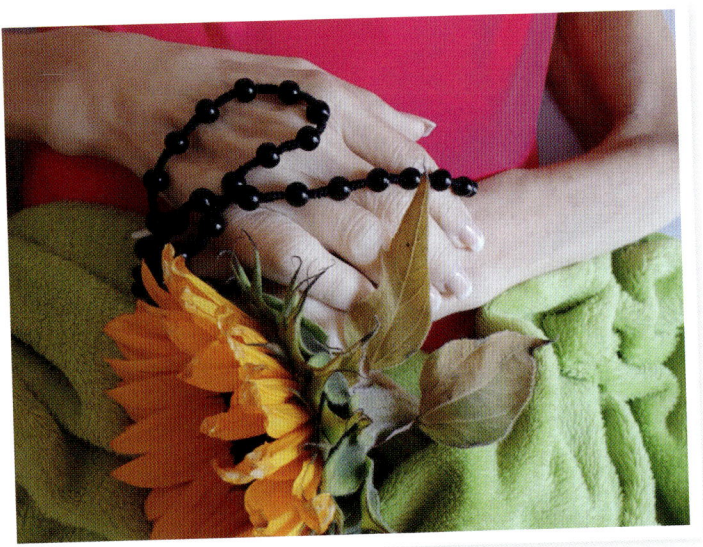

Hände einer Verstorbenen | © Vanessa Niemann

„Du machst Pause und ich rufe die Nichte an", sagte meine Kollegin und ich nickte. Ich ging in die Küche, holte mir einen Kaffee und ging mit diesem und einer Zigarette nach draußen. Mit Tränen in den Augen rauchte ich und trank Kaffee, da klingelte mein Telefon.

„Ja bitte? Zu wem möchten Sie bitte?", fragte ich und hörte eine Frauenstimme antworten: „Wir möchten gerne zu Herrn W." Ich drückte auf die Taste, die die Tür der Arche öffnete, und ging hinein, um den Besuch von Herrn W. zu begrüßen. „Wie geht es ihm?", wollte die Dame wissen, die sich als seine Ex-Frau vorstellte. Was sagt man denn da, fragte ich mich ernsthaft und bemerkte erst jetzt, dass meine Kollegin schon das Antworten übernommen hatte. „Er fühlt sich hier ganz wohl. Er hat momentan keine Schmerzen", sagte sie den besorgten Familienangehörigen, während sie diese zum Zimmer begleitete.

„Wenn Sie etwas benötigen, klingeln Sie bitte", meinte sie und alle nickten. „Herr W., Sie haben Besuch", sagte sie nach dem Anklopfen. „Danke", erwiderte er und ich sah, wer alles zu Besuch war. Es war seine Ex-Frau, seine Schwester und sein geliebter Neffe, der sichtlich überfordert mit der Situation war. Sie gingen in sein Zimmer und schlossen die Tür. Ich dachte noch an den 14-jährigen Neffen, der so traurig aussah, da klingelte Herr W. Ich stand immer noch vor seiner Tür und klopfte. „Können wir einen Kaffee haben?", fragte mich die Schwester und ich nickte. Ich ging hinunter und setzte einen Kaffee auf.

Ich hatte auf einmal wieder das Bild vor Augen, wie sehr ich mich selber über das schöne Tablett damals gefreut hatte und tat alles daran, auch dieser Familie eine kleine Freude zu machen. Ich holte ein Tablett, faltete die Serviette auseinander und legte sie auf das Tablett, dazu eine kleine Vase und eine Blume aus dem Garten. Kaffeegeschirr und Kuchen platzierte ich so, dass es schön aussah, dann Zucker und Milch. Zum Schluss stellte ich eine kleine Kerze in einem Glas aufs Tablett. So klopfte ich an die Tür von Herrn W. und als ich die Tür öffnete und alle das liebevoll gerichtete Tablett sahen, huschte ein Lächeln über ihre Gesichter. Genau so ging es mir auch. „Das haben Sie aber schön gemacht", sagte die Ex-Frau und alle anderen nickten. „Das hat ja so gar nichts mit einem Krankenhaus zu tun", sagte sie weiter und diesmal nickte ich. „Es ist so schön und ruhig hier. Wir wussten gar nicht, dass es hier ein Hospiz gibt", sagte sie noch und an ihrem Blick sah ich ihre Erleichterung. Auch für sie waren die letzten Wochen und Monate anstrengend und belastend gewesen. Das konnte ich an ihrem Gesicht sehen. „Genießen Sie Ihren Kaffee und klingeln Sie bitte, wenn Sie etwas brauchen", sagte ich, als ich zur Tür ging. „Können Sie mir einen Gefallen tun?", fragte Herr W. auf einmal. „Selbstverständlich", sagte ich und schaute ihn an. „Können Sie mir bitte den kleinen Koffer aus dem Schrank geben?" Ich ging an den Schrank und zog einen braunen kleinen Koffer hervor und gab ihn Herrn W., der ihn auf seine Beine legte und öffnete. „Das ist für euch", sagte er nach dem Öffnen und alle schauten sich irritiert an. Ich auch.

Ich wollte gerade gehen, da sagte Herr W. zu mir: „Das ist mein Neffe. Er will später auch einmal Metzger werden!", und ich begriff, dass er nicht wollte, dass ich gehe. Ich drehte mich um und sagte: „Das ist ja auch ein sehr guter und wichtiger Beruf." „Ja das ist er, doch ihm fehlt noch etwas ganz Wichtiges dazu", meinte er und spätestens jetzt waren alle einschließlich mir völlig irritiert. Er holte ein Holzkästchen aus dem Koffer und platzierte es auf seinen Beinen. Er öffnete es und zum Vorschein kam ein siebenteiliges Messerset. „Das ist für dich", sagte er zu seinem Neffen und erklärte ihm in den nächsten Minuten, wie so ein Messerset gepflegt wird und was das Besondere daran ist. „Es ist von meinem Vater. Nur ein Messer ist mir kaputt gegangen und ich musste es austauschen".

Während er das sagte, saßen seine Angehörigen mit Tränen in den Augen um sein Bett. „Das kannst du ihm auch später noch geben", sagte seine Schwester sichtlich verärgert über ihren Bruder. Ich kam mir fehl am Platz vor und wollte wieder gehen, doch Herr W. schien das immer noch nicht zu wollen, denn immer, wenn ich auch nur die kleinste Bewegung machte, fing er wieder an zu erzählen und suchte meinen Blick. Als ob er jemanden bräuchte, der ihm den Rücken stärkt, dachte ich bei mir. Und so war es auch, denn seine Angehörigen taten seine Erzählungen mit den Worten ab: „Das kannst du uns auch alles nächste Woche noch erzählen. Steck jetzt endlich die Messer weg."

Herrn W. schienen diese Worte sehr zu belasten, denn sein Blick wurde von Sekunde zu Sekunde immer trauriger. Doch ich konnte ihm nicht helfen, auch wenn ich es so gerne getan hätte. Ich wusste nicht, was ich sagen sollte und war selbst völlig überfordert mit der Situation. Da klopfte es an der Tür und meine Kollegin signalisierte mir, dass sie mich bräuchte. Ich kann gar nicht sagen, wie dankbar ich ihr war, und so suchte ich seinen Blick, der mir signalisieren würde, dass ich gehen konnte. Er schaute mich an, nickte nur und ich ging wortlos aus dem Zimmer.

Ich berichtete meiner Kollegin alles, was gerade passiert war und sie schien sofort zu verstehen. „Sie sind völlig überfordert mit der Situation." Sie erzählte mir kurz von ihren Erfahrungen mit überlasteten Angehörigen: „Sie brauchen Zeit und wollen und können es nicht wahrhaben", waren ihre Worte, die ich heute nur bestätigen kann. „Ich spreche gleich mit ihnen", sagte sie und ich war sehr erleichtert, denn ich hatte das Gefühl, Herrn W. irgendwie im Stich gelassen zu haben. Meine Kollegin bat um ein Gespräch mit den Angehörigen und sagte ihnen auf eine sehr empathische Weise, dass Herr W. nicht mehr viel Zeit bleiben würde und er sich so auf die Übergabe seines Vermächtnisses gefreut hatte. Die Angehörigen standen da und weinten. „Sollen wir die Sachen denn jetzt schon annehmen?", wollten sie wissen und meine Kollegin nickte. Nach dem Gespräch gingen alle wieder in sein Zimmer zurück, bis auf den Neffen. Er stand im Flur und weinte. Als ich ihn da so stehen sah, ging ich zu ihm und sagte: „Ich glaube, ich habe da etwas für dich." Er schaute mich nur völlig perplex an. Ich ging die Treppe hoch und kam mit Emma im Schlepptau wieder runter und setzte sie vor ihm ab. Der Junge konnte nicht anders und lächelte. Er setzte sich zu Emma und begann sie zu streicheln, während er seinen Tränen freien Lauf ließ. Nach 15 Minuten stand er auf und ging mit dem Wort „Danke" zu seinem Onkel. Vier Stunden später verließen alle das Hospiz mit einem Andenken an Herrn W. in Form von Messern, Fotos und einem eingerahmten Bild.

„Möchtest du bei der Versorgung von Frau G. dabei sein?", fragte mich meine Kollegin auf einmal und ich war hin und her gerissen. Auf der einen Seite hatte ich Angst vor meiner eigenen Reaktion, auf der anderen Seite ahnte ich damals schon irgendwie, dass es eine würdevolle Zeremonie sein würde und so sagte ich: „Kann ich vorher nochmal kurz mit Emma in den Garten?" Meine Kollegin nickte. Und so ging ich mit Emma in den wunderschönen Garten der Arche Noah, wo ich mit ihr Ball spielte und meine Gedanken sortierte. Erst hier wurde mir bewusst, was ich in den letzten drei Stunden alles erlebt hatte. Ich verbrachte zehn Minuten mit Emma im Garten, brachte sie anschließend wieder ins Stationszimmer und stand mit meiner Kollegin um ca. 17 Uhr 40 vor der Tür von Frau G.
Meine Kollegin klopfte an ihre Tür und ich weiß heute noch, dass ich mich fragte, warum sie das machte. Frau G. konnte uns doch nicht mehr antworten. War die Nichte schon da? Heute weiß ich es besser, denn ich würde niemals mehr anders Zimmer verstorbener Menschen betreten. Es ist ein Zeichen der

Achtung und des Respekts. Aber damals war alles, wirklich alles neu für mich und so stand ich da und wunderte mich über das Verhalten meiner Kollegin. Wir betraten das Zimmer und meine Kollegin stellte fünf Kerzengläser auf jede freie Fläche und zündete die Teelichter an, eines nach dem anderen. „Wir holen nun alles, was wir für die Versorgung gleich brauchen werden", sagte sie, während ich ihr ins Badezimmer von Frau G. folgte, wo meine Kollegin folgende Dinge zusammenstellte: Frau G.'s Lieblingsduschbad, ihre Körperlotion, ihre Gesichtscreme, ihren Kamm und ihren Lippenstift. Dann ging sie an den Schrank und holte ein hellblaues Kostüm heraus. Es bestand aus einer Bundfaltenhose und einer passenden Seidenbluse mit Stickereien im Halsbereich. Sie nahm passende Socken aus dem Schrank und das Seidentuch, welches Frau G. immer besonders gerne trug. Dann holte sie eine geschlossene Inkontinenzhose aus dem Regal. „Ich muss oben noch etwas holen", sagte sie und ging hinaus. Ich hingegen stand neben dem Bett und betrachtete Frau G. Sie sah so friedlich aus und irgendwie lächelte sie, dachte ich, als meine Kollegin wieder an die Tür klopfte. Sie hatte eine 10-ml-Spritze, unsterile Kompressen sowie Fixomull in der Hand. All diese Sachen legte sie auf einen Tisch neben das Bett, holte danach noch einen Abfalleimer und stellte ihn in Bettnähe ab.

„So, liebe Frau G., wir versorgen Sie nun", sagte meine Kollegin. Doch sie sagte diese Worte nicht zu mir. Nein, sie schaute dabei Frau G. an. Und tatsächlich, sie sprach mit Frau G. und erklärte ihr jeden Handgriff, so als ob sie noch leben würde.

Ich hatte so einen würdevollen Umgang noch nie mit einem lebenden Menschen gesehen, geschweige denn mit einem Verstorbenen und genau in diesen Minuten wusste und spürte ich es mit jeder Faser in meinem Körper: Dieses Hospiz ist auch meine Arche. Was diese würdevolle Zeremonie, die mit so viel Respekt durchgeführt wurde, in mir auslöste, kann ich auch heute noch fühlen. Obwohl wir gerade eine Verstorbene versorgten, fühlte es sich einfach nur richtig an und hatte etwas so Schönes und Pietätvolles. Wir wuschen Frau G., entfernten den Dauerkatheter sowie die subkutane Nadel mit dem

Perfusor und versorgten ihre AP-Anlage. Danach cremten wir ihren Körper ein und zogen ihr das hellblaue Kostüm an. Wir kämmten ihre Haare und trugen ihre Gesichtscreme auf, bevor wir ihr etwas Lippenstift auf ihre Lippen auftrugen. Zum Schluss legten wir ein weißes Laken auf Frau G. und falteten es in Brusthöhe um, legten ihre Arme darauf und falteten ihre Finger. Meine Kollegin legte rote Rosenblüten auf das weiße Laken und das Foto von ihrem Hund Bello. „Wir lassen Sie nun alleine", sagte meine Kollegin zu Frau G., als wir mit unserer Zeremonie fertig waren. Wir räumten noch ihr Zimmer auf und gingen. Ich hätte mir davor niemals vorstellen können, dass ich jemals eine Verstorbene mit so viel Liebe versorgen könnte. Und doch stand ich damals im Stationszimmer und hatte ein ehrfürchtiges Gefühl, das ich auch heute noch nach der Versorgung eines Verstorbenen habe. Ich weiß noch, wie ich mit Emma nach diesem Spätdienst nach Hause gefahren bin. Ich fühlte mich beseelt, glücklich und zutiefst berührt.

Das etwas andere Training

Mittlerweile hatte ich bereits fünf Probetage mit Emma in der Arche gearbeitet. In dieser Zeit hatte Emma alle Kolleginnen und Kollegen sowie die Gäste und ihre Angehörigen mit ihrem sanften und behutsamen Wesen verzaubert. Doch ich wusste jetzt auch, was sie in den nächsten Wochen unbedingt noch lernen musste: Alle Zu- und Abgänge, wie Port, AP-Anlage (künstlicher Darmausgang), Sauerstoffmasken und -brillen, DKs (Dauerkatheter), Drainagen, Braunülen, subkutane Zugänge, Nasensonden, Tracheostoma, ... mussten für Emma tabu sein. Sie durfte nicht an ihnen riechen, geschweige denn sie berühren oder abschlecken. Dann galt es noch, Emma mit allen Hilfsmitteln vertraut zu machen: Rollstühlen, Rollatoren und Gehstöcken. Doch wie bringt man das einem Hund bei? Ganz einfach: Indem man den Hund immer wieder mit diesen Zu- und Abgängen und mit den Hilfsmitteln konfrontiert.

Sobald Emma mit ihrer Nase auch nur in die Nähe einer Leitung ging oder falsch zum Rollstuhl stand, gab es von mir ein korrigierendes Signal in Form des Geräuschs „tsch". Emma lernte unglaublich schnell. Aber ich hatte auch einen sehr hohen Anspruch an sie. Und so trainierten wir fast täglich mit unterschiedlichen Hilfsmitteln nicht nur in der Arche während meines Dienstes, sondern auch zu Hause. Zwischen Juni und August 2008 hatten wir einen straffen Trainingsplan, den ich mir schriftlich erarbeitet hatte und der Folgendes beinhaltete: Autofahren, Fahrstühle, Treppen mit unterschiedlichen Untergründen, Baustellen, Bahnhöfe, Straßenverkehr, spielende Kinder, Flughafen und alle möglichen Menschenansammlungen, Kirmes, der „Opel-Zoo", in dem Hunde erlaubt sind, und selbstverständlich alle hauseigenen Geräusche, wie Staubsauger, Spülmaschine, Fön, Wasch- und Kaffeemaschine, Fernseher, Radio usw. Das alles sollte Emma als normal ansehen und auf keinen Fall mit einer negativen Erfahrung verknüpfen. Doch ich wusste, dies gelingt mir nur, wenn für

Emma das Erlernte durch stetiges Wiederholen zum Gewohnten wird und irgendwann zum Alltäglichen. Ich wollte, dass Emma so „umweltsicher" wie nur irgendwie möglich wird, ohne sie dabei jedoch zu überfordern. Also suchte ich mir jeden Tag eine neue Herausforderung für Emma und trainierte sie dann für etwa 20 Minuten. Immer, wenn Emma alles gut bewältigt hatte, beendete ich die Einheit. Ich achtete sehr genau darauf, dass Emma immer mit einem guten Gefühl aus der Situation ging.

Sobald Emma von alleine wach wurde, nahm ich sie immer hoch und ging mit ihr eine kleine Runde spazieren, damit sie ihr Geschäft verrichten konnte. Danach trainierten wir an unterschiedlichen Orten: zum Beispiel im Frankfurter Flughafen, wo sehr viele hektische Menschen mit noch mehr rollenden Koffern an uns vorbeirannten. Am nächsten Tag ging es dann in die Stadt und zum Wochenmarkt mit all den verführerischen Gerüchen. Ich weiß nicht, wie viele unterschiedliche Fahrstuhlfahrten wir gemeinsam unternahmen, bei 50 habe ich aufgehört zu zählen. Ich nutzte jede Situation zum Trainieren. Sobald ich spielende oder weinende Kinder sah, nahm ich Emma und setzte mich in die Nähe von ihnen, so dass sie sich an diese Geräusche gewöhnen konnte.
So habe ich es auch mit allen alltagsüblichen Geräuschen gemacht. Egal, ob wir ganz nah an Einkaufswägen eines Supermarktes standen, wo die Menschen ihren Wagen meist mit einem lauten Geräusch entweder herauszogen oder mit einem lauten Knall wieder zurückbrachten. Emma und ich standen einfach nur da, als ob wir auf jemanden warten würden. Sah ich einen Straßenmusiker oder Kinder auf Rollschuhen, so suchte ich auch hier die Nähe und wir standen einfach nur so da. Je öfter ich mit Emma solche Situationen aufsuchte, desto gelassener ging Emma damit um und nach zwei Monaten konsequenten Trainings war Emma die Ruhe selbst. Ich habe immer sehr gewissenhaft darauf geachtet, dass ich Emma mit all diesen Eindrücken nicht überfordere und arbeitete viel mit Leckerlis. Und Emma, sie hatte an allem so einen Spaß, zeigte nie Angst vor irgendwem oder irgendwas und folgte mir schwanzwedelnd – egal wohin. Neben meinem selbst ausgedachten Training standen auch noch zwei Welpenschulen auf dem Programm und so fuhren wir zweimal pro Woche in zwei

unterschiedliche Schulen. Die eine Welpenschule zog es vor, die Welpen beaufsichtigt miteinander spielen zu lassen, die andere lehrte die ersten wichtigen Kommandos wie Sitz, Platz, Bleib und Fuß und zeigte den Hundebesitzern unterschiedliche Trainingsmethoden.

Beides hatte seine Berechtigung und da ich mich nicht entscheiden konnte und wollte, absolvierten wir eben beide Schulen. Unsere Bindung zueinander wuchs von Tag zu Tag mehr und nach zwei Monaten kam etwas hinzu, was dem Ganzen das i-Tüpfelchen gab und was nur zum Vorschein kommt, wenn man so eng und so konsequent miteinander trainiert: blindes Vertrauen und das Schönste, was ein Hund geben kann, bedingungslose, ehrliche Liebe.

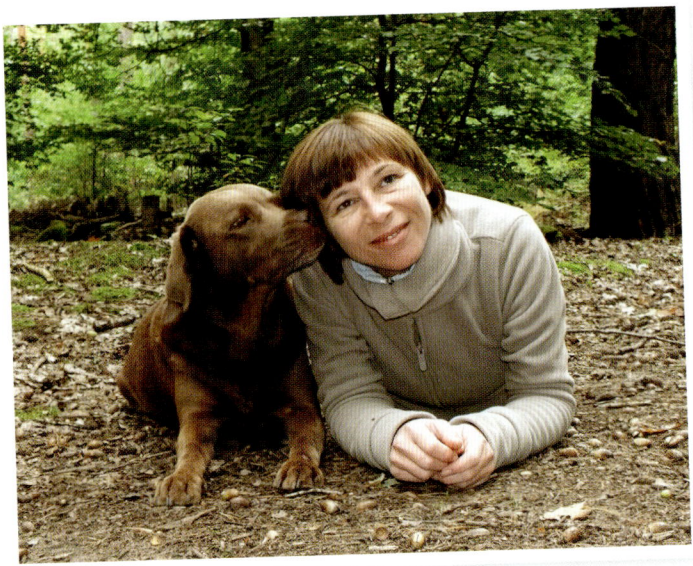

Ein starkes Team! | © Ivana Seger

Die Fachschule

Co-Therapeut-Hund

Emma hatte mittlerweile ihre Begleithundeprüfung mit Bravour bestanden und ich war auf der Suche nach einer geeigneten Therapiebegleithundeschule, die meinen hohen Erwartungen auch gerecht wurde. Ich weiß nicht, wie viel Zeit ich mit dieser Recherche verbracht hatte. Es waren etliche Tage, in denen ich mir die Inhalte der einzelnen Schulen durchlas und mich entweder für die eine oder die andere entschied, bis nur noch vier Schulen übrig blieben. Es gab auch damals schon sehr viele Schulen und leider auch für mich nicht nachvollziehbare massive Unterschiede. Ich fand Schulen, die für einen Gesamtpreis von 400 € bis zu einem Betrag von 4000 € Therapiehunde ausbildeten. Bis dato dachte ich eigentlich, dass alle Schulen gleich wären und es einen einheitlichen Lehrplan gäbe. Doch ich wurde sehr schnell eines Besseren belehrt. Die Dauer der Aus- beziehungsweise Weiterbildung reichte von drei Tagen bis zu zwei Jahren! Und diese Diskrepanz zeigte sich dann auch in den unterschiedlichen Lehrinhalten. Manche Schulen schienen sich auf Kinder spezialisiert zu haben, andere wiederum auf Senioren, was sich dann auch in den Lehrplänen spiegelte. Ich hatte damals das Gefühl, dass jeder eine Therapiehundeschule aufmachen und betreiben konnte und heute weiß ich, dass das auch so ist. Es gibt nämlich für die Weiterbildung der tiergestützten Therapie leider bis heute noch keine staatliche Anerkennung.

Kam eine Schule für mich in Betracht, ging ich immer nach demselben Muster vor: Ich rief die Verantwortlichen der Schule an und fragte, ob die Möglichkeit bestünde, auch andere – für mich aber sehr wichtige – Lehrinhalte während dieser Ausbildungszeit abzuarbeiten, die jedoch nicht auf dem regulärem Lehrplan standen. Die Antwort war meist die gleiche: „Nein, das geht leider nicht. Wir müssen uns an unseren eigenen Lehrplan halten, sonst schaffen wir es zeitlich nicht." Okay, verstehe ich, dachte ich dann immer bei mir und bat innerlich darum, dass sie doch bitte auch mich verstehen sollten. Was soll ich mit dem Lehrinhalt „Aufbau des Skeletts" später anfangen? Natürlich möchte ich meinen Hund in Perfektion verstehen, doch das kann ich nur, wenn ich auch seine Bedürfnisse kenne. Da hilft mir der Aufbau des Skeletts reichlich wenig. Manche Schulen befassten sich einen ganzen Tag mit Themen, die für mich absolut nichts mit tiergestützter Therapie zu tun hatten. Ich wollte Antworten auf solche Fragen wie: Wie bringe ich meinem Hund bei, sich neben fremde Menschen zu legen und dabei auch noch entspannt liegen zu bleiben? Wie lernt ein Hund, Leckerlis ganz sanft und ohne Einsatz seiner Zähne zu nehmen? Wie sieht es mit Fressen vom Boden aus? Darf ein Hund das? Nein! Denn in den Einrichtungen, in denen wir tätig sind, gibt es ganz viele Medikamente und noch mehr Opiate (Schmerzmittel, die unter das Betäubungsmittelgesetz fallen, wie beispielsweise Morphin). Ich mag mir gar nicht vorstellen, was passieren würde, wenn Emma genau so eine Tablette vom Boden aufnehmen würde. Und wie erkenne ich Meideverhalten meines Hundes? Wie reagiert man darauf? Welche Stresszeichen gibt es? Wie lange dürfen oder besser gesagt sollten Hunde diese Aufgabe täglich absolvieren? Welche Hygienerichtlinien gilt es zu beachten?

DAS sind in meinen Augen wichtige Themen einer solchen Ausbildung. Doch die wenigsten befassten sich damals damit. Und schnell wurde mir klar, warum genau diese Inhalte nicht auf dem Programm standen: Die meisten Therapiebegleithunde-Teams waren damals in Seniorenheimen, Behinderten-Einrichtungen oder Kinder-Einrichtungen vertreten und brauchten solche Inhalte meist gar nicht. Ich hingegen wollte Emma in einem Hospiz einsetzen und kannte durch die letzten Monate das Anforderungsprofil schon sehr gut. Vor neun Jahren und trotz all den Telefonaten mit den unterschiedlichen Leitern der Therapiehundeschulen habe ich niemanden kennengelernt, der einen Hospizhund kannte. Es war zum Verrücktwerden. Bis ich im Internet auf die Fachschule „Co-Therapeut-Hund" in Drakenburg stieß.

Ich ging die aufgeführten Lehrinhalte durch und war positiv überrascht, als ich las, dass alle angehenden Therapiebegleithunde-Teams hier einen sogenannten Eignungstest als Voraussetzung für die eigentliche Weiterbildung durchlaufen mussten. Nur wer diesen Test auch bestand, durfte an der Weiterbildung teilnehmen. Ich war begeistert, denn ich ahnte, dass in dieser Schule nicht der Profit im Fokus stand, sondern das Resultat: ein geeignetes Mensch-Hund-Team zu finden und auszubilden, welches später in unterschiedlichen Einrichtungen als zertifiziertes und eingespieltes Therapiebegleithunde-Team arbeiten kann! Also rief ich in der Schule an und erklärte der Schulleitung mein Dilemma. Es war ein sehr gutes Telefonat, bei dem ich zum ersten Mal gefragt wurde: „Was möchtest du denn außer der Reihe noch lernen?"

Ich erzählte der Schulleiterin Elke, wo Emma später ihren Einsatz haben sollte und was von ihr erwartet wurde. Ich wollte noch so vieles mit ihr trainieren, war mir aber über das Wie nicht so ganz sicher. „Das ist überhaupt kein Problem. Ich zeige dir gerne, wie du das trainieren kannst", sagte Elke zu mir und besiegelte damit meinen Entschluss, dass ich genau dort unsere Weiterbildung absolvieren würde. Und obwohl die Schule 400 km von mir entfernt war und sich die Kosten um ein Vielfaches erhöhen würden, hörte ich einfach, wie in so vielen Situationen später auch, auf mein Bauchgefühl. Ich rief damals keine weitere Schule mehr an und meldete uns noch am selben Tag in der Fachschule „Co-Therapeut-Hund" verbindlich an.

Am 6. März 2009 fuhr ich mit Emma im Kofferraum nach Drakenburg, um uns den kritischen Blicken von Elke und Sonja zu stellen und war absolut beeindruckt vom Niveau des Eignungstests. Es wurden Regenschirme vor den Hunden auf- und zugemacht, Rollstühle und Rollatoren vor die Hunde platziert und Gehstöcke vor den Hunden fallen gelassen. Wir sollten mit unseren Hunden unterschiedliche Parcours laufen und ihnen gleichzeitig Kommandos geben. Die Hunde mussten von alleine stehen bleiben, wenn ein Mensch im Rollstuhl auf sie zukam und alleine neben einem Rollstuhl sitzen bleiben, während die Hundebesitzer um die Ecke gingen. Als Abschluss ging es noch durch die Stadt, wo die Hunde vor einem Laden sitzen bleiben und sich durch nichts aus der

Ruhe bringen lassen sollten. Nach drei Stunden war diese erste Hürde genommen. In einem Café werteten Elke und Sonja den Test dann aus. Ich war sehr nervös und rechnete mit allem, aber nicht mit dem, was Elke dann zu uns sagte: „Ihr seid jetzt schon ein perfekt eingespieltes Team mit einer unglaublich guten Bindung zueinander." Ich war dankbar und stolz zugleich und hörte mich innerlich nur schreien: Tschakka!

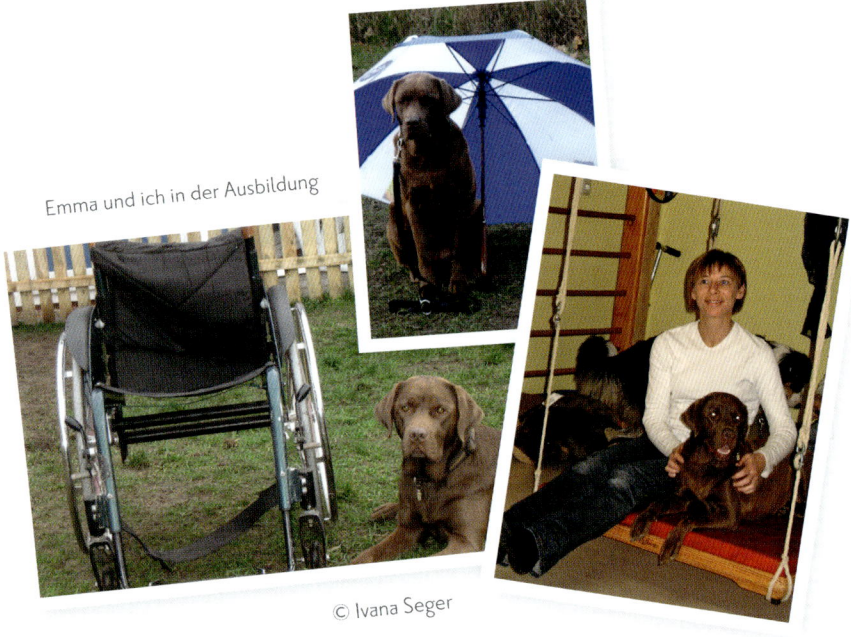

Emma und ich in der Ausbildung

© Ivana Seger

Am 7. März begann dann schon die eigentliche Weiterbildung. Themen wie „Entstehung der tiergestützten Therapie", „Zielsetzungen und Voraussetzungen für den Einsatz eines Hundes", „Einrichtungen und Krankheitsbilder", „Hygiene", „Verträge", „Grundlagen der Hundeerziehung", „Lernverhalten" sowie die erste Praxiseinheit standen auf dem Stundenplan. Wow! Ich weiß noch wie heute, wie froh ich war, dass ich mit Emma schon so viel Vorarbeit geleistet hatte, denn das Niveau hatte es in sich. Egal, was auch immer ich Elke fragte, sie hatte durch ihre jahrelangen Erfahrungen mit Hunden immer eine adäquate Antwort. Ich hatte bei ihr das Gefühl, mit einem lebenden Lexikon zu sprechen. Sonja, die eine eigene Ergotherapie-Praxis hatte und dort auch noch heute mit ihren eigenen Therapiebegleithunden arbeitet, konnte aus ihrem praxisorientierten Alltag berichten und uns neue Wege für den Einsatz eines Therapiehundes vermitteln. Elke und Sonja waren wie eine ausgeglichene Ying-Yang-Kombination, ergänzten sich durch ihr unterschiedliches Wissen gegenseitig und jede vermittelte uns das, was sie am besten konnte. Ich fuhr nach dem ersten Wochenende überglücklich und zufrieden und mit einer müden Emma nach Hause.

Die nächsten sechs Module waren genauso intensiv und lehrreich zugleich und hinterließen bei mir jedes Mal aufs Neue das Gefühl, in genau dieser Schule richtig zu sein. Und dann kam der große Tag – die Prüfung.

Schon beim Recherchieren war mir aufgefallen, dass es genauso viele unterschiedliche Prüfungsstatuten gab wie Fachschulen. Manche Schulen verlangten gerade mal eine Theorieprüfung vom Hundebesitzer und händigten dann nach Bestehen das Zertifikat aus. Ich frage mich nur, wer den Hund prüfen sollte, wenn nicht die Schule? Andere richteten ihr Augenmerk auf den Hund und konzentrierten sich nur auf den Hund. Soll denn der Hund später alleine arbeiten? Und wieder andere hatten ganz merkwürdige Prüfungsabläufe, in denen sie den Hund, der ja eigentlich zum Therapiebegleithund ausgebildet wurde, um Menschen zu helfen, vor Restaurants sitzen oder durch einen Douglas laufen ließen, aber nicht abprüften, wie er sich im Umgang mit Kindern verhielt oder was der Hund tat, wenn er neben einem Rollstuhl laufen sollte. Unsere Prüfung hingegen hatte es in sich, denn der Hundebesitzer musste eine umfangreiche schriftliche Prüfung in einem bestimmten Zeitfenster schreiben und danach musste der Hund beweisen, dass er auf seine zukünftigen Aufgaben gut vorbereitet war. Die Hunde sollten sich in der Stadt von ganz vielen Menschen anfassen und in die Augen schauen lassen. Das ist unglaublich wichtig, wenn man bedenkt, dass Kinder meist in der Augenhöhe eines Hundes stehen und genau das tun: ihn fast mit ihrem Blick hypnotisieren, was nicht alle Hunde tolerieren.

Vorbeikommende Kinder, Hunde und ungewöhnliche Geräusche (und da gab es einige, auf die wir nicht vorbereitet waren) sollten die Hunde und wir ignorieren und wenn überhaupt nur wahrnehmen, ohne dabei Angst oder Unsicherheit zu zeigen. Dann kamen die Hilfsmittel zum Einsatz und die Hunde sollten binnen Sekunden ihren professionellen Umgang damit abrufen können. Das heißt: neben dem Rollstuhl laufen, sich von einem herumliegenden Rollator oder einem fallenden Gehstock nicht aus der Ruhe bringen lassen und bei alldem immer fokussiert auf die Kommandos des momentanen Hundeführers sein. Danach ging es in die Schule zurück und der zweite praktische Teil begann. Dazu musste jeder sein eigenes Prüfungsvideo mit einer tiergestützten Einheit sowie einer schriftlichen Ausarbeitung abgeben. Es waren anstrengende und nervenaufreibende Stunden. Nicht nur für mich, sondern vor allem für Emma, die jedoch alles aus dem Effeff zu können schien und die mich am 5. September 2009 zu der stolzen Besitzerin eines zertifizierten Therapiebegleithundes werden ließ. Von diesem Tag an konnte ich meinen lang ersehnten Traum realisieren.

Leider gibt es diese Schule heute nicht mehr, dafür aber andere sehr gute und professionelle Weiterbildungen, die Therapiebegleithunde-Teams ausbilden. Bitte habt Verständnis dafür, dass ich hier keine Empfehlungen ausspreche. Nur weil diese Schule für MICH und UNS das Richtige war, bedeutet es noch lange nicht, dass sie für andere angehende Teams genau so richtig gewesen wäre. Ich kann daher nur jedem raten, sich die Unterschiede ganz genau anzuschauen, zu vergleichen und sich die Schule auszusuchen, die genau die Lehrinhalte vermittelt, die man für den späteren Einsatz seines Hundes auch benötigt. Daher hilft es sehr, wenn man vorher schon weiß, wo der Hund später „Gutes tun soll" und sich an den Anforderungen, die diese Einrichtung mit sich bringt, orientiert.

Von welchen Schulen ich jedoch abrate, sind Therapiebegleithundeschulen, die an nur einem Wochenende, und dann noch nicht mal mit einem Eignungstest, angeblich jeden Hund zum Therapiehund ausbilden können. Wie soll ein Hund, der vorher noch nie einen Einsatz bestritten hat, in nur zwei Tagen all dies lernen? Also Finger weg!

„Emma hilft" entsteht
und mein Auto wird zum „Emma-Mobil"

Emma war nun offiziell eine zertifizierte Therapiebegleithündin und ich überlegte, wo ich sie, außer im Hospiz Arche Noah, noch einsetzen wollte und konnte. Doch bevor ich mir neue Auftraggeber suchte, wollte ich erstmal ein passendes Logo haben. Also lud ich meinen langjährigen Freund Kai mit seinem Lebenspartner Kai zu mir nach Hause ein, um ein wenig Brainstorming zu betreiben. Kai arbeitete damals schon für die Werbeagentur „Flaechenbrand" und der andere Kai war und ist nicht nur ein guter Freund von mir, er hatte auch schon immer ein besonders gutes Gespür für Ästhetik und war immens kreativ. Ich hoffte und ahnte wahrscheinlich irgendwie, dass mir beide bei meiner Logo-Findung behilflich sein würden. Also rief ich sie an und erklärte beiden mein Vorhaben. „Das machen wir sehr gerne", sagten sie fast gleichzeitig und ich war voller Vorfreude auf den vereinbarten Samstagabend. Da ich wusste, was beide am liebsten essen, ging ich an jenem Samstag erstmal einkaufen und kochte anschließend mit viel Liebe für uns. Und so saßen wir damals in unserem Esszimmer, aßen mein legendäres Gulasch mit tschechischen Serviettenknödeln (das damalige Lieblingsessen von Kai und Kai) und überlegten alle, wie ich mich gemeinsam mit Emma nennen könnte.

Ach, was hatten wir für Ideen: Therapiehündin Emma, Emma – Therapie mit Herz, Emma und Ivana – ein Dreamteam für besondere Momente, Therapiehundeteam Seger, Emmas World, Emma – sanfte Pfoten, Emma – die sanfte Fellnase. Egal, wem auch immer etwas einfiel: Wir schrieben alles auf einen Zettel, hoben ihn hoch und ließen die Worte auf uns wirken. Doch keines davon berührte unser Herz und keines drückte das aus, was Emma und ich in naher Zukunft bewirken wollten. Wir wollten trösten, helfen, ablenken und Freude schenken.

„Es kann doch nicht so schwer sein, ein Logo zu finden", sagte ich damals zu den beiden und war innerlich schon am Verzweifeln.

Kai, der heute einer der drei Geschäftsführer der Agentur „Flaechenbrand" ist, übertraf sich selber in seiner Kreativität und nannte einen Namen nach dem anderen, schrieb ihn auf unseren Zettel, trat einen Meter zurück, hob ihn hoch und ließ ihn auf sich wirken. Nach fünf Sekunden drehte er sich jedes Mal zu uns um und schüttelte nur den Kopf. Dann zeigte er uns das Resultat und auch ich ließ es auf mich wirken, nur um dann festzustellen, dass dieser Name es dann auch nicht war.

Ich stand auf, ging in die Küche, um uns noch eine Kanne Kaffee zu kochen, während ich verzweifelt einen Namen nach dem anderen zu mir selber sagte. Kai und Kai schienen das gehört zu haben und sagten:

„Wir verlassen deine Wohnung erst dann,
wenn wir dein Logo gefunden haben!"

In diesem Moment wusste ich, dass wir noch eine sehr lange Nacht vor uns hatten. Aus einem Blatt wurden zwei, aus zwei schon nach kurzer Zeit drei und irgendwann lagen sieben Blätter vor uns.

Wir wollten gerade ein achtes Blatt beginnen, da sagte Kai auf einmal: „Ach Mensch, das gibt es doch gar nicht, Emma hilft doch nur." Ich hob sofort meinen Kopf, den ich gefühlte zwei Stunden in meinen Händen abgelegt hatte, schaute Kai ganz tief in die Augen und sagte: „Sag das noch mal!", und Kai fragte „Was denn?" „Na das, was du gerade gesagt hast", sagte ich und er wiederholte die Worte: „Das gibt es doch gar nicht, Emma hilft doch nur." „Nein, ohne das vorher", sagte ich fast euphorisch und nun schauten mich beide Kais völlig irritiert an. Ich wollte meine Bitte gerade anders formulieren, da sagte Kai die zwei Worte, die unsere Mission in Perfektion ausdrückten: „Emma hilft!" Wir brauchten diese zwei Worte nicht auf unseren Zettel zu schreiben, denn binnen Sekunden war uns allen klar: Wir haben unser Logo gefunden!

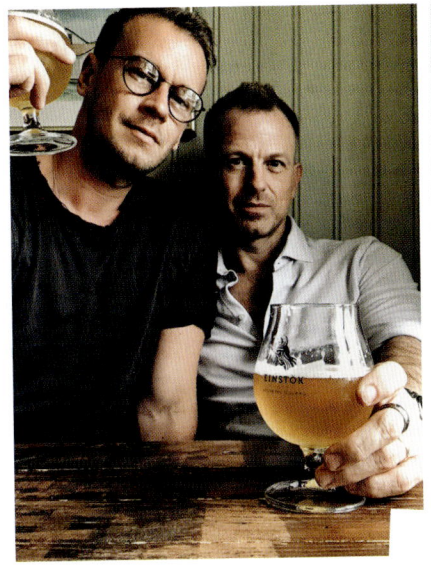

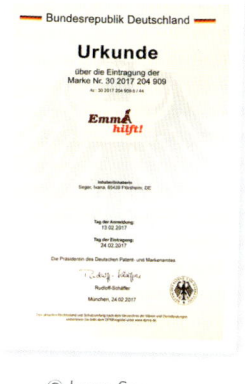

Kai & Kai - Die Gestalter meines Logos

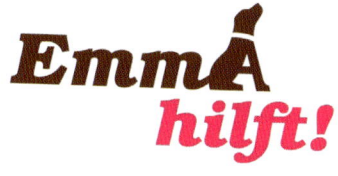

Emma hilft – eine Marke wird geboren

Obwohl es mittlerweile schon zwei Uhr nachts war, gingen beide Kais hellwach und sehr zufrieden nach Hause. Eine Woche später rief mich Kai an und sagte, dass er einen Entwurf für mich hätte. Und so trafen wir uns an einem Mittwoch in dem Fitnessstudio, in dem wir damals alle trainierten. Ich war sehr gespannt, was Kai aus diesen zwei unscheinbaren Worten gemacht hatte. Kai kam mit drei Plakaten in seiner Hand, die circa 100x60 cm groß waren, ins Studio und sagte: „Dann setz dich mal und lass alles auf dich wirken." Ich setzte mich und konnte es kaum erwarten. Kai rückte zu mir, während der andere Kai drei Meter nach hinten ging, einen Trommelwirbel mit seinen Händen auf seinen Oberschenkeln machte und dann das erste Schild umdrehte. Ich kann heute noch fühlen, wie mir bei dem Anblick meines zukünftigen Logos die Tränen in die

Augen schossen und ich erstmal nichts sagen konnte. Kai wirkte irritiert und fragte, ob es mir nicht gefallen würde. Aber ich konnte einfach nichts sagen und schüttelte nur den Kopf, was ihn nur noch mehr verunsicherte. Er wollte gerade das zweite Schild umdrehen, da stand ich auf, ging auf ihn zu, umarmte ihn und sagte: „Danke! Das ist so schön. Ich möchte die anderen Logos gar nicht sehen." Ich war so dankbar über das phänomenale Ergebnis. Es gab nichts, aber auch gar nichts, was mir an dem Logo nicht gefiel. Im Gegenteil, ich finde auch heute noch die ausgewählten Farben grandios und den Hund, der das A ersetzt, einfach nur bombastisch. Ich konnte meine Gefühle nicht mehr aufhalten und so stand ich damals mit Kai und Kai engumschlungen im Fitnessstudio und ließ meinen Tränen freien Lauf, während ich immer wieder auf mein Logo schaute, in das ich auch heute noch genauso verliebt bin. Ich weiß bis heute nicht, welche Logos mich auf den zwei übrigen Schildern erwartet hätten. Doch ich weiß aus tiefstem Herzen, dass ich meine aus dem Bauch heraus gefällte Entscheidung nie bereut habe.

Ach Kai und Kai, ich kann euch gar nicht sagen, wie wertvoll diese Stunden, dieser Abend und eure Hilfe für mich waren. Ich bin so froh, dass ihr auch heute noch zu meinen Freunden gehört und ihr immer noch diese unkomplizierte, empathische und ehrliche Art habt.

Während Kai unsere Emma hilft-Flyer und -Visitenkarten gestaltete, hatte ein anderer Freund, der ebenfalls in einer Agentur arbeitete und vor lauter Kreativität nur so sprühte, die Idee, mein Auto zum „Emma-Mobil" zu machen. Ich fuhr 2010 einen Jeep-ähnlichen Ford Explorer, der viel freie Fläche zum Bekleben bot. Der Grafiker gestaltete in den nächsten Tagen einen Entwurf nach dem anderen und schickte mir jeden einzelnen. Er selbst hatte so einen hohen Anspruch an seine Entwürfe, dass er tagelang am „Emma-Mobil" herumbastelte, bis auch er als Profi mit dem Resultat zufrieden war. Und dann kam der Tag, als er vor meiner Tür stand und sagte, dass er mein Auto abholen wollte, um es bekleben zu lassen. Da er mir die letzten Entwürfe nicht mehr geschickt hatte, um mich damit zu überraschen, konnte ich mir das Ergebnis auch nicht vorstellen und hoffte nur, dass es nicht zu kitschig werden würde. Ich werde nie vergessen, wie ich damals im Wohnzimmer stand und aus dem Fenster schaute, als er mit meinem Auto wiederkam. Ich konnte es nicht fassen, was ich von meinem Wohnzimmerfenster aus sah, denn die komplette Motorhaube war mit meinem Logo und den Worten „Das Emma-Mobil" beklebt.

Ich rannte die Treppe hinunter, um mein Emma-Mobil von nahem zu betrachten und auch jetzt standen mir die Tränen in den Augen. Niemals hätte ich gedacht, dass ein beklebtes Auto so schön aussehen konnte. Ich bin heute noch so stolz, wenn wir mit unserem „Emma-Mobil" (auch wenn aus einem Ford Explorer ein Jeep Commander geworden ist) zu unseren Einsätzen fahren dürfen.

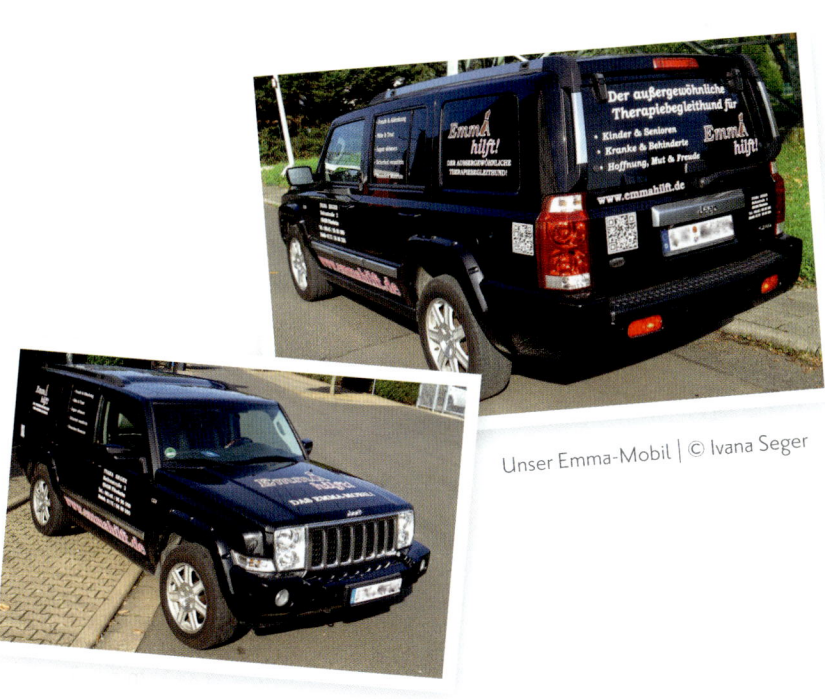

Unser Emma-Mobil | © Ivana Seger

Emma und Marc
Eine Freundschaft fürs Leben beginnt

Im Jahr 2006 waren mein Mann und ich von Koblenz nach Flörsheim gezogen. Kurz nach unserem Umzug lernten wir die sympathische Familie Reitel kennen: Esther, Klaus und ihre Kinder Tina und Marc. Esther und Klaus gehören zu den Menschen, die das Herz am rechten Fleck haben und für die es das Größte ist, Zeit mit ihrer Familie verbringen zu können. Sie würden alles für ihre Kinder tun, ohne ihnen das Gefühl zu geben, sich dabei selbst aufzugeben. Sie schaffen es, das Leben mit all seinen Schicksalsschlägen immer mit dem bestmöglichen Resultat und ohne Kompromisse anzunehmen. Wow, was für eine Familie, von der sich so mancher eine Scheibe abschneiden könnte, dachte ich damals nach unserer ersten Begegnung und bin heute noch dankbar, dass genau diese Menschen zu einem wesentlichen Bestandteil unseres heutigen Lebens geworden sind. Wir verbrachten viel Zeit miteinander und ich erfuhr vieles über ihren beeinträchtigten Sohn Marc, der mehrfach schwerstbehindert ist und sein Leben lang auf die Hilfe von anderen Menschen angewiesen sein wird. Für viele Menschen ist Marc einfach nur ein behindertes Kind, das sich nicht ausdrücken kann und nur seltsame Geräusche von sich gibt.

Für Esther und Klaus und heute auch für mich ist Marc ein Sonnenschein, ein vollwertiges Familienmitglied und ein wahres Geschenk. Er kann vielleicht nicht sprechen oder laufen, doch er kann fühlen und sich immer in seiner ganz eigenen Sprache ausdrücken. Leider ist Marc blind und daher sehr schnell verunsichert, wenn er Geräusche nicht zuordnen kann. Wenn das passiert, zeigt er es in unwillkürlichen und hektischen Bewegungen seiner Arme und mit einem ganz besonderen Ton in seiner Stimme, den auch ich heute deuten kann.

Ich weiß noch, wie ich bei Esther in der Küche saß und mit ihr Kaffee trank. Auf einmal sagte Esther, dass sie Marc holen möchte, damit er etwas essen kann.

Sie stand auf und ging in sein Zimmer, um ihn mit dem Lifter aus dem Bett in den Rollstuhl zu transferieren. „Ich helfe dir", sagte ich und folgte ihr in Marcs Zimmer, in dem er wach und entspannt wirkend vor sich hin brabbelnd im Bett lag.

Marc war damals 19 Jahre alt und wirkte so zerbrechlich mit seinen dünnen Beinchen, die aufgrund seiner Erkrankung nicht an Muskulatur zunahmen. Irgendwie schien Esther darüber überrascht zu sein, dass ich so gar keine Berührungsängste ihm gegenüber hatte und erzählte mir in den nächsten Minuten, was für furchtbare Sätze sie schon zu hören bekommen hatte, was für erniedrigende Blicke sie aushalten musste, wenn sie mit ihrem Sohn eine öffentliche Veranstaltung besuchte und wie schmerzhaft diese Erfahrungen für sie waren. Zum Glück ist Esther eine äußerst taffe Frau. Sie lernte sehr schnell, wie sie mit solchen Worten umzugehen hatte und vor allem, wie sie ihr Gegenüber schachmatt setzen konnte, ohne die betreffende Person zu beleidigen. Und Esther lernte noch etwas viel Wichtigeres und lebt seitdem danach: Ihr und ihrer Familie war es ab einem gewissen Zeitpunkt egal, was fremde und nichtwissende Menschen sagten oder dachten.
Esther küsste ihren Sohn, sobald sie merkte, dass sie mal wieder angegafft wurde und holte somit ihr Ass aus dem Ärmel: die bedingungslose Liebe einer Mutter zu ihrem Kind und genau diese Liebe macht alle Zweifler mundtot. Mit genau diesem Blick sah sie ihren Sohn auch an diesem Tag an, während sie ihn in das Liftertuch legte. Ich stand einfach nur hinter ihr, hatte Tränen der Rührung in den Augen und war zutiefst beeindruckt.
Ich überlegte lange, wie ich Esther und Marc eine Freude machen könnte. Als Marc wenig später in seinem Rollstuhl im Wohnzimmer saß und Emma sich von alleine ganz nah zu ihm setzte, wusste ich es und sagte zu Esther: „Sollen wir mal probieren, ob Emma ihm gut tut?" Esther zögerte keine Sekunde und nickte nur lächelnd. Wir legten Marc auf eine Matte und ließen ihm genügend Zeit, um sich an diese neue Position zu gewöhnen. Dann strich ich langsam über Marcs Bauch, um ihm zu signalisieren, dass es in diesem Bereich gleich eine spürbare Veränderung geben würde. Marc reagierte zwar auf meine Berührung, aber ruhiger oder entspannter wurde er dadurch nicht.

Im Gegenteil: Er fuchtelte mit seinen Armen, die an Grobmotorik kaum noch zu übertreffen waren und zeigte ein unglaubliches Kraftpotenzial. Mitten in seinen hektischen Bewegungen traf mich sein rechter Arm am Körper. Als ich merkte, wie weh das getan hatte, wusste ich, wie sehr ich darauf achten musste, dass Emma solch einen Schlag nicht abbekommen durfte. Ich konnte damals noch nicht erahnen, dass es Marc war, der uns bestens auf das Anforderungsprofil eines Therapiebegleithundes im Kinderhospiz „Bärenherz" vorbereitete.

Als Esther und ich das Gefühl hatten, dass Marc nun auf der Matte angekommen war, sagte ich „Okay", und Emma wusste ganz genau, dass ich sie meinte. Sofort stand sie schwanzwedelnd auf und kam auf uns zu. Ich signalisierte ihr mit einer Handbewegung, wo sie sich hinlegen sollte und gab ihr danach ein Leckerli. Emma lag noch keine Minute neben Marc, da hob sie auf einmal ihren Kopf und ihr Blick signalisierte mir, dass hier irgendetwas nicht stimmte. Das löste nun auch bei mir Skepsis aus. Ich wusste nicht, was es war und konnte meine Zweifel an keinem Bild festmachen, ich wusste nur eins: dass ich Emma blind vertrauen konnte. Und so sagte ich zu ihr „Steh auf" und Emma reagierte sofort. Als sie aufstand, sah ich es sofort: An der Stelle, wo sie gerade noch gelegen hatte, kam ein kleines Spielzeugauto zum Vorschein, das wohl irgendwie unter sie gerutscht sein musste. Esther und ich schauten uns an und bekamen beide eine Gänsehaut. Esther war sehr beeindruckt von unserer Art der Kommunikation und von unserem blinden Vertrauen zueinander. Für mich war es einer der Momente, in denen meine Liebe und mein Vertrauen in Emma ins Unermessliche wuchs. Ich entfernte das Spielzeugauto und sagte abermals „Okay!" zu Emma, die sich sofort ganz nah an Marc ankuschelte, als ob sie sagen wollte: Ich bin nun da und passe auf dich auf.

Die Geräusche, die Marc von sich gab, störten Emma zum Glück nicht und ich setzte mich ganz nah zu Emma und legte meine Hand unter Marcs Handfläche, um sicherzugehen, dass, wenn er ausholen würde, er nicht Emma, sondern mich treffen würde. Emma schien dies zu spüren und doch blieb sie trotz Marcs heftiger Armbewegungen liegen. Dann nahm ich seine Hand und legte sie auf Emmas Fell. Ich konnte nicht glauben, was ich dann sah: Er beruhigte sich sofort. Seine sonst verkrampften Hände und seine zur Faust geballten Finger öffneten sich und seine Stimme wurde leiser und klang auf einmal irgendwie so sanft. Es dauerte keine zwei Minuten und Marc lag völlig entspannt und mit einer ruhigen gleichmäßigen Atemfrequenz, die irgendwie mit Emmas Atemrhythmus zu verschmelzen schien, auf der Matte. An seinem Gesicht, an seiner Mimik und an seiner abbauenden Muskelspannung konnte ich ablesen, dass es ihm einfach nur gut ging. Und dass es so war, berührte mein Herz so sehr, dass ich schlucken musste. Esther schien es genauso wie mir zu gehen, denn an ihrem Blick konnte ich ablesen, wie sehr sie diesen Moment genoss und wie aufgewühlt sie von diesem harmonischen Bild war, welches ihren völlig entspannten Marc mit Emma in seinem Arm zeigte.

„Das schaffen eigentlich nur Medikamente", sagte
Esther ergriffen und mit Tränen der Dankbarkeit in den Augen.
Und in diesem Augenblick wusste ich, wo ich am nächsten Tag sein
würde, um unsere tiergestützte Therapie anzubieten:
im Kinderhospiz Bärenherz in Wiesbaden.

Lieber Marc, ich danke dir so sehr, denn du hast uns einen neuen Weg geebnet. Einen Weg zu den Menschen, die mein Leben auf so eine wunderbare Weise bereichern sollten: Die Bärenherz-Familien.

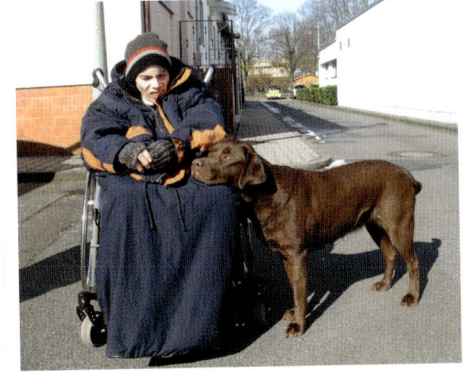

Marc und Emma
© Ivana Seger

Unser erster Besuch
 im Kinderhospiz Bärenherz

Es dauerte ein paar Tage, bis ich den Mut fand im Kinderhospiz Bärenherz anzurufen, um dort unsere tiergestützte Therapie anzubieten. Ich wusste, dass ich mich auf ein neues Terrain begeben würde und so informierte ich mich im Vorfeld über die gängigsten Krankheitsbilder der Kinder und mit welchen Beeinträchtigungen und Auswirkungen sie einhergehen. Ich versuchte mir vorzustellen, wie ein Kinderhospiz wohl aussehen mag und wie die Stimmung dort wohl sein würde. Dazu schloss ich immer wieder meine Augen, um mir das Kinderhospiz Bärenherz gedanklich vor Augen zu führen: seine Räume, die Kinder dort, die Gerüche und Rituale. Ich erkannte schnell, dass ich beim besten Willen und selbst in meinem tiefsten Inneren kein imaginäres Bild finden konnte. Durch meine positiven Erfahrungen im Erwachsenenhospiz war der Kloß in meinem Hals nicht ganz so präsent wie damals, als ich das erste Mal vor dem Hospiz Arche Noah stand. Und doch zitterte meine Hand ein wenig, als ich die Nummer des Kinderhospiz wählte. Ich weiß nicht warum, aber ich kam direkt bei der damaligen Hospizleiterin raus und stellte mich erstmal vor, bevor ich sie fragte, ob das Bärenherz mit einem Therapiehund oder überhaupt einem Hund arbeiten würde.

„Nein, wir hatten zwar mal einen Hund, aber der kommt leider nicht mehr", sagte sie mir und ich erzählte ihr alles über Emma und dass ich als Palliativschwester in einem Erwachsenenhospiz arbeiten würde. Ich fragte sie ganz spontan: „Darf ich Ihnen Emma einmal vorstellen?" Ich konnte es nicht glauben, als ich die Worte hörte: „Sehr gerne."

Wir plauderten noch, da fragte mich die Hospizleiterin: „An welches Honorar haben Sie denn gedacht?" „Ich komme das erste halbe Jahr gerne ehrenamtlich", sagte ich und erhielt einen Termin für den kommenden Tag.

Punkt 14 Uhr parkte ich mein Auto an einem Dienstag in der Bahnstraße und lief mit Emma im Schlepptau zum Kinderhospiz. Schon beim ersten Anblick musste ich lächeln, denn ein rosa Gebäude stand vor mir und lachende Kinder tobten im Garten. Ich öffnete das Törchen und ging einen asphaltierten, etwa zwei Meter breiten und acht Meter langen Weg bis zur Eingangstür. Als sich die Tür mit einem summenden Geräusch öffnete, sah ich direkt in die Augen einer Kinderkrankenschwester. Sie schienen von innen heraus zu leuchten. Es waren die Augen von Ingrid, die auch heute noch als Kinderkrankenschwester im Bärenherz arbeitet. Sie hat für dieses Buch einen wunderbaren Text beigesteuert, der später zu lesen ist.

Ich musste an meinen ersten Besuch in der Arche denken und lächelte. Zu mehr hatte ich auch nicht Gelegenheit, denn schon stand die sympathische Hospizleiterin vor mir und begrüßte mich mit einem Strahlen und den Worten „Schön, dass Sie uns besuchen" und ging sofort in die Hocke, um nun auch Emma gebührend begrüßen zu können. „Was für eine schöne Hündin", sagte sie, während sie Emma, die sich mittlerweile auf den Rücken gedreht hatte, unentwegt streichelte. Nach einer Weile gingen wir in ihr Büro, in dem ein Hundekorb in der Ecke stand. Meine Erleichterung darüber kann ich heute noch fühlen. Zu Beginn unseres Gesprächs erzählte sie ganz viel über ihren geliebten Vierbeiner. Durch unsere Hunde brauchten wir gar kein weiteres Warm-up. Wir redeten, als ob wir uns schon länger kannten und sie gab mir damit ein Gefühl, womit ich am ersten Tag niemals gerechnet hätte: Ich fühlte mich wohl!

„Möchten Sie ein paar unserer Kinder kennenlernen?", fragte sie mich auf einmal und meinte: „Vielleicht kann Emma ja mal zu einem Kind gehen." Diese Worte lösten nun doch ein flaues Gefühl in meiner Magengegend aus. Was, wenn Emma das nicht mochte? Was, wenn Emma einem Kind über die Hand schleckte? Und was, wenn Emma meine Anweisungen nicht verstand? Das waren einige der Fragen, die mir in diesem Moment im Kopf umhergingen. Doch dann schaute ich Emma an, sah in ihre Augen und irgendwie auch in ihr Herz. In diesen Augen fand ich das, was ich in diesem Moment so sehr brauchte: blindes Vertrauen und bedingungslose Liebe zwischen uns beiden. Ich wusste in diesem Augenblick, dass genau diese Kombination der Schlüssel für alles war und ging mit Emma in den Aufenthaltsraum, während die Hospizleiterin im Türrahmen stehen blieb, um uns zu beobachten.

„Das ist Jessica", sagte sie und zeigte auf ein 13-jähriges bildhübsches Mädchen, das zufrieden wirkend auf einem bequemen Sofa lag. Äußerlich konnte ich keine so schwerwiegende Beeinträchtigung an ihr erkennen und war etwas irritiert, denn ich dachte zu diesem Zeitpunkt noch, dass alle Kinder, die im Kinderhospiz sind, im Sterben sind. Wie sehr ich mich dahingehend getäuscht hatte, sollte ich in den nächsten Wochen noch erfahren. „Sie mag Hunde und freut sich bestimmt über Emma", sagte die Hospizleiterin und erklärte, dass Jessica ein sogenanntes Entlastungskind sei. Ich muss sie nachher unbedingt fragen, was das Wort „Entlastungskind" bedeutet, dachte ich bei mir, während ich mit Emma zu dem Mädchen ging und sie vor ihrem Sichtfeld ablegte. Im Kapitel „Das Kinderhospiz Bärenherz und Emma" erkläre ich das Wort Entlastungskind ausführlich.

Jessica reagierte sofort mit einem strahlenden Lächeln, das mich überwältigte. Die Hospizleiterin kam näher und sagte, dass Emma ruhig näher zu Jessica dürfe und ich fragte, ob Emma auch auf das Sofa dürfte, wenn ich vorher ein Handtuch darauf ausbreitete. „Sehr gerne", antwortete die Hospizleiterin. Also nahm ich mein Handtuch, legte es auf das Sofa und erklärte Jessica, was ich vorhatte. Es hatte den Anschein, als ob es Jessica gar nicht abwarten konnte, mit Emma zu schmusen und so sagte ich „Hopp". Was dann passierte, ist eigentlich mit allen Worten dieser Welt nicht zu beschreiben, denn Emma sprang so behutsam auf das Sofa – ich glaube, sie wäre am liebsten geflogen, um ihr ja nicht wehzutun und legte ihren Kopf auf Jessicas rechtem angewinkeltem Arm ab. Mit ihren sanften Kulleraugen schaute sie das Mädchen an. Jessica erwiderte diesen Blick und genau in diesem Moment fiel mir auf, dass ich niemanden mehr sprechen hörte. Ich schaute mich im Raum um. Egal, wo ich auch hinschaute, ich sah überall in ergriffene und lächelnde Gesichter. Doch zwei Augen waren mit Tränen gefüllt, es waren die Augen der Hospizleiterin. „Wann könnten Sie denn anfangen?" und „Würden Sie auch regelmäßig kommen?" wollte sie wissen und wir einigten uns noch am selben Tag darauf, dass der Donnerstag von zehn bis zwölf Uhr ab sofort dem Bärenherz gehörte. Dieser Tag ist nun über neun Jahre her und doch ist er in meinem Herzen noch so präsent. Woher hätte ich damals wissen sollen, dass genau dieser Tag etwas Grundlegendes in meinem zukünftigen Leben ändern würde? Denn nur durch Emma und unsere Arbeit im Bärenherz lernte ich so wertvolle und beeindruckende Familien kennen und lieben, die ich heute auf keinen Fall mehr missen möchte: Mütter und Väter, die trotz der schweren Erkrankung ihrer Kinder etwas in ihrem tiefsten Inneren haben, was man mit Worten nur schwer beschreiben kann und wovon sich so viele normale Familien eine Scheibe abschneiden könnten.

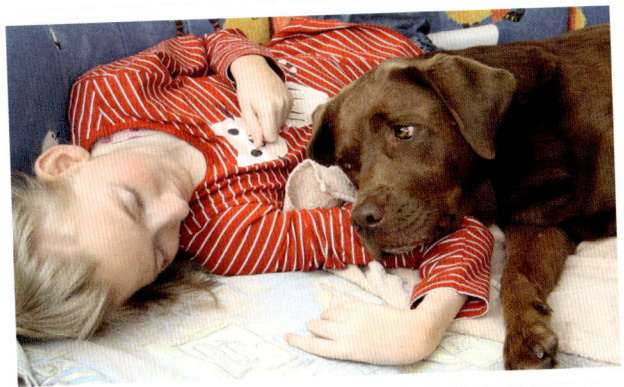

Emma und Jessica | © Ivana Seger

Die bedingungslose Liebe zu ihrem geliebten Kind und die erlernte Gabe, jedes Lächeln zu genießen, jede Bewegung zu registrieren und sei sie noch so klein und jeden Blick ihres Kindes mit dem Herzen zu sehen und zu erwidern und jeden noch so kleinen Augenblick als das zu schätzen, was er auch ist: Das wertvollste Geschenk.

Herr P. zieht in die Arche
und Herr S. findet sein Lächeln wieder

Schon nach meinen ersten Diensten in der Arche war die unglaubliche Wirkung von Emma auf die Gäste nicht mehr zu übersehen. Sie schaffte es immer wieder, das Herz und die Seele der Menschen zu berühren und das nur, weil sie da war. Ich nenne es seit sieben Jahren gerne den „Emma-Effekt". Und genau diesen Effekt, diese Wirkung, mache ich mir zunutze, indem ich Emma so im Flur platziere, dass sie das Erste ist, was der Gast oder seine Angehörigen zu sehen bekommen, wenn sie die Arche betreten.

Und so hatte ich es auch vor, als ich einen Tag nach unserem ersten Besuch im Bärenherz zu unserem ersten Spätdienst kam und in der Übergabe erfuhr, dass Herr P. nachmittags käme und sein Zimmer schon fertig sei. Unsere damalige Hospizleiterin Frau Ott berichtete uns alles über das Telefonat mit dem behandelnden Arzt im Krankenhaus, und dass es eine Tochter gäbe, die mit der Situation völlig überfordert sei. „Sie möchte, dass ihr Vater regelmäßige Ergo- und Physiotherapie erhält und nicht erfährt, wo er hier ist", sagte sie, und dass sie ihrem Vater Unmengen zu essen geben würde, was er eigentlich gar nicht mehr wolle. Ich bekam einen Kloß im Hals, als ich das hörte. „Er hat ein Glioblastom (einen Gehirntumor), kann kaum noch sprechen und ist sehr stark sturzgefährdet", berichtete sie weiter, während ich mir alles auf einem Zettel notierte. „Er mag Obst und trinkt gerne ein Bier, doch im Krankenhaus durfte er dies nicht." Als Nächstes sprachen wir über Herrn S. „Herr S. lebt in Zimmer 4 und hat ein exulzerierendes Oropharynxkarzinom (nach außen wachsender Mundhöhlenkrebs). Er isoliert sich immer mehr und fordert kaum etwas für sich ein", berichtete eine Kollegin, die ihn schon seit Tagen betreute und ich ertappte mich dabei, wie ich heftig schlucken musste. „Er ist sehr belesen und liebt gute

Gespräche, doch seit Tagen fällt ihm das Sprechen schwer und seine Schmerzen nehmen deutlich zu", hörte ich sie sagen und ich versuchte mir vorzustellen, wie ein nach außen wachsender Krebs wohl aussehen und riechen würde. Ich bemühte mich krampfhaft, mir meine Angst vor der ersten Begegnung mit Herrn S. nicht anmerken zu lassen. „Seine Wunde muss fast im Drei-Stunden-Takt verbunden werden, da der Verband immer wieder durchweicht", wurde weiter berichtet und spätestens jetzt kämpfte ich einen Kampf, den ich nicht gewinnen konnte: den Kampf mit meiner eigenen Belastungsgrenze und in diesem Moment ahnte ich, dass dies kein einfacher Dienst werden würde.

Als unsere Übergabe fertig war, teilten wir uns die Gäste ein, da wir nach dem Prinzip der Bezugspflege arbeiteten. „Kannst du die Aufnahme mit Herrn P. machen?" (den neuen Gast in unserem Hospiz willkommen heißen und alles Notwendige an Wissenswertem abfragen), fragte mich meine Kollegin und ich nickte. Ich wollte gerade nach unten gehen, als mein sympathischer Kollege Marcos, der bis vor einem Jahr noch als Pflegefachkraft in der Arche gearbeitet hatte, zu mir kam und mich fragte, ob ich ihm beim Verbandwechsel helfen könne. Ich stand einfach nur da und es muss für Marcos so ausgesehen haben, als ob ich ihn nicht verstanden hätte, denn ich konnte erstmal nichts antworten. Marcos schaute mich an und an seinem Blick sah ich, dass ich ihm noch eine Antwort schuldig war. „Ja gerne", hörte ich mich sagen und dann fragen: „Kann ich denn jederzeit aus dem Zimmer gehen, wenn es nicht mehr geht?" Marcos antwortete darauf genau mit dem Wort, das ich so sehr herbeisehnte: „Selbstverständlich!" Doch es war sein Blick, der mich beruhigte und mir das Gefühl gab, dass er ganz ähnlich fühlte.
Ich kannte zu diesem Zeitpunkt Herrn S. noch nicht und hatte auch seine Wunde noch nicht „live" gesehen und doch wusste ich eins ganz genau: Herr S. durfte auf gar keinen Fall meine Ängste spüren.
Mit der Befürchtung, dass meine eigene Übelkeit mir einen Streich spielen könnte und der Sorge, ob ich meine Gefühle auch bei mir behalten konnte, ging ich ins Erdgeschoss und schaute zuerst in Zimmer 3, um zu sehen, ob alles für Herrn P.'s Einzug bereit war.

Punkt 15 Uhr kam der Rettungswagen, gefolgt von einem weißen Mercedes, aus dem eine etwa 30-jährige, resolut wirkende Frau ausstieg, stehenblieb und erst einmal minutenlang auf unser Hospiz schaute. Ich ging wieder nach oben und sagte zu Marcos, dass ich erst die Aufnahme machen würde und er nickte. Als ich wieder unten war, sah ich, wie die Rettungssanitäter ihre Hecktür öffneten und Herrn P. auf einer Rampe aus dem Wagen schoben. Schon aus der Entfernung sah er irgendwie so traurig aus. Frau M., seine Tochter, ging zu ihm, während ich die letzten Treppenstufen hinunterging, um beide zu empfangen. „Passen Sie doch auf!", hörte ich sie mit den Sanitätern schimpfen. Ich war gerade dabei, die Hintertür der Arche zu öffnen, da liegend transportierte Gäste nur über diesen Eingang in das Hospiz gelangen konnten.

„Das ist aber alles sehr eng hier!", waren die ersten Worte, die Frau M. zu mir sagte und ihr Blick war alles andere als freundlich. „Ich gehe schon mal vor und zeige Ihnen sein Zimmer", sagte ich zu ihr. Und so gingen wir gemeinsam die Treppe hinauf und den Flur entlang zu Zimmer 3.

Vorher hatte ich Emma in den Flur gelegt, in der Hoffnung, dass die Tochter bei ihrem Anblick ein wenig sanftmütiger werden würde. Doch Emma, die ich gerade noch vor der Tür abgelegt hatte, lag nicht mehr auf ihrem Platz. Ich konnte nicht wissen, dass meine Kollegin sie wieder auf ihre Decke geschickt hatte, da sie dachte, dass sie hier nur im Weg liegen würde. Ich hatte keine Zeit mehr, Emma zurückzuholen und so öffnete ich erstmal die Zimmertür und ließ der Tochter den Vortritt. „Wo ist denn sein Badezimmer?", fragte sie und ihre Bestürzung war deutlich zu spüren. „Das Badezimmer befindet sich hier", sagte ich und wollte gerade aus dem Zimmer gehen, um es ihr zu zeigen, da hörte ich den Fahrstuhl ankommen. „Das ist aber sehr klein hier", hörte ich sie nur sagen, als sie sein Zimmer betrat. „Haben Sie kein größeres?", rief sie in den Flur hinein und ihren Gesichtsausdruck dabei werde ich nie vergessen. „Nein, leider sind alle anderen Zimmer belegt", antwortete ich und versuchte so freundlich wie möglich zu bleiben.

„Papa, ich bringe dich woanders unter!", sagte sie, als ihr Vater von den Sanitätern ins Zimmer gefahren wurde. Herr P., den ich nun zum ersten Mal aus der Nähe sah, wirkte sehr traurig und erschöpft und ich fragte ihn, ob es etwas gäbe, was ich für ihn tun könne und ob er Schmerzen habe. Herr P., der kaum seine Augen offenhalten konnte, schüttelte nur den Kopf. „Jetzt machen wir erstmal einen Plan für morgen", sagte die Tochter zu ihm, doch er rollte nur die Augen. „Möchten Sie ihm nicht ein wenig Ruhe gönnen?", fragte ich sie und konnte ihre Antwort nicht fassen: „Er kann sich später noch genug ausruhen. Nun muss er endlich wieder zu Kräften kommen." „Ich glaube, er möchte ein wenig schlafen", sagte ich und sah erst jetzt, dass er dies bereits tat.

„Papa, nicht schlafen!", sprach ihn seine Tochter an, die an seinem Bett stand und an seinem Oberarm rüttelte. „Bitte lassen Sie ihn schlafen. Ich zeige Ihnen gern solange unser Haus", versuchte ich sie zu beruhigen. Doch auch diese Worte kamen nicht bei ihr an. Ich wusste schon nicht mehr, was ich der Tochter sagen sollte, damit sie ihren erschöpften Vater einfach nur schlafen ließ.

Da hatte ich die Idee, ihr Emma vorzustellen. „Wie soll ich denn in diesem kleinen Schrank all seine Kleidung unterbringen?", fragte sie mich, während sie vor dem geöffneten Schrank stand. „Das können Sie auch später noch machen", erwiderte ich und bat sie, mit mir nach draußen zu kommen. Innerlich platzte mir fast der Kragen, doch ich blieb freundlich. Und dann gingen wir ins Wohnzimmer und Frau M. sah Emma auf ihrer Decke liegen und was dann geschah, kann ich auch heute noch nicht fassen. „Ja, wer bist du denn?", fragte sie und ihre Stimme, die gerade noch so kraftvoll und mürrisch klang, verwandelte sich auf einmal in eine warme, sanfte Stimme und es war das erste Mal, dass ich sie lächeln sah. Ich ging mit ihr zu Emma und Frau M. kniete sich sofort zu ihr und streichelte Emma gefühlte zwei Stunden. Ich wusste, oder besser gesagt, ich ahnte, dass ich hier gerade störte und so ging ich in die Küche, um einen Kaffee aufzusetzen. Als ich so in der Küche stand, hörte ich ein Geräusch, das ich anfangs nicht zuordnen konnte. Es hörte sich nach einem Wimmern an. Wer sollte hier weinen, dachte ich noch so bei mir und konnte nicht glauben, was ich sah, als ich wieder ins Wohnzimmer ging. Es war Frau M., die immer noch neben Emma saß und ihren Gefühlen freien Lauf ließ. Nun wirkte auch sie zerbrechlich und erschöpft. Ich beschloss, diesen wertvollen Moment nicht zu stören.

„Papa, hier gibt es einen Hund", sagte Frau M., als sie wieder in sein Zimmer kam und ihren geliebten Vater zum ersten Mal in meiner Gegenwart anlächelte. Und das schien sie auch aus tiefstem Herzen zu tun. Emma durfte auch ihm Hallo sagen, und als sie so neben dem Bett lag, begann die Tochter, über die eigenen Hunde zu erzählen. „Wir hatten einen Boxer. Er hieß Nero." Ich erfuhr in den nächsten 30 Minuten alles über ihre eigenen Erfahrungen mit Hunden, über Neros Macken und wie sehr sie ihn geliebt hatte. „Er musste eingeschläfert werden", sagte sie mit Tränen in den Augen. Und wie sehr sie ihn vermisse. Sie fragte, was Emma für eine Ausbildung hätte und wie man so einen Hund trainiert. Es war genau dieser Moment, der das Eis tauen ließ und mich eine so ganz andere Frau M. kennenlernen ließ.

Ich weiß nicht, wie ich die schwierige Situation alleine in den Griff bekommen hätte. Noch heute bin ich dankbar dafür, dass Emma den größten Teil davon übernommen hatte. Sie hat geschafft, was nur ein Tier schaffen kann: Das Herz von Frau M. zu berühren und keinen Platz mehr für Frustration zu lassen.

„Kannst du mir beim Verbandwechsel helfen?", hörte ich Marcos fragen, als ich mit Frau M. gerade im Wohnzimmer vor Emma kniete. Ich schaute ihn an und nickte mit den Worten: „Ich komme sofort". „Gehen Sie ruhig", sagte Frau M. und ihren Blick werde ich niemals mehr vergessen, denn ich blickte in die mit Tränen gefüllten Augen einer trauernden Tochter. Frau M. gelang es, ihrem Vater in den nächsten Tagen eine liebevolle Tochter und gleichzeitig eine empathische Begleiterin zu sein. Und sie war auch dabei, als er fünf Tage später ganz friedlich in der Arche verstarb. In unser Gästebuch schrieb sie:

Liebes Arche Noah Team, liebe Emma,
ich hatte so Angst vor diesem Schritt und noch mehr vor diesem Haus.
Und nun ringe ich nach Worten, die beschreiben können, wie verstanden
und aufgehoben ich mich hier gefühlt habe.
Emma, Du hast meinem Vater und mir so gut getan und ich werde unsere
erste Begegnung niemals vergessen. Danke, dass Sie uns alle mit Ihrer lieben
Art und Ihrer Hilfsbereitschaft nie alleine gelassen haben.

Dass es so enden würde, konnte ich am ersten Tag noch nicht wissen, aber ich merkte, dass die Begegnung mit Emma etwas bewirkt hatte, das gut war für Herrn P. und Frau M. Doch jetzt musste ich erst einmal zu Herrn S. Ich kann gar nicht beschreiben, wie es mir ging, als ich vor dem Zimmer von Herrn S. stand. Ich brauchte eine gefühlte Ewigkeit, bis ich an seine Tür klopfen konnte. Was würde mich erwarten? Und wie würde ich beziehungsweise mein Magen auf seine Wunde reagieren, waren nur zwei der Fragen, die ich mir in diesem Moment stellte. Und dann kam ein wesentlicher Bestandteil dazu, den ich bis dahin überhaupt nicht bedacht hatte: der Geruch, den so eine massive Wunde verursachte und in diesem Moment, hier vor der Tür von Herrn S. stehend, wurde mir das erste Mal bewusst, was dieser Beruf dem Pflegepersonal abverlangt und wie sehr man seinen Beruf lieben muss, wenn einem so etwas nichts auszumachen scheint.

Ich versuchte mir nochmals die Übergabe ins Gedächtnis zu rufen, um mich besser auf Herrn S. vorbereiten zu können: Ich wusste, er liebte gute Gespräche und er las gerne. Ich dachte, damit hätte ich eine gute Gesprächsbasis. Wie sehr ich mich darin getäuscht hatte, musste ich keine zwei Minuten später schmerzhaft erfahren. Denn als ich anklopfte und nach Marcos „Ja" die Tür öffnete, sah ich ihn nicht nur sofort, sondern spürte ihn mit jeder Faser in meinem Körper: den leeren Blick von Herrn S. Ich ging an sein Bett, streckte meine Hand aus und begrüßte ihn mit den Worten: „Guten Morgen, Herr S. Mein Name ist Schwester Ivana. Ich unterstütze Marcos beim Verbandwechsel, wenn das für Sie in Ordnung ist." Er nickte mit einem so teilnahmslosen Blick, dass ich eine Gänsehaut bekam. Ich konnte nicht anders und sah mich in seinem Zimmer um, um seinen Blick nicht aushalten zu müssen. Überall standen Bücher, viele von ihnen mit einem Lesezeichen versehen. Ganz viele Fotos, die ihn und seine Familie sowie einige Freunde zeigten, standen auf seinem Tisch. Egal, welches Bild ich auch anschaute: Herr S. lachte auf jedem, er wog etwa 90 kg, hatte volles gelocktes Haar und einen Dreitagebart. Alle Fotos zeigten ganz deutlich: Herr S. liebte das Leben – damals! Über seinem Stuhl hingen die Anziehsachen für den Tag und auch an diesen war zu erkennen, dass Herr S. immer sehr auf sich zu achten schien, denn es waren teure und ansehnliche

Kleidungsstücke. Auf seinem Nachttisch lagen zwei aktuelle Tageszeitungen, die jedoch unberührt waren. Und dann sah ich das erste Mal seinen Tumor, der irgendwie eine Ähnlichkeit mit einem Blumenkohl hatte und der an seiner linken Halshälfte blutend hervorklaffte. Ich schluckte, denn ich merkte, wie sich mein Magen drehte und für kurze Zeit dachte ich, ich müsse das Zimmer verlassen. Doch dann war dieses Gefühl genauso schnell wieder weg, wie es gekommen war. Und zum Glück kam es bis heute nie mehr wieder.

Gemeinsam mit Marcos konnte ich seinen Verband wechseln und versuchte wirklich alles, um Herrn S. etwas abzulenken. Aber egal, was ich auch tat – ich erreichte Herrn S. noch nicht einmal im Geringsten. Im Gegenteil, ich hatte das Gefühl, dass ich ihn eher nervte mit all meinen Ablenkungsversuchen. Doch dann sah ich etwas, was ich vorher nicht sehen konnte, denn es war in der Innenseite seines Bettes mit einem Klebestreifen befestigt: Es war ein Foto mit ihm und einem Golden Retriever. Und genau in diesem Moment wusste ich, womit ich Herrn S. eventuell eine Freude machen konnte. Also fragte ich ihn, wer auf dem Foto zu sehen war. „Das war unser Hund – Paul", sagte er, während er das Foto betrachtete und ich hörte Marcos nur sagen: „Wir haben hier eine Emma", und mit diesem Satz passierte etwas Unglaubliches mit Herrn S. Denn er schaute uns beide fragend an und sein Blick, der gerade noch so traurig und völlig leer zu sein schien, änderte sich schlagartig. Ich fragte ihn, ob ich ihm unsere Emma vorstellen dürfte und konnte es kaum glauben, denn Herr S. strahlte einfach nur. „Ich hole sie und komme gleich wieder", sagte ich, als ich sein Zimmer verließ. Ich ging die Treppe hinunter, um Emma aus dem Wohnzimmer zu holen. Doch mit jeder Stufe, die ich nach unten ging, kamen immer mehr Zweifel und Bedenken in mir hoch. Ich hatte überhaupt nicht daran gedacht, wie Emma wohl auf den Geruch in Herrn S. Zimmer reagieren würde. Als ich die letzte Stufe nahm und im Flur auf Emma schaute, die entspannt auf ihrer Matte lag, wurde mir bewusst, was für eine Mammutaufgabe von einem Therapiebegleithund in einem Hospiz erwartet wurde. Und ich gebe zu: Ich erschrak damals selbst und hatte das Gefühl, dass wir dieser Aufgabe noch nicht gewachsen waren.

Emma, die da ganz ruhig und entspannt auf ihrer Matte lag, schien meine Zweifel zu spüren, denn sie hob auf einmal ihren Kopf und schaute mich ganz erwartungsvoll und irgendwie anders an und da war es wieder: diese bedingungslose Liebe und das immense Vertrauen, das wir schon damals zueinander hatten. Und genau dieser Blick war es, der mich beruhigte. Also sagte ich „Okay" zu ihr und Emma stand sofort auf und kam schwanzwedelnd auf mich zu. Ich nahm sie unter den Arm, ging mit ihr die Treppe hoch und setzte sie vor der Zimmertür von Herrn S. wieder ab. Ich beobachtete sie ganz genau und vor allem, wie sie ihre Nase einsetzte. Gut, sie roch zwar länger an der Tür, aber bei Weitem nicht so, wie ich es befürchtet hatte. Und so saß sie mit ihren knapp vier Monaten vor diesem Zimmer und ahnte nicht, was für ein Geschenk sie für die Gäste hier war.

Ich klopfte an die Tür und ging nach einem „Ja" von Marcos hinein, und was dann geschah, werde ich niemals vergessen: Herr S. streckte seine Arme aus und hatte Tränen in den Augen. Ich ging näher heran und beobachtete Emma ganz genau, doch außer, dass sie sich einfach nur zu freuen schien über diesen Empfang, war ihr nichts anzumerken. Keine Unsicherheit, keine Übersprungshandlungen, im Gegenteil. Emma konnte es überhaupt nicht erwarten, von Herrn S. geknuddelt zu werden. Herr S. zeigte auf sein Bett. Also legte ich ein Handtuch auf seine Bettdecke und setzte Emma auf seine Beine. Was für ein schönes Bild, und was für eine andere Atmosphäre auf einmal! Nichts, aber auch gar nichts mehr in seinem Zimmer hatte etwas Negatives und die vorher so spürbare Schwere war auf einmal nicht mehr da. Emma lag einfach nur in seinem Bett und legte sich sofort auf den Rücken, um auch ja überall gestreichelt werden zu können. Sie versuchte weder, an seinen Hals zu kommen, noch interessierte sie sich für seinen Katheter. Sie lag einfach nur da und genoss jede Streicheleinheit und Herr S. saß ganz aufrecht in seinem Bett und wirkte dabei so wach wie nie zuvor. Ich könnte heute nicht mehr sagen, wer diesen Moment mehr genossen hatte: Herr S. oder Emma.

Egal, wann Herr S. an diesem Nachmittag auch klingelte, er schaute immer erst auf den Boden. Auf seinem Nachttisch lagen zwei aufgeschlagene Bücher, die er auf einmal wieder zu lesen schien, und sein Fotoalbum. Immer, wenn er klingelte, durfte ich mir eine neue Seite in seinem Album anschauen.

Als ich mich mit Emma unter dem Arm bei ihm um 20 Uhr 30 verabschiedete, zeigte er mir seine letzte Seite im Album und einen Zettel, auf dem nur drei Wörter standen. Doch diese Wörter waren so ehrlich und so wahrhaftig und die letzten, die ich von ihm lesen durfte:

„DANKE SCHÖN EMMA."

Herr S. verstarb noch in derselben Nacht, mit seinem Foto von Paul im Arm und mit einem Lächeln im Gesicht. Ich habe seinen Zettel heute noch in meiner „Emma-Schachtel".

Danke, lieber Marcos, denn du hast mir an diesem Tag und in dieser Schicht sehr geholfen und mir mit deiner vorsichtigen und empathischen Vorgehensweise beim Verbandwechsel gezeigt, wie ein respektvoller Umgang mit Gästen im Hospiz aussehen kann.

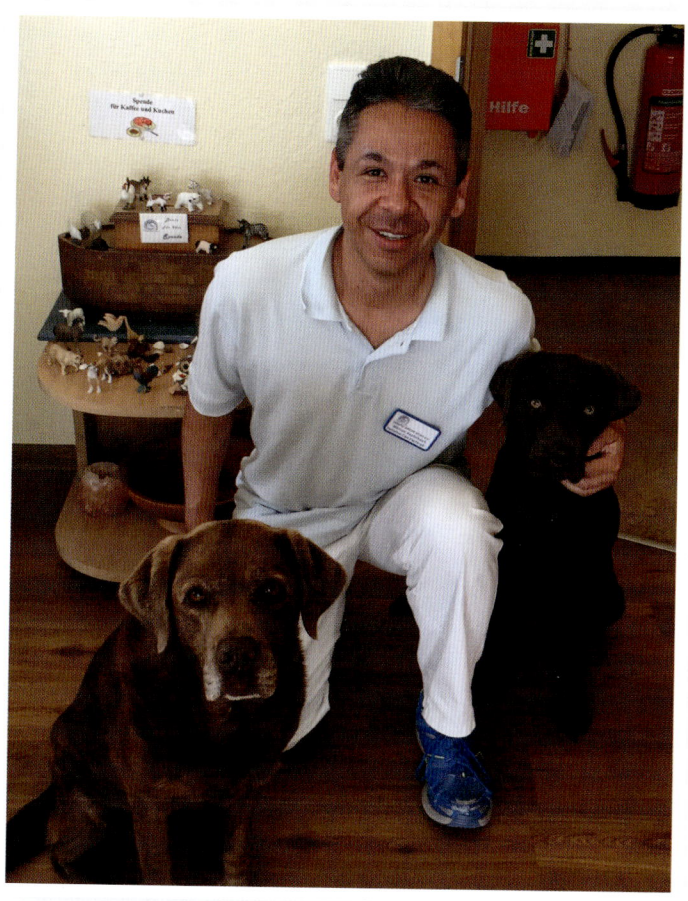

Marcos mit Emma & Sissi | © Ivana Seger

Der Emma-Effekt

Ein Segen für die Angehörigen

Ich habe immer an meine Vision geglaubt und daran, dass Emma eine ganz besondere Aufgabe in der Arche übernehmen und mir somit den Weg zu den Herzen der einzelnen Gäste ebnen wird. Doch womit ich damals überhaupt nicht gerechnet hätte, war ihr besonderer Status, den sie sich in so kurzer Zeit durch ihre sanfte und behutsame Art den Gästen, den Angehörigen sowie auch dem Personal gegenüber erarbeitet hatte. Es verging nicht ein Dienst, an dem der „Emma-Effekt" ausblieb. Im Gegenteil – wenn ich als Palliativschwester nicht weiterkam und meine Worte von den Gästen oder manchen Angehörigen einfach nicht wahrgenommen werden konnten, holte ich Emma dazu und war jedes Mal aufs Neue überwältigt von ihrer Wirkung auf die Menschen.

Hätte mir 2009 jemand erzählt, dass ich irgendwann im Westerwald sitzen werde, um dieses Buch zu schreiben, ich hätte ihm nicht geglaubt und irgendwie kann ich es immer noch nicht ganz glauben. Wie sich herausgestellt hat, ist die Hospiz-Welt sehr klein und es hatte sich sehr schnell herumgesprochen, dass es in der Arche einen Therapiehund gibt, der für so viele, schöne und ergreifenden Momente sorgt. So kam es, dass ein Hospiz nach dem anderen und auch eine Palliativstation bei uns anriefen und uns baten, auch ihre Einrichtung mit unserem tiergestützten Angebot zu betreuen. Heute betreue ich mit Emma und Sissi fünf Einrichtungen, die alle einen palliativen Charakter haben und bin sehr dankbar dafür.

Die Menschen, die wir seitdem begleitet haben, haben alle etwas gemeinsam, obwohl sie nicht miteinander verwandt sind. Alle haben so viel durchgemacht und sie haben einfach nur Angst vor dem Ungewissen und diese furchtbaren

Sorgen, die einen nicht mehr klar denken lassen und die man sich dann als Angehöriger macht, wenn man im Krankenzimmer steht. Ich weiß nicht, wie oft mir betroffene Angehörige schon gesagt haben, wie sehr sie sich während des letzten Krankenhausaufenthalts unverstanden gefühlt haben und nicht berücksichtigt worden sind und dass sie manchmal sogar das Gefühl hatten, eher eine Last für das Stationspersonal zu sein. „Die Schwestern hatten kaum Zeit für meinen Vater, geschweige denn für uns", sagte mir ein Sohn, der sich mir gegenüber öffnete, als er Emma sah.

Und dann kommt die erschütternde Botschaft, dass es keine Heilung mehr gibt und es besser wäre, sich um einen Hospizplatz zu bemühen. Wie soll man damit umgehen? Wie verkraftet ein Familienmitglied so eine Aussage über eines seiner geliebten Elternteile? Und wie lebt man mit dem Gedanken daran, diesen Menschen in naher Zukunft zu verlieren? Ich denke, erstmal gar nicht! Die meisten Angehörigen sind einfach nur müde, erschlagen von zu viel Leid, das sie mitansehen mussten, ohne etwas dagegen machen zu können und oft ist auch ihr Akku restlos leer und lässt noch nicht einmal mehr Tränen der Wut, der Enttäuschung und der quälenden Sorge um seinen Liebsten zu. Und mit genau diesem Gefühlschaos, dieser unterschwelligen Wut und dieser Angst vor dem Ungewissen betreten viele Familien die Arche. Es ist ihnen nicht zu verdenken. Nun liegt es an uns Pflegefachkräften, die komplette Familie aufzufangen, jeden Einzelnen wahrzunehmen und mit der größten Empathie auf ihrem schweren Weg zu begleiten. Dass das nicht einfach ist, kann sich sicher jeder denken. Und so ist es auch! Wie soll man als fremde Person jemanden willkommen heißen? Welche Worte können trösten? Wie soll man Mut machen? Wie können wir alle Familienmitglieder auffangen? Und wie schafft man ein Vertrauensverhältnis, welches unabdingbar für diese Aufgabe ist? Es gibt Familien, da können keine Worte trösten, da die letzten Wochen und Monate für alle einfach zu schmerzhaft waren. Und doch möchte ich gerade diesen Familien ein Gefühl des Willkommenseins vermitteln.

Nun kommt Emma ins Spiel: Versetzt euch bitte einmal in die Lage einer Angehörigen Person, die zum ersten Mal mit ihrem erkrankten Familienmitglied ein Hospiz betritt.

Diese Schritte müssen die schwersten sein, die ein Mensch überhaupt gehen kann. Sie sind oft gepaart mit einer wahren Achterbahnfahrt der Gefühle: Angst vor dem Ungewissen, dann diese unfassbare Hilflosigkeit, Gedanken um den weiteren psychischen sowie auch physischen Verlauf des Erkrankten und dann diese endlose Sorge über den weiteren Krankheitsverlauf und die Frage, wie viel Zeit ihnen noch bleibt. Die meisten Familien haben eine regelrechte Krankenhausodyssee hinter sich. Und wenn sie dann in die Arche kommen und im Eingangsbereich schon wieder auf eine Krankenschwester treffen, gehen viele am liebsten wortlos an uns vorbei. Nicht, dass sie ihrer Natur nach unhöflich wären. Nein, der Schmerz, die Wut, die Hilflosigkeit, die Sorgen und Ängste und oft auch das Unverständnis, das sie im Krankenhaus erlebt haben, hinterlassen einfach ihre Spuren.

Im Hospiz begrüßen wir jeden Gast schon an der Eingangstür. Und wenn ich Dienst hatte, dann konnte ich schnell spüren, wie die Familien mit der momentanen Situation umgingen. Bemerkte ich, dass alle völlig überfordert und ängstlich waren und sie meinen Worten momentan einfach kein Gehör schenken konnten, dann forcierte ich dies auch nicht, sondern ich begleitete die Familie lediglich in ihr Zimmer. Doch kurz danach platzierte ich immer Emma im Flur, so dass sie das Erste war, das alle Familienmitglieder sahen, wenn sie aus dem Zimmer kamen.

Die Reaktion war fast immer dieselbe: „Ach, schau mal, da liegt ja ein Hund. Ja, wer bist du denn? Darf man dich auch streicheln?"

Und genau in diesen Momenten übernahm ich die Familie wieder und erklärte, was Emma hier machte. „Mutti, sie sieht ja aus wie unsere Bella", sagte einmal eine Tochter zu ihrer Mutter. Keine zwei Minuten vorher hatten beide mit Tränen in den Augen auf dem Parkplatz gestanden. „Ja, nur Bella war dicker", sagte die Mutter und beide Frauen mussten lachen.

Wenn ich als Hundeführerin und Palliativschwester bemerke, aber vor allem spüre, dass Emma – nur weil sie da war – die Gefühlslage kompensieren kann, dann frage ich immer: „Darf Emma Sie in Ihr Zimmer begleiten?" Darauf habe ich immer die gleiche Antwort erhalten: „Würde sie das denn machen?", und ich nicke dann jedes Mal. Durch Emma scheint den Familien der Einzug leichter zu fallen. Emma redet nicht, stellt keine Fragen, wertet nicht und akzeptiert jeden Menschen vorbehaltlos. Und genau das spüren die Gäste. Emma bleibt dann im Zimmer, während die Koffer ausgepackt werden. Durch sie verlieren alle Handlungen an Schwere. Statt mit Tränen in den Augen können die Angehörigen scheinbar beruhigter auspacken. Und statt sorgenvolle Gespräche zu führen, reden dann viele über den eigenen Hund. Selbst mit noch so viel Empathie könnte kein Mensch eine solche Atmosphäre innerhalb weniger Minuten herbeiführen.

Eine weitere Aufgabe von Emma ist das Ablenken und das kann sie in Perfektion :-)

Wenn Familienangehörige zum ersten Mal ins Hospiz oder auf eine Palliativstation kommen, dann sieht man ihnen ihre Bedenken schon von Weitem an. Wenn ich eine Sprechblase über jedes Gesicht mit Worten bestücken könnte, würde da zum Beispiel stehen: Hoffentlich ist heute ein besserer Tag! Hoffentlich hat er endlich wieder Appetit! Hoffentlich hat er keine Schmerzen! Hoffentlich hat er gut geschlafen! Hoffentlich ist die Stimmung heute besser! Heute weiß ich, dass es genau solche Gedanken sind, mit denen die meisten das erste Mal ein Hospiz betreten. Die Gedanken der Angehörigen kreisen nur um den Erkrankten und ihre Gefühlswelt ist ein reines Chaos, was sich körperlich in ihrer Mimik, der etwas unsicheren Gangart und in der Stimme widerspiegelt. Was viele Angehörige leider nicht bedenken: Genau das spüren auch die Gäste. Und wenn es Familienangehörige sind, erst recht. Doch wie soll man als Angehörige diese angstvollen Gedanken verheimlichen? Ich glaube, dass man seine Gefühle nicht überlisten kann, auch wenn man es noch so sehr will. Doch wenn sie dann Emma im Flur liegen sehen, huscht fast allen ein Lächeln übers Gesicht. Und dieses Lächeln ist nicht nur ein Lächeln im Gesicht, sondern viel mehr: ein wahres Geschenk für das Herz, das zum Glück auch etwas länger anhält. Wenn sie nun das Zimmer betreten, spiegeln ihre Körper genau diese Gefühlslage wieder, was nun auch für den erkrankten Gast ein wahrer Segen ist. Manche Krebsarten produzieren Metastasen, die dann unterschiedliche Organe wie Leber, Niere, Lunge, aber leider auch das Gehirn befallen können und erhebliche Beeinträchtigungen hervorrufen, wie auch bei einem Gehirntumor. Für den Gast selber ist dies ein furchtbarer Zustand, der am Anfang des Prozesses durchaus wahrgenommen wird und eine unglaubliche Belastung, die verständlicherweise mit Scham behaftet ist, darstellt. Für die Angehörigen ist es nicht weniger furchtbar, denn ganz oft kommt es zu einer Wesensveränderung und man erkennt seinen Liebsten, der nun in einem Bett liegt, einfach nicht mehr wieder. Und ich spreche hier nicht von den Äußerlichkeiten, was alleine schon schlimm genug wäre. Nein, ich spreche von Ritualen in einer langen Ehe, die vom Gast auf einmal nicht mehr gewünscht werden. Es passiert sehr oft, dass die Erkrankten ab einem gewissen Stadium diese Rituale einfach vergessen haben. Wie sich dann eine Ehefrau fühlen muss und wie sehr dieses Verhalten schmerzt, kann sicher jeder nachvollziehen. Doch noch schlimmer ist, dass sich auf einmal einfach alles ändert und niemand kann es einem erklären.

Stell dir vor, Du wachst morgens auf und möchtest Deinem Partner „Guten Morgen" sagen, doch dein Gehirn kann diesen Befehl nicht mehr weiterleiten. Oft kommen dann undefinierbare Worte heraus wie: „Tag jetzt" oder „heute da". In der Fachsprache heißt das „Aphasie" oder „Konfabulation". Wie furchtbar muss es für den Betroffenen sein, wenn er sich sprechen hört und seine eigenen Worte nicht verstehen kann. Und leider ist das nicht selten der Fall. Ich als Palliativschwester könnte nun versuchen, was ich wollte. Ich könnte diesen tiefen Schmerz niemals aus der Welt schaffen und wenn, könnte ich es nur mit Worten versuchen. Doch genau das ist oftmals genau das Verkehrte. In diesen Situationen setze ich Emma ganz bewusst ein, denn sie kann etwas, was keinem Menschen vorbehalten ist:

Sie kann zuhören, ohne zu antworten. Sie kann geben, ohne zu nehmen. Sie kann trösten, ohne dafür ein Wort sagen zu müssen. Und sie ist wertfrei und akzeptiert jeden Menschen so wie er ist.

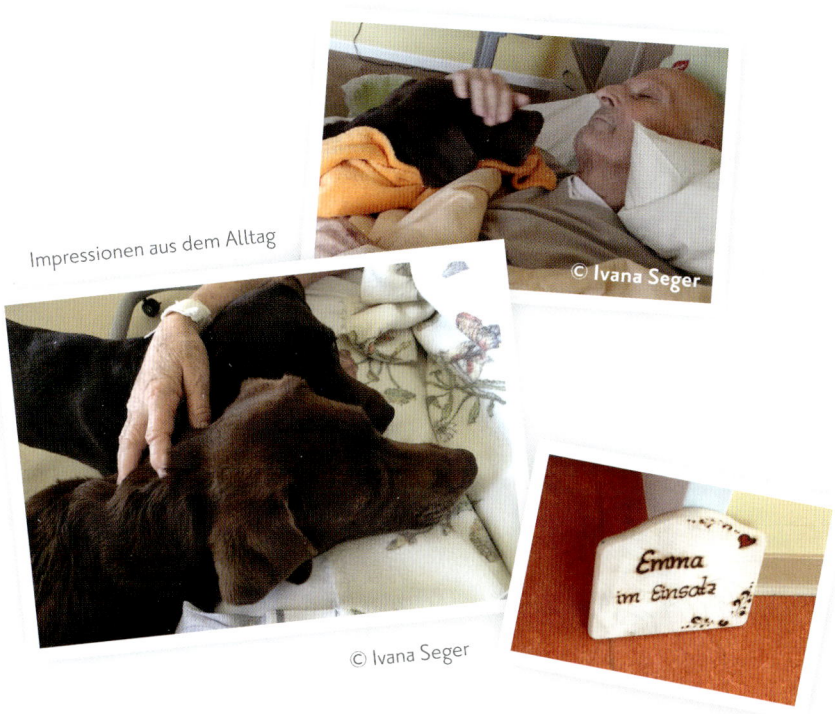

Impressionen aus dem Alltag

© Ivana Seger

© Ivana Seger

Emma im Einsatz

Genau das ist es, wonach sich die Erkrankten so sehr sehnen: Endlich verstanden zu werden und sich nicht rechtfertigen zu müssen.

„Er hat mir alles von unserem früheren Hund erzählt", berichtete mir eines Tages in meinem Spätdienst eine Ehefrau ganz aufgeregt. „Ich verstehe nicht, wie das möglich ist." Man muss dazu wissen, dass ihr Ehemann sie nicht mehr erkannte, was ihr jeden Tag aufs Neue das Herz brach. „Es ist Emma, die das möglich macht", ist dann jedes Mal meine Antwort.
Einmal lag Emma bei diesem Mann im Bett, als seine Ehefrau zu Besuch kam und er sie mit den Worten begrüßte: „Hallo Schatz, schau mal, wer hier liegt." Solange Emma bei ihm lag, konnte er seine Frau zuordnen. War Emma wieder weg, waren auch die Erinnerungen an seine Frau weg. Mehr als Hunderte solcher Situationen habe ich in den letzten zehn Jahren erleben dürfen und jedes

Mal waren diese Momente so unbeschreiblich und so berührend, dass ich hierfür keine Worte finde, auch wenn ich es noch so gerne wollte. Emma schaffte in so vielen Momenten und für so viele Menschen etwas, das in den Herzen der Menschen bleibt, die den Emma-Effekt erlebt haben. Das sind genau die Situationen, die auch für mich etwas ganz Besonderes sind und bleiben werden und das einzig und alleine wegen dir, liebste Emma, und deinem „Emma-Effekt".

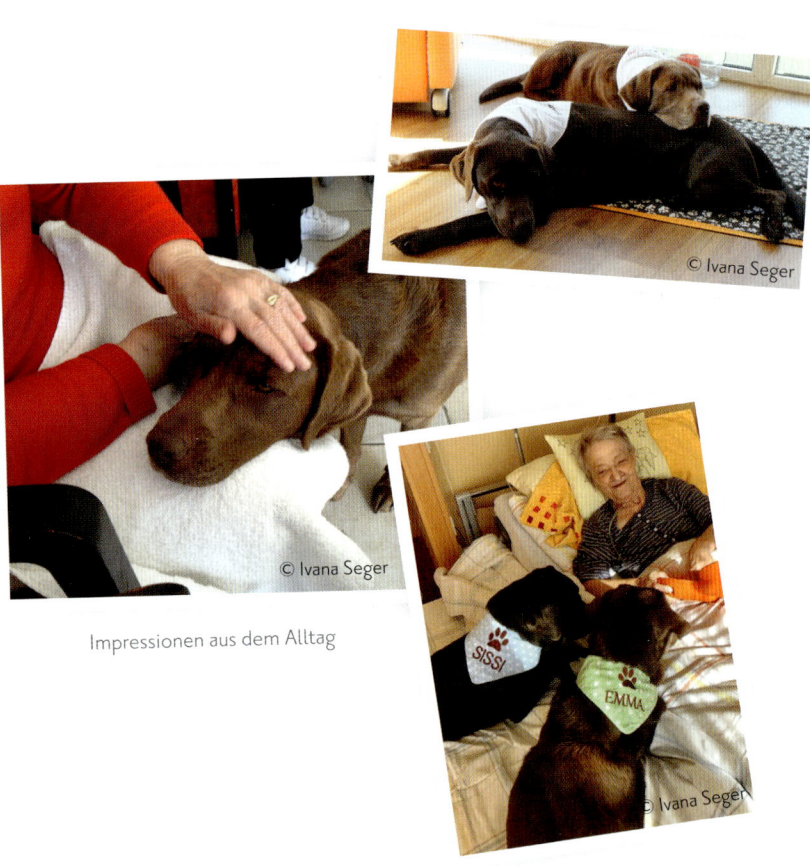

Impressionen aus dem Alltag

Das Kinderhospiz Bärenherz

und Emma

Dieses Kapitel lag mir besonders am Herzen, denn durch das Bärenherz hat sich mein Leben auf eine so schöne Art und Weise verändert, wie ich es mir vor neun Jahren nicht hätte vorstellen können. Dieser wertvollen Einrichtung so gerecht zu werden, wie sie es auch verdient hat, ist mir ein großes Anliegen. Doch wie und wo soll ich nur beginnen?

Das Kinderhospiz Bärenherz in Wiesbaden ist das einzige Kinderhospiz hier bei uns in Hessen. Diese Einrichtung kann zehn schwerstkranke Kinder, die alle voraussichtlich im Kindesalter versterben werden, sowie ihre Familien (dazu gehören die Eltern und die Geschwisterkinder) stationär aufnehmen. Hierzu gehören Kinder in einer akuten gesundheitlichen Krise sowie Kinder, die sich in der finalen Phase befinden. Auch sogenannte Entlastungskinder können für einen kurzen Zeitraum aufgenommen werden.

Doch was bedeutet „Entlastungskind" eigentlich? Das sind Kinder, die unter einer lebensverkürzenden Diagnose leiden und trotz ihrer schweren Erkrankung zu Hause und bei ihren Eltern leben. Diese Kinder werden vom Kinderhospiz Bärenherz als Entlastungskinder für einen kurzen Zeitraum aufgenommen. Jemand, der nicht betroffen ist, fragt sich jetzt vielleicht: Ein bewusst geplanter Aufenthalt in einem Kinderhospiz, das soll eine Entlastung sein? Nach über neun Jahren kann ich diese Frage mit einem ganz klaren und sicheren Ja beantworten.

Der Hospizleitung und allen Mitarbeitern ist es sehr wichtig, dass die Familien so früh als möglich in die Entlastung einsteigen. So ist gewährleistet, dass, wenn sich der gesundheitliche Zustand des Kindes verschlechtern sollte, alle

Mitarbeiter dieses Kind schon von den vorherigen Aufenthalten kennen. Mit den Vorlieben, Gewohnheiten und dem Krankheitsbild eines Kindes vertraut zu sein, kann die Betreuung und Begleitung des Kindes und seiner Familie für alle Beteiligten sehr vereinfachen. Jedes Kind bekommt ein Einzelzimmer, in dem aber auch gerne die Eltern mit übernachten können, wenn sie das möchten. Jedes Kinderzimmer kann so verschönert werden, wie es sich das Kind, aber auch die Eltern wünschen. Alle Zimmer sind mit einem CD-Player ausgestattet, so dass die Kinder ihrer eigenen Lieblingsmusik oder ihren geliebten Hörbüchern lauschen können.

Im ersten Stock gibt es zudem fünf unterschiedlich große Apartments, die den betroffenen Eltern und Geschwisterkindern als Rückzugs- und Übernachtungsort zur Verfügung stehen. Auf dem gleichen Stock gibt es auch einen Raum, der gerne für das Eltern-Kind-Treffen oder auch schon mal für den „Frei"-Tag genutzt wird. Des Weiteren gibt es einen Raum, den wir liebevoll „Bällchenbad" nennen. Denn dort befindet sich ein etwa 3x3 m großes Becken, das zum Schutz für die Kinder mit ganz viel Schaumstoff ausgekleidet ist und in dem sich hunderte von bunten Plastikbällen befinden. In diesem Raum gibt es noch eine kleine Rutsche, ein Tischfußballspiel, eine kleine Spielküche sowie einen herabhängenden, etwas kleineren Boxsack. Dieser Raum möchte allen Kindern die Möglichkeit geben, genau das zu tun, wonach ihnen gerade ist. Manche brauchen einfach nur mal eine Abwechslung, andere müssen ihre Power loswerden und wieder andere können sich stundenlang in der Spielküche in die Rolle eines Kochs versetzen. Am Flurende gibt es noch einen Kreativraum, in dem ganz viel mit den Geschwisterkindern gebastelt und gemalt wird.

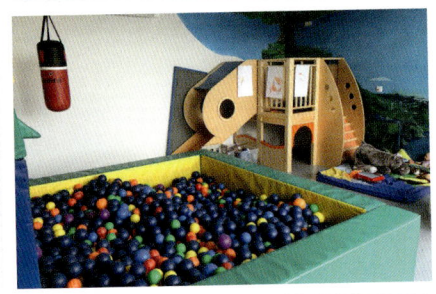

Das „Bällchenbad"
im Kinderhospiz Bärenherz
© Kinderhospiz Bärenherz

In diesem Stockwerk hat auch die sympathische und nicht mehr wegzudenkende Musiktherapeutin Heidi Schock-Corall ihren Musikraum. Mit ihrer Therapieform gelingt es ihr, Eltern Raum zum Luftholen und Innehalten zu geben. Damit gibt sie ihnen etwas, das kostbarer ist als alles Geld auf dieser Welt: Im Hier und Jetzt sein zu können und zu dürfen und das, ohne Sorgen um sein Kind haben zu müssen. Denn dieses ist während der Sitzung im stationären Bereich in den besten Händen. Heidi wird nicht nur von den Eltern sehr geschätzt und immer wieder besucht, sondern ist auch für die erkrankten Kinder sowie für die Geschwisterkinder eine willkommene und oft auch dringend benötigte Anlaufstelle. Hier dürfen die Kinder ihren Gefühlen freien Lauf lassen. Kommt ein erkranktes Kind – aus welchen Gründen auch immer – einfach nicht zur Ruhe, dann kann sie mit ihrer einfühlsamen Art und ihrer Therapie oft kleine Wunder bewirken. Denn auch die Musiktherapie benötigt keine Worte, um unglaubliche Reaktionen bei den Kindern auszulösen. Und das ist das größte Geschenk für die besorgten Eltern. Heidi gibt so vielen Familien Halt und Trost und es ist einfach nur wunderbar, sie während ihrer einfühlsamen Arbeit beobachten zu können.

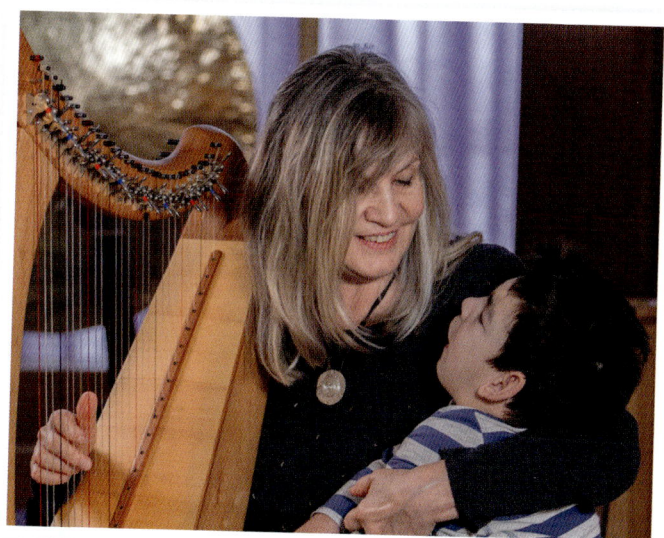

Musiktherapeutin Heidi Schock-Corall | © Kinderhospiz Bärenherz

Ein weiteres Highlight ist der Snoezelen-Raum, den man nur ohne Schuhe betreten darf. Das Wort „Snoezelen" (sprich: snuzelen) ist eine Wortschöpfung aus den beiden holländischen Worten „snuffelen" (schnüffeln, schnuppern) und „doezelen" (dösen, schlummern). „Snoezelen" ist ein Angebot für alle Menschen, die Entspannung und Ruhe, aber auch neue Anregungen suchen. Der Snoezelen-Raum ist etwa 10 qm groß und hat ein kleines Fenster, das jedoch abgedunkelt ist. Im Eingangsbereich liegt ein dunkler Teppich, der auf den ersten Anschein eher unspektakulär wirkt. Das ist aber nur der Fall, solange das Licht noch brennt. Wenn man die Tür hinter sich schließt, das Licht ausmacht und einen bestimmten Schalter betätigt, dann erwacht dieser Raum im wahrsten Sinn des Wortes zum Leben und gibt all seine Geheimnisse preis. Mehrere fest verankerte Wassersäulen erhellen sich wie von Geisterhand und sprudeln mit einem sanft blubbernden Geräusch vor sich hin. Ganz viele weiße, dünne und lange Schläuche erstrahlen urplötzlich und wechseln im Sekundentakt ihre Farben. Der Teppich, der anfangs von kaum jemandem bewusst wahrgenommen wird, funkelt nun im wahrsten Sinn des Wortes, denn etliche kleine Sterne kommen zum Vorschein und verschönern diesen Raum und seine ganz besondere Atmosphäre um ein Vielfaches. Es gibt drei unterschiedlich große, weiße und einladende Liegemöglichkeiten und eine davon ist ein Wasserbett, von dem die meisten Kinder völlig begeistert sind. Eine kleine Stereoanlage, aus der entspannte Hintergrundmusik zu hören ist, hängt an der Wand und ist so montiert, dass sie nur vom Personal bedient werden kann. Lichteffekte, die über einen Projektor an die Decke und an die Wand gestrahlt werden, vollenden das Ganze. Der Snoezelen-Raum ist für so viele Kinder sehr wichtig und wird vom liebevollen Pflegefachpersonal immer dann genutzt, wenn ein betroffenes Kind einfach nicht zur Ruhe kommen kann. Und auch ich könnte manchmal stundenlang in diesem Raum einfach nur so da liegen und in mich gehen. Und wenn wir einen Einsatz hatten, der auch mir ans Gemüt ging, dann tue ich das manchmal sogar.

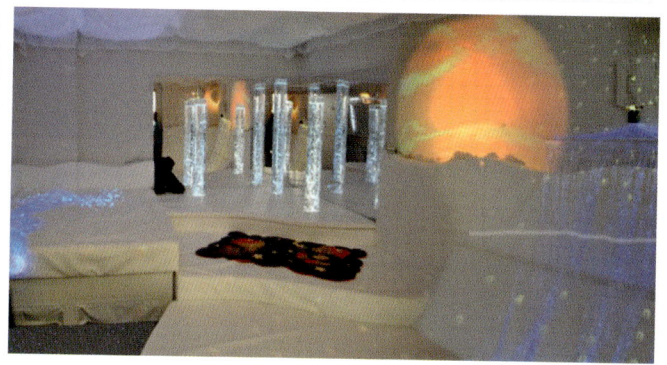

Der Snoezelen-Raum | © Kinderhospiz Bärenherz

Direkt neben dem Snoezelen-Raum befindet sich der „Raum der Stille". Dieser wunderschöne Raum hat eine ganz besondere Aura, die ich jedes Mal aufs Neue spüre, wenn ich ihn betrete. Hier werden Trauergespräche geführt. Und es ist und soll ein Ort des Innehaltens sein und ist auch der Raum, wo die Sargbemalungen stattfinden.

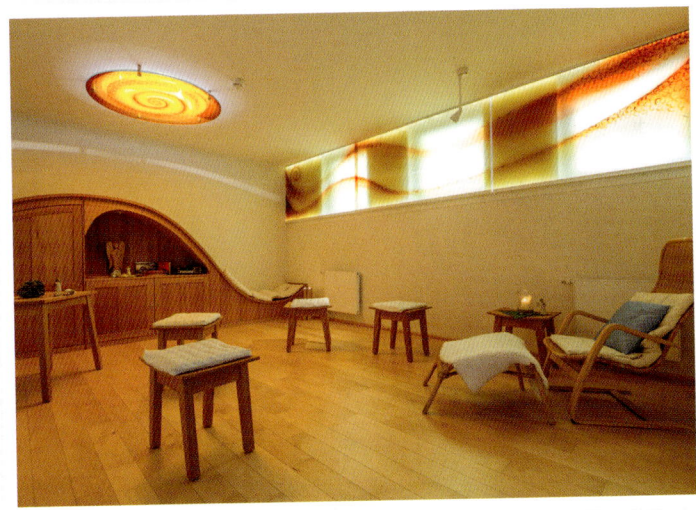

Der Raum der Stille | © Kinderhospiz Bärenherz

Ebenfalls im ersten Stock sind auch die fünf Eltern-Apartments angesiedelt, die nur mit einem separaten Schlüssel betreten werden können. Und dort ist auch das Büro des sympathischen Geschäftsführers, der alle Fäden zusammenhält.

Das untere Stockwerk, wo der Pflegebereich seinen Platz hat, kann man nur betreten, wenn man nach dem Klingeln die Tür geöffnet bekommt. Schon im Eingangsbereich liegt ein Gästebuch in XXL-Format, in das sich jeder eintragen kann, der das möchte. Alleine dieses Buch zu lesen, würde einen ganzen Tag dauern, und das ist auch gut so. Man kann hier Danksagungen von betroffenen Eltern lesen, für die das Bärenherz in der Zeit ihres Aufenthaltes zu einer zweiten Familie geworden ist: schöne und einfühlsame Gedichte von Geschwisterkindern auf der einen Seite und dann einen liebevoll geschriebenen Text einer Mama, die ihr Kind in dieser wunderschönen Einrichtung auf seinem letzten Weg begleitet hat. Es ist kein Buch, das man mal schnell im Vorbeigehen liest und das hätten all diese Menschen auch nicht verdient.

Dann gibt es einen ganz besonderen Vorhang, auf dem alle Namen der Kinder stehen, die im Bärenherz begleitet wurden und werden. Eine Zwischentür führt einen dann ins Zentrum des Bärenherz, das in unterschiedliche Räume aufgeteilt ist. Hier befinden sich die einzelnen Kinderzimmer, ein Wellnessbad, das Stationszimmer, die Büros der Pflegedienstleiterin sowie der Stellvertreterin, das Stationszimmer, in dem die Übergaben stattfinden und ein weiteres Zimmer, in dem die Medikamente gerichtet werden. Auch auf dieser Etage gibt es einen Kreativraum, der regelmäßig vom pädagogischen Team genutzt wird, und noch den hellen und einladenden Aufenthaltsraum mit seinem prachtvollen Esstisch in Übergröße, an dem jeden Morgen gemeinsam gefrühstückt und zu Abend gegessen wird.

Das Gästebuch
© Kinderhospiz Bärenherz

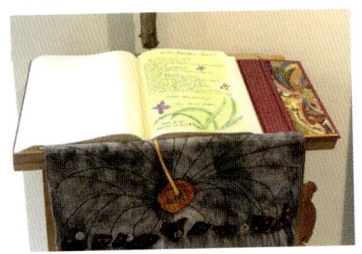

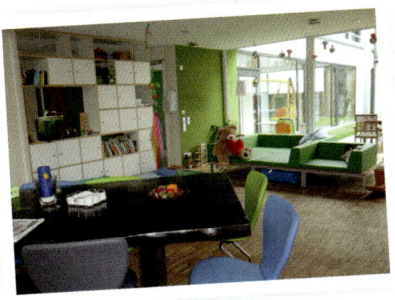

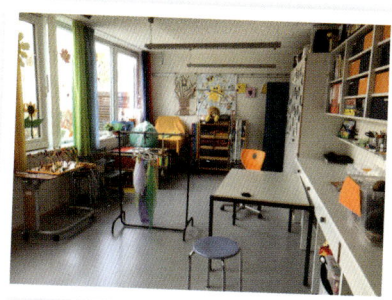

Der Aufenthaltsraum
© Kinderhospiz Bärenherz

Der Kreativraum
© Kinderhospiz Bärenherz

Eine unscheinbare gläserne Ausgangstür im hinteren Bereich des Kinderhospizes führt an einen Ort, für den man ganz viel innere und wahrhaftige Ruhe mitbringen sollte: Es ist die Tür zum Erinnerungsgarten des Bärenherz und so auch zu den verstorbenen Kindern. In diesem Garten hat jedes verstorbene Kind seinen ganz eigenen Stein, auf dem der Name und auch ganz oft der Tag des Versterbens in bunten Farben steht und dieses Kind damit unvergesslich werden lässt. Es ist ein Ort für trauernde Eltern oder Geschwisterkinder, aber auch ein Ort für die Mitarbeiter, wenn sie einmal eine Auszeit brauchen und nehmen können. Der Garten ist nicht groß, und doch hat dieser Außenbereich so viel Tiefe, gepaart mit so viel Liebe. Hier sollte man sich meiner Meinung nach die nötige Zeit nehmen und den Steinen und somit auch den Kindern den gebührenden Respekt erweisen.

Der Erinnerungsgarten
© Kinderhospiz Bärenherz

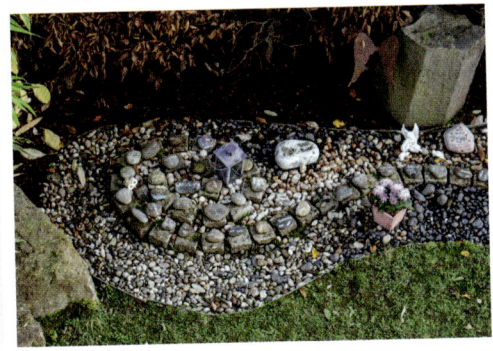

Spätestens jetzt sollte jedem Leser bewusst sein, wie wertvoll diese Einrichtung für Eltern von schwererkrankten Kindern mit einer lebensverkürzenden Diagnose ist. Das Bärenherz ist genau für diese Eltern eine große Stütze und Entlastung und gibt Halt und Trost in einer Zeit, die so sehr von Ängsten und Sorgen geprägt ist. Doch viele Familien tun sich schwer, diesen Schritt zu gehen. Auch sie haben ganz oft Angst vor dem Wort „Hospiz" und eine falsche Vorstellung vom Bärenherz.

„Ich wäre niemals alleine ins Bärenherz gegangen", gestand mir vor einigen Monaten die „Bärenherz-Mama" Steffi, als ich mit ihr über dieses Buch sprach. Steffi hat gleich zwei schwererkrankte Kinder mit einer lebensverkürzenden Diagnose und hatte bis dato alles alleine gemanagt.

Ein Zufall, ein Gespräch, sollte alles ändern und sie mit der heutigen Hospizleiterin und damaligen Koordinatorin des ambulanten Kinder- und Jugendhospizdienstes bekannt machen. „Es war so ein gutes Gefühl, obwohl ich vorher so eine Angst vor diesem Schritt und dem Gespräch hatte", sagte sie mir, und dass sie heute so dankbar für ihre Entscheidung und diesen Tag ist. Wann immer sie nun heute einen Platz für ihre Söhne Marcos und Alessandro im Bärenherz bekommen kann, nimmt sie ihn mittlerweile sehr gern und dankbar an. „Ich wüsste nicht, was ich ohne das Bärenherz machen sollte", sagte mir eine andere Mama, als ihr Sohn wieder einmal eine massive gesundheitliche Krise hatte und außer einem weiteren Krankenhausaufenthalt keine Alternative blieb.

„Er kommt im Krankenhaus einfach nicht zur Ruhe und ich kann da nicht schlafen und fühle mich wie das fünfte Rad am Wagen", sagte sie mir im Bärenherz, während ihr Sohn eine vertraute Kuscheleinheit mit „seiner Emma" genoss.

Und dann erzählte sie mir von ihren unzähligen Krankenhausaufenthalten und wie unterschiedlich alle verlaufen waren. „Nirgends ist es so wie im Bärenherz", meinte sie und ich nickte nur. Während ihr Sohn mit Emma schmuste, schaute ich mich um und sah ringsherum nur Menschen, die ihre Aufgaben wirklich gerne und mit so viel Liebe und Empathie erfüllten. Dieses Gefühl habe ich jedes Mal, wenn ich donnerstags das Bärenherz betrete und auch nach all den Jahren bin ich so dankbar, dass wir ein kleiner Teil dieser großartigen Einrichtung sein dürfen.

Wenn sich betroffene Eltern für einen Entlastungsaufenthalt im Bärenherz entscheiden, dann einzig und alleine aus dem Grund, weil sie mit der Versorgung ihrer schwer erkrankten Kinder manchmal an ihre Belastungsgrenze kommen und selber eine Auszeit benötigen. Was dann eine Unterstützung durch das Bärenherz für die Familien bedeutet, ist mit keinem Geld der Welt aufzuwiegen.

Manchmal müssen Eltern aber auch medizinische Handhabungen wie zum Beispiel das Absaugen oder den Umgang mit künstlicher Ernährung erlernen und nutzen hierfür das professionelle Fachwissen der qualifizierten Mitarbeiterinnen und Mitarbeiter des Bärenherz. Dass es hier die sanfte und liebevolle Therapiebegleithündin Emma gibt, war den meisten betroffenen Familien erstmal gar nicht bewusst. „Ich wusste gar nicht, dass es hier einen Hund gibt", hörte ich in unseren ersten Jahren sehr oft. Emma & Sissi sind im Bärenherz zwar die einzigen Mitarbeiterinnen, die mit vier Pfoten und einer kalten Schnauze arbeiten, aber sie sind nur ein kleiner Teil vom Team, sozusagen ein kleines Stück eines Puzzles, das nur dann komplett ist, wenn man alle Teile richtig zusammensetzt. Emma & Sissi werden von vielen Eltern anfangs sehr oft als „nice to have" angesehen und sind nicht ausschlaggebend dafür, warum sich Eltern für das Bärenherz entscheiden. Okay, mittlerweile ist Emma sehr bekannt und wird nicht nur von ganz vielen Eltern, sondern auch von den Mitarbeitern sehr geschätzt und als äußerst positive und ergänzende Therapiemöglichkeit angesehen. Und doch ist sie nur ein kleiner Teil eines wunderbaren Teams. In der Fachsprache nennen wir ein Team „interdisziplinär", wenn es aus ganz unterschiedlichen Berufsgruppen zusammengesetzt ist. Da wäre zum einen das Kernteam, allen voran die Hospizleiterin sowie die Pflegedienstleiterin und ihre Stellvertreterin. Hinzu kommen die Kinderkrankenschwestern und Pfleger sowie die pädagogischen Mitarbeiterinnen und Mitarbeiter. Komplettiert wird dieses erfahrene Team von den Kinderärztinnen, der Musiktherapeutin, der Physiotherapeutin, der Seelsorgerin, den vielen Trauerbegleitern, der Hauswirtschaft, der Verwaltung, dem ambulanten Kinderhospizdienst vom Bärenherz, dem Sozialdienst, dem SAPV-Team als Kooperationspartner (also die Fachkräfte der spezialisierten ambulanten palliativen Versorgung, die die Kinder sehr oft schon zu Hause betreuen). Und nicht zu vergessen die vielen unglaublich wichtigen und nicht mehr wegzudenkenden ehrenamtlichen Helfer und Helferinnen, ohne die ein Hospiz, egal ob im Erwachsenen- oder Kinderbereich niemals bestehen könnte. Nur, wenn all diese unterschiedlichen Berufsgruppen ganz eng und vernetzt miteinander arbeiten, sich gut untereinander austauschen und sich gegenseitig ergänzen, können wir den betroffenen Familien das geben, was sie so sehr brauchen: Entlastung, Trost, Kraft und Halt, gepaart mit ganz viel Ablenkung.

Nach vielen Gesprächen mit betroffenen Eltern weiß ich heute, dass diese ihre Kinder als sogenannte „Entlastungskinder" oftmals das erste Mal aus diesen Gründen ins Bärenherz bringen und all das hier in der Bahnstraße in Wiesbaden und in dieser wunderschönen Einrichtung auch finden.

Der Begriff „Hospiz", also Herberge, kann in einem Kinderhospiz anders gelebt werden. Denn im Gegensatz zu einem Erwachsenenhospiz gehen die Entlastungskinder in der Regel nach ihrem Aufenthalt wieder nach Hause und in ihr gewohntes Umfeld zurück. Ich spüre jeden Donnerstag, dass es der Hospizleiterin sowie allen Mitarbeitern ein echtes Bedürfnis ist, diesen Herbergen-Charakter nicht nur zu pflegen, sondern auch zu leben. Im Bärenherz können und dürfen sich alle Familienangehörigen fallen lassen. Sie bekommen hier die nötige Ruhe, tanken Kraft, führen Gespräche und finden Halt sowie Ablenkung durch die vielen Betreuungsangebote. Während die erkrankten Kinder stationär aufgenommen werden, können die Eltern einfach mal abschalten. Sie können, ohne auf die Uhr zu schauen, ihren Tag für sich selbst gestalten und genießen. Gibt es Geschwisterkinder, so dürfen auch sie während des gesamten Aufenthalts im Bärenherz wohnen. In der Regel werden sie dann von einem Elternteil in die Schule oder zu Freunden gebracht und wieder abgeholt. Auch sie dürfen nun das komplette Angebot des Kinderhospizes in Anspruch nehmen, ohne dass auf die Eltern irgendwelche Kosten zukommen. Alle Familienangehörigen werden für die Zeit des Aufenthalts im Bärenherz umsorgt. Das heißt, sie nehmen an allen Mahlzeiten teil – natürlich nur, wenn sie dies auch möchten.

Die Geschwisterkinder können spielen, toben, entspannen und ihr Kinderleben mal in einer anderen Umgebung genießen. Und auch sie dürfen hier ihren Gefühlen freien Lauf lassen und werden genauso mit all ihren Bedürfnissen aufgefangen und begleitet wie ihre erkrankten Geschwister.

Die Eltern genießen diese willkommene Auszeit sehr, das haben mir ganz viele Bärenherz-Familien in all den Jahren gesagt. Jetzt können sie Dinge machen, die sie manchmal aus zeitlichen Gründen einfach nicht tun können. Manche gehen endlich mal wieder shoppen, andere gehen zum Friseur oder genießen eine Massage. Und alle dürfen und können sich hier im Bärenherz bei den vielen und nicht zu unterschätzenden bürokratischen Aufgaben Rat und Unterstützung holen. Diese wundervolle Einrichtung wird jedoch nicht zu 100 Prozent von den Krankenkassen finanziert, sondern ist auf viele Spenden angewiesen.

Jeder, der selbst Kinder hat, weiß, was es bedeutet, seine Kinder in all ihren Lebensphasen wohlbehütet aufzuziehen. Sie brauchen Liebe, Struktur, ganz viel Aufmerksamkeit und Halt. Dass das sehr anstrengend sein kann, wissen alle Eltern nur zu gut. Und sicherlich kennen alle Eltern die Erschöpfungszustände, die das Erziehen von Kindern oft mit sich bringt. Doch bei Bärenherz-Kindern sprechen wir nun über ganz besondere Kinder mit ganz eigenen und viel spezielleren Bedürfnissen. Diese Kinder brauchen auch einen festen und immer gleichbleibenden Rhythmus, die dazugehörige Struktur und ein sicheres Umfeld. Und das nicht nur im Kleinkindalter, sondern auch lange darüber hinaus. Und sie benötigen noch so viel mehr: Sie brauchen für fast jede Handlung die Hilfe ihrer Eltern. Wenn sie zum Beispiel nicht mehr so liegen können, wie sie es gerade tun oder einfach Hunger haben, jedoch nicht alleine essen können. Oder wenn Krämpfe oder Blähungen sie nicht zur Ruhe kommen lassen und sie daher auf Medikamente angewiesen sind.

Es ist bewegend, mitzuerleben, wie sensibel und immer präsent diese Eltern ihren Kindern jeden noch so kleinen Wunsch von den Augen ablesen können und sofort erkennen, was ihr Kind gerade braucht.

Und dann genau das tun, was ihrem Kind Erleichterung verschafft. Dies sind für mich sehr eindrückliche Momente und ich bin allen Bärenherz-Familien so dankbar, dass ich sie erleben durfte und darf.

Was viele Leser wahrscheinlich nicht wissen und auch nicht wissen können: Das Kinderhospiz Bärenherz betreut zum größten Teil Entlastungskinder. Nun wird vielleicht auch klar, warum ich so viele Familien teilweise nun schon seit mehr als neun Jahren kenne, da ich sie in all den Jahren während ihres Entlastungsaufenthalts im Bärenherz mit Emma tiergestützt begleitet habe.

Was ich vor neun Jahren allerdings niemals gedacht hätte: Es sind genau diese Familien, die mir mit ihrer Art und mit ihrer absolut positiven Lebenseinstellung etwas Einzigartiges schenken und etwas geben, was ich so lange gesucht habe. Diese Mütter und Väter sehen ihr geliebtes Kind nicht als behindert oder beeinträchtigt an, sondern als etwas ganz Wunderbares, nämlich als Geschenk. Wie diese Eltern ihre Kinder anstrahlen, wie sie sie im Arm halten und ihnen ihr ganzen Herz schenken, ist so etwas Wunderbares, dass mir auch hier im tiefsten Westerwald in dieser schönen Ferienwohnung dazu einfach keine passenden Worte einfallen.

Wer jetzt schon den Hut vor diesen Familien zieht, der darf eines nicht außer Acht lassen: Die meisten Bärenherz-Mamas gehen „nebenbei" auch noch arbeiten, kochen täglich und meist auch frisch für ihre Kinder, schmeißen ihren Haushalt und schaffen es – wie auch immer – die Berge an Schmutzwäsche zu waschen und irgendwie auch noch zu bügeln. Ich weiß, dass auch gesunde Kinder sehr anstrengend sein können, besonders, wenn man mehrere Kinder hat. Doch die Bärenherz-Familien müssen tagtäglich noch so viel mehr für ihre beeinträchtigten Kinder aufbringen. Jetzt fragen sich sicherlich einige Eltern gesunder Kinder, wie man all das nur unter einen Hut bekommen soll. Jenen Eltern kann ich nur sagen, dass die Bärenherz-Mamas über solch eine Frage nur schmunzeln können. Denn diese Frauen sind nicht nur Mütter, sondern gleichzeitig auch noch Ehepartnerin, Freundin und pflegen zudem und mit sehr viel Hingabe einen großen Bekanntenkreis.

Wenn jetzt jemand denkt, dass all dies überhaupt nicht zu schaffen ist, der wird staunen, wenn ich jetzt sage: Diese Eltern bewältigen jeden einzelnen Tag, und das mit einem Lächeln im Gesicht. Einer der Gründe ist das unsichtbare Band, das Eltern und ihre Kinder für das gesamte Leben verbindet und sie so zu Höchstleistungen anspornt.

Eine dieser Bärenherz-Mamas durfte ich nach meinem ersten Erlebnis mit Jessica schon kurz nach unserem offiziellen Start im Bärenherz begleiten und kennenlernen. Es war die Mama von Julian, die damals nicht schlecht staunte, als sie plötzlich einen Hund im Aufenthaltsraum des damaligen Gebäudes im Bärenherz sah. (Das Bärenherz ist vor fünf Jahren in ein neues Gebäude umgezogen). Sie war völlig perplex und wollte wissen, wozu denn der Hund da wäre und wem er eigentlich gehörte. So kamen Nadine und ich sehr schnell ins Gespräch und ich erfuhr in den nächsten 30 Minuten alles über ihren wunderschönen und doch so kranken Sohn Julian. „Er krampft immer wieder. Egal, was wir auch machen, es hilft nur für kurze Zeit", sagte sie damals unendlich traurig zu mir. Nadine war eine junge Mutter und so bot ich ihr das Du an, was sie sehr dankbar annahm. „Was kann Emma denn?", fragte sie mich damals und ich sagte ihr die Worte, die meine Freunde Kai und Kai damals bei mir im Esszimmer kreierten: Emma hilft.

„Kann sie auch Julian helfen?", wollte sie von mir wissen und ich sagte ihr, dass wir das sehr gerne ausprobieren könnten. Also folgte ich Nadine mit Emma im Schlepptau in das Zimmer ihres Sohnes Julian. Ich werde den Moment niemals vergessen, als Nadine die Tür zu seinem Zimmer öffnete und ich diesen kleinen Jungen in seinem Bettchen liegen sah und eines sofort spürte: Das war kein gewöhnliches Zimmer, nein, dieses Zimmer hatte eine ganz eigene und spezielle Aura und strahlte so viel Liebe aus. Nadine ging zu Julians Bett und sprach mit ihm, während sie ihn sanft aus seinem Bettchen hob. Er machte zwar kurz die Augen auf, doch in dieser Position konnte er Emma erstmal nicht sehen. Nadine setzte sich mit ihrem Sohn auf den Boden und stützte ihren Rücken mit einem Stillkissen. Julian lag in ihrem Arm und sah so zerbrechlich aus. Er hatte eine Nasensonde, damit man ihn ernähren und ihm so die wichtigen und lindernden Medikamente geben konnte, die seine zerebralen Krämpfe (vom Gehirn ausgehenden Krampfanfälle) verringern sollten. Er schien keine Schmerzen zu haben und doch war mir klar: Julian brauchte seinen so wichtigen Schlaf, damit sein kleiner Körper sich überhaupt, wenn auch nur ein wenig, regenerieren konnte. Doch genau das war sein größtes Problem.

Nadine und ich versuchten wirklich alles, damit Julian entspannen konnte. Aber egal, wie ich ihn auf oder neben Emma legte: Er signalisierte sofort, dass ihm das überhaupt nicht gefiel. Er atmete schneller, wurde unruhiger und eine Stirnfalte zeichnete sich in seinem Gesicht ab. Nach 15 Minuten wollte Nadine ihren Sohn eigentlich nur anders positionieren, weil er ihr in der bisherigen Stellung zu schwer wurde. Sie nahm ihn deshalb so, dass er mit seinen Füßchen auf Emmas weichem und warmem Fell landete und traute ihren Augen kaum, als sich urplötzlich wirklich alles veränderte: Seine schnelle Atmung, seine angespannte Mimik und die Stirnfalte, die gerade noch zu sehen war, all diese Parameter waren auf einmal wie verflogen. Nadine und ich schauten uns damals nur tief in die Augen und gefühlte 20 Minuten abwechselnd von Julian auf Emma und umgekehrt. Sollte es wirklich so sein, dass Julians kleine Füßchen ihm genau das signalisierten und spiegelten, was ihm gerade guttat? Wir konnten es beide kaum glauben. Und so bat ich damals Nadine, seine Füßchen wieder hochzunehmen, was sie auch tat. Und mit dieser einen Bewegung kam all das, was wir so sehr zu hemmen versuchten, wieder zum Vorschein. Die Atmung beschleunigte sich wieder völlig unkontrolliert und auch seine Mimik zeigte uns ganz deutlich, dass er sich nicht wohl fühlte.

„Leg seine Füße wieder auf Emma", sagte ich zu ihr.
Und kaum lagen sie auf dem weichen Fell, schien es Julian auf einmal
wieder besser zu gehen. Es waren genau diese Minuten,
in denen ich zum ersten Mal einer Bärenherz-Mama sagte,
dass dies der „Emma-Effekt" wäre.

Nadine, die noch völlig aufgelöst war, nickte einfach nur und ihr Blick war unbeschreiblich. Egal, wann immer wir mit Julian in den nächsten Wochen arbeiteten, er konnte immer entspannen, wenn er seine Füßchen in Emmas warmem weichem Fell vergraben konnte.

Julian verstarb ein paar Monate später im Beisein seiner Mama im Kinderhospiz. Ich weiß noch ganz genau, wie sehr mich diese Nachricht erschüttert hat und wie ich nach Worten suchte, mit denen ich Nadine ein wenig Trost schenken konnte. Auch hier war es Emma, die mit dieser Situation am besten umging, denn als sie Nadine das nächste Mal sah, rannte sie schwanzwedelnd auf sie zu und wollte gar nicht mehr weg von ihr. Emma brauchte keine Worte, um Nadine etwas zu geben, was sie so gerne annahm: die tief im Herzen bleibenden und schönen Erinnerungen an ihren geliebten Sohn, wenn er mit seinen Füßchen auf Emma lag.

Julian wurde ein paar Tage später beerdigt. Zusammen mit einigen Kinderkrankenschwestern vom Bärenherz waren auch ich und Emma zur Trauerfeier gekommen. Ich wartete, bis alle trauernden Gäste in der Kirche waren und suchte mir dann extra einen Platz am Gang, so dass Emma dort liegen konnte, ohne dabei jemanden zu stören.
Der Pfarrer staunte nicht schlecht, als er Emma da liegen sah, doch er sagte nichts. Stattdessen begann er mit seiner Predigt, während ich ihm einfach nur zuhörte und immer wieder meine Tränen aus dem Gesicht wischte. Dann bat er alle Trauergäste für ein Gebet aufzustehen. Was dann passierte, werde ich nie vergessen. Denn als ich gerade aufstehen wollte, sah ich aus den Augenwinkeln, wie auch Emma sich erhob und einfach nur im Gang stehen blieb.

Ich habe ihr doch gar kein Kommando gegeben, dachte ich bei mir, als ich sie so da stehen sah. Nicht nur ich war zutiefst berührt, sondern auch alle anwesenden Gäste. Und egal, wann immer der Pfarrer uns bat aufzustehen oder uns wieder hinzusetzen: Emma folgte seinen Anweisungen jedes Mal. Spätestens an diesem Tag und in dieser Kirche hat sich Emma endgültig in die Herzen der anwesenden Mitarbeiterinnen vom Bärenherz geschlichen.

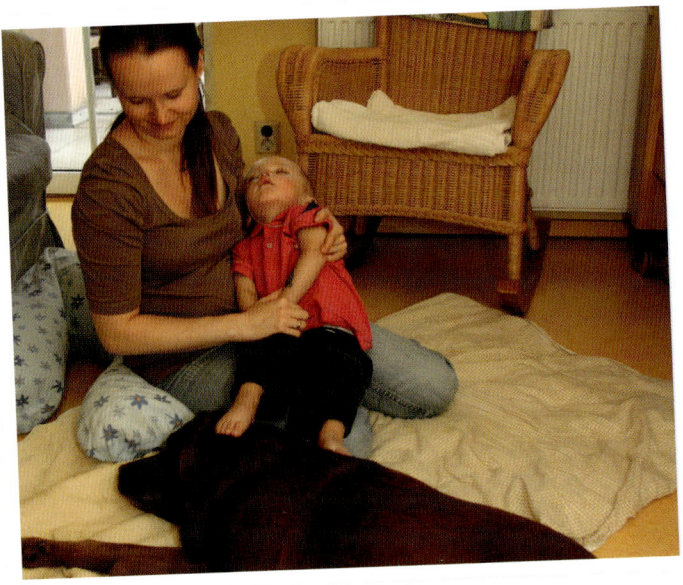

Julian und seiner Mama und Emma | © Ivana Seger

Auf weichem Fell geborgen

Als Emma uns im Hospiz besuchte, zog eine
angenehme Ruhe und Wärme in den Raum ein.

Durch Emmas Nähe und ihre sanften Berührungen
beruhigte sich die Atmung unseres Sohnes.

Sein schmerzverzerrtes Gesicht entspannte sich und
seine Krampfattacken wurden weniger.

Nicht nur unserem Sohn, sondern auch uns als Eltern
hat Emma immer sehr geholfen.

Sie brachte uns wunderschöne Momente der Ruhe
und Geborgenheit in dieser schweren Zeit.

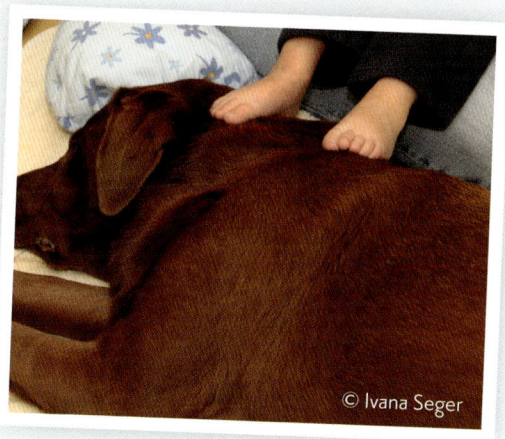

© Ivana Seger

Nadine – Mama von Julian

Fast gleichzeitig durfte ich die Mama des schwererkrankten Justus kennenlernen. Und auch bei ihm blieb der Emma-Effekt nicht aus.

Wann immer Justus bei und auf Emma lag, konnte er entspannen, was man deutlich am Pulsoxymeter (ein Gerät, das die Sauerstoffsättigung und die Herzfrequenz anzeigt) ablesen konnte. Er wurde nach jeder Einheit ruhiger und ruhiger.

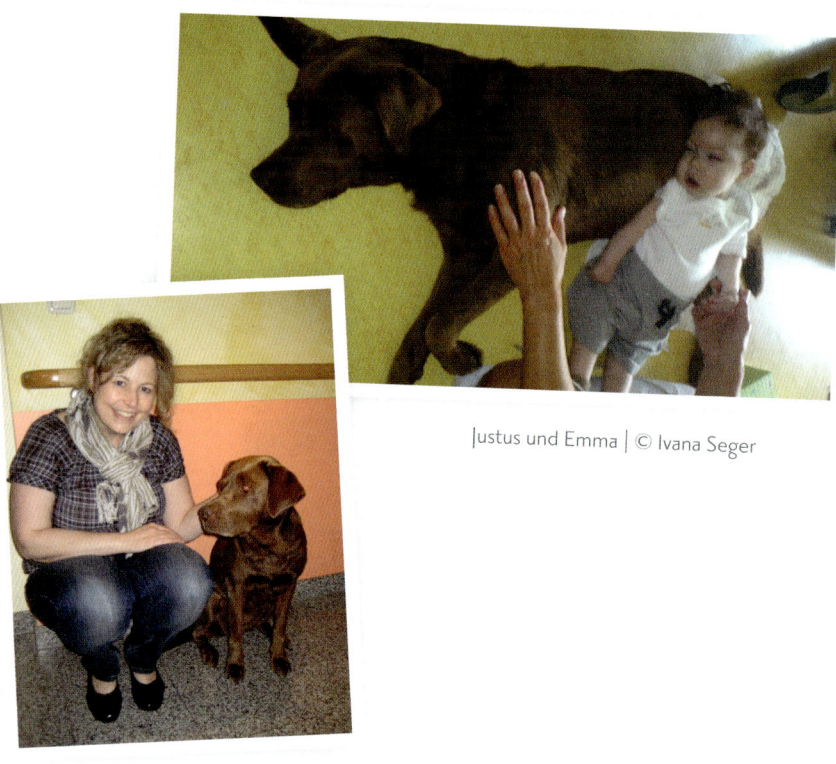

Justus und Emma | © Ivana Seger

Mama von Justus mit Emma | © Ivana Seger

es ist schön, dass Du uns diese Woche wieder besuchen kommst im
Kinderhospiz Bärenherz in Wiesbaden. Du weißt ja, wie sehr die anderen
Kinder und ich sich darauf freuen.

Meine Mama ist sehr glücklich, dass es einen Weg gibt, wie ich entspannen kann.
Das ist für mich mit meinen erst acht Monaten nämlich sehr schwierig.
Irgendwie ist bei meiner Geburt etwas Dummes passiert und ich habe einen
sehr schlechten Start ins Leben gehabt.

Deswegen plagen mich auch immer mal so plötzliche Gewitter in meinem
Kopf, dann muss ich ganz doll zittern.

Das ist aber alles für ein paar Momente vergessen, wenn ich auf deinem Bauch
liegen darf, dein weiches Fell spüren und einfach ein wenig tagträumen kann.

Dann schaffe ich es auch, ganz ruhig im Takt mit dir zu atmen und
die Kopfschmerzen sind auch weg!

Mama sagt, man kann das auch am Monitor sehen, dem Pulsoxymeter,
da fällt nämlich die Herzfrequenz. Ich weiß natürlich schon, dass das für dich
Arbeit ist; na klar, denn du gehörst ja mit ins Team Bärenherz.

Da freuen sich aber alle, wenn du zur Arbeit kommst, auch meine vielen
Kinderkrankenschwestern und -pfleger und auch die anderen Mamas und Papas!

Alles, alles Liebe für die Zukunft sagt Dir Dein Justus

Ich weiß nicht, wie viele Bärenherz-Familien wir in den letzten Jahren begleitet haben. Bei 40 habe ich aufgehört zu zählen. Ich würde so gerne jeder einzelnen Familie und vor allem jedem einzelnen Kind ein eigenes Kapitel widmen, doch das würde mit Sicherheit dieses Buch sprengen. Trotzdem möchte ich einige Bärenherz-Familien nicht unerwähnt lassen.

Mit am längsten begleiten wir nun die Familie Steufkens, allen voran die Pflegeeltern Manuela und Dieter. Sie würden wirklich alles für ihre Emelie tun, die damals als „Klappenkind" gefunden worden ist und die sie einfach bei sich aufnehmen mussten. (Babyklappe: Das neugeborene Baby kann in verschiedenen Institutionen abgegeben werden, indem es durch eine Klappe in ein Wärmebett gelegt wird. Sobald die Klappe geschlossen ist, wird durch einen elektronischen Alarm Hilfe herbeigerufen, so dass das Kind versorgt werden kann.) Und da ist es nicht verwunderlich, dass Emelie wahrscheinlich zu den größten Fans von Emma und nun auch von Sissi gehört. Emelie reagierte schon im ehemaligen Gebäude des Bärenherz so stark und positiv auf Emma, dass Manuela und ich bereits während unseres ersten Einsatzes da standen und es nicht fassen konnten. Emelie mag vielleicht nicht sprechen und nicht selbstständig laufen oder essen können, aber eines kann sie mit absoluter Sicherheit: Sie kann fühlen und ihre Freude zeigen, die sich in einem umwerfenden Strahlen äußert. Und so lächelt sie sich mitten ins Herz aller Beteiligten. Sie braucht nur neben ihrer Emma zu liegen und egal, welche Symptome sie noch vor ein paar Sekunden hatte, mit Emma an ihrer Seite verfliegen diese jedes Mal aufs Neue, als ob es sie nie gegeben hätte. Und dieser Emma-Effekt hält zum Glück auch noch sehr lange an, was mir Manuela immer wieder ganz erstaunt und zutiefst dankbar nach jeder Einheit erzählt. Wer Emelie nicht kennt, der kann auch an ihren Reaktionen kaum etwas ablesen. Ich hingegen weiß heute ganz genau, wie und wo ich sie anfassen darf und kann. Wenn ich Emelie sage, dass nun gleich ihre Emma zu ihr kommt, beginnt sie alleine schon bei diesem Satz zu strahlen. Wenn ich aber stattdessen Sissi zu ihr lege, sind alle Anwesenden immer völlig baff. Denn Emelie fühlt wirklich jedes Mal sofort, dass es nicht ihre Emma ist. Und man mag es glauben oder nicht, aber keine fünf Sekunden später zieht

Emelie jedes Mal ihre Hand weg und lässt sie erst dann wieder liegen, wenn endlich Emma neben ihr ist. Heute liebt sie Sissi genauso und genießt auch diese Kuscheleinheiten sehr. Doch auf ihren Rollstuhlrädern ist nur ihre Emma zu sehen, die Emelie nun überallhin begleitet. Das ist wahre Liebe.

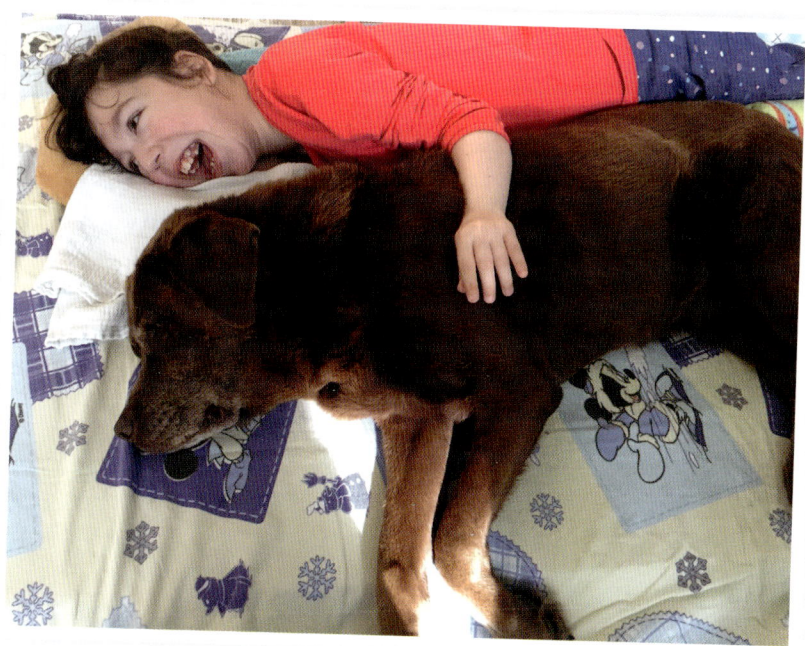

Emelie und Emma | © Ivana Seger

Mein Emma-Effekt

Ich heiße Emelie Steufkens und lernte vor ca. neun Jahren Emma und Ivana im Kinderhospiz Bärenherz kennen.

Ich war drei Jahre alt, hatte viele epileptische Anfälle und hielt meine Hände in fester Faustform. Bei einem Bärenherz-Aufenthalt lernte ich die beiden kennen. Ich wurde auf einer Decke auf dem Boden gelagert.
Emma und Ivana legten sich zu mir. Emma war ganz warm und weich. Meine Mama beobachtete die Situation. Plötzlich ging wie von selbst meine Hand auf. Ich ergriff die Chance und hielt mich ganz fest an Emmas Fell. Ich wollte nicht, dass sie aufsteht und weggeht. Meine Mama bekam einen riesigen Schreck. Ich glaube sie hatte Angst, dass Emma böse werden könnte. Doch Emma blieb ganz ruhig bei mir liegen. Ich kann euch sagen, es war sehr schön Emma so zu spüren und ich entspannte total. Meine Mama hatte Tränen in den Augen.

Dann war es leider soweit. Meine „Emma-Zeit" war zu Ende und sie ging zu einem anderen Bärenherzkind. Ich war ziemlich sauer und motzte, doch Emma kam nicht mehr zu mir. Trotzdem entspannte ich mich sehr schnell.
Dies zeigte sich dadurch, dass meine Hände geöffnet blieben, auch noch Stunden danach. Bei meinem nächsten Treffen mit Emma im Bärenherz ging es mir nicht gut. Ich habe viel gekrampft. Doch als Emma mich ein paarmal leicht anstupste und ich sie spürte, hörten die Blitze in meinem Kopf (epileptische Anfälle) auf und ich konnte in meiner „Emma-Zeit" entspannen.

Bis heute gelingt es Emma immer wieder, meine spastische Haltung und Krampfanfälle zu unterbrechen. Im Jahr 2017 durfte ich einen ganz besonderen Geburtstag im Kinderhospiz Bärenherz erleben. Ich hatte nämlich am „Emma-Tag" Geburtstag. Emma hat glaube ich gespürt, dass es ein ganz besonderer Tag für mich war. Sie kam immer wieder zu mir und stupste mich an, wenn sie nicht bei einem meiner Bärenherz-Freunde war.

Sie und Sissi wurden an diesem Tag mit einem „Karotten-Bär" für ihren Einsatz belohnt. Doch das größte Geschenk bekam ich von Emma und Ivana. Sie werden mich jetzt regelmäßig zu Hause besuchen.

Da ich nun schon so lange ein großer Emma-Fan bin, haben sich meine Eltern etwas ganz Besonderes in diesem Jahr einfallen lassen: Ich bekam einen neuen Rollstuhl. Ihr fragt Euch jetzt bestimmt, was mein Rolli mit Emma zu tun hat? Schaut mal, ich verrate es Euch:

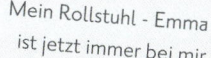
Mein Rollstuhl - Emma
ist jetzt immer bei mir

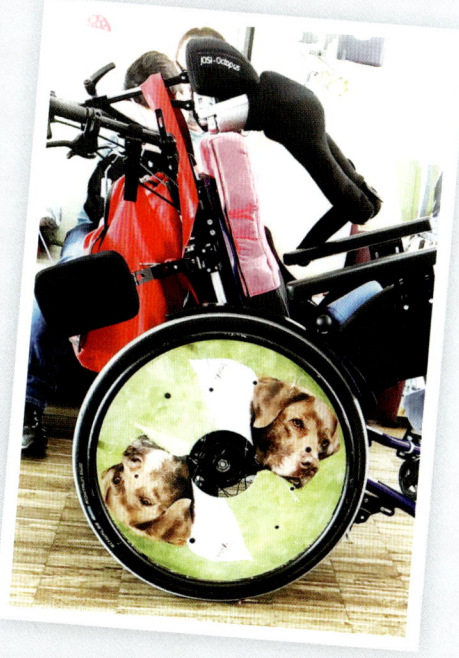

Liebe Emma, Sissi und Ivana!
Jetzt habe ich meine Emma immer bei mir. Ich kann mich für euren Einsatz nur ganz herzlich bedanken, auch im Namen meiner Eltern.
Ich hoffe, dass ich noch viele Stunden mit Emma erleben darf.

Manuela – Mama von Emelie

Dann fällt mir noch Petra mit ihrem Sohn Tim ein. Tim kommt nicht nur als Entlastungskind ins Bärenherz, sondern auch fast immer zum „Frei"-Tag (das ist ein besonderes Angebot im Bärenherz, auf das ich später noch eingehe).

Es ist der Wahnsinn, wie Tim auf Emma & Sissi reagiert und nach so vielen Jahren habe ich den Eindruck, dass er mittlerweile auch schon meine Stimme erkennt. Denn jedes Mal, wenn ich Tim sehe und ihn anspreche, dreht er sich in meine Richtung und manchmal huscht ihm auch ein kleines Lächeln über das Gesicht. Petra war anfangs sehr überrascht, als sie Emma im Aufenthaltsraum des Bärenherz liegen sah. Ob Tim Hunde mag, wollte ich damals von ihr wissen, doch sie schüttelte nur den Kopf und sagte, dass wir es ausprobieren sollten. Und so legte ich Emma an seine rechte Körperseite. Als Tim sie spürte, nahm er seinen rechten Arm und legte ihn um Emma. Petra stand nur da und war sprachlos und dann sagte sie sichtlich gerührt: „Da haben wir die Antwort."

Und ich denke an Sandra mit ihrer Tochter Elena, die ich damals auf Emma legen konnte, da sie gerade mal drei Monate alt war und kaum etwas wog. Sobald ihr Köpfchen Emmas Fell berührte, legte sich irgendwie ein Schalter in Elena um, denn sie bewegte ihren Kopf plötzlich hin und her, als ob sie mit jeder Faser ihres Kopfes Emma ganz nah sein und in sich aufnehmen wollte. Mit dem Einverständnis dieser Bärenherz-Mama entstand wohl eines der rührendsten Fotos: jenes, das auf Facebook hunderte Menschen und Leser zu Tränen rührte, woraufhin ich einen Tag später eine Mail nach der anderen bekam. Menschen, die wir persönlich nicht kannten, bedankten sich bei mir für unseren Einsatz und fragten, ob und wie sie uns unterstützen könnten. Ich war jedes Mal aufs Neue über solche Danksagungen überrascht, denn eigentlich gebührt diese Anerkennung dem Kinderhospiz Bärenherz und all seinen einfühlsamen Mitarbeiterinnen und Mitarbeitern.

Vor allem aber gebührt sie jenen Eltern, die wie Sandra gelernt haben, im Hier und Jetzt zu leben, jeden Moment bis ins kleinste Detail zu genießen und sich nicht von Prognosen und Diagnosen lenken zu lassen. Wie recht Sandra damit haben sollte, zeigt sich heute in all den wunderschönen Fotos, die sie nun schon seit Jahren mit der Öffentlichkeit auf ihrer Facebook-Seite teilt, denn Elena ist wider Erwarten in diesem Jahr fünf Jahre alt geworden.

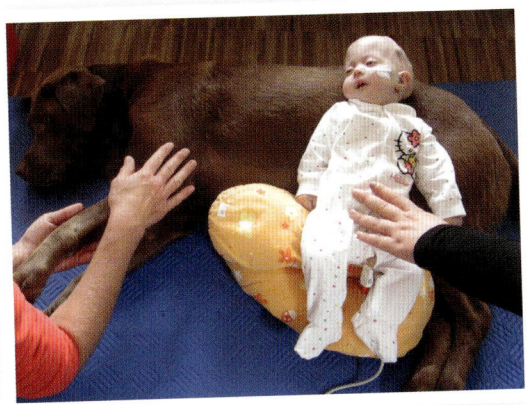

Elena mit Emma - Tochter von Sandra | © Ivana Seger

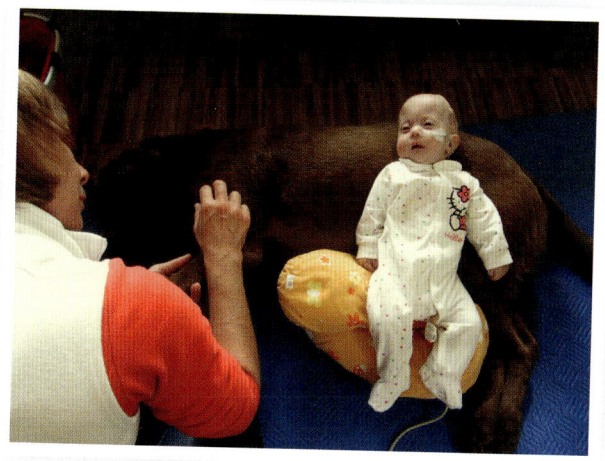

Elena mit Emma und Ivana | © Ivana Seger

Kuschel-Zeit für Tim

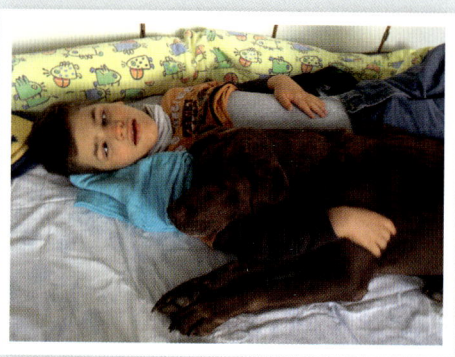

Tim mit Emma | © Ivana Seger

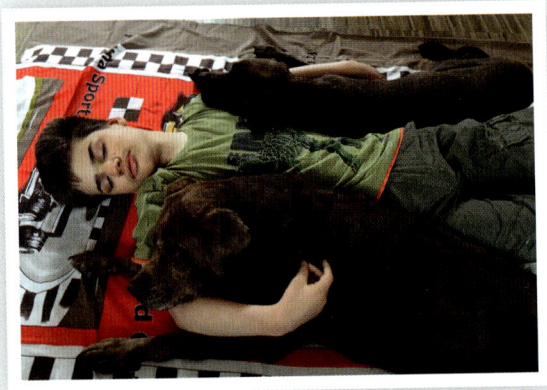

Tim mit Emma & Sissi | © Ivana Seger

Unser Sohn genießt die gemeinsame Kuschelzeit mit Emma & Sissi.
Wir staunen immer wieder, dass unser Sohn keinerlei Berührungsängste hat
und wie sehr er sich auf die Hunde einlassen kann.
Wir sind sehr dankbar, dass unser Sohn durch euch und das Kinderhospiz die
Möglichkeit hat, solche intensiven Erfahrungen zu machen.

Petra – Mama von Tim

Emma und ich lernten auch die Bärenherz-Mama Denise und ihre inzwischen verstorbene Tochter Maya kennen. Sie war so ein besonderes Mädchen und wann immer sie im Bärenherz als Entlastungskind war, arbeiteten wir mit ihr. An ihrer Reaktion konnte jeder im Raum spüren, wie sehr sich Maya über Emma und die damit verbundene Entspannung freute und wie sehr sie jeden einzelnen Moment davon genießen konnte. Es gibt Familien und Kinder, die ich niemals vergessen werde und Denise und Maya gehören definitiv dazu und haben immer noch einen festen Platz in meinem Herzen.

Denise wohnt nicht gerade in der Nähe von Wiesbaden, ganz im Gegenteil. Doch wann immer es ihre Zeit und ihre momentane psychische Verfassung zulassen, nimmt sie diesen weiten Weg sehr gerne in Kauf und kommt zurück ins Bärenherz und so auch irgendwie näher zu ihrer Tochter. Hier hat sie die seltene Gelegenheit andere Bärenherz-Mamas zu treffen, sich mit ihnen auszutauschen und über ihren so schmerzlichen Verlust zu sprechen, den man nur mit ganz wenigen Menschen in seinem Umfeld besprechen kann.

Bei den anderen betroffenen Eltern und allen Mitarbeitern vom Bärenherz muss sie niemandem erklären, was es bedeutet, sein Kind zu verlieren. Hier darf sie weinen und jeder weiß mit dieser Situation umzugehen.

Wann auch immer wir uns im Bärenherz sehen: Emma spürt ganz genau, wer da vor ihr steht und sie weiß auch genau, was Denise gerade braucht und tut das, was sie am besten kann: Emma hilft.

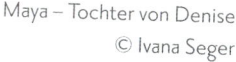
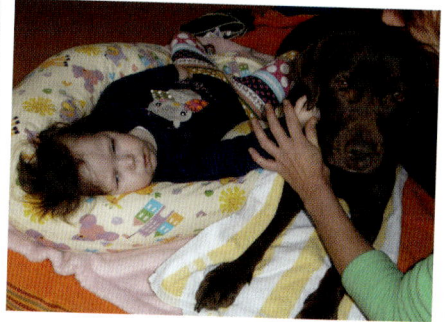

Maya – Tochter von Denise
© Ivana Seger

Und wie könnte ich Jule mit ihrem Sohn Paul vergessen? Paul kannte ich schon von seinen Aufenthalten als Entlastungskind im Bärenherz. Er kann aufgrund seiner Erkrankung nur wenig Mimik zeigen, daher fiel es mir anfangs schwer, an ihm abzulesen, ob und wie gut er das Kuscheln mit Emma fand. Als dann seine Mama Jule mit ihm zum „Frei"-Tag kam, nutzte ich die Gelegenheit und startete noch im Beisein seiner Mutter an diesem Tag mit ihm.

Kaum lag Emma Rücken an Rücken mit Paul, sah Jule mich sichtlich bewegt an. „Ist das schön und schau mal, wie er das genießt", sagte sie und streichelte ihrem Sohn über die Wange. „Kannst du heute ganz viele Fotos machen und sie mir schicken?", fragte mich Jule und ich nickte. An diesem Nachmittag entstand eines meiner Lieblingsfotos mit Paul. Kaum hatte ich Jule das Foto geschickt, da kam schon ihre Antwort mit ganz vielen Herzchen: „Er sieht ja unfassbar aufmerksam aus". Und als sie Paul später abholte, sagte sie erst ihrem Sohn Hallo, dann ging sie zu Emma, um sich mit ganz vielen Streicheleinheiten bei ihr zu bedanken.

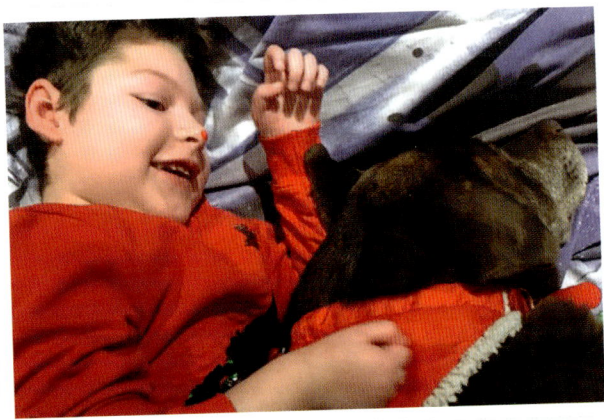

Paul mit Emma | © Ivana Seger

Liebe Ivana, Emma und Sissi,

eigentlich kann man kaum in Worte fassen, was ihr mit und für uns
Bärenherz-Familien mit unseren besonderen Kindern tut!
Von außen betrachtet sieht man wahrscheinlich eine „nette Kuschelstunde" oder
„ein bissel spielen" mit den Hunden. Aber: Es ist einfach viel mehr und geht viel
tiefer (und da werden mir wohl ALLE Angehörigen eines kranken, besonderen
Familienmitglieds zustimmen)!

Ich persönlich habe, wenn ich live dabei bin, meistens einen „Tränenüberschuss"
und weiß nicht mal genau, warum … obwohl, eigentlich schon!
Ich sehe meinen kleinen Pauli, der die Augen weit aufreißt und kurzzeitig
vollkommen in unserer Welt angekommen zu sein scheint.
Egal, wie viele Medikamente ihm auch die Sinne trüben. Er ist wach und
aufmerksam und scheint alle Widrigkeiten für einen Moment vergessen zu
können. Gerade in kritischen Zeiten seid ihr ein Segen für uns und Pauli.
Und dafür einfach nur von Herzen DANKE!

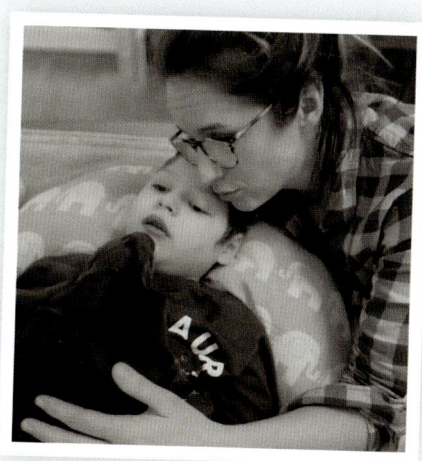

Paul und seine Mama mit Sissi | © Ivana Seger

Danke Ivana. Danke Emma. Danke Sissi. Liebste Grüße von Jule

Jule – Mama von Paul

Und da wären noch Elena und Dirk mit ihrer Tochter Nina, die wir vor sechs Jahren als Entlastungskind im Bärenherz kennengelernt haben und die uns so ans Herz gewachsen ist. Sie gehört zu den Kindern, bei dem der Emma- beziehungsweise Sissi-Effekt ganz besonders stark ist. Nina ist ein Mädchen, das immer dabei sein und nichts verpassen möchte.

Außenstehenden fällt es schwer, Ninas Bedürfnisse zu erkennen. Sie haben Mühe damit, Nina durch ihre krankheitsbedingte, verringerte Mimik und Gestik zu verstehen. Doch wer in ihre Augen schaut, die einen umhauen, wenn man sie sieht, der hat die einmalige Chance, in ihr Herz zu schauen.

„Sie sieht so glücklich und zufrieden aus", schreibt mir Elena fast jedes Mal, wenn ich ihr während unseres Einsatzes beim „Frei"-Tag die Fotos schicke (den „Frei"-Tag erkläre ich im nächsten Kapitel genauer).

„Ich würde das so gerne mal live sehen", sagte sie mir eines Tages und zwei Wochen später fuhr ich im Auftrag unseres Vereins „Tröstende Pfoten – Therapiebegleithunde für Deutschland e.V." zu ihr nach Hause und wurde fürstlich begrüßt.

Die Bärenherz-Mama Katja, die Elena bei der Versorgung von Nina hilft, war auch da, was mich sehr freute. Sie zu umarmen tat so gut, denn wir hatten uns eine Zeit lang nicht gesehen. Mit Katja brauche ich nie ein Warm-up. Im Gegenteil, es ist jedes Mal, als ob wir uns gestern gesehen hätten. Ihre verstorbene Amélie ist das unsichtbare Band, das uns für ewig verbinden wird. Und Katja freute sich so sehr über Emma.

Elena war schon richtig aufgeregt und konnte es kaum abwarten und so legten wir Nina auf eine weiche Matratze und lagerten sie so, dass sie für die nächsten 30 Minuten beschwerdefrei liegen konnte. Man muss dazu wissen, dass Nina durch ihre Erkrankung sehr unkontrollierte Bewegungen macht und oft einfach nicht zur Ruhe kommen kann.

Ich sagte zu Emma „Okay", woraufhin sie sofort aufstand und schwanzwedelnd zu Nina ging. „Leg ruhig ihre Hand aufs Fell", sagte ich zu Elena, doch Nina wollte dies nicht und zog ihren gesamten Arm immer wieder weg. „Heute mag sie wohl nicht kuscheln", sagte Elena und nach fünf Minuten beendete ich die Einheit. „Oh, wie schade", meinte sie und konnte ihre Enttäuschung nicht mehr verbergen. „Weißt du was, wir legen einfach noch Sissi zu ihr", sagte ich und Elena nickte traurig.

Sissi legte sich, wie vorher auch Emma, ganz nah an Nina heran und ich sah in Elenas Augen, wie sehr sie hoffte, dass Nina dies beruhigen würde, doch sie zappelte immer stärker. Ich nahm ihre Hand und legte sie auf Sissis Fell und was dann passierte, kann man mit keinen Worten beschreiben. Es wirkte wie ein kleines Wunder, denn Nina öffnete sofort ihre Hand und legte sie ganz bewusst auf Sissi und schien sie dabei sogar zu streicheln. Elena, die gerade noch so traurig war, traute ihren Augen nicht. „Das gibt es doch gar nicht", wiederholte sie immer und immer wieder, und dass sie das unbedingt fotografieren müsse. Und so rannte Elena förmlich aus dem Zimmer, damit sie so wenig wie möglich verpasste.

„Ivana, du hast so tolle Hunde. Ich bin so froh, dass du uns begleitest!" Nun war ich es, die zutiefst gerührt war. Solche Worte, die mit so viel Liebe und ehrlicher Dankbarkeit ausgesprochen werden, sind der schönste Lohn, den ich mir nur vorstellen kann.

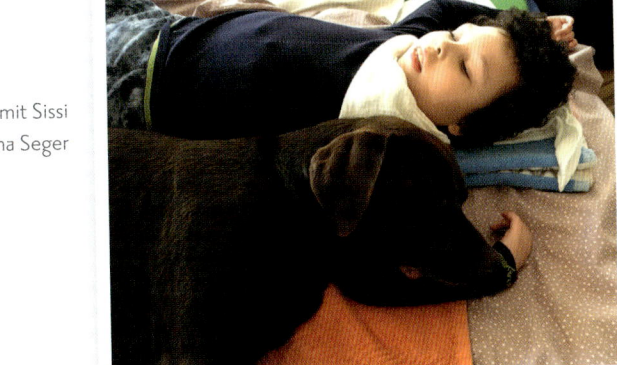

Nina mit Sissi
© Ivana Seger

Liebe Ivana, Emma und Sissi,

Sigmund Freud soll seine Chow-Chow-Dame Jofie regelmäßig in Therapiesitzungen mitgenommen haben. Wie er feststellte, wirkte die Anwesenheit des Hundes beruhigend auf seine Patienten. Bei unserer Nina war es auch nichts anderes: Wie eine Symbiose wirkten Sissi und Nina. Beide waren so entspannt. Nina hat die Wärme und die Ruhe von Sissi so genossen, dass sie, als Sissi wieder aufwachte und ging, sofort angefangen hat zu jammern.

Ich als Mama habe dieses vertraute Bild der beiden so sehr genossen und daher wollte ich diesen wunderbaren Moment unbedingt durch Bilder festhalten. Es wird immer vom „Emma-Effekt" gesprochen, doch ich kann nach diesem Tag sagen, dass es auch einen unglaublich beeindruckenden „Sissi-Effekt" gibt, den ich so noch nie miterleben durfte und der mich sehr gerührt hat.

Diese Symbiose, dieses gegenseitige Vertrauen zwischen Sissi und Nina war so präsent und einfach nur wunderbar.

Ich darf und möchte aber auch unsere liebe Emma nicht vergessen, die unsere geliebte Nina nun schon seit sechs Jahren kennt und liebt. Auch sie durfte mit ihrer Nina kuscheln. Mit ihr war es zwar etwas anderes als mit Sissi, aber auch sehr schön. Bei Emma war Nina etwas lebhafter. Und während Sissi mit Nina kuschelte und beide völlig entspannt waren, bekam unsere liebe Freundin Katja eine beruhigende Therapie-Sitzung mit Emma und ich spürte sofort, dass die beiden eine ganz besondere Beziehung zueinander haben. Es war ein wunderschöner Tag, den wir noch lang in unserem Herzen behalten werden.

Dafür sagen wir vielen, vielen Dank an Emma, Sissi und unsere liebe Ivana Seger.

Elena – Mama von Nina

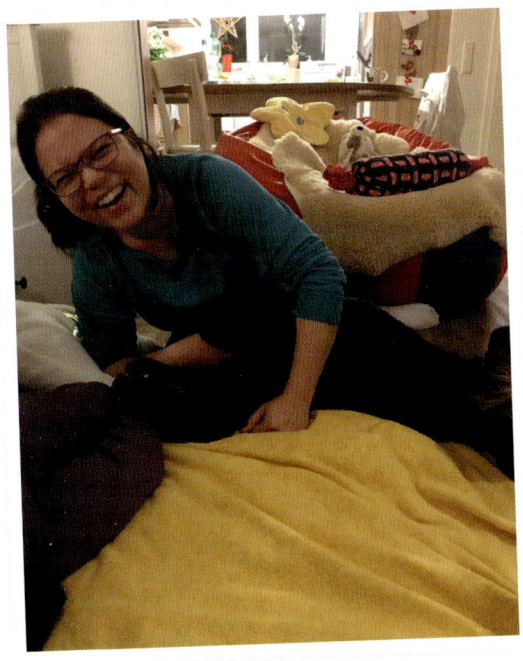

Mama Elena mit Sissi | © Ivana Seger

Und auch Julia und ihr Sohn Tyler fallen mir ein, die ich nicht mehr im meinem Leben missen möchte. Als ich Julia kennenlernte, war mir sofort klar, dass ich hier einer ganz besonderen Frau gegenüber sitze. Julia war ganz fasziniert von Emma und so kamen wir damals sehr schnell ins Gespräch. Und dann erfuhr ich alles über den Tag, der Julias und Tylers Leben auf so eine tragische Art und vor allem auf einen Schlag ändern sollte.

„Eigentlich war Tyler einmal ganz gesund", fing sie an, und ihre Augen wurden feucht. „Du kannst es mir auch ein anderes Mal erzählen", sagte ich zu ihr, doch Julia schüttelte nur den Kopf.

„Er hatte mit einem Jahr eine Lungenentzündung und musste ins Krankenhaus und Antibiotika bekommen", sagte sie und erzählte mir, wie auf einmal eine Krankenschwester im Zimmer stand, um ihm das Medikament zu verabreichen. „Ich habe sie gebeten, dass sie später kommen soll, da er gerade etwas gegessen hatte, doch die Krankenschwester, die wahrscheinlich noch nie etwas von Empathie gehört hatte, wollte nicht warten. Ich weiß noch, wie sich Tyler erschrocken und dann so sehr verschluckt hat."

Während ich ihr zuhörte, bemerkte ich, wie sich meine Hände automatisch zu Fäusten geballt hatten und ich versuchte, meine aufkommenden Tränen unter Kontrolle zu bringen.

„Dann ging auf einmal alles so schnell und ich habe nur gesehen, wie mein Sohn immer blauer im Gesicht wurde. Das Schlimmste war, dass keiner mit mir gesprochen hat und alle auf einmal nur noch panisch hin- und hergelaufen sind." Und dann kam der Moment, als sie ihren Sohn beatmen mussten und auf einmal sein Herz aufhörte zu schlagen und er reanimiert werden musste. Spätestens jetzt wollte ich am liebsten zu dieser Krankenschwester nach Hause fahren, um ihr mein absolutes Unverständnis ins Gesicht zu brüllen.

Julia erzählte weiter: „Als ich meinen Sohn wiedersah, hatte er nichts mehr mit dem Kind zu tun, was ich noch vor zwei Stunden im Arm gehalten hatte."

Nun saßen wir beide da und weinten. Wie unfair das Leben sein kann, wissen wir alle nur zu gut. Doch hier handelt es sich einzig und allein um massiv unprofessionelles Verhalten. Das hätte Tyler und auch Julia nie passieren dürfen. Julia hatte sich an die Medien gewandt, die auch über ihren Fall berichtet haben.

Doch geändert hat sich leider nichts. An diesem furchtbaren Tag wurde Julia, die vorher noch eine gewöhnliche Mutter war, zu einer Bärenherz-Mama.

Und diese Mama saß mir nun gegenüber und hatte trotzdem so viel Stärke und positive Energie in sich. Und ich, ich schaute sie jedes Mal an, wenn wir uns im Bärenherz trafen und ich frage mich auch heute noch, wie sie all das nur schafft. Denn Julia hat noch vier weitere Kinder und war lange alleinerziehend.

Ich weiß noch, wie bei unserem ersten Treffen eine Kinderkrankenschwester mit ihrem frisch gebadeten Sohn aus dem Zimmer kam und ihn in den Aufenthaltsraum brachte. Und dann sah ich, wie Julia ihren Sohn anschaute. Da war so viel Liebe in ihren Augen und als sie ihn im Arm hielt und ihm dabei erzählte, dass es im Bärenherz eine Emma gibt, hat sie mich damit zutiefst berührt.

Wir legten Tyler auf die Matratze und lagerten ihn so, dass er bequem lag. Erst dann holte ich Emma und legte sie ihm in seinen Rücken, damit er sich nicht mehr so überstrecken konnte. Und dann passierte es: Er atmete ruhiger und seine gerade noch zu sehende Spastik in den Armen war auf einmal weg. Julia war völlig überrascht und fragte mich: „Wie geht denn so etwas?" Und ich erzählte ihr alles über den Emma-Effekt.

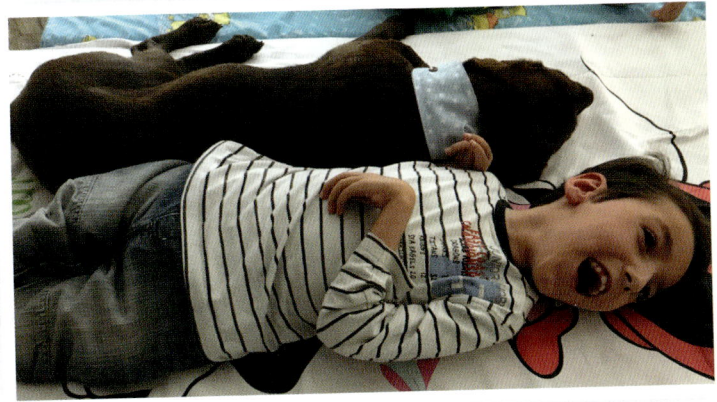

Tyler mit Sissi | © Ivana Seger

Beim nächsten Entlastungsbesuch wunderte ich mich, denn eigentlich legt sich Emma immer sofort auf ihre Decke, wenn wir im Aufenthaltsraum sind. Doch diesmal ging sie sofort zu Julia und ich wusste innerlich, dass es einen Grund dafür geben musste. Und so setzte ich mich zu Julia dazu, die die ganze Zeit Emma streichelte. „Das ist der Hammer!", sagte sie plötzlich zu mir und erzählte dann von ihrem Tag, der so furchtbar begonnen hatte. „Heute bekomme ich auch einmal eine Therapiestunde", sagte sie und ich nickte nur.

An diesem Donnerstag hat sich Emma ganz tief in das Herz von Julia geschlichen. Und seit dem letzten „Frei"-Tag hat Tyler nicht mehr nur Emma, um zur Ruhe zu kommen, sondern nun auch Sissi. Denn auch sie konnte den gleichen Effekt bei Tyler auslösen.

Als Julia ihren Sohn nach unserer Einheit wieder abholte, war sie sehr erstaunt, wie entspannt er da lag und dass ausgerechnet Sissi dafür verantwortlich gewesen sein sollte. „Er hat den ganzen Abend nicht gespeichelt und die Nacht durchgeschlafen", schrieb sie mir am nächsten Tag. Und als wir uns das nächste Mal trafen, umarmte sie mich fest und kniete sich dann sofort zu Sissi und sagte nur ein Wort: Danke!

Als wir vor Kurzem mit anderen Bärenherz-Mamas einen gemeinsamen Ausflug zur Messe REHACARE nach Düsseldorf machten, erzählte Julia den anderen Mamas von ihrem Erlebnis und ihrem ganz eigenen Emma-Effekt, den sie am eigenen Leib spüren durfte. Schon bei den ersten Sätzen spürte jeder, wie berührt und beeindruckt sie selbst hier in Düsseldorf noch davon war. Sie erzählte: „Tyler war im Bärenherz. Und ich hatte mich so sehr auf Ivana, Emma & Sissi gefreut. An dem Tag ging es mir aber selber sehr schlecht. Ich hätte nur weinen können. Ich wollte es mir aber nicht anmerken lassen und lächelte einfach nur. Ich konnte und wollte an diesem Tag mit niemandem sprechen und einfach nur bei Tyler sitzen. Doch als die drei kamen, legte sich Emma direkt ganz nah zu mir, als ob sie sagen wollte: Ich bin nun da für dich und gehe nicht mehr weg!"

Nie vergessen werde ich Vincent und seine Eltern Melanie und Claus. Kennengelernt haben wir diese Familie, die ich heute nicht mehr in meinem Leben missen möchte, im Jahr 2013. Ich weiß noch ganz genau, wie ich mich bei Melanie vorstellte und sie mir ihre und vor allem Vincents Geschichte erzählte.

„Er lag so lange auf der Intensivstation und hatte so viele Krisen", sagte sie zu mir und an ihrem Blick konnte ich sehen, wie belastend diese Zeit für sie als Mama gewesen sein musste.

„Was macht denn Emma genau?", wollte sie dann von mir wissen und an der Art, wie sie sich Emma näherte, merkte ich, dass sie ein wenig Respekt vor ihr hatte.

Ich muss ihr irgendwie die Angst nehmen, dachte ich noch, denn sonst würde sie mir ihren geliebten Sohn niemals anvertrauen. Und so sagte ich zu ihr: „Ich glaube, Emma denkt selber, sie sei ein Marienkäfer. Sie weiß gar nicht, dass sie ein Hund ist", und mein Plan funktionierte, denn kaum hatte ich diese Sätze ausgesprochen, sah Melanie Emma ganz anders an und konnte sie auch das erste Mal streicheln.

„Die hat aber ein schönes Fell, so weich", sagte sie und nun war das Eis gebrochen und ich wusste, dass ich nun auch mit ihrem Sohn „arbeiten" durfte.

„Er kommt manchmal ganz schwer zu Ruhe und muss regelmäßig abgesaugt werden", sagte sie und zeigte dabei auf sein Tracheostoma. Ich spürte, dass Melanie mir erklären wollte, was und wofür dieses Tracheostoma war und ich wusste, dass nun auch ich mir ihr Vertrauen verdienen musste. Und so sagte ich zu ihr: „Ich bin selber Palliativschwester und arbeite in einem Erwachsenen-Hospiz", und nun schaute sie auch mich anders an.

Dann tat Melanie etwas, was ihr zu diesem Zeitpunkt scheinbar nicht so leicht gefallen ist: Sie gab mir ihren geliebten Sohn und beobachtete uns, während sie Vincent nie aus den Augen ließ. Und so nahm ich ihn, sprach mit diesem kleinen Mann und legte dann seinen Kopf auf Emmas Fell ab.

In diesem Moment schenkte mir Melanie etwas, das mich zutiefst berührte: Sie vertraute mir und Emma und genoss von diesem Tag an jedes einzelne Treffen und freute sich immer so über meine Fotos. Sie sind auch heute noch so wertvoll für sie und ihren Mann Claus.

Vincent kam von da an immer wieder als Entlastungskind ins Bärenherz und auch das Angebot vom „Frei"-Tag nahmen Melanie und Claus immer sehr gerne in Anspruch. Doch dann änderte sich an nur einem Tag auf einmal alles und das mit so einer Dramatik, dass es uns allen fast das Herz brach.

Vincent war zwischenzeitlich in einer anderen Einrichtung untergebracht und bekam eine Krise. Eine Krise, aus der er selbstständig nicht mehr rauskommen konnte. „Abends kam dann der Anruf und wir sind sofort losgefahren", erzählte mir Melanie, als ich bei ihnen zu Hause saß und mit ihnen Kaffee trank. „Wir haben die ganze Nacht an seinem Bett verbracht und uns immer abgewechselt. Es ging ihm aber so schlecht und deshalb bekam er ein Notfallmedikament nach dem anderen, doch Vincent konnte einfach nicht mehr. Am nächsten Morgen ist er dann in meinem Arm gestorben."

Ich weiß noch, wie ich einfach nur dasaß und mit meinen Tränen kämpfte. Vincent, der alle Bärenherz-Mitarbeiterinnen und -Mitarbeiter zu seinen Lebzeiten mit seinem Charme verzaubert hatte, wurde als verstorbenes Kind später im Bärenherz verabschiedet.

Auf seiner Beerdigung hat dann auch Emma für immer Abschied von ihm genommen. Noch heute gehören Melanie und Claus zu meinem Leben dazu und dafür bin ich sehr dankbar. Und Emma – sie hat einen ganz besonderen Platz in der Wohnung von Melanie und Claus bekommen, denn auf einer Kommode steht immer noch das wunderschöne Foto von Vincent und seiner Emma.

Vincent mit Emma
© Ivana Seger

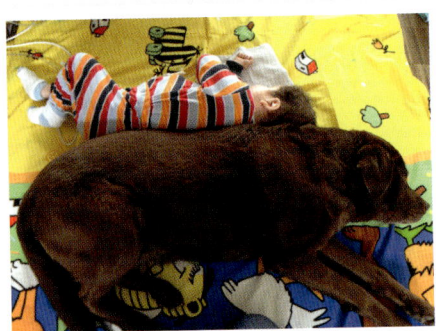

Liebe Ivana, Emma und Sissi,

es freut uns sehr, dass Vincent einen Platz in deinem Buch findet.
Vincis Begegnung mit Emma war ganz besonders, weshalb wir gerne darüber schreiben möchten.
Nach der Geburt verbrachte Vinci eine lange und schwere Zeit auf der Intensivstation. Vinci kämpfte um sein Leben und überstand unzählige Krisen. Manchmal musste man den kleinen Vinci hinter der einschüchternden Medizintechnik suchen. In der Klinik war Vinci oft unruhig und schwer zu beruhigen. Das lag bestimmt an seinen körperlichen Problemen, bestimmt aber auch daran, dass er oft unverstanden blieb.

Mit dem Einzug ins Bärenherz am 4. März 2013 begann endlich eine schöne Zeit für Vinci und uns. Durch die liebevolle Unterstützung, die fürsorgliche Pflege und die vielen tollen Angebote durften wir viele wundervolle Momente mit Vincent erleben. Ein ganz besonderes Angebot war der „Emma-Tag". Emma kam in Vinci Zimmer und kuschelte sich an ihn und nahm ihn dabei einfach so an wie es war – völlig unvoreingenommen. Vinci konnte sich so toll entspannen und war glücklich. Atmung und Puls, die mit einem Monitor überwacht wurden, beruhigten sich deutlich, was ein klares Indiz dafür war, dass er sich wohlfühlte. Diese Atmosphäre der Ruhe, Entspannung und Wärme war für uns Eltern fast zum Greifen nahe.

Für uns als Eltern waren die „Emma-Tage" eine wunderschöne Erfahrung, weil wir sahen, wie sehr Vinci die Kuscheleinheit mit Emma genoss. Alle körperlichen Defizite, Ängste und Sorgen waren verflogen und nur der Moment zählte. Keine Worte waren notwendig, auch wenn du, liebe Ivana, immer ein offenes Ohr hattest.

Vielen herzlichen Dank für die wunderbaren Momente, die Ihr Vincent und uns geschenkt habt!

Melanie und Claus – Eltern von Vincent

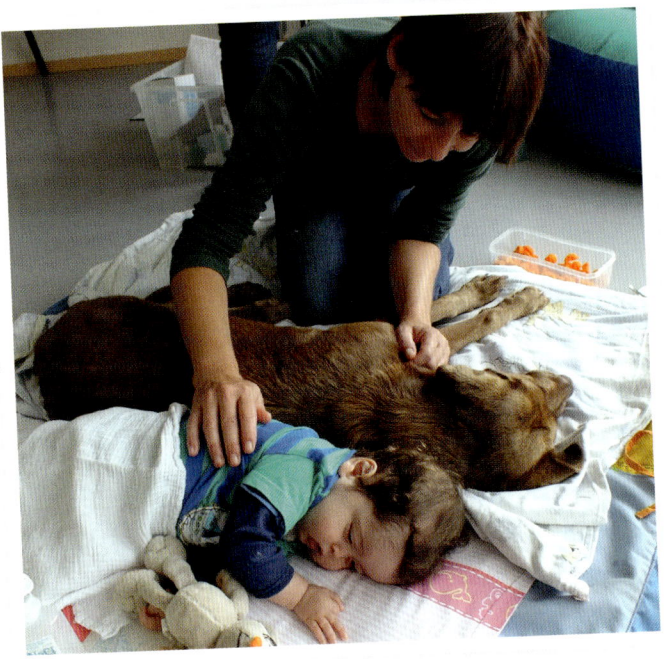

Vincent mit Emma und Ivana | © Ivana Seger

Und da gibt es noch die Familie Richter, allen voran Silke mit ihrem Sohn Gerrit sowie dessen Stiefpapa Steven. Auch diese Familie lernten wir vor ca. drei Jahren im Bärenherz kennen, als Gerrit aus der Klinik entlassen wurde und keiner wusste, wie es weitergehen sollte.

Dieser kleine, charismatische Junge eroberte unser Herz im Sturm und bei Silke hatte ich vom ersten Moment an das Gefühl, dass wir uns schon Jahre kennen. Gleich bei unserem ersten Einsatz sprachen wir über Gott und die Welt, während Gerrit noch etwas skeptisch Emma & Sissi ansah und scheinbar hin und her gerissen war, was er tun sollte: Lieber auf Distanz gehen oder doch mal Hallo sagen?
Es war einfach nur herrlich, ihn dabei zu beobachten, und als er das vierte Mal als Entlastungskind im Bärenherz war, brach nun auch bei ihm das Eis. Er traute sich an jenem Tag das erste Mal, Emma zu berühren. Und ich spreche hier nicht von streicheln, sondern von einem sanften Stupser auf ihrem Rücken. Als Emma sich dann umdrehte, um zu schauen, wer sie da wohl so berührt hat, verfiel Gerrit in eine regelrechte Starre, als ob er damit unsichtbar für Emma werden würde. Es war einfach nur köstlich.
Als Gerrit jedoch sah, was Emma da Leckeres zu Essen bekam, überwog die Neugier und statt die Möhrchenstücke Emma zu geben, aß er sie lieber selber. Heute sind Emma & Sissi für Gerrit nicht mehr wegzudenken und egal, was er auch gerade macht, wenn er im Bärenherz ist: Sobald er mich sieht, sucht er den ganzen Boden ab, bis er endlich Emma & Sissi findet und krabbelt dann schnurstracks zu ihnen.

Mittlerweile hat Gerrit keinerlei Berührungsängste mehr und gibt Emma zum Abschied nun sogar regelmäßig einen Kuss.

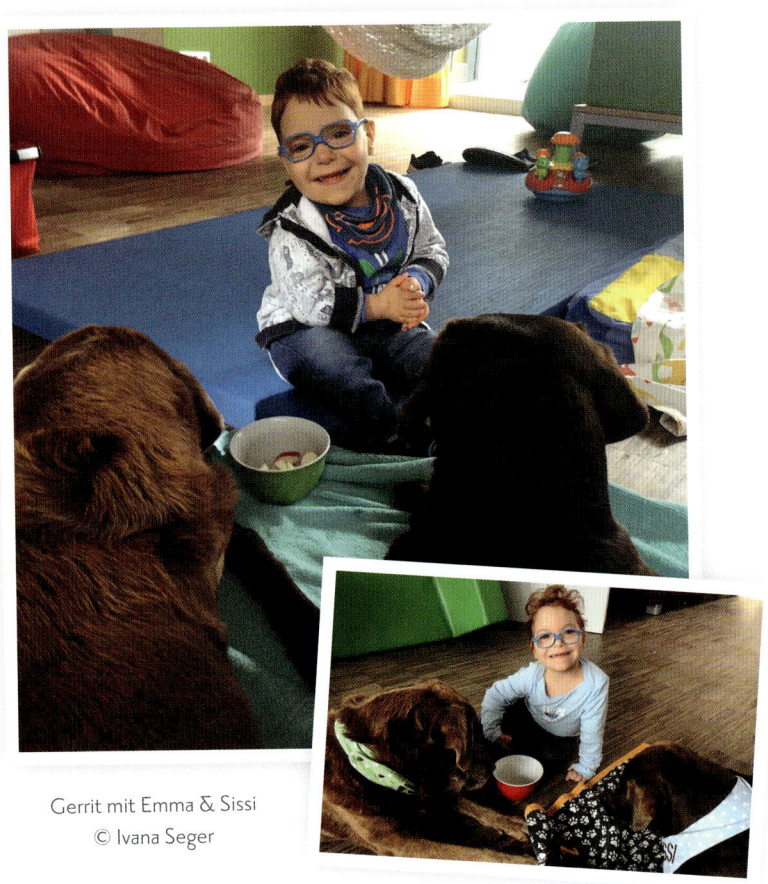

Gerrit mit Emma & Sissi
© Ivana Seger

Liebe Ivana, Emma und Sissi,

Wie es für mich als Mama ist, wenn Emma zu Besuch kommt? Freude, Glück.
Wenn Emma da ist, freut Gerrit sich „wie ein Keks". Er liebt Tiere.
Er traut sich aber nicht, sie anzufassen oder nur näher zu kommen. Selbst bei
Emma war es anfangs so, sie war ja auch riesengroß aus seiner Sicht.
Aber er hat durch sie gelernt, dass er keine Angst zu haben braucht. Mittlerweile
traut er sich, sie aus seiner Hand fressen zu lassen und er streichelt sie ab und zu
und lacht und freut sich dabei.

Da er durch einen seltenen Gendefekt eine verkürzte Lebenserwartung hat,
wollen wir ihm sein Leben natürlich so schön und fröhlich wie nur möglich
gestalten. Deswegen sind diese Momente für mich einfach nur wunderschön.
Ich freue mich mit ihm, wenn er lacht und Spaß hat. In diesen Augenblicken
bin ich einfach glücklich, dass er so ein lebensfrohes, aktives Kind ist und solche
Augenblicke überhaupt erleben darf.

Als er noch kleiner war, zu Besuch im Bärenherz, da war er meistens krank
(Lungenentzündung, Bronchitis) und durch Emma konnte er dann immer ein
wenig entspannen und Ruhe finden. Das ist auch heute noch so, wenn er mal
krank ist und dann Emma trifft. Dann reicht ihre Anwesenheit aus, damit er
zufrieden ist und auch wieder lachen kann.

Silke – Mama von Gerrit

Erst vor Kurzem lernten wir die Mama von Emilia auf einer Geburtstagsfeier von Caio kennen. „Ist das DIE Emma?", wollte sie von mir wissen und erzählte mir, was sie alles schon von Emma gehört hatte und wie gerne sie ihrer Tochter auch einmal so einen einzigartigen Moment schenken würde.

„Wir sind nächste Woche das erste Mal als Entlastung im Bärenherz und ich freue mich schon so auf den Donnerstag. Ihr kommt doch auch, oder?" fragte sie mich und jeder im Raum konnte spüren, wie wichtig es ihr war, dass nun auch ihre Emilia Emma auf diese ganz besondere Art und Weise kennenlernen durfte. Als wir uns dann eine Woche später im Kinderhospiz trafen, war ihre Vorfreude so spürbar und auch Emilia schien irgendwie auf Emma gewartet zu haben.
Also legten wir Emilia auf die „Emma-Matte" und lagerten sie bequem und erst dann holte ich Emma dazu.

Was danach passierte, kann keiner besser beschreiben, als die Mama selber, die Folgendes ihrer guten Freundin per Sprachnachricht schickte, was auf der nächsten Seite zu lesen ist.

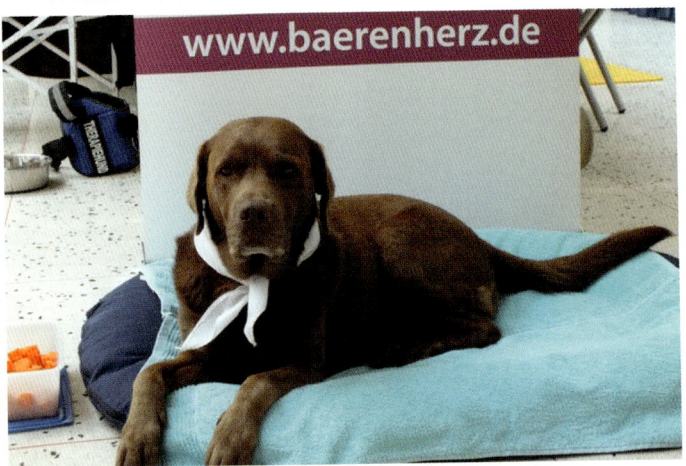

Emma | © Ivana Seger

Unser persönlicher Emma-Effekt

Also, das war der pure Wahnsinn heute. Ich hätte es ja nicht gedacht. Meine
Emilia, die ja so zappelig und nur am hin und her drehen ist, sich in den
Schneidersitz setzt und sich wieder umfallen lässt, soll nun mit Emma ruhiger
werden. Sie war an dem Morgen schon ziemlich kaputt, seit 3:30 Uhr wach,
schon baden gewesen und hatte auch schon ein pädagogisches Angebot.

Und dann kam die Emilia dran für die Hundetherapie und dann dachte ich schon,
Oh Gott, sie soll jetzt da ruhig liegen bleiben mit der Emma? Und dann hat Ivana
gesagt: „Jetzt nehmen wir die Erfahrenere, also die Emma." Da habe ich schon
gedacht „Oh wei". Ich mach mir ja immer schon vorher so Gedanken und hab
gedacht, hoffentlich wird das irgendwie, weil ich mir das so sehr wünschen
würde. Ich bin ganz ruhig geblieben, aber innerlich war ich sehr aufgeregt.
Emilia hat sich erstmal hin und her gedreht, dann hat Ivana sie in die erste Position
mit einem Stillkissen gelagert, so dass Emilia auf der Seite lag und Emmas Rücken
streicheln konnte. Und dann hat meine Emilia ihre Beine auf Emma geschlagen
und auch auf Sissi, die daneben lag. Immer wieder Bein weg und hin und her
gedreht und sie wollte sich immer hochdrücken.
Ivana hat sie am Rücken gestreichelt, aber sie ist nicht wirklich ruhig geworden.
Ich dachte schon „Das wird nix". Ivana sagte dass wir Emilia anders legen,
damit sie Emma nicht mehr treten kann und zusammen haben wir sie Rücken an
Rücken gedreht. Und Du glaubst es einfach nicht: Meine Emilia wurde immer
ruhiger und ruhiger.

Ivana hat ihr den Rücken gestreichelt und ich habe meine Hand einfach auf
ihre Hüfte gelegt. Ich schaute Ivana an und sagte: „Ihre Augen gehen langsam zu."
Das Komische daran war nur, dass alles mitten im Aufenthaltsraum passierte.
Ein Mädchen hat im Hintergrund geweint, ein anderes Mädchen hat ein
Musikbuch rauf und runter gehört, andere haben sich unterhalten.

Alles um uns herum war so voller Leben. Und Emilia, meine quirlige Emilia, machte immer wieder die Augen zu und lag irgendwann lächelnd da und ich

dachte noch ‚das gibts doch gar nicht‘. Sie war richtig entspannt, richtig weg und was denke ich? Ach, jetzt kommt gleich ein Anfall, weil es bisher immer so war, wenn sie mal ruhiger wurde. War aber nicht so, sie war einfach nur entspannt und lag ca. 15 Minuten neben Emma. Danach hat sie wieder langsam ihre Augen geöffnet und Ivana sagte: „Das wars. Super."
Ich konnte es einfach nicht glauben und dachte immer noch, dass gleich ein Anfall kommt, doch nichts geschah. Die Emma hat meine Emilia tatsächlich ruhig bekommen! Ich bin immer noch baff, das dauert wahrscheinlich auch noch ein bisschen. Das war so schön zu sehen und ich bin so dankbar dafür.
Es gibt ihn also wirklich: Den „Emma-Effekt".

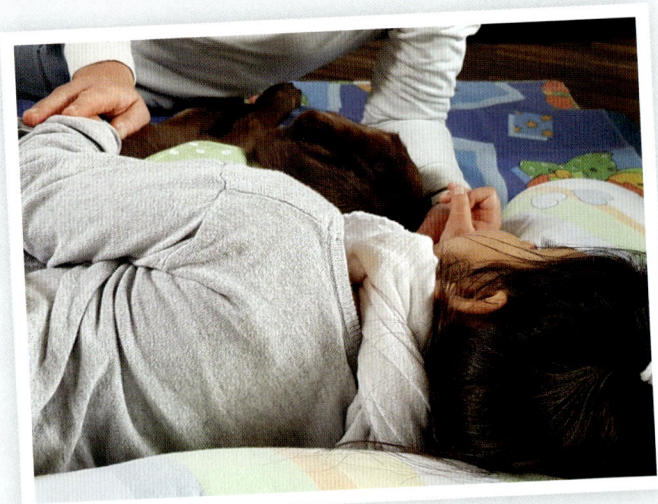

Emilia und Emma
© Ivana Seger

Daniela – Mama von Emilia

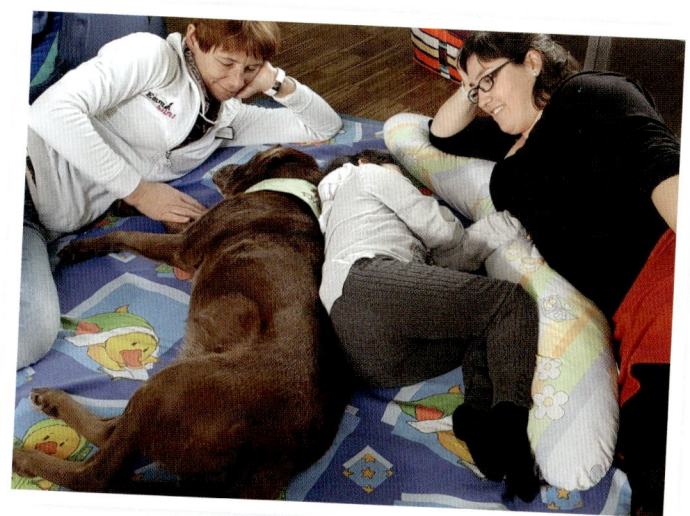

Emilia mit ihrer Mama, Emma und Ivana | © Ivana Seger

Liebe Ivana,

Donnerstag ist „Emma-Tag" im Bärenherz. Es ist immer wieder etwas Besonderes, wenn Ivana mit ihrer Therapiehündin Emma zu uns ins Kinderhospiz kommt. Das spüren vor allem die kranken Kinder, aber auch Eltern, Geschwisterkinder und Mitarbeiter.

Da wo Emma ist, kehrt Ruhe ein. Es entsteht eine Atmosphäre des Vertrauens. Die Kinder liegen ganz nahe bei Emma, manchmal sogar auf ihr. Körperkontakt zwischen Hund und Mensch vermittelt Nähe, Geborgenheit und Sicherheit. Emmas ruhiger Atemrhythmus überträgt sich. Das kranke Kind, das vielleicht eben noch unruhig und angespannt war, wird ruhiger, die Atmung passt sich an die von Emma an, völlige Entspannung tritt ein, oft sogar ein erholsamer Schlaf.

Es ist ein großer Vorteil, dass Ivana selbst Palliativschwester ist und sich in diesem Fachgebiet gut auskennt. Denn ich habe den Eindruck, die Therapiehündin ist gut vorbereitet und weiß ganz genau, dass die Kinder im Bärenherz schwerstkrank sind und eine „besondere" Behandlung brauchen: vorsichtig, ja fast sogar zart, nähert sie sich, schmiegt sich an. Gelassen liegt sie da, aber trotzdem immer aufmerksam und darauf bedacht, die Besonderheiten und vor allem die Bedürfnisse der kleinen Patienten zu erkennen.

In Absprache mit dem Pflegeteam wird entschieden, zu welchen Kindern Ivana mit Emma geht. Dabei wird immer die aktuelle Situation, aber auch die Notwendigkeit berücksichtigt. Es geht nie darum, alle Kinder „abzuarbeiten", sondern ganz bewusst zu entscheiden, welchem Kind die Therapie heute gut tut.

Die tiergestützte Therapie bei uns im Kinderhospiz Bärenherz ist auf ein gutes, freundschaftliches und respektvolles Miteinander zwischen Therapiehundeteam, Mitarbeitern, Kindern und Eltern aufgebaut. Das macht sie meiner Meinung nach so erfolgreich und ist deshalb in unserem Konzept fest verankert.

Ingrid Becker
Kinderkrankenschwester im Kinderhospiz Bärenherz

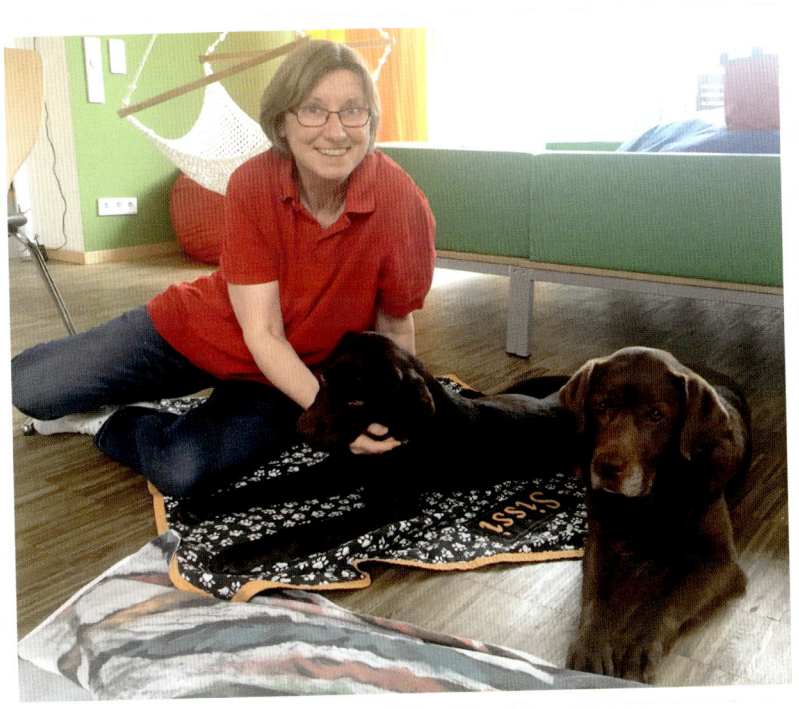

Ingrid Becker - Kinderkrankenschwester | © Ivana Seger

Emma - Tag

Donnerstag im Kinderhospiz ist Emma-Tag. Ein besonderer Tag. Denn da kommt Ivana Seger mit Emma der Therapiehündin, die eine Seele von Hund ist. Emma kommt nun schon seit acht Jahren zu uns ins Kinderhospiz und alle haben die Labradorhündin ins Herz geschlossen.

Im Kinderhospiz werden unterschiedlich erkrankte Kinder betreut, daher ist auch Emmas Einsatz bei den Kindern ganz individuell. Geht es einmal um Ablenken, Spielen, Erfreuen, Kuscheln, geht es ein anderes Mal um Entspannen und Trösten.

Kinder in einer stabilen Lebensphase genießen es, Emma mit Leckerli (gekochte Karottenstücke) zu füttern. Emma ist speziell dafür ausgebildet, diese ganz vorsichtig und behutsam aus der Hand der Kinder zu nehmen. Dies ist auch für die Geschwisterkinder der erkrankten Kinder sehr schön und es wird dabei viel gelacht. Die von uns betreuten Kinder haben teilweise sehr schwerwiegende Erkrankungen und Begleiterscheinungen, wie therapieresistente Epilepsien. Dies ist für alle sehr belastend.

Umso schöner ist es zu sehen, wenn das schwer erkrankte mehrfach behinderte Kind, das sehr viel krampft, ganz vorsichtig zu Emma gelegt wird, sich entspannt, ruhig wird und die Anfälle nachlassen. Dies ist auch für die Eltern ein Geschenk, wenn sie ihr Kind so ruhig und entspannt sehen.

Dieser Emma-Effekt hält noch einige Zeit danach an, haben wir festgestellt. Emma hat ein sehr feines Gespür, wie es den Kindern geht und nicht nur denen. Wie oft spendet Emma auch den Angehörigen der Kinder Trost.

Wenn Emma sich ganz langsam, vorsichtig und behutsam zu den Kindern legt, zaubert sie nicht selten ein Lächeln in ihre Gesichter.

Eine besondere Aufgabe für Emma ist, glaube ich, die Begleitung eines Kindes in der letzten Lebensphase. Ich bin mir sicher, dass sie spürt, dass sich das Kind in der letzten Lebensphase befindet. Sie ist so feinfühlig und verbunden mit diesen besonderen Kindern. Wenn dieses Kind dann neben Emma liegt, seine Atmung ruhiger wird und die Anspannung weicht, ist dies ein großes Geschenk für alle, die dies erleben und wird in der Erinnerung als unvergessener Moment hauptsächlich für die Eltern bleiben.

Wir erleben mit Emma und Ivana so viele schöne, gemeinsame Momente für und mit unseren Kindern und sind so dankbar für dieses tolle therapeutische Angebot.

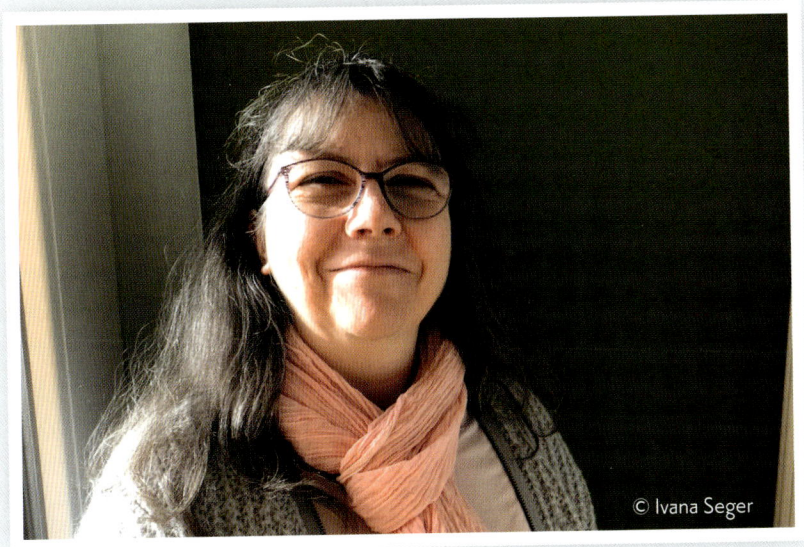

© Ivana Seger

Marion Huber

Stellvertretende Pflegedienstleiterin im Kinderhospiz Bärenherz

Ein ganz besonderer Tag

in der Arche

Ich werde meine vier Jahre in der Arche niemals vergessen und doch gibt es einen Tag, der auch heute noch so präsent und mit so vielen Gefühlen versehen ist, dass ich ihn in diesem Buch festhalten möchte.

Es war ein Freitag, an dem ich mit Emma zum Spätdienst kam. Als wir die Treppe zum Wohnzimmer hochgingen, sah ich, dass die Türe zum Zimmer 3 offen stand. Ich sah sofort Frau Pfeifer, die so traurig aussah. Sie hörte uns und drehte ihren Kopf in unsere Richtung. Als sie mich ansah, brach es mir fast das Herz, denn Frau Pfeifer hatte Tränen in den Augen und diesen Blick, der mich sofort wieder an meine geliebte Oma erinnerte: diesen leeren Blick. Doch dann schaute sie auf den Boden und sah Emma das erste Mal und wie aus dem Nichts änderte sich auf einmal alles – ihr Blick, ihre Körperspannung und ihre komplette Mimik. Ihr ganzes Gesicht strahlte.

„Ja, wer bist du denn?", fragte sie Emma und ich ging in ihr Zimmer, hob Emma hoch und zeigte sie ihr, während ich erklärte, wer wir waren. „Das ist ja toll!", war ihre Antwort. Und dabei klang ihre Stimme so beschwingt, dass mir das Herz aufging. Ich schaute Emma tief in die Augen und sagte zu ihr: „Weißt du eigentlich, was für ein Geschenk du hier bist?", und Frau Pfeifer nickte.

In der Übergabe erfuhr ich dann alles über Frau Pfeifer und ihre tragische Krankheitsgeschichte: „Sie ist austherapiert und wollte nicht hierher kommen. Ihr Mann begleitet sie sehr liebevoll, doch auch er ist am Ende seiner Kräfte. Sie liebt es, bei den anderen Gästen im Wohnzimmer zu sein und bei schönem Wetter im Garten zu sitzen", sagte meine Kollegin und da wusste ich, was ich heute Nachmittag auf jeden Fall machen wollte.

Anschließend hörten ich und meine Kollegin alles über Frau M.: „Im Zimmer 7 liegt Frau M., die wir vorgestern aufgenommen haben. Doch bisher durften wir noch nicht mal ihr Zimmer betreten. Sie hat 30 Jahre lang auf der Straße gelebt und wohl sehr Schlimmes dort mitgemacht. Auch im Krankenhaus hat sie niemanden an sich herangelassen und das Pflegepersonal regelmäßig rausgeschmissen. Sie will wieder gehen. Doch ihr körperlicher Zustand ist mittlerweile so schlecht, dass sie nur noch ein paar Schritte gehen kann. Leider dürfen wir ihr auch keine Schmerzmittel geben, denn sie vertraut uns nicht."

Ich ertappte mich dabei, wie mir die Tränen kamen, als ich mir all das notierte und hoffte inständig, dass meine Kolleginnen es nicht bemerkten. Das darf doch nicht wahr sein, dachte ich bei mir und wollte mich heute wenigstens bei Frau M. vorstellen. Ich hatte jetzt schon das Gefühl, dass dies kein einfacher Dienst werden würde und wie recht ich damit haben sollte, musste ich keine zwei Stunden später schmerzlich erleben.

„In Zimmer 6 liegt Herr S., der präfinal ist, aber nicht sterben kann. Er hat keine Angehörigen, kam aus dem Krankenhaus direkt zu uns und war früher Landwirt. Er hat einen Morphin-Perfusor (Schmerzmittel) sowie einen Midazolam-Perfusor (Narkosemittel) und wirkt schmerzfrei. Doch er ist sehr unruhig und greift immer wieder mit seinen Händen in die Luft. Wir haben schon eine ehrenamtliche Helferin für eine Sitzwache angerufen, aber sie kann heute leider nicht."

Jetzt schaute ich in die Runde und fragte mich, wie wir diesen Dienst heute eigentlich bewerkstelligen sollten. Wir hatten fünf Gäste an diesem Tag und waren zu zweit, um uns die Gäste aufzuteilen, denn wir arbeiteten schon damals nach dem Prinzip der „Bezugspflege", das bedeutet, dass jeder Mitarbeiter für seine Schicht bestimmte Gäste zugeteilt bekommt und diese dann auch mit allem betreut, was der Gast braucht und wünscht.

„Darf ich Frau Pfeifer übernehmen?", fragte ich meine Kollegin und sie nickte. „Dann übernehme ich Frau M. und Herrn S.", sagte sie und diesmal nickte ich. Die Betreuung der übrigen Gäste teilten wir ebenfalls unter uns auf. Und als klar war, wer welchen Gast betreuen würde, stand ich auf und fuhr mit Emma ins Erdgeschoss, um einen Kaffee für die Gäste und deren Angehörige zu besorgen

„Hallo, da bin ich wieder", sagte ich zu Frau Pfeifer, als ich an ihrer immer noch offenen Türe stand, um sie zu fragen, ob es irgendetwas gäbe, was ich für sie tun könnte. „Würden Sie mich bitte in den Wintergarten bringen?", fragte sie mich. Ich nickte und holte unseren Lifter, damit ich sie sanft aus dem Bett und in den Mobi-Stuhl transferieren konnte. „Ist das ein herrlicher Tag draußen!", sagte sie, als sie aus dem Fenster schaute. Doch ihr Blick spiegelte ihre Freude leider nicht, denn sie sah eher traurig aus. „Möchten Sie in den Garten?", fragte ich sie. Aber sie schüttelte nur ihren Kopf. „Mein Mann kommt gleich und wir trinken erstmal einen Kaffee hier", antwortete sie und als ob sie es gewusst hätte, denn nur eine Minute später klingelte es und Herr Pfeifer stand vor dem Hospiz. „Oh wie schön. Du sitzt ja draußen", sagte er zu ihr, als er unser Wohnzimmer betrat. Er ging zu ihr, gab ihr einen Kuss und setzte sich, ohne seinen Blick von ihr abzuwenden. Das ist wahre Liebe, dachte ich so bei mir und ließ beide alleine, da ich das Gefühl hatte zu stören. „Hätten Sie einen Kaffee für uns?", fragte er mich, als ich wieder ins Wohnzimmer kam, um die Kerzen anzumachen. „Selbstverständlich", sagte ich, ging in die Küche und hörte auf einmal, wie er sagte: „Oh, wer bist du denn?" Ich wusste sofort, wen er damit meinte und stand schmunzelnd in der Küche. „Das ist Emma", sagte ich und erklärte ihm, welche Aufgabe Emma hier in der Arche hatte. „Das ist ja toll", sagte er, stand auf, kniete sich vor ihr nieder und begann sie minutenlang zu streicheln. Dann sprachen Herr und Frau Pfeifer von eigenen Erlebnissen mit Hunden und an der Art, wie sie das taten, konnte ich hören, wie tierlieb beide waren.

Der Kaffee war mittlerweile durchgelaufen und ich musste an Frau M. denken. Ich wollte sie einfach nur fragen, ob sie auch einen Kaffee wollte. Und so ging ich die Treppe in den ersten Stock hoch und klopfte an ihre Tür. Nichts. Ich klopfte abermals und auch diesmal hörte ich nichts. Soll ich jetzt einfach die Tür aufmachen, fragte ich mich und entschied mich dazu, sie leise zu öffnen, damit ich wenigstens nach ihr schauen konnte. Auf der Bettkante saß eine weinende Frau. Als sie mich bemerkte, griff sie nach einem Glas und warf es mir entgegen. „Aua!", rief ich erschrocken und daher auch etwas lauter, denn sie traf mich mit dem Glas am Oberarm. Frau M. hingegen saß immer noch an der

Bettkante und zeigte mir mit ihrem Arm und dem ausgestrecktem Zeigefinger, dass ich hier nicht erwünscht war. Okay, ich habe verstanden, dachte ich und wollte ihr lediglich noch meinen Namen sagen. Da griff sie wieder zum Nachttisch. Ich ging instinktiv einen Schritt zurück und verschwand ganz schnell hinter der Tür. Rumms, machte es, als ein Gegenstand gegen die Türe donnerte.

Wie soll ich ihr denn heute Abend die Schmerzmittel geben, überlegte ich, während ich immer noch perplex auf die verschlossene Tür schaute. „Kannst du mir bitte mal helfen?", fragte ich meine Kollegin, die im Flur stand und mich etwas irritiert ansah. Ich erzählte ihr, was gerade passiert war und gemeinsam beschlossen wir, dass sie es später versuchen wollte, auf Frau M. zuzugehen. „Ich möchte Herrn S. anders lagern", sagte sie zu mir, während wir vor Zimmer 6 standen. Als sie die Tür nach einem Klopfen aufmachte, sah ich einen Mann im Bett liegen, der zwar schlafend wirkte, jedoch immer wieder mit seinen Händen in die Luft griff, als ob er etwas sehen würde, was er greifen wollte.
„Hallo Herr S. Wir möchten Sie gerne anders legen", sagte meine Kollegin zu ihm, während sie seine Bettdecke langsam einrollte, bis sie am Bettende ankam. Dann hob sie diese hoch und legte sie auf einen leeren Stuhl. Wir kontrollierten alle Zugänge, über die Herr S. seine Medikamente erhielt und lagerten ihn sanft auf die andere Körperseite. Doch egal, wie sanft wir das auch taten: Herr S. wurde immer unruhiger. „Kannst du eine Weile bei ihm bleiben?", fragte mich meine Kollegin und ich nickte, setzte mich auf den Stuhl und versuchte seine Hand zu halten. Doch Herr S. wollte das nicht und zog seine Hand weg. Dann legte ich meine Hand auf seine Schulter, was er tolerierte. So saß ich neben ihm und erst jetzt schaute ich mich bewusst in seinem Zimmer um. Viel hatte er nicht dabei. Auf dem Regal stand ein Foto, das ihn auf einem Bauernhof zeigte. Er sieht so glücklich aus, dachte ich und erst jetzt bemerkte ich das Foto auf seinem Nachttisch, das ihn auf einem Pferd zeigte. Er liebt Tiere und vielleicht kann ja Emma ihn beruhigen, sprach ich in Gedanken zu mir selbst und zu ihm: „Ich komme gleich wieder."
Dann stand ich auf, um Emma zu holen, die immer noch im Wohnzimmer ganz brav neben Frau Pfeifer lag und die Streicheleinheiten genoss. „Ich muss Ihnen

leider Emma für eine Zeit klauen", sagte ich zu Frau Pfeifer, die wie aus der Pistole geschossen „Oh nein!" sagte. Es brach mir fast das Herz und doch musste ich Emma mitnehmen, denn ich beziehungsweise Herr S. brauchte sie im Moment mehr. „Emma, komm", sagte ich zu Emma und sie schaute Frau Pfeifer an, als ob sie sie um Erlaubnis fragen würde. „Geh schon", sagte Frau Pfeifer zu ihr und erst dann stand Emma auf und folgte mir ins Treppenhaus, damit wir die Stufen zu Herrn S. Zimmer hoch gehen konnten.

Wir standen nur noch vier Stufen vom ersten Stockwerk entfernt, als ich auf einmal Frau M. in ihrem Türrahmen stehen sah. Warum steht sie denn im Flur, dachte ich noch und bemerkte erst jetzt, wie sich Frau M. auf einmal umdrehte, als ob sie in ihrem Zimmer etwas suchen würde. Sie schaute wieder zu mir und keine zwei Sekunden später drehte sie sich wieder, um nun von der anderen Seite in ihr leeres Zimmer zu schauen. Ich fragte mich sehr irritiert, wen oder was sie sie denn suchte. Dann schaute sie zwar in meine Richtung, doch ihr Blick war auf den Boden gerichtet und nun drehte auch ich mich um und sah meine Emma schwanzwedelnd hinter mir stehen. Ihre Freude über Frau M. war nicht zu übersehen und erst da begriff ich: Frau M. konnte nicht glauben, dass Emma sich so sehr über SIE freute und von daher schaute sie immer wieder nach, ob in ihrem Zimmer noch jemand anderes zu sehen war.

Ich stand mit Tränen in den Augen im Treppenhaus und beobachtete Frau M., wie sie auf einmal auf ihre Oberschenkel klopfte, als ob sie Emma zu sich rufen wollte. „Okay", sagte ich zu Emma, die sofort völlig begeistert zu Frau M. ging und ihren Kopf gegen Frau M.s Beine strich.
„Ja, wer bist du denn?", sprach sie Emma an und es war das erste Mal, dass ich Frau M.s warme Stimme hörte und sie lächeln sah. „Das ist Emma", sagte ich zu ihr, während Frau M. in ihr Zimmer ging und sich auf einen Stuhl setzte. Sie klopfte auf den anderen freien Stuhl und ich verstand sofort: Sie wollte Emma neben sich haben. Also holte ich ein Tuch, legte es auf den Stuhl und hob Emma hoch. „Das ist ja schön, dass du mich besuchst", sagte sie leise zu Emma und ich, ich stand einfach nur in ihrem Zimmer und war so berührt. Diese Frau

hatte nichts, aber wirklich gar nichts mehr mit der Frau zu tun, die mir noch eine Stunde zuvor ein Wasserglas entgegen geworfen hatte. Im Gegenteil. Frau M. war so eine liebevolle und empathische Frau, die zudem noch ein großes Herz für Tiere besaß. „Darf ich mich dazu setzen?", wollte ich von ihr wissen und sie nickte. Ich setzte mich auf einen Stuhl und erzählte Frau M. alles über Emma. Wie ich sie gesucht und gefunden hatte. Was ich noch alles mit ihr vorhatte und über ihre Macken. Es war so ein gutes Gespräch, doch auf einmal bemerkte ich eine deutliche Stirnfalte in Frau M.s Gesicht. „Ihnen geht es nicht gut", sagte ich zu ihr und sie nickte. „Haben Sie Schmerzen?", wollte ich wissen und brauchte keine verbale Antwort, denn schlagartig füllten sich ihre Augen mit Tränen. „Darf ich Ihnen etwas gegen die Schmerzen geben?", fragte ich sie und es schien, als ob Frau M. erstmal darüber nachdenken musste, denn sie sagte nichts. Stattdessen schaute sie nur Emma an und flüsterte ihr etwa Unverständliches ins Ohr. „Nur, wenn Emma bei mir bleibt", sagte sie dann. Ich ergriff diese einmalige Chance und rannte fast aus ihrem Zimmer. Ich nahm zwei Stufen auf einmal, als ich die Treppe hoch rannte, um ins Schwesternzimmer und zu unserem Medikamenten-Schrank zu kommen. Das glaube ich ja nicht, sagte ich immer wieder zu mir und schaute in ihrer Akte nach, welches Medikament sie denn gegen ihre Schmerzen haben durfte. Ich zog die Spritze auf, und genauso schnell, wie ich eben hochgerannt war, lief ich die Stufen wieder runter.

Als ich vor Frau M.s Zimmer stand, konnte ich ihre Stimme hören und wie sie mit Emma sprach. „Hier habe ich etwas gegen Ihre Schmerzen", sagte ich, nachdem ich angeklopft hatte und sah in zwei skeptische Augen. „Vertrauen Sie mir. Es wird Ihnen helfen", sagte ich und sie nickte. Frau M. legte beide Hände auf Emma, als ob sie sich an ihr festhalten wollte und dann endlich durfte ich ihr die Spritze geben. Wir saßen noch etwa 15 Minuten in ihrem Zimmer, als die Schmerzen schließlich sichtlich nachließen. „Danke", sagte sie auf einmal zu mir und diesmal waren es ihre Augen, die mit Tränen gefüllt waren.

Frau M. fasste von diesem Tag an Vertrauen zu uns und hatte nochmal eine richtig gute Zeit, die sie am liebsten mit den anderen Gästen im Wohnzimmer verbrachte. Sie verstarb zwei Wochen später ganz friedlich mit Emma im Arm.

„Herr S., ich habe Ihnen jemand mitgemacht", sagte ich zu Herrn S., nachdem ich mit Emma vom Spielen im Garten zurück war. Er reagierte aber weder auf meine Stimme noch auf Emmas Fell, wie ich mir es so sehr für ihn gewünscht hatte. Als ich sein Zimmer wieder verließ, hatte ich auch nicht im Geringsten das Gefühl, dass ich Herrn S. irgendwie geholfen hatte. Ich saß gerade mit meiner Kollegin für eine kurze Pause zusammen, da sprang sie auf einmal auf. Ich erschrak mich so, dass ich fast meine Tasse fallen gelassen hätte. „Ich habe eine Idee", lachte sie, griff zum Telefon und wählte ohne einen weiteren Kommentar eine Nummer.

Ich saß nur da und fragte mich, wen sie da wohl anrufen würde und traute meinen Ohren nicht, als sie ins Telefon sagte: „Kannst du bitte ganz dringend beim Reitstall vorbeifahren und zwei Ballen Heu mitbringen?"

Da verstand ich und hätte sie in diesem Moment am liebsten umarmt. Der Geruch von Heu, das könnte klappen, dachte nun auch ich und war so dankbar, dass ich gerade heute Dienst hatte.
Es dauerte keine Stunde, da klingelte es und eine ehrenamtliche Helferin stand mit zwei Ballen Heu vor unserem Hospiz. „Hier ist es", sagte sie und wollte wissen, was wir damit vorhatten. Statt ihr eine ausführliche Antwort zu geben, meinte ich nur ganz kurz: „Das ist für einen Gast, der nicht sterben kann", und schnappte mir mit meiner Kollegin jeweils einen Ballen.

Als wir vor Herrn S. Tür standen, schauten wir uns nochmals an und nickten uns zu. Dann öffneten wir nach dem Anklopfen die Tür und platzierten das Heu rings um sein Bett und beobachteten ihn einfach nur. Es dauerte keine Minute, da machte Herr S. „Mmmmmh", legte seine Hände ganz locker neben sich und von diesem Moment an fiel er in einen entspannten und symptomfreien Schlaf. Einen Tag später verstarb Herr S. ganz friedlich in einem Zimmer voller Heugeruch.

Emma, die während der Aktion mit dem Heu im Stationszimmer schlief und eine Pause machte, wurde wach, als ich mit meiner Kollegin zurückkam, um die Abendmedikamente zu richten. „Na, bist du wieder wach?", fragte ich sie und musste so lachen, als Emma aufstand und bestimmt zwei Minuten lang an mir schnüffelte.

„Hier ist sie wieder", sagte ich zu Frau Pfeifer, als ich wieder unten im Wohnzimmer stand. Frau Pfeifer konnte ihr Glück gar nicht fassen und streckte mir sofort ihre Arme entgegen. Ich setzte mich zu diesem sympathischen Ehepaar und lernte eine unglaublich beeindruckende Frau Pfeifer kennen, die so gerne lachte und mit der man Pferde stehlen konnte. Auch Herr Pfeifer war dankbar für die willkommene Abwechslung. Er erzählte mir von der Krankenhausodyssee seiner Frau und wie sehr diese Zeit beiden zugesetzt hatte.

„Ich hatte so Angst vor diesem Haus", sagte Frau Pfeifer auf einmal und wie dankbar sie heute für diesen Schritt war. „Ich wusste gar nicht, was ein Hospiz überhaupt ist!", und nun nickte auch ihr Mann. „Es ist so schön hier und das Essen schmeckt wie zu Hause", lobte sie unsere Hauswirtschaftsleiterin Walli und diesmal war ich es, die nickte, denn Walli kann nicht nur ausgezeichnet kochen, sondern hat auch immer ein Gespür fürs Anrichten.

„Ich gehe gleich", kündigte Herr Pfeifer an und bat mich, ihre Tür immer einen kleinen Spalt offen zu lassen, denn sonst fühle sie sich so alleine. Kaum hatte er diesen Satz ausgesprochen, füllten sich ihre Augen mit Tränen. „Ich verspreche Ihnen, Ihre Tür bleibt die ganze Nacht offen, wenn Sie das möchten." Doch Frau Pfeifer konnte nicht antworten. Sie war auf einmal wieder so in ihrer Traurigkeit gefangen, dass ich einen Kloß in den Hals bekam. „Soll Emma nachher noch ein wenig zu Ihnen kommen?", wollte ich wissen und mit dem Wort „Emma" änderte sich auch jetzt wieder alles. Sie schaute auf Emma, diese kleine süße und treue Fellnase, und lächelte, während sie immer wieder nickte. Dann verabschiedete sich Herr Pfeifer und ging.

Es klingelte und eine ehrenamtliche Helferin kam, um das Abendbrot zu machen und ich fragte alle nach ihrem Essenswunsch. „Ich möchte mich wieder hinlegen", sagte Frau Pfeifer nach dem Essen zu mir und ich fuhr sie in ihr

Zimmer zurück und holte den Lifter, um sie zurück ins Bett zu transferieren. Als Frau Pfeifer wieder lag, stellte sie eine Frage, die ich niemals vergessen werde: „Darf Emma zu mir ins Bett?"

Ein Hund in einem Hospiz-Bett, dachte ich und wollte ihr gerade erklären, dass dies aus hygienischen Gründen nicht ginge, da sah ich in ihre Augen, die mich so hoffnungsvoll anblickten. Ich konnte einfach nicht anders und holte Emma, legte eine Decke auf ihr Bett, hob Emma hoch und legte sie ihr ins Bett. Damals bei Frau G. war das etwas anderes, dachte ich noch. Sie konnte ja nicht mehr aufstehen. Vor lauter Überlegen bemerkte ich anfangs überhaupt nicht, wie sehr Frau Pfeifer diesen Moment genoss. Sie war es, die mir in diesen Minuten zeigte, wie unser Weg als Therapiebegleithundeteam in einem Hospiz aussehen kann und soll: Nämlich mit ganz viel Nähe, ganz viel Wärme und noch mehr Kuscheleinheiten, auch in einem Bett. Und mir wurde in diesem Moment wieder einmal bewusst, wie wichtig Emma hier für die Gäste ist und seitdem biete ich jedem Gast an, dass Emma auch sehr gerne mit ins Bett kann, wenn das gewünscht ist.

Danke, liebe Frau Pfeifer!

Frau Pfeifer verstarb ein paar Wochen später im Jahr 2009. Meine Kolleginnen riefen mich zu Hause an und fragten, ob ich mich von ihr verabschieden möchte. Ich konnte nicht anders, als Emma zu nehmen und in die Arche zu fahren. Eine Kerze brannte vor ihrer Tür und ich musste erstmal kurz stehenbleiben, bevor ich anklopfen konnte. Ich atmete tief ein und erst danach klopfte ich an. Ihr geliebter Ehemann war bei ihr und freute sich so sehr, dass er Emma nochmals sehen und streicheln konnte. Und auch Emma schien Frau Pfeifer die letzte Ehre erweisen zu wollen und legte sich ganz nah an ihr Bett.

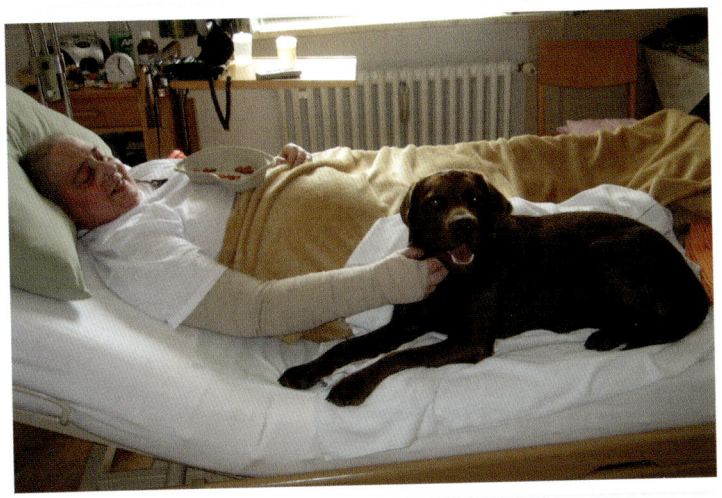

Frau Pfeifer und Emma | © Ivana Seger

Als ich vor einigen Monaten ein paar Angehörige verstorbener Gäste im Hospiz Arche von der Idee zu diesem Buch erzählte, besuchte ich auch den einen oder anderen zu Hause. Ich wollte aber auch unbedingt Frau Pfeifer, die so wichtig für uns war, in diesem Buch verewigen und so rief ich ihren Mann an und fragte mich, wie ich ihm bloß nach all den Jahren erklären sollte, wer ich war und was ich wollte. Ich wählte seine Nummer und als er abhob, sagte ich nur: „Hallo Herr Pfeifer, hier ist Ivana Seger." Zu mehr kam ich nicht mehr, denn er fragte mich sofort: „Wie geht es Emma?" Ich war fassungslos. Wie konnte er mich nach all den Jahren noch kennen? Wir verabredeten uns zum Kaffee bei ihm und als ich dann zwei Wochen später vor seiner Türe stand, überlegte ich krampfhaft, mit wem er mich wohl verwechseln könnte. Leider konnte ich Emma nicht mitnehmen, da es draußen 44 Grad heiß war und sie völlig geschlaucht von dieser Temperatur war. Die Wiedersehensfreude war trotzdem riesig und ich fragte Herrn Pfeifer, warum er sich denn so gut an uns erinnern könnte. „Ich denke jeden Tag an euch", sagte er und bat mich, ihm zu folgen. Was ich dann sah, als ich in seinem Büro stand, trieb mir sofort die Tränen in die Augen.

Auf seinem Schreibtisch lag eine durchsichtige Unterlage und unter dieser ein Bild von Emma. „Ich kann und möchte es nicht wegtun, dafür hat sie meiner Frau zu viel bedeutet."

Nach zehn Jahren in der Arche Noah habe ich schweren Herzens entschieden, dass die heutige Pflegedienstleiterin Diana Milke mit ihrer Therapiebegleithündin Paula in unsere Fußstapfen treten soll. Im August 2019 wird es eine große Abschiedsfeier geben, die bei mir sicherlich viele Emotionen wecken wird.

Herr Gerlowski, der 1. Vorsitzende des Vorstands „Hospizgemeinschaft Arche Noah" hat dazu mit der Pflegedienstleiterin Diana Milke eigens einen Brief für uns und dieses Buch geschrieben.

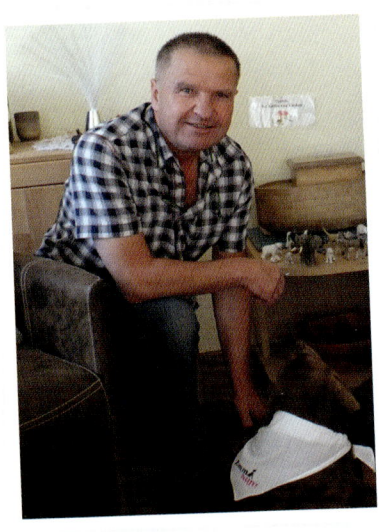

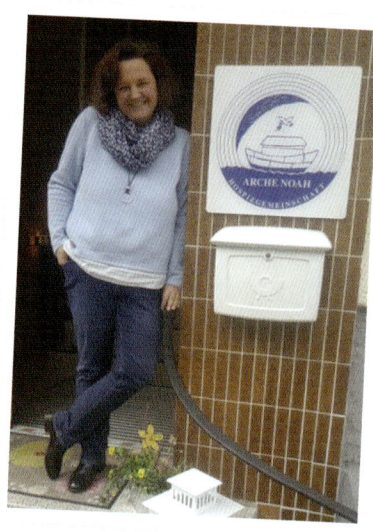

Diana Milke, Pflegedienstleiterin der Arche Noah | © Diana Milke

Herr Gerlowski, 1. Vorsitzender der Hospizgemeinschaft Arche Noah | © Diana Milke

Ohne Worte das Richtige tun

Als ich vor über sechs Jahren Ivana und Emma hier in der Arche Noah kennenlernte, ging mir buchstäblich das Herz auf: Emma, ein sanftmütiges Wesen, das mich mit ihrer liebenswerten Art und ihrem treuen Blick sofort erreichte. Und Ivana, die mir auf unmittelbare Art so nah war, obwohl ich sie vorher gar nicht kannte. Ich bin zutiefst beeindruckt von dem, was ich durch Ivana und Emma miterleben darf. Es ist erstaunlich, was die pure Anwesenheit von Emma in unserem Hospiz bewirken kann.

Im Hospiz Arche Noah versorgen wir acht Menschen, deren Lebenszeit durch eine schwere Erkrankung begrenzt und deren Pflege zu Hause nicht mehr möglich ist. Emma und Ivana sind fester Bestandteil unseres Teams. Jeden Freitag ist hier „Emma-Tag". Emma ist immer freundlich zugewandt, sie geht ohne Vorurteile auf jeden Gast zu. Sie zaubert Lächeln in Gesichter, lässt Trauer und Sorgen für einen Moment vergessen. Manchmal ist sie stille Zuhörerin und fängt mit ihrem weichen Fell Tränen auf. Dieser besondere Hund baut uns immer wieder Brücken zu Menschen, denen es schwer fällt Abschied vom Leben zu nehmen. Die sich vor uns verschließen und niemanden an sich heranlassen.

Emma bringt durch ihren gleichmäßigen, ruhigen Atem und ihre Körperwärme Nähe und Entspannung. Es sind die stillen Momente, die mich ergreifen und tief berühren. Keine Worte sind nötig, wenn der große braune Hund neben einem sterbenden Menschen im Bett liegt und einfach nur da ist.

Das Besondere an dieser Form der Begleitung auf dem letzten Lebensweg ist, dass Ivana Fachkraft für Palliative Care und Emma ein sorgfältig ausgebildeter Therapiehund ist. Diese Kombination hat sich als äußerst wertvoll erwiesen. Emmas Besuche sind für unsere Gäste kostenfrei, der Vorstand als Träger des Hospiz Arche Noah übernimmt gerne die Kosten der Einsätze von Emma.

Im Namen des gesamten Arche Noah Teams danke ich
Ivana und Emma herzlich für ihr Tun!

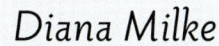

Diana Milke
Pflegedienstleiterin Arche Noah

Ich danke dem Vorstand, Frau Ott und allen Kollegen und Kolleginnen für diese besonderen Jahre.

Danke, dass ihr diesen Weg mit mir gegangen seid und dass ihr mir beziehungsweise uns die Möglichkeit gegeben habt, als Therapiebegleithundeteam zu wachsen. Ihr habt nicht nur Emma vertraut, sondern auch mir den Weg zur Palliativschwester geebnet.

Ich arbeite heute nur so wie ich arbeite, weil ich es an einem ganz besonderen Ort so gelernt habe: In meiner Arche. DANKE!

Unser Aushang für Gäste
© Arche Noah

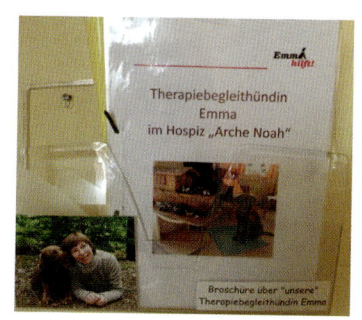

Unsere kleine Arche | © Arche Noah

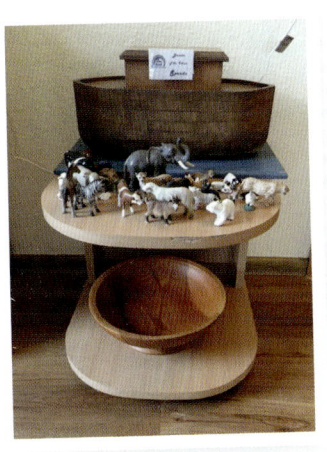

Emma & Sissi im Wohnzimmer | © Arche Noah

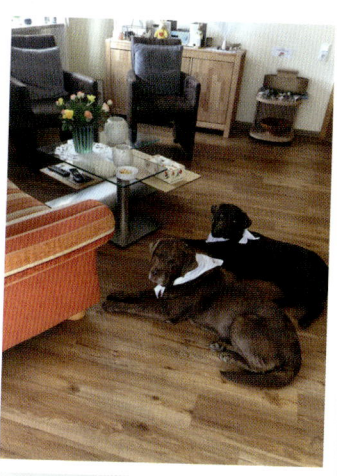

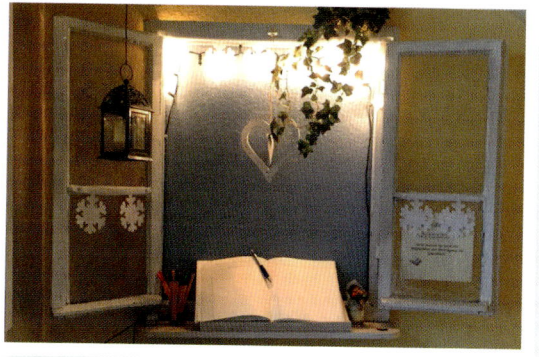

Das Herzstück der Arche - Das Gästebuch | © Arche Noah

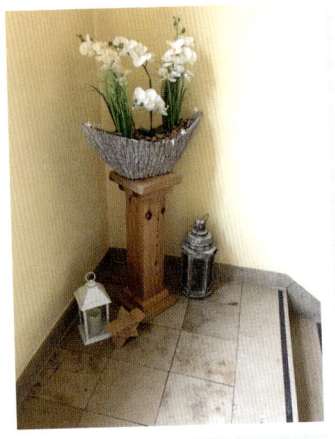

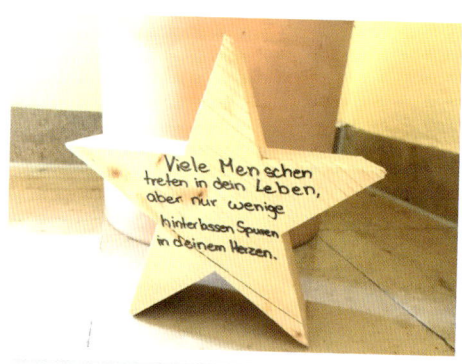

Viele Menschen treten in dein Leben, aber nur wenige hinterlassen Spuren in deinem Herzen.

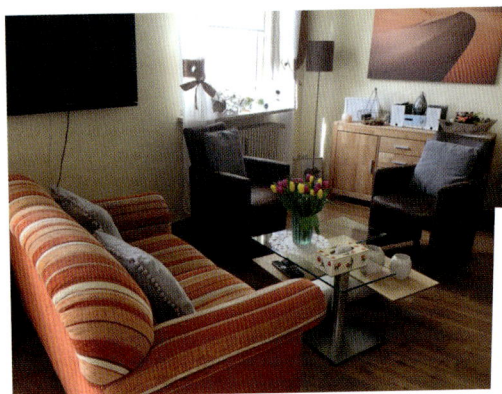

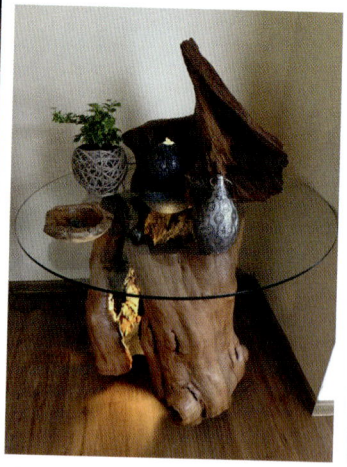

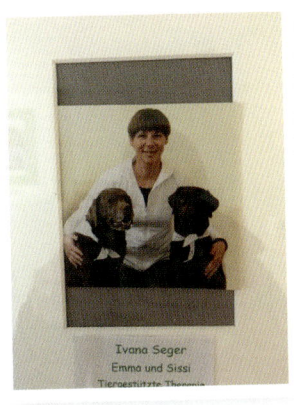

Unser Aushang | © Arche Noah

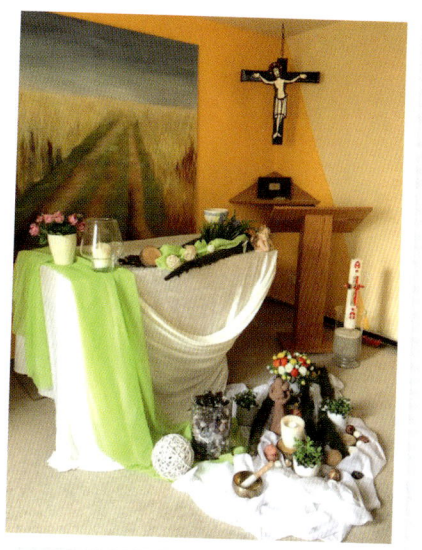

Raum der Stille | © Arche Noah

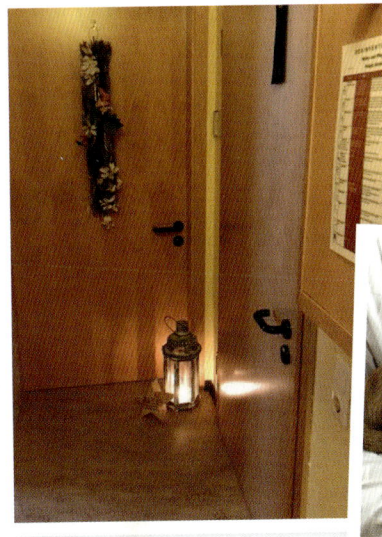

Emma zu Besuch | © Ivana Seger

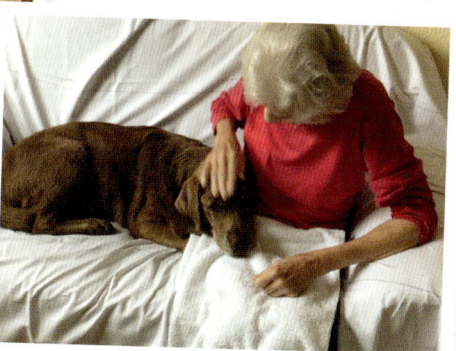

Eine Kerze für einen Verstorbenen
© Arche Noah

„Frei"-Tag

im Bärenherz

Der „Frei"-Tag ist ein Angebot, das der ambulante Kinder- und Jugendhospizdienst des Bärenherz ins Leben gerufen hat. Für Emma, Sissi und mich ist er ein
so besonderer Tag, dass ich unbedingt davon erzählen möchte. Es sind nur vier
Stunden, in denen ich dann mit Emma & Sissi ins Bärenherz nach Wiesbaden
fahre. Alle Mitarbeiter/innen und ehrenamtlichen Helfer/innen treffen sich
dann im großen Seminarraum. Betritt man diesen Raum, merkt man sofort, dass
hier gleich mehrere Kinder zu Besuch sein werden, denn überall sind liebevoll
hergerichtete Liegewiesen zu sehen. An der hinteren Wand steht ein langer und
großer Tisch, der immer einige Leckereien für uns Helfer, aber auch für die Kinder bereithält: Brezeln, Spundekäs, verschiedene Obstsorten, Kekse und vor
allem der selbst gebackene Kuchen, der immer von einer Bärenherz-Mama extra für den „Frei"-Tag mitgebracht wird. Der ganze Raum duftet nach frischem
Kaffee und aus der Musikanlage tönen Kinderlieder.

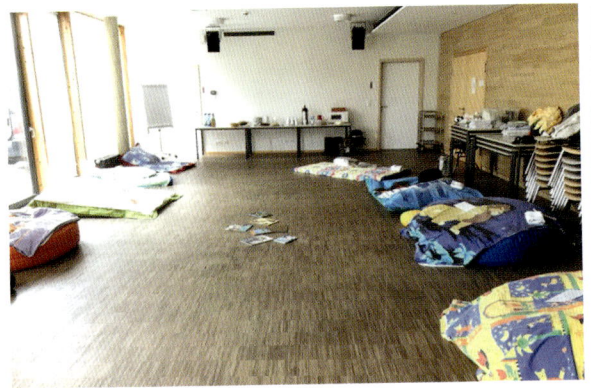

Seminarraum | © Ivana Seger

Doch was ist nun das Besondere an diesem Angebot?

Der ambulante Kinder- und Jugendhospizdienst vom Bärenherz möchte all jenen Familien mit diesen vier Stunden etwas schenken, das unbezahlbar ist: ZEIT. Zeit für die Eltern, die dann – ohne ständig auf die Uhr schauen zu müssen und ohne schlechtes Gewissen machen können, wonach ihnen gerade ist. Das ist ein wahres Geschenk, denn für eine Massage, einen Kosmetikbesuch, einen ausgiebigen Einkaufsbummel oder einfach nur mal zu schlafen, wann einem danach ist, bleibt diesen Eltern oft keine Zeit. Wie auch? Ihr Tag richtet sich nach den Bedürfnissen ihrer schwer erkrankten Kinder.

Diese Kinder brauchen wesentlich mehr von ihren Eltern als gesunde Kinder. Sie brauchen ihre so wichtigen Medikamente und eine engmaschige, ja eigentlich eine 24-Stunden-Beobachtung, um eventuell aufkommende Krampfanfälle erkennen zu können. Diese Kinder kommen sehr oft einfach nicht zur Ruhe und das sehr häufig ausgerechnet nachts, wenn die Eltern endlich mal Luft schnappen und ihre eigenen Akkus aufladen könnten. Statt zu schlafen laufen viele Eltern mitten in der Nacht in einem etwa zweistündlichen Rhythmus mit ihren Kindern auf den Arm in ihrer Wohnung umher. Das ist nämlich oft das Einzige, was den Kindern Erleichterung verschafft. Sehr oft plagen die Bärenherz-Kinder Blähungen, sie haben furchtbare und nicht voraussehbare Krampfanfälle, die manchmal mit einer bedrohlichen Luftnot gepaart sind, was einem schon beim Zuschauen die eigene Luft abschnüren kann.

Man muss auch wissen, dass viele Bärenherz-Eltern außerdem noch arbeiten gehen, ihren Haushalt schmeißen, den ganzen Papierkram erledigen und, jetzt haltet euch fest: Sie haben oft auch noch mehrere gesunde Kinder.
Genau diese Eltern dürfen dann am „Frei"-Tag für vier Stunden ihre erkrankten Kinder ins Bärenherz bringen. Dort werden sie in einer Eins-zu-Eins-Betreuung von Kinderkrankenschwestern und ehrenamtlichen Mitarbeitern betreut, versorgt, liebevoll bespaßt und abgelenkt. Und dazu genießen sie eine Kuscheleinheit mit Emma & Sissi.

Und damit nicht genug: Auch die gesunden Geschwisterkinder dürfen und sollen für diese vier Stunden mit ins Bärenherz. Sie gehen dann in den „Geschwistertreff", wo sie abwechselnd entweder spannende Ausflüge machen oder je nach Jahreszeit und mit sehr viel Freude etwas basteln, kneten oder malen.

Vielleicht ist jetzt verständlich geworden, warum diesen Familien diese vier Stunden so wichtig sind und wieso sie dem ambulanten Dienst und somit dem Bärenherz so dankbar dafür sind. Und wahrscheinlich ist jetzt auch klar, wieso dieses Angebot „Frei"-Tag heißt.

Steffi, eine Bärenherz-Mama, die regelmäßig mit ihren Söhnen Marcos und Alessandro zum „Frei"-Tag kommt, versuchte mir an einem solchen Nachmittag zu erklären, was dieser Tag für sie als Mama bedeutet. Ich saß ihr gegenüber und wartete gebannt auf ihre Erklärung, als ich bemerkte, wie sich langsam ihre Augen mit Tränen füllten. Sie schaute sich im Raum um, und als sie sich wieder zu mir drehte, sagte sie nur fünf Wörter, die genau das widerspiegelten, was wahrscheinlich alle Bärenherz-Mamas blind unterschreiben würden:

Entlastung, Freiheit, Erholung, Entspannung und Ruhe.

Für uns Helfer sind es nur vier Stunden, doch für diese Familien ist der „Frei"-Tag so viel mehr. An diesem Tag haben sie endlich die Möglichkeit, ihre ganz eigenen Wünsche, die sie manchmal lange in sich tragen, zu erfüllen und sie auch bis ins kleinste Detail zu genießen. Und genau das ist es, was man jeder einzelnen Mama ansieht, wenn sie nach vier Stunden ihre geliebten Kinder wieder abholen. Sie wirken dann immer so entspannt und das ist für uns Helfer das größte Dankeschön.

Ich könnte jetzt so viele emotionale Momente beschreiben, die ich an solchen Nachmittagen mit den Kindern erleben durfte. Ich kann hier aber nur wenige herausgreifen, denn sonst nähme das Buch kein Ende. Anfangen möchte ich mit einer unserer schönsten Begegnungen beim ersten „Frei"-Tag.

Es war ein Nachmittag vor fünf Jahren, an dem ich die kleine Amélie kennenlernen sollte. Ich hatte damals gerade den oberen Kreativraum betreten, wo früher der „Frei"-Tag stattgefunden hat. Da sah ich in zwei Augen, die nur so strahlten und die ich nie mehr vergessen werde. Amélie wurde an jenem Nachmittag von ihrer Bärenherz-Mama Katja gebracht. Allein das war schon eine absolute Meisterleistung, wie ich heute weiß. Denn Amélie war so schwer erkrankt, dass sie einen speziellen Transport benötigte, den Katja jedes Mal höchstpersönlich übernahm. Amélie hatte ein Tracheostoma (Atemöffnung im Hals), über das sie kontinuierlich mit Sauerstoff versorgt wurde. Außerdem brauchte sie eine PEG (Ernährungssonde), so dass man ihr die lebenswichtigen Medikamente sowie ihre Nahrung über eine Spritze in den dafür vorgesehenen Schlauch überhaupt geben konnte. Das bedeutete: Nicht nur Amélie musste transportiert werden, sondern auch noch ein Sauerstoffgerät, ein Absauggerät und ein Pulsoxymeter (ein Gerät, das die Sauerstoffsättigung und den Puls anzeigt) sowie unzählige Ersatzschläuche, Spritzen und Kanülen.

Amélie war damals gerade einmal fünf Jahre alt, liebte Hunde über alles, die Farben Rosa und Lila, Schmetterlinge und das Leben. Sie war nicht nur ein einzigartiges Mädchen, sondern gehörte zu den Kindern, die mit den Augen lachen können. Amélie konnte damals nur auf einem Sitzsack einigermaßen aufrecht sitzen und war durch das Tracheostoma in ihrer Sprache sehr beeinträchtigt. Dafür drückte sie mit einem ganz deutlich erkennbaren Kopfschütteln oder Nicken aus, ob ihr etwas gefiel oder nicht. Doch all das machte diesem kleinen und so zerbrechlich wirkenden Mädchen scheinbar nicht so viel aus, denn sie sprühte nur so vor Lebensfreude. Wenn sie lachte, dann traf einen dieses Lächeln mitten ins Herz und war so ansteckend.

Als Amélie mich und Emma das erste Mal im Türrahmen stehen sah, streckte sie sofort ihre dünnen Ärmchen nach Emma aus und signalisierte auf diese Art ihre unbändige Freude. Ich wollte mir gerade die Jacke ausziehen, da sah ich, wie Emma Amélie immer näher kam und an dem lauten Juchzen konnte jeder im Raum hören, wie sehr sich dieses kleine Mädchen freute. Auch Emma spürte sofort, dass sie an diesem Tag für Amélie etwas ganz Besonderes war. Sie legte ihre Schnauze ganz sanft auf das Sitzkissen zwischen Amélies Beinchen ab. Und dann gab es für Amélie kein Halten mehr und sie begann Emma immer wieder über den Kopf zu streicheln und strahlte dabei einfach nur. Dieses kleine Mädchen beeindruckte mich sehr. Sie hatte eine unbändige Lebensenergie und war sichtlich angetan von Emma und noch mehr von ihre Tricks. Ihr Pulsoxymeter zeigte ganz deutlich, wie sich in kürzester Zeit ihre Sauerstoffsättigung erhöhte und von ihrer Mama erfuhr ich später, dass diese Werte für sie überhaupt nicht normal waren. Sie konnte es nicht fassen, dass das überhaupt möglich war.

Es war einfach nur wunderbar mit anzusehen, wie viel Freude nicht nur Amélie an jenem Tag hatte. Auch Emma konnte gar nicht genug von Amélie bekommen und legte immer wieder ganz sanft ihre Schnauze auf ihre dünnen Beinchen.

Beim zweiten „Frei"-Tag lernte ich dann auch ihre Mama Katja kennen, die ich inzwischen sehr liebgewonnen habe. „Als ich ihr gesagt habe, dass wir ins Bärenherz und zu Emma fahren, klatschte sie hinten im Auto immer wieder in ihre Hände und konnte es gar nicht abwarten", erzählte mir Katja damals und ich konnte sehen, wie sehr sie sich mit ihrer Tochter über Emma freute.

Amélie und Emma waren mittlerweile ein eingespieltes Team. Emma wusste, dass Amélie ganz viele leckere Möhrchen hatte und Amélie liebte es, mit Emma Tricks zu üben. Dabei ging sie immer in derselben Reihenfolge vor: Erst gab sie ein Kommando, das nur Emma verstand, weil Amélie es nur nuscheln konnte. Dann gab sie Emma ein Möhrchen, das sie ganz sanft aus ihren kleinen Fingern nahm, um ihr ja nicht wehzutun. Dann putzte sie sich ihre kleinen Fingerchen mit einem Frischetuch ab. Dass sie eines davon wollte, zeigte sie mir ganz klar, indem sie mich anschaute und einfach ihre Hände aneinander rieb. Und immer, wenn wir uns bei ihr verabschiedeten, hob sie ihre Arme und gab ihrer Emma einen „Doppeldaumen", was bei Amélie die höchste Auszeichnung war, die jemand in ihren Augen verdiente.

Auf der Fahrt zum nächsten „Frei"-Tag freute ich mich so sehr auf Amélie und die anderen Kinder. Und wie traurig war ich, als sie nicht da war. Auch Emma schien ihre kleine Freundin zu suchen, denn sie ging von einem Sitzsack zum nächsten und schnupperte so lange, bis sie sicher war, dass sie auch hier nicht sein konnte. Erst danach legte sie sich auf ihre Decke zurück. Kurz darauf erfuhr ich den Grund, warum Amélie nicht da war. „Amélie ist so geschwächt, dass selbst der Transport zum Kinderhospiz nicht mehr möglich ist", erklärte mir damals die zuständige Kollegin. Ich besprach mich sofort mit dem ambulanten Dienst, um zu fragen, ob ich diese Familie nicht auch zu Hause besuchen könnte. Nach einem Ja rief ich sofort Katja an und erzählte ihr alles. „Würdest du das denn tun?", fragte sie mich eher skeptisch. Nachdem ich Ja gesagt hatte, sagte sie mit zitternder Stimme, wie toll das sein würde.

Zwei Tage später stand ich mit Emma vor Katjas Tür und klingelte. Auf den ersten Blick ins Schlafzimmer war mir sofort klar: Amélie ging es sehr schlecht. Und doch erkannte sie meine Stimme, als ich Hallo sagte und streckte ihre zarten Finger nach uns aus. Ich legte mich zu ihr aufs Bett, platzierte alle ihre Schläuche so, dass auch Emma nichts mit ihren Pfoten abknicken konnte und redete erstmal mit Amélie. Sie schien wieder zu schlafen, doch als ich aufhörte zu sprechen, hob sie ihren rechten Arm und legte ihre Hand in meine. Das war ein absoluter Gänsehautmoment. Und ich wusste: Sie verstand jedes einzelne Wort. So sprachen wir damals über Amélies geliebtes Bärenherz und wer alles beim „Frei"-Tag gewesen war. Ich erzählte ihr und Katja, welche Tricks ich mit Emma neu einstudiert hatte. Und ich sagte ihr immer wieder, wie schön ihr Zimmer doch sei, das selbstverständlich in Rosa und Lila gestrichen war und wo natürlich ganz viele Schmetterlinge hingen.
Schließlich legte ich ihr ein Möhrchen nach dem anderen auf ihren Unterarm, und zwar so, dass Emma sie ganz sanft mit ihrer Zunge nehmen konnte. Dabei erklärte ich Amélie immer ganz genau, was ich gerade machte. Auch, wenn Amélie immer wieder so weit weg und in ihre eigene Welt abzudriften schien, sprach ich einfach weiter.

Emma nahm nach etwa 30 Minuten das letzte Leckerli aus ihrer Hand und was dann passierte, werden wohl weder ich noch Katja jemals vergessen. Obwohl Amélie so schwach war, rieb sie auf einmal ihre kleinen Händchen aneinander und signalisierte uns damit, dass sie ein Frischetuch haben wollte. Es war ein magischer Moment, der so viel für Katja bedeutete. Denn nun wusste Katja, dass Amélie jedes Wort verstand und sie ihrer Tochter immer sagen konnte, wie sehr sie sie liebte. Amélie starb ein paar Wochen später ganz friedlich zu Hause in ihrem eigenen Zimmer und im Beisein ihrer Mutter.

Als verstorbenes Kind kam sie dann ins Kinderhospiz, damit sich Katja, Amélies Schwester Lara und alle anderen Familienangehörigen bei ihr verabschieden konnten. Auch wir wurden zu dieser feierlichen Zeremonie eingeladen, an der nur die Familie, Freunde der Familie und die Mitarbeiter des Bärenherz teilnehmen durften.

Emma und ich betraten das Zimmer, in dem Katja und Lara vor dem Bett der liebevoll aufgebahrten Amélie saßen. Im ganzen Raum standen oder saßen weitere Familienangehörige und Bärenherz-Mitarbeiter und überall sah ich in weinende Gesichter und spürte diese unendliche Trauer um Amélie. Nun konnte und wollte auch ich meine Tränen nicht mehr zurückhalten. Ich setzte mich einfach auf den Boden und weinte. Dabei war ich so mit mir selbst beschäftigt, dass ich gar nicht bemerkte, dass Emma plötzlich aufstand. Als ich sah, wie sie mit gesenktem Kopf einmal komplett durch den ganzen Raum ging, blieb mir fast das Herz stehen und ich fragte mich, wo sie denn hinwollte. Allen Anwesenden schien es genauso zu gehen, denn jeder schaute plötzlich nur noch in Emmas Richtung.

Emma lief so lange, bis sie das Bettchen von Amélie erreichte, schnüffelte einmal kurz und legte sich dann vor Katjas Füßen ab. Ganz nah, als ob sie sagen wollte: Ich bin nun da für dich!

Es war ein Moment, der allen einen Seufzer entlockte.

Nach all den Jahren sitze ich auch jetzt wieder mit Tränen in den Augen vor diesem PC und sehe Amélie vor mir sitzen und höre ihr Lachen, das so ansteckend war! Ich werde immer an dieses kleine Mädchen denken und ich bin so dankbar, dass wir Katja, Amélie und ihre Schwester Lara kennenlernen durften und dass Lara und Katja auch heute noch zu unserem Leben gehören.

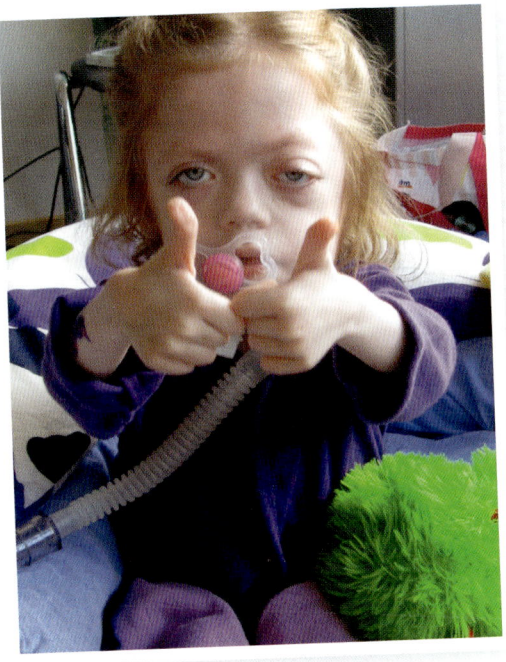

Amélie | © Ivana Seger

Emma – der Ruf eilt ihr voraus

Wenn man gebeten wird, etwas von Emma zu schreiben, weiß man gar nicht, wo man anfangen soll. Es fallen einem so viele Dinge auf einmal ein – liebenswert – treu – verschmust – vertraut – geduldig – lustig – sensibel, um nur ein paar wenige Eigenschaften von ihr zu nennen.

Für uns ist sie vor allem eins: ein absoluter Seelenhund mit einem festen Platz in unserem Herzen.

Durch andere Kinderhospize haben wir schon Erfahrungen mit Therapiehunden machen dürfen und waren daher sehr gespannt, wie das erste Aufeinandertreffen sein würde.

Wir wussten, was für eine tolle Arbeit ein Therapiehund leistet und was für eine entspannende Wirkung diese wundervollen Geschöpfe ausstrahlen.

Noch bevor wir Emma und Ivana persönlich kennenlernen durften, haben wir viel von ihnen durch das Kinderhospiz Bärenherz und Ivanas Seite bei Facebook gehört bzw. gelesen.

An einem „Frei"-Tag im Kinderhospiz Bärenherz war es dann endlich soweit. Es war faszinierend, wie Amélie und Emma aufeinander reagierten. Es war wie Liebe auf den ersten Blick.

Emma eroberte durch ihre ruhige und sensible Art sofort das Herz meiner Püppie und umgedreht schien es ganz offensichtlich genauso zu sein. Für einen kleinen Moment war Amélie von ihren Schmerzen und alldem, was sie sonst in ihrem Alltag begleitet, abgelenkt und gab sich ganz dem Spielen und Kuscheln mit Emma hin.

Selbst später, als sie nicht mehr ansprechbar war und Emma nur noch bei ihr liegen konnte, hat man gemerkt, wie gut ihr die Nähe „ihrer" Emma tat. Sämtliche Vitalwerte haben sich stabilisiert und sie kam in eine völlige Entspannung.

Für mich als Mama sind das wunderschöne und wertvolle Erinnerungen, bei denen immer wieder mal das eine oder andere Tränchen kullert, gerade auch jetzt, während ich diese Zeilen schreibe.

Ich bin Ivana und Emma so unglaublich dankbar, dass man es mit Worten nicht zu beschreiben vermag. Letztendlich waren die beiden nicht nur für Amélie da, sondern haben auch ihrer großen, gesunden Schwester Lara und mir sehr viel Halt und Liebe gegeben.

Durch kleine gemeinsame Spaziergänge oder Kuscheleinheiten signalisierte Emma „ihrer" Lara: Ich weiß, dass es Dir nicht gut geht, ich bin für Dich da. Sie hat sich in solchen Momenten an Lara gekuschelt und zur Bestätigung ganz sanft ihre Pfote über ihren Arm gelegt.

Lara schreibt in diesem Zusammenhang selbst:

Liebe Emma, es war für mich immer ein Trost, wenn Du bei uns warst.
Mit Dir konnte ich über alles reden, denn wir haben uns ohne Worte verstanden.
Ich bin dankbar, dass Du uns und viele andere Familien begleitest.
Wir haben so viele schöne Dinge zusammen erlebt, wobei das Aufregendste für mich und meine Mama der Dreh mit Martin Rütter war.
Wir haben uns im Kinderhospiz getroffen, um denen da draußen zu zeigen, wie wertvoll Deine Arbeit ist. Ich denke, das ist uns ganz gut gelungen.
Du hast bei uns allen einen festen Platz im Herzen, denn Du bist, wie Mama auch schon geschrieben hat, unser Seelenhund – ich habe Dich unglaublich lieb.

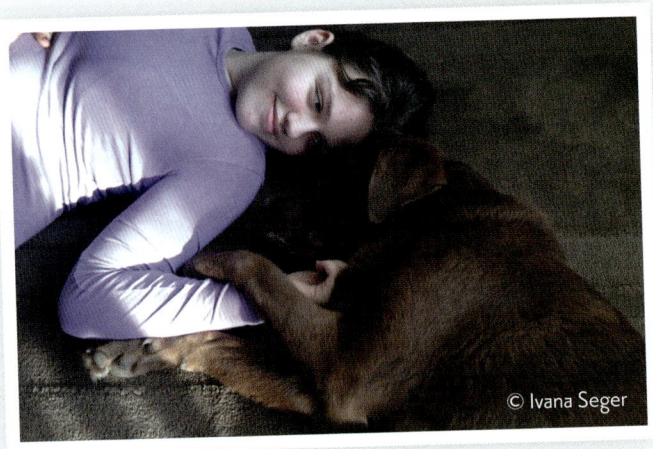

© Ivana Seger

Der Dreh mit Martin Rütter war unser letztes gemeinsames Aufeinandertreffen mit Amélie. Nur 18 Tage später ist unsere Püppie in meinen Armen eingeschlafen – für immer. Bei ihrer Verabschiedung im Kinderhospiz war auch Ivana mit Emma da, um Lebewohl zu sagen. Emma spürte, dass etwas nicht in Ordnung war und war total irritiert. Ihre Amélie war nicht mehr die, die sie kannte. In dem Moment spürte man wieder diese tiefe Verbundenheit der beiden, und dass auch Tiere trauern können.

Wenn ich heute Beiträge von Ivana und ihrer wundervollen unglaublichen Arbeit mit Emma & Sissi lese, kommt oft Wehmut in mir auf. Meine Gedanken schweifen ab, Erinnerungen an meine Püppie tauchen vor meinem inneren Auge auf und es kullern die Tränen, weil mein Herz so schwer ist.

Doch ich freue mich so sehr, wenn unsere Emma oder ihre „Kollegin" Sissi wieder Herzen im Sturm erobert haben.

Egal, ob es sich hierbei um Kinder wie Amélie, Menschen in meinem Alter oder die Oma/den Opa von nebenan geht. Der „Emma-Effekt" ist bei allen zu spüren.

Liebe Ivana, liebe Emma und auch liebe Sissi, ich bin so froh, dass es Euch gibt. Ohne Euch würde etwas in unserem Leben fehlen.

Mich bewegt es sehr, dass wir ein Teil von diesem wundervollen Projekt sein dürfen. Emma kann in unsere Herzen sehen, denn um es einmal mit dem kleinen Prinzen zu sagen:

Man sieht nur mit dem Herzen gut, das Wesentliche ist für die Augen unsichtbar.

Mit den allerbesten Wünschen an Euch

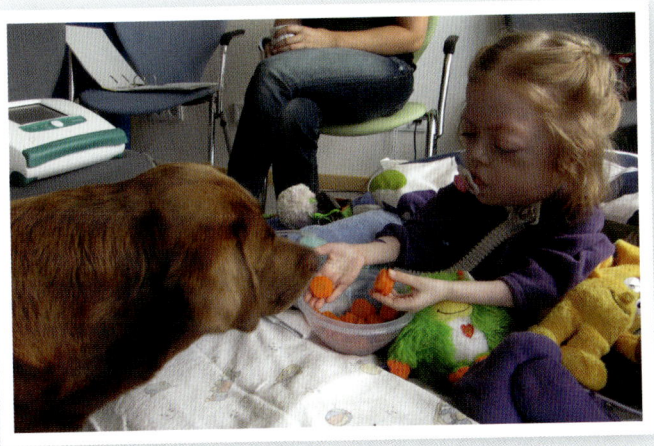

Amélie mit Emma | © Ivana Seger

Eure Katja und Eure Lara

Am ersten „Frei"-Tag lernte ich aber auch Svea kennen. Ich weiß noch ganz genau, wie sie damals von ihrer Bärenherz-Mama Maike gebracht und auf einen Sitzsack gesetzt wurde. Alle im Raum waren in diesem Moment wie verzaubert, denn kaum lag Svea, da strahlte sie einfach nur vor sich hin und das mit einem Blick, der einen umhaute. Ich wusste an diesem Tag nicht, ob sie eigentlich Hunde mochte und Maike konnte es mir auch nicht sagen. Also legte ich Emma erstmal nur in ihrem Sichtfeld ab und beobachtete ihre Reaktionen mit Argusaugen. Doch weder ich noch die ehrenamtlichen Helfer konnten an ihrer Mimik oder ihrer Körperhaltung ablesen, was sie denn nun von Emma hielt. Ein wenig später rief ich Emma ins Fuß ab und lief dann einfach nur mit ihr im Raum umher, sehr zur Freude von Amélie.

Svea hingegen zeigte auch jetzt noch keine Reaktionen, bis sie auf einmal ihre dünnen Ärmchen ausstreckte, als Emma fast vor ihr stand. Und dann hörte es jeder im Raum: „Juuhhiii" nuschelte sie und strahlte dabei über ihr ganzes Gesicht.

Ich legte Emma vor ihr ab und nahm Svea auf meinen Schoß. Ach, was hatte sie für einen Spaß! Sie konnte Emma gar nicht so schnell streicheln, wie sie es wahrscheinlich am liebsten getan hätte. Nun war mir klar, dass wir auch mit ihr arbeiten können und so nahm ich sie und legte Svea mit dem Kopf auf die mittlerweile liegende Emma. Svea strahlte nicht nur, sondern fing an laut zu juchzen und erzählte ab diesem Moment einfach nur so vor sich hin. „Na, du hast ja viel zu erzählen", sagte eine ehrenamtliche Mitarbeiterin, die sich neben uns gesetzt hatte. Svea schien uns ihr komplettes Leben erzählen zu wollen. Als ich nach zehn Minuten ihren Kopf hochhob, um sie anders zu positionieren, endete mit dieser Bewegung auch ihr Monolog. Wir schauten uns damals alle fragend an und ich hörte, wie eine Kinderkrankenschwester sagte: „Das gibt es ja gar nicht!" Das dachte ich auch, also legte ich Svea wieder auf Emma. Und was soll ich sagen? Svea juchzte nur so vor Freude und begann sofort wieder, bester Laune etwas Unverständliches vor sich hin zu nuscheln.

Wann auch immer Svea zum „Frei"-Tag oder als Entlastungskind ins Bärenherz kommt, sie zeigt auch heute noch diese unwahrscheinlich positiven Reaktionen auf Emma. Und wenn eine neue ehrenamtliche Helferin beim „Frei"-Tag dabei ist und für Svea eingeteilt wird, dann höre ich immer: „Oh Gott, ist sie süß!" Ich sage dann jedes Mal: „Möchtest du, dass sie dir auch etwas erzählt?" Dann nickt sie zwar, schaut mich aber gleichzeitig skeptisch an, während die „alten Hasen" unter den Helfern einfach nur vor sich hinlächeln, da sie genau wissen, was gleich passieren wird.

Und es passiert jedes Mal: der Emma-Effekt!

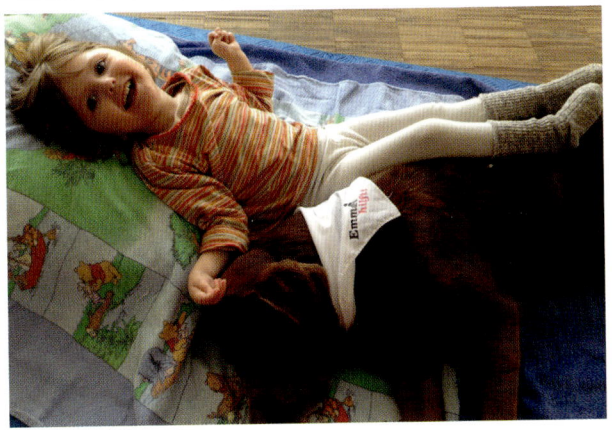

Svea mit Emma | © Ivana Seger

Beim zweiten „Frei"-Tag lernte ich eine weitere Familie kennen, die mein zukünftiges Leben sehr bereichern sollte: Steffi und ihre Söhne Marcos und Alessandro. Ich weiß noch ganz genau, wie Steffi, eine unglaublich selbstbewusste Frau, damals mit ihrem großen Bus auf dem Parkplatz vom Bärenherz hielt, ausstieg, um das Auto ging und eine Schiebetür öffnete.

Im Bärenherz und im Seminarraum, in dem schon alles für die Kinder vorbereitet war, sagte eine Kinderkrankenschwester mit einem Lächeln im Gesicht: „Da sind die drei ja!", und ich weiß noch, wie verwundert ich über diesen Satz war. Ich dachte nur, dass ich den Beifahrer, aus welchen Gründen auch immer, wahrscheinlich einfach nicht gesehen habe. Dann stand Steffi auch schon mitten im Raum und die Kinderkrankenschwester, die die „Frei"-Tage betreut, zeigte ihr, welche Liegewiese für Alessandro vorgesehen war. Steffi sagte kurz Hallo zu mir und streichelte Emma. Da fragte die Kinderkrankenschwester: „Soll ich dir beim Großen helfen?", und nun war ich völlig irritiert, denn Alessandro lag doch schon hier! Steffi ging mit ihr zum Auto, machte die andere Schiebetür auf und hob Marcos aus seinem Kindersitz. Ich stand damals nur im Bärenherz und merkte, wie sich ein Kloß in meinem Hals breitmachte.

Ein schwerkrankes Kind zu pflegen, ist schon eine große Herausforderung für jede Mutter. Nun aber gleich zwei Kinder mit einer lebensverkürzten Diagnose zu betreuen, grenzt für mich an eine Meisterleistung.

Steffi kam mit Marcos auf dem Arm ins Bärenherz zurück und legte ihn zu seinem Bruder und ich, ich stand einfach nur da und war so beeindruckt von ihr. „Ich hole den Rest", sagte Steffi auf einmal, und ich war so erleichtert, als sie nur zwei Taschen aus dem Auto holte, in denen die Wechselkleidung, Windeln sowie Spritzen und die Nahrung verstaut waren.
Die Kinderkrankenschwester ging zu Steffi und wollte von ihr wissen, was es alles zu beachten gab und ob es irgendetwas Neues gäbe. Sie kannte die Jungs schon von ihren vorherigen Entlastungsaufenthalten im Bärenherz. Ich hingegen hatte weder Marcos noch Alessandro vorher gesehen. Ich saß gerade neben Emma, da sah ich in den Augenwinkeln, wie Steffis Lippen anfingen zu vibrieren und ihre Augen langsam immer feuchter wurden.

„Die Nacht war so anstrengend", sagte sie, und erzählte, dass Marcos momentan so schlecht Luft bekäme und er die ganze Zeit so gewürgt habe. Die

Kinderkrankenschwester umarmte sie und hörte ihr ganz lange und aufmerksam zu und das war wohl genau das, was Steffi an diesem Tag so sehr brauchte: einfach reden zu können und ihren Gefühlen freien Lauf lassen zu dürfen.

Nach 15 Minuten schüttelte sich Steffi, als ob sie damit auch ihre Sorgen aus sich herausschütteln könnte, und legte sich zu ihren Kindern, küsste und umarmte sie und erklärte ihnen, dass Mami nun zu Ikea fährt und ganz viele Sachen einkaufen muss. Dann ging sie, stieg in ihr Auto und war für drei Stunden weg.

Es waren an diesem Tag sechs Kinder beim „Frei"-Tag und ich wollte gerade fragen, mit welchem Kind wir denn anfangen sollten, da hörten wir ein Geräusch, das wir erstmal nicht zuordnen konnten. Alle, aber wirklich alle schauten sofort zu den Kindern im Raum. Und dann war uns klar: Es war Marcos, der ein würgendes Geräusch von sich gab und jeder von uns merkte ihm an, wie schlecht es ihm ging. „Kannst du bei Marcos anfangen?", hörte ich nur und nickte.
Ich stand auf, ging zu Marcos und erzählte ihm, wer ich war und dass ich eine Hündin namens Emma dabeihatte und sie nichts lieber täte als zu kuscheln. Marcos reagierte nicht. Er würgte weiter. Was auch immer ich oder die anderen auch taten: Nichts brachte ihm Linderung.
Als er sich ein wenig erholt hatte, positionierte ich ihn anders und strich immer wieder über seine linke Körperseite, um ihm zu signalisieren, dass es dort gleich eine spürbare Veränderung geben würde – ohne Erfolg. Ich stand auf, holte meine Leckerlis und sagte zu Emma „Okay". Emma begriff sofort, denn sie stand auf und folgte mir schwanzwedelnd zu Marcos. Ich signalisierte ihr durch ein Zeichen, wo sie sich hinlegen konnte beziehungsweise sollte, und sie tat es.

Dann passierte ein wahres Wunder und noch heute bekomme ich eine Gänsehaut, wenn ich daran denke. Denn kaum lag Emma neben ihm, wurde Marcos auf einmal ruhiger und ruhiger, als ob man einen Schalter umgelegt hätte. Ich nahm seine Hand und legte sie auf Emmas Fell und auf einmal atmete er ganz tief ein und auch wieder aus und von seinem vor Sekunden noch so schlimmen Würgen war auf einmal nichts mehr zu hören oder zu sehen. Alles war verflogen, als ob es nie gewesen wäre. Wir alle waren fassungslos über diese Reaktion. Emma schien in diesem Moment ganz genau zu spüren, wie wichtig sie für Marcos war und kuschelte sich ohne ein Kommando von mir noch näher an ihn heran. Und so lagen die zwei eine gefühlte Ewigkeit auf dieser Liegewiese und schliefen entspannt ein.

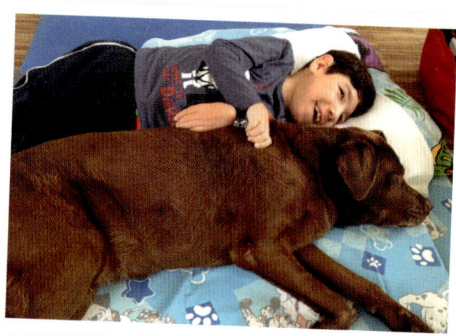

Marcos mit Emma
© Ivana Seger

Alessandro, der neben seinem Bruder lag, spürte wahrscheinlich die Ruhe und die Erleichterung seines Bruders, denn auch er wirkte auf einmal so entspannt. Und jeder, der Alessandro kennt, weiß, dass er, sobald er auf dem Rücken liegt, immer sehr unruhig wird und sich nur beruhigen lässt, wenn man ihn im Raum umherträgt. „Das glaube ich ja nicht", sagte die Kinderkrankenschwester, die nun neben uns stand und es gar nicht fassen konnte. Egal, wo ich an diesem Tag auch hinschaute – jeder hatte Tränen in den Augen.

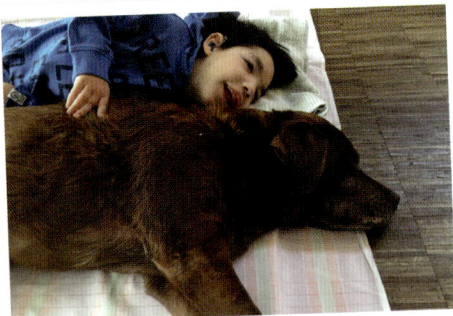

Alessandro mit Emma
© Ivana Seger

Als Steffi nach drei Stunden mit vollen Tüten zurückkam, traute auch sie ihren Augen nicht und wollte von uns wissen, was wir denn Magisches gemacht hätten. Nachdem wir ihr alles über diesen emotionalen Nachmittag erzählt hatten, kam Steffi auf uns zu, schaute mir nur fest in die Augen und dann kniete sie sich zu Emma auf den Boden und flüsterte ihr etwas ins Ohr. Ich konnte kein Wort verstehen, dafür aber Emma. Denn sie hob auf einmal ihren Kopf und dann schauten sich beide ganz tief in die Augen. Nun war ich es, die sich die Tränen aus dem Gesicht wischen musste. Steffi stand auf und wollte gerade wieder zu ihren Jungs zurück, die so entspannt auf ihrer Matratze lagen. Da drehte sie sich nochmals um, schaute mich an und an ihren Lippen konnte ich das Wort „Danke" ablesen. An diesem Tag begann eine wunderbare Freundschaft, denn heute gehört Steffi zu meinen engsten Freundinnen.

Es gibt so viele wunderbare Familien, die Emma, Sissi und ich im Kinderhospiz Bärenherz kennengelernt haben. Eine davon ist die Familie Bager mit ihrem entzückenden Sohn Caio, die wir nun schon seit mehreren Jahren kennen und tiergestützt begleiten dürfen.

Rejane, die stolze Bärenherz-Mama von Caio, staunte damals nicht schlecht, als sie Emma das erste Mal bei einem „Frei"-Tag im Kinderhospiz sah. Sie war begeistert, denn sie ist selbst auch mit Hunden aufgewachsen.
Heute weiß ich, wie überrascht sie damals war, dass ein Hund bei beeinträchtigten Kindern solche Reaktionen hervorrufen kann. Als sie sah, wie gut und wie ungeheuer positiv Caio auf Emmas weiches und warmes Fell reagierte, war sie einfach nur sprachlos. In den vielen und langen Gesprächen erzählte mir Rejane, wie viel Angst sie vor dem Schritt ins Kinderhospiz gehabt hatte und wie dankbar sie heute ist, dass es diese Einrichtung gibt. Rejane, Patrick und Caio ist eine Familie, die ich nicht mehr in meinem Leben missen möchte. Sie sind jedes Mal aufs Neue berührt, wenn sie den Emma-Effekt erleben und sehen, wie gut es Caio geht, wenn er neben seiner Emma liegt. Seine Mama macht dann jedes Mal ein Foto nach dem anderen und schickt es ganz stolz um die halbe Welt, da ihre Familienmitglieder in Brasilien und Portugal leben.

Als ich Caio das erste Mal zu Hause besuchte, sagte Rejane, dass sie mir unbedingt etwas zeigen müsse, ging in Caios Zimmer und kam mit einer grünen Jacke in ihren Händen wieder. Ich schaute sie anfangs etwas irritiert an, doch nur solange, bis sie die Jacke umdrehte. Ich stand einfach nur da und merkte, wie meine Augen feucht wurden. Ich wollte diese Jacke nur noch anfassen und am liebsten nie mehr aus den Händen geben. Die Jacke war nämlich nicht nur grasgrün, sondern mit einem etwa 15 cm großen, braunen Labrador bestickt. Darunter stand, auch in brauner Farbe, das Wort „Emma".

Oh, wie war ich gerührt! An diesem Tag begriff ich, wie wichtig Emma für diese Familie und vor allem für Caio ist und was für eine wichtige Rolle sie für diese Menschen einnimmt.
Rejane erzählte mir, dass Caios Patentante die Jacke genäht hatte, damit Emma immer bei ihm ist. Da ging ich auf Rejane zu und umarmte sie ganz fest. Und Caio? Wann immer er als Entlastungskind ins Bärenherz kommt – seine grüne Jacke hat er immer dabei.

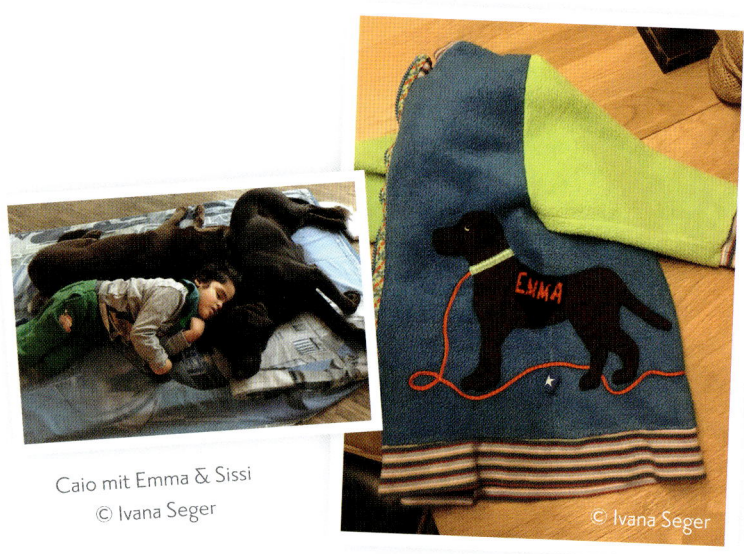

Caio mit Emma & Sissi
© Ivana Seger

© Ivana Seger

Caios wunderbare Jacke

Liebe Ivana, Emma und Sissi,

Wie das Leben für jeden Mensch sein soll, entscheidet manchmal der Zufall. Unser Wunschkind kam und etwas Unerwartetes geschah: Nach einem fast erfolglosen Kampf gegen mehrere schwere Anfälle haben wir keine gute Prognose für unseren kleinen Schatz bekommen. Und so haben wir das Bärenherz kennengelernt. Dass es sich um einen ruhigen und freudigen Ort handelt, dachten wir zuerst nicht.

Das Bärenherz hat uns stärker gemacht und uns unterstützt auf unserem Weg durch Verzweiflung und Trauer, weil sie uns gezeigt haben, dass das, was wichtig ist, das Jetzt und die Liebe ist.

Wenn unser Sohn Caio zur Betreuung im Bärenherz bleibt, wissen wir, dass er in liebevollen Händen und Pfoten ist. Das Bärenherz bietet vieles an und dazu gehört das Allerbeste: die Emma. Caio liebt Kuscheln und bei Emma zu kuscheln ist jedes Mal ein Traum. Er entspannt sich, er lächelt und zeigt uns, dass er die Momente mit Emma genießen kann.
Emma andererseits bietet ihre Anwesenheit an und zeigt uns, wie schön es ist, einfach da zu sein und Freude zu schenken.

Wir sind unendlich dankbar, dass das Bärenherz, Emma, Sissi und Ivana so toll auf Caio und auf uns aufpassen.

Rejane Bager – Mama von Caio

Und dann sind da Lars und Henri Dengel, die vor etwa drei Jahren auf einmal mit ihrer Mama Jessica im Türrahmen des Seminarraumes im Kinderhospiz Bärenherz standen. Ich kannte diese Familie noch nicht und so wollte ich mich einfach nur vorstellen. Daher sagte ich zu Jessica: „Hallo, ich bin Ivana, die Hundemama von den zwei Hunden da hinten."

Hätte ich geahnt, was ich mit diesen Worten auslösen würde, hätte ich das damals nicht gesagt, denn Lars und auch Henri schauten zuerst mich völlig irritiert an und dann auch Emma & Sissi, die auf ihrer Decke mitten im Raum lagen. Und dann passierte es: Jeder im Raum konnte sehen, wie auf einmal ihre Mundwinkel vibrierten. Uns allen war klar, was das zu bedeuten hatte: dass beide nun gleich anfangen würden zu weinen. Und so war es auch. Lars und Henri steigerten sich so sehr in ihre Angst hinein, dass es den Anschein hatte, dass sie dabei auch noch um die Wette weinten.

Aus den anfänglichen ersten Tränchen wurde Weinen und aus Weinen wurde regelrechtes Brüllen, was jedes Mal von Neuem begann, sobald sich Emma & Sissi auch nur im Geringsten bewegten oder einfach nur ihren Kopf hoben.

Es wäre mit Sicherheit die kompletten vier Stunden so weitergegangen, wenn eine Kinderkrankenschwester damals nicht mit ihnen in den Snoezelen-Raum gegangen wäre. Doch irgendwann wollten Lars und Henri dort nicht mehr bleiben, und so kamen die drei nach etwa einer Stunde wieder zurück und schon beim Öffnen der Tür brüllten beide wieder wie auf Kommando los.

Die Kinderkrankenschwester legte Lars und Henri so auf die Matte, dass sie Emma & Sissi nicht direkt anschauen mussten. Doch genau das war Lars und Henri überhaupt nicht recht, denn sie versuchten wirklich alles, um sich immer wieder nach den Hunden umzudrehen. Jedes Mal, als sie es irgendwie schafften und Emma & Sissi sahen, ging alles wieder von vorne los. So war es auch bei den nächsten zwei „Frei"-Tagen.

Ich weiß noch ganz genau, wie ich beim nächsten „Frei"-Tag Jessicas Auto sah und wie sie auf dem Parkplatz hielt. Und wie ich mich genau in diesen Sekunden fragte, wo ich denn nur Emma & Sissi hinlegen könnte, damit Lars und Henri sie nicht gleich sehen konnten. Doch dazu kam es nicht mehr, denn auf einmal standen alle drei viel früher als erwartet im Türrahmen. Alle Helfer/innen und ich machten sich auf das gewohnte und fast schon ritualisierte Weinen gefasst. Was dann jedoch geschah, wird sicher keiner mehr vergessen, der an diesem Tag dabei war: Henri und Lars, die sich mit Hilfe eines sogenannten „Lauftrainers" selbstständig fortbewegen können, schauten sich ganz genau im Raum um und liefen plötzlich beide los und in den Raum hin ein. Ich war völlig perplex und dachte tatsächlich, dass einer der ehrenamtlichen Helfer/innen die Hunde auf eine andere Stelle abgelegt hätten. Also drehte ich mich um, um selber zu schauen, wo Emma & Sissi denn jetzt wohl liegen würden, und traute meinen Augen nicht, denn sie lagen beide friedlich und schlafend auf ihrer Decke und immer noch mitten im Raum. Doch Lars und Henri liefen und liefen immer weiter und weiter.

Alle standen wie versteinert da, beobachteten die Jungs und fragten sich, wo die beiden eigentlich hinwollten. Niemand konnte es begreifen, aber Henri steuerte direkt auf Emma zu, während Lars Sissi immer näherkam. Als die beiden dann etwa 20 cm vor Emma & Sissi stehen geblieben waren, streckten beide gleichzeitig und voller Freude ihre kleinen Händchen den beiden entgegen. Spätestens jetzt waren alle ganz ergriffen.

So begann eine wunderbare Freundschaft zwischen Lars und Henri und Emma & Sissi. Und Jessica umarmte mich und flüsterte nur ein einziges Wort in mein Ohr: Danke.

Wenn für uns die Sonne aufgeht

Emma, Sissi und unsere liebe Ivana begleiten uns nun schon fast drei Jahre und sind inzwischen zu Freunden geworden. Wenn sie kommen, geht bei meinen fünfjährigen Zwillingen die Sonne auf. Durch ihre Bewegungsstörung ist für die zwei jeder Schritt und jedes Greifen ein Kraftakt der besonderen Art und nur durch viel Konzentration möglich. Das ist für so einen kleinen Körper sehr anstrengend. Jeder profitiert von den beiden auf seine ganz eigene Art und Weise.

Lars genießt das Spielen und Füttern mit Sissi. Er lernt durch sie, seine Bewegungen mehr zu kontrollieren, weniger hektisch zu sein und das auf eine ganz natürliche und entspannte Weise. Wer Lars erlebt hat, weiß, dass er ein kleiner quirliger Kerl und immer in Aktion ist. Durch Sissi wird er ruhiger und die Spastik verringert sich für eine Zeit.

Mein Henri liebt die Kuschelzeit mit seiner Emma. Kaum liegt er neben ihr, kommt Entspannung in den kleinen Körper, der ihm so oft nicht gehorchen will. Er versucht zu streicheln und öffnet seine überwiegend zu Fäusten geballten kleinen Hände, die dann endlich mal das tun, was er möchte. Die Spannung in den Beinen nimmt ab und er kommt für eine Weile zur Ruhe.

Was in diesen wundervollen Stunden passiert, kann man mit Worten kaum beschreiben. Diese zauberhaften Hunde geben meinen Kindern so viel. Ob im Spiel oder beim Kuscheln, es hat etwas Magisches. Der „Emma- und Sissi-Effekt" hallt nach und ist auch noch einige Zeit nach ihrem Besuch zu spüren. Wenn die Jungs dann ins Bett gehen, sind sie so zufrieden, schlafen schnell ein und auch mal durch. Das ist bei uns eher selten der Fall. Und wenn ich dann abends nochmal nach ihnen sehe und sie im Schlaf beobachte, huscht den beiden jedes Mal ein kleines Lächeln über das Gesicht. Dann weiß ich, sie träumen von Emma & Sissi.

Danke, dass wir Euch kennenlernen durften und Ihr ein Stück unseres Weges mit uns geht.

Jessy – Mama von Lars und Henri

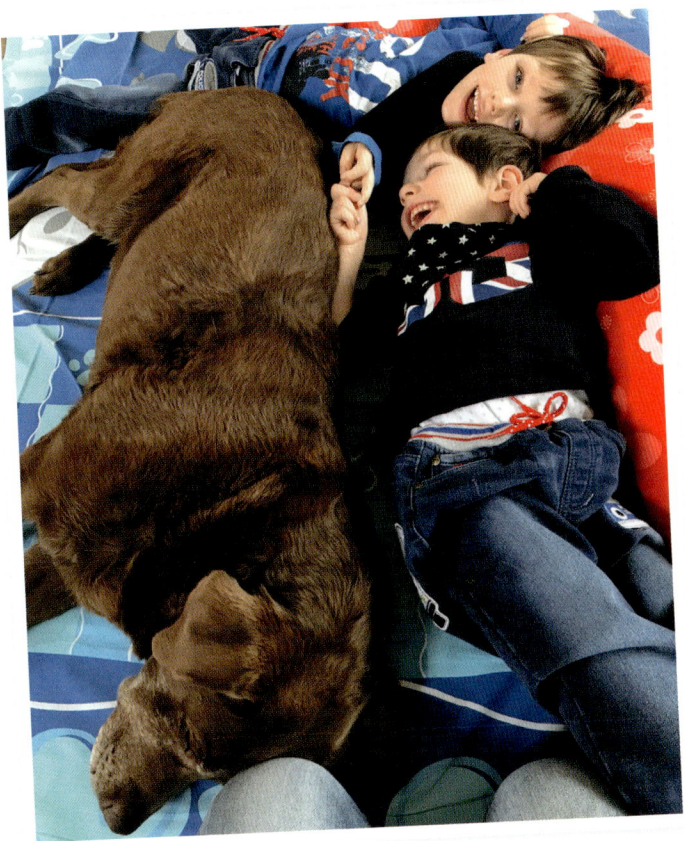

Henri und Lars mit Emma | © Ivana Seger

Und da wären noch Michi und ihr Sohn Tobi, die wir eher zufällig bei einem Eltern-Kind-Tag im Bärenherz kennengelernt haben. An diesem Tag erfuhr ich alles über Tobi, der an der unbarmherzigen Diagnose „Kinderdemenz" leidet. Ich kann mich gut erinnern, wie mir Michi gegenüber saß und ihre Verzweiflung und ihre Sorgen um ihren geliebten Sohn so spürbar waren, dass ich einen dicken Kloß im Hals bekam. Schon an diesem Tag wusste ich, dass ich ihr unbedingt anbieten wollte, dass wir auch mit Tobi arbeiten können. Doch dazu kam es erstmal nicht. Denn Michi wollte sich einfach nur alles von der Seele reden und erzählte, wie unverstanden sie sich in manchen Krankenhäusern fühlte und wie erschrocken sie war, als sie bemerkte, dass nur sehr wenige Ärzte dieses Krankheitsbild überhaupt kennen. Nachdem sie mir das alles erzählt hatte, ging sie mit Tobi nach Hause und ich traf sie erst einige Wochen später an einem „Frei"-Tag im Kinderhospiz Bärenherz wieder.

„Ist das schön, euch wiederzusehen", begrüßte ich sie, als Michi mit Tobi im Türrahmen des Seminarraums stand. Ich musste einfach auf sie zugehen und sie umarmen. Als sie sah, wie Tobi auf Emma reagierte, war sie sichtlich beeindruckt. Es war wohl dieser Moment, in dem sich Emma ganz tief in das Herz von Michi geschlichen hat.

Auch ich war überrascht von Emmas Wirkung auf Tobi und beschloss kurzerhand, dass ich diese zwei besonderen Menschen über unseren Verein „Tröstende Pfoten – Therapiebegleithunde für Deutschland e.V." ab da an regelmäßig zu Hause besuchen würde. Als ich diesen Entschluss Michi zwei Wochen später per Telefon mitteilte, hatte ich das Gefühl, dass unsere Telefonverbindung abgebrochen war, denn ich hörte eine ganze Zeitlang keinen einzigen Ton. Ich wollte gerade auflegen, da hörte ich ein Geräusch, das ich erstmal gar nicht einordnen konnte und dann hörte ich es: Michi war noch am Telefon, doch sie konnte nichts sagen, weil sie aus Dankbarkeit so sehr weinte.

Der Besuch bei Michi und Tobi war wunderschön und ich hoffe, wir können dieser Familie noch viele wundervolle und einzigartige Momente schenken.

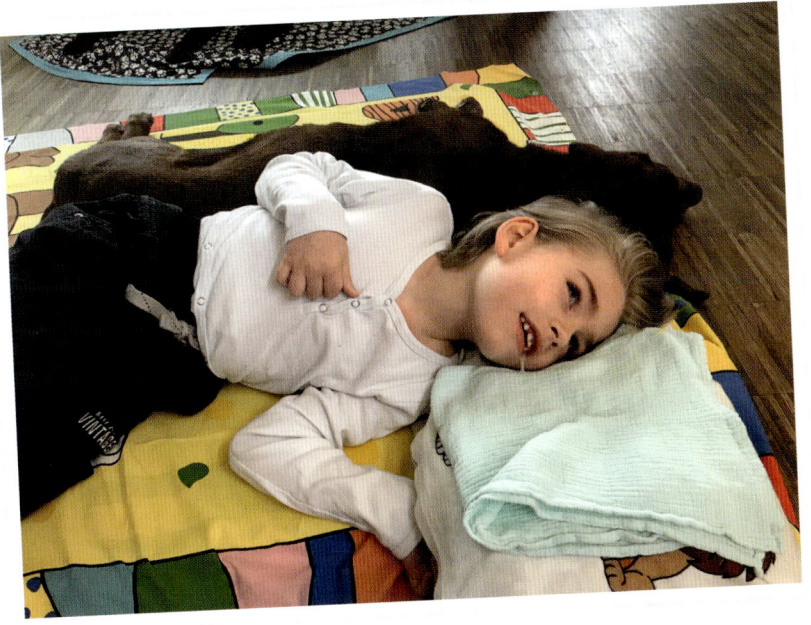

Tobi mit Sissi | © Ivana Seger

Das Hospiz
 Lebensbrücke

Was war das für ein trauriger Tag, als ich erfuhr, dass Frau Ott, die Hospizleiterin der Arche Noah, gekündigt hatte. Diese Nachricht traf mich in meinem Innersten. Frau Ott war eine so unglaublich sympathische und empathische Frau, die ich so sehr in mein Herz geschlossen hatte und ohne die es heute kein „Emma hilft" geben würde, und nun sollte ich sie nicht mehr sehen. Ich konnte an jenem Tag nicht mehr arbeiten, denn ich war viel zu aufgewühlt. Und so fuhr ich an diesem Tag weinend nach Hause und musste immer wieder stehen bleiben, um mir meine Tränen aus dem Gesicht zu wischen. Wie gesagt, glaube ich nicht an einen Mann mit weißem langem Bart, doch ich glaube, dass es etwas Höheres gibt, was irgendwie über uns allen schwebt und wacht. Wie richtig ich mit meiner Theorie liegen sollte, stellte sich nur zwei Wochen später heraus. Dann erfuhr ich nämlich, dass keine 800 Meter Luftlinie von meiner eigenen Wohnung entfernt ein Hospiz gebaut werden sollte. Ich freute mich dermaßen, dass ich mich sofort in Flörsheim umhörte. Ich erfuhr, dass in der Dalbergstraße das Hospiz „Lebensbrücke" unter der Leitung von Christa Hofmann entstehen würde. Ich brauchte nicht lange zu überlegen, was ich nun als Nächstes tun wollte. Als im März 2011 der offizielle Spatenstich groß in der Zeitung angekündigt wurde, stand auch ich in der Dalbergstraße. Es dauerte noch eine ganze Zeit lang, bis das Hospiz in seiner vollen Pracht fertiggestellt war und seine ersten Gäste empfangen konnte. Innerlich wusste ich damals schon, dass ich die Arche verlassen werde, auch wenn es mir noch so schwerfallen würde. Und so bewarb ich mich im Hospiz Lebensbrücke und war überglücklich, als ich erfuhr, dass genau die Frau, die mir vor fast zehn Jahren als Erste die Türe der Arche Noah öffnete, zu einer meiner Chefinnen werden sollte: Frau Möller.

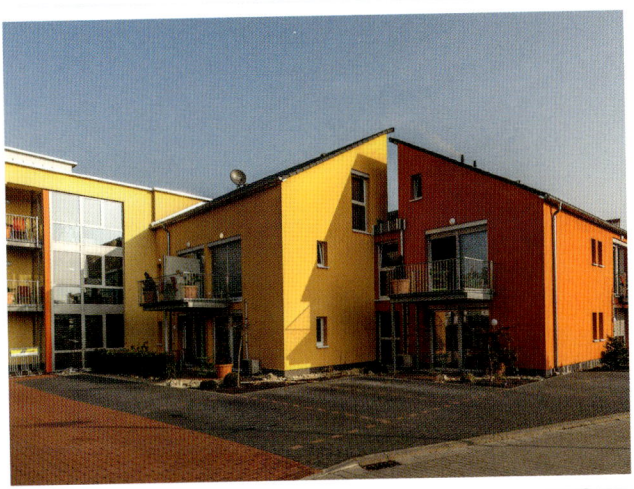

Außenaufnahme | © Hospiz Lebensbrücke

In der Lebensbrücke finden zwölf Gäste eine liebevolle Umgebung vor, in der jeder Einzelne von ihnen so sein darf wie er ist. Auch hier gibt es keinerlei Regeln, an die sich die Gäste oder ihre Angehörigen halten müssen, weder offizielle Besuchszeiten noch bestimmte Zeiten des Zubettgehens, keine Essenspläne oder gar seltsame Weckdienste seitens des Personals. Geprägt ist dieses Haus davon, den Gast sowie seine Angehörigen würde- und respektvoll mit einem Höchstmaß an Selbstbestimmtheit und Lebensqualität zu begleiten und zu betreuen. Ganz nach dem Motto von Cicely Saunders: „Du zählst, weil Du bist, was Du bist und Du zählst bis zum letzten Moment Deines Lebens."

Auch in diesem Hospiz gibt es eine Musiktherapeutin und darüber hinaus einen Harfenstuhl (dieser wird sehr gerne eingesetzt, wenn Gäste oder auch Angehörige eine besondere Form der Entspannung brauchen). Es gibt ein Wohlfühlbad mit Hydrosound-Funktion (die abgespielte Musik kann somit unter Wasser gefühlt werden). Zudem kann man eine Whirlpool-Funktion aktivieren. Jeder Gast kann über einen USB-Stick seine Lieblingsmusik abspielen. Zum guten Schluss kann man mit Hilfe eines Farbprojektors das Badewasser mit wechselnden

Farbtönen versehen. Darüber hinaus gibt es unsere tiergestützte Therapie. Jeden Dienstag spielt eine Musikstudentin Klavier und sorgt damit während dieser zwei Stunden für eine ganz besondere Atmosphäre. Und es gibt dort den schönsten Aufenthaltsraum, den ich in einem Hospiz je gesehen habe.

Jeder Gast hat ein Einzelzimmer mit einem eigenen Balkon, der besonders im Sommer sehr gerne genutzt wird. Und auch bettlägerige Gäste brauchen auf ein Sonnenbad nicht zu verzichten, da das komplette Bett auf den Balkon geschoben werden kann. Jedes Zimmer kann so umgestaltet werden, dass sich der Gast und auch die Angehörigen wohlfühlen. Das heißt, jeder darf seine Lieblingsbilder aufhängen oder mit kleinen Möbelstücken das Zimmer umgestalten und selbstverständlich kann jeder in seiner eigenen Bettwäsche schlafen. Ein besonderes Nice-to-have erkennt man erst, wenn man sich mit dem Rücken aufs Bett legt, denn dann entdeckt man an der Zimmerdecke eine Glitzeroptik, die Christa ganz bewusst in die Decke mit einbauen ließ. Diese schimmernden Steinchen mögen auf den ersten Blick eher unscheinbar wirken, doch wenn man in die Phase der Bettlägerigkeit kommt und oft nur noch auf die Decke schauen kann, sind viele Gäste dankbar für diesen Blick, der sich je nach Sonneneinstrahlung auch immer wieder verändert, ein kleiner Sternenhimmel sozusagen. UND: Jedes Zimmer hat eine eigene Klimaanlage.

Im unteren Stockwerk befinden sich fünf, im ersten Stock weitere sieben Gästezimmer. Im zweiten Stock gibt es zwei Zimmer, die überforderten Angehörigen einen willkommenen Rückzugsort bieten. Hier befindet sich auch der große Seminarraum, der sehr gerne für Geburtstagsfeiern oder auch schon mal für eine Hochzeit genutzt wird. Der Koch Ingo sorgt seit dem ersten Tag mit viel Liebe für das leibliche Wohl der Gäste.

Und über 40 ehrenamtliche Helfer und Helferinnen kommen ganz regelmäßig in die Lebensbrücke und unterstützen mit ihrer wertvollen und nicht mehr wegzudenkenden Arbeit das Pflegeteam.

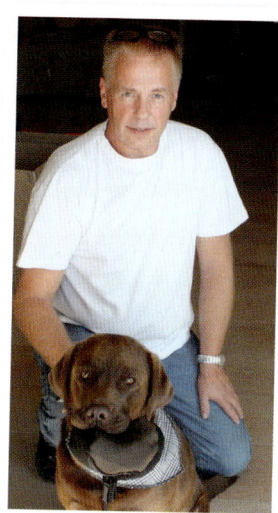

Ingo – Der Koch des Hauses
mit Emma | © Ivana Seger

Selbstverständlich sind auch in der Lebensbrücke Hunde, Katzen und Tierbe-
suche sehr gerne gesehen, solange die geliebten Tiere von Angehörigen ver-
sorgt werden. Auch in diesem Hospiz ist die ganze Familie zu jeder Tages- und
Nachtzeit willkommen. Und sie kann so lange bleiben, wie es gewünscht ist.
Das Gästebuch, das im Eingangsbereich für alle einsehbar ist, wird mit sehr viel
Liebe gepflegt. Kurzum: Ich liebe dieses Hospiz!

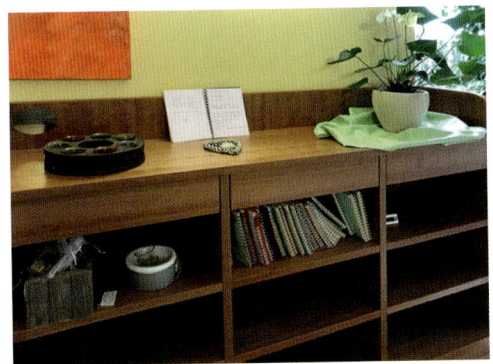

Das Gästebuch im Eingangsbereich | © Ivana Seger

Und auch in der Lebensbrücke gab es schon zwei wunderschöne Hochzeiten, einige sehr fröhliche Geburtstagsfeiern und einen Cocktail-Abend, den ich nie vergessen werde.

„Ich hätte jetzt so Lust auf einen Cocktail", sagte Frau B. eines Abends zu mir, als ich ihr bei der abendlichen Versorgung half. Sie konnte ja nicht ahnen, dass ich es mir zur Aufgabe gemacht habe, jeden Wunsch umzusetzen, wenn es mir möglich ist. Kurzerhand rief ich einen Bekannten an, der in Flörsheim ein Restaurant besitzt und fragte nach, ob er für drei Gäste aus dem Hospiz Cocktails mixen könnte, die ich dann später abholen würde.

„Selbstverständlich, was möchten sie denn gerne?", wollte er von mir wissen und ich bestellte drei Piña colada.

„Du kannst alles in zehn Minuten abholen und musst es dann nur noch vermixen", sagte er und legte auf. Ich war begeistert und holte alle Zutaten wie vereinbart im Restaurant ab und war zutiefst berührt, als er mir sagte, dass dies aufs Haus ginge.

Keine 20 Minuten später stand ich vor der Tür von Frau B. und platzierte einen CD-Player vor ihrem Zimmer, legte eine Reggae-CD ein, hielt die Piña colada in der linken Hand und klopfte an ihre Türe. „Ja" sagte Frau B. und als ich ihre Türe öffnete, hielt ich nur den Cocktail ins Zimmer, während im Hintergrund Reggae-Musik lief.

„Das glaube ich ja nicht", rief Frau B. und wischte sich ihre aufkommenden Tränen aus dem Gesicht. Dann lud sie ihre Zimmernachbarin mit den Worten ein: „Komm, wir genehmigen uns mal einen." Ach, Frau B. hatte einen so mitreißenden Humor und an jenem Abend so viel Spaß.

Zugegeben, der nächste Tag verlief dann etwas anders ab, als ihre sonstigen Tage, denn sie schlief bis 11 Uhr. Als sie am nächsten Tag wach wurde, erzählte sie wirklich jedem, dass sie einen kleinen Kater habe und an der Art, wie sie das sagte, konnte jeder sehen und vor allem fühlen, wie gut sie das fand.

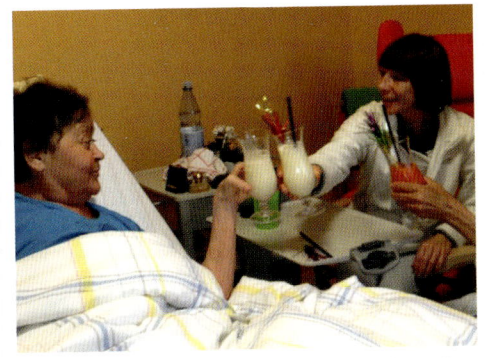 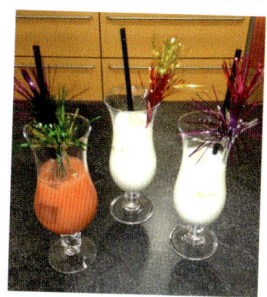

Frau B. mit ihrer Piña colada | © Ivana Seger   Cocktailparty

Ich hatte dort eine halbe Stelle und auch hier begleitete mich Emma zu meinen Diensten und wurde von den Gästen, den Angehörigen, aber auch vom Pflegepersonal als willkommene Abwechslung und unersetzliche Therapieergänzung angesehen. Und viel mehr noch: Sie schenkte in diesem wunderschönen Hospiz so vielen Familien etwas, das man mit Geld nicht bezahlen kann – Trost, Wärme, Halt und ganz viele wunderschöne und unvergessliche Momente.

Ich könnte jetzt so viele emotionale Begegnungen beschreiben. Doch das würde mit Sicherheit dieses Buch sprengen. Trotzdem gibt es Momente und vor allem Menschen, die ich nicht unerwähnt lassen möchte. Da gab es zum Beispiel Frau Schilling und ihren Mann Jochen, zu dem ich heute noch Kontakt habe. Frau Schilling war eines Tages so schwer krank geworden, dass man ihr schließlich sagte, dass es leider keine Möglichkeit mehr gab, sie zu heilen. Und so wusste sie, dass ihre Zeit begrenzt war und entschloss sich, ins Hospiz Lebensbrücke umzuziehen. Kein einfacher Schritt! Begleitet wurde sie in dieser Zeit von ihrem Ehemann Jochen, der sie immer in allem bestärkte und ihr zur Seite stand, auch wenn es ihm noch so schwer fiel. In dieser schwierigen Phase des Lebens zueinander zu stehen, sich aufeinander zu verlassen, auch wenn der Weg noch so steinig ist, ist wohl die größte Herausforderung, die ein Ehepaar überhaupt meistern kann.

Gabi Schilling wollte ihre verbleibende Zeit mit schönen Erlebnissen füllen, ganz viele Dinge unternehmen und dabei immer die Sicherheit haben, jederzeit medizinisch aufgefangen zu werden. Doch das war einfacher gesagt, als getan. Es gab Tage, da ging es ihr blendend. Dann sagte sie oft zu mir: „Heute könnte ich Bäume ausreißen", und ihre Lebensfreude dabei war so ansteckend. Doch dann gab es auch Tage, an denen sie im Zimmer blieb, weil die Schmerzen und die Nebenwirkungen der Medikamente ihr sehr zusetzten. Dann fiel auch ihre Stimmung in ein Loch, aus dem sie kaum jemand herausholen konnte – bis auf Emma.

Gabi liebte Hunde über alles und sie liebte noch viel mehr, dass sie mit Emma nicht reden musste. Emma musste sie nicht erklären, wie es ihr gerade ging. So genoss sie diese gemeinsame und wortlose Zeit immer sehr. Wenn Emma bei ihr im Bett lag, war es unglaublich anrührend, die beiden dabei zu beobachten, wie sie miteinander kommunizierten, ohne etwas dabei zu sagen. Und auch für Jochen war und ist Emma ein ganz besonderer Hund, denn mit ihr konnten beide wenigstens für eine kurze Zeit alle Sorgen vergessen und sich auf das Wichtigste im Leben besinnen: die Liebe zueinander!

Gabi und Jochen wollten der Traurigkeit und Hilflosigkeit die kalte Schulter zeigen und sich auf das Wesentliche konzentrieren: Im Hier und Jetzt sein und leben! Und das geht so viel besser mit einem Hund an der Seite. Mit und durch Emma hatten die beiden wieder die Möglichkeit, andere Gespräche zu führen und die Chance, trotz der ausweglosen Situation gemeinsam zu lachen, wenn sie über ihren eigenen Hund und seine Macken sprachen.
Ich weiß noch ganz genau, wie beeindruckt ich von diesen zwei sympathischen Menschen war und ich bin es heute noch. Für mich persönlich war diese Begegnung einer der emotionalsten Momente, den ich in meiner zehnjährigen Laufbahn erleben durfte.

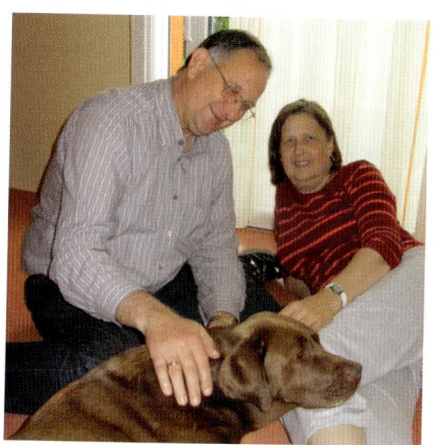

Gabi und Jochen Schilling
mit Emma | © Ivana Seger

Eine weitere Frau darf in unserem Buch auf gar keinen Fall fehlen, denn sie berührte innerhalb von wenigen Sekunden mein Herz: Frau Karsten. Ihr und ihrer Familie möchte ich daher einen Platz in diesem Buch geben. Sie war so schwer erkrankt, dass sie sich in Absprache mit ihrer Familie für einen Hospizplatz entschieden hatte. In der Lebensbrücke konnte man ihre Schmerzen lindern, so dass sie schließlich symptomfrei war. Doch leider hatte ihre Seele nach all den Krankenhausaufenthalten sehr gelitten und so kam sie regelmäßig an ihre psychischen Grenzen. An dem Tag, als ich sie kennenlernte, war so ein Moment. Sie war unendlich traurig. Egal, was ich auch tat, Frau Karsten lehnte alles ab und wollte einfach nur alleine sein. Ich war gerade dabei zu gehen und war schon an der Tür, da sagte sie auf einmal: „Ich möchte so gerne nochmal meine Enkelkinder sehen." Ich drehte mich um, ging wieder zu ihrem Bett und kniete mich neben sie. Dann erzählte sie mir so viele schöne und rührende Geschichten über ihre Kinder und an ihrem Blick erkannte ich sofort, wie sehr sie ihre Familie liebte und wie wichtig ihr dieser ganz besondere Wunsch war. Doch die Krankheit hatte sie körperlich sehr geschwächt und verändert.
Daher hatte sie große Bedenken, in diesem Zustand von ihren Enkeln gesehen zu werden. Ihr kullerten die Tränen über die Wangen, als sie zu mir sagte, dass

sie in guter Erinnerung bleiben möchte. Nun war ich es, die mit meinen Tränen kämpfte. Ich wollte sie trösten, doch meine Worte halfen ihr nicht. Dann fragte ich sie, ob sie eigentlich Hunde möge und von einer auf die andere Sekunde änderte sich alles. Sie schaute mich zwar etwas irritiert an, doch sie nickte und ein kleines Lächeln huschte ihr übers Gesicht. „Ich hatte selbst Hunde und auch die Kinder lieben Hunde", sprach sie weiter, doch sie wirkte immer noch so traurig dabei. Ich stand auf und sagte ihr, dass ich gleich wieder mit einer Überraschung kommen würde. Jetzt verstand Frau Karsten gar nichts mehr. Als ich kurz danach wieder vor ihrer Tür stand und klopfte, hörte sich ihr Ja zwar etwas heller an, aber ihr Blick hatte sich nicht geändert.

„Hier ist die Überraschung, von der ich gesprochen habe", sagte ich, als ich ihr Zimmer mit Emma im Schlepptau betrat. Und dann passierte es: Frau Karsten, die gerade noch so traurig und verzweifelt war, streckte Emma sofort ihre Arme entgegen und streichelte sie minutenlang und ohne ein Wort zu sagen. „Ja, wer bist du denn?", wollte sie dann wissen und ich erzählte ihr alles über Emma und unsere Mission. „Darf sie zu mir ins Bett?", fragte sie mich. Ich erklärte ihr, dass ich sie hierfür anders positionieren müsste und wollte gerade das Bett mit der Fernbedienung hochfahren, als ich sah, wie Frau Karsten Millimeter für Millimeter nach hinten rutschte, bis sie fast am Bettende angekommen war und mich dann mit einem Lächeln im Gesicht fragte: „Reicht der Platz?" Ich nickte, legte eine Decke auf ihr Bett und sagte zu Emma „Hopp", woraufhin sie ganz sanft zu Frau Karsten sprang und sich sofort nah an sie kuschelte, als ob sie wusste, wie wichtig sie in diesem Moment für sie war. Und es hatte den Anschein, als ob Emma sagen wollte: Ich bin nun da und pass auf dich auf.

Es war ein so schönes und vor allem harmonisches Bild, das so gar nichts mehr von Traurigkeit hatte. Dieser Anblick rührte mich damals sehr. „Ich danke Ihnen so sehr", meinte sie, während sie unermüdlich Emma streichelte und ihr immer wieder etwas ins Ohr flüsterte. „Können wir meine jüngsten Enkelkinder mit Emma überraschen?", fragte sie mich auf einmal und an ihrem Blick konnte ich erkennen, wie sehr sie sich schon im Vorfeld auf die Gesichter der Enkelkinder freute. „Das ist eine fantastische Idee", sagte ich und gemeinsam malten wir uns aus, wie die Kinder wohl auf Emma reagieren würden und mussten beide lachen, als wir uns ein Szenario nach dem anderen in unseren Köpfen ausmalten. Es war ein so schöner Spätdienst gewesen und egal, wann auch immer Frau Karsten an diesem Tag klingelte, ihr Blick ging immer zuerst Richtung Boden, wenn ich zu ihr reinkam.

Dann kam der Tag, an dem einer ihrer Söhne seine Kinder mit ins Hospiz brachte und unsere Mission begann: Ich legte Emma genau in den Eingangsbereich, so dass sie das Erste war, was die Kinder sahen, als sie eher skeptisch das Hospiz betraten. Und was soll ich sagen: Unsere Mission wurde ein voller Erfolg! Die Kinder freuten sich so sehr über Emma, gingen sofort auf sie zu, spielten mit ihr, streichelten sie, probierten abwechselnd den einen oder anderen Trick mit ihr aus und hatten großen Spaß dabei. Danach wurden sie von Emma zum Zimmer ihrer Oma begleitet. Als die Kinder das Zimmer betraten, erzählten sie erstmal minutenlang von dem tollen Hund und vergaßen dabei ganz, dass es sich um ein Hospizzimmer handelte. Plötzlich überraschte Frau Karsten ihre Enkelkinder, indem sie „Hopp" sagte und Emma zu ihr ins Bett sprang. Die Kinder waren begeistert und setzten sich ganz nah zu ihrer geliebten Oma.

Alle Berührungsängste, alle Zweifel waren wie verflogen.
Sie umarmten ihre Oma, streichelten sie an der Wange und gaben ihr
zum Abschied einen Kuss auf die Stirn.
Als sie an der Tür waren, drehten sie sich noch einmal um und riefen
in den Raum hinein: „Wir haben dich lieb!" Dann gingen sie.

Die Enkelkinder konnten nicht ahnen, wie wichtig gerade diese Worte für ihre Oma waren, denn sie lag mit Emma im Bett und nickte, während sie sich mit der Hand aufs Herz fasste. Frau Karsten schaute mich nur an und an ihren Lippenbewegungen konnte ich das Wort „Danke" ablesen. Was nun für immer bleiben wird, ist dieses wunderschöne Bild in den Köpfen der Kinder: Das war ihre geliebte Oma.

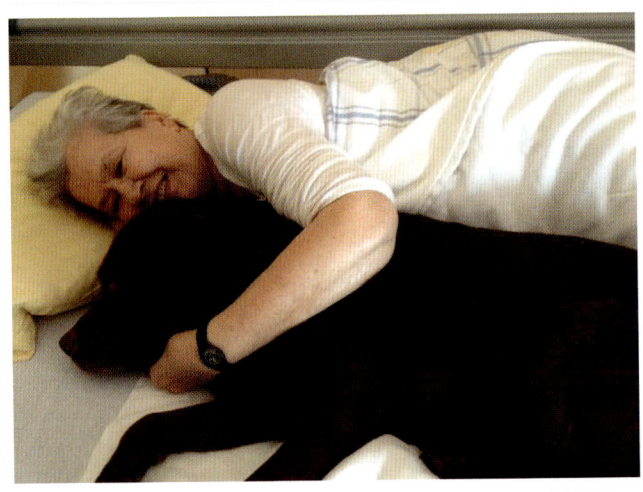

Frau Karsten mit Emma | © Ivana Seger

Und auch Julia werde ich niemals vergessen. Ich weiß noch wie heute wie das war, als ich sie in der Lebensbrücke kennenlernte: Sie stand damals im Aufenthaltsraum und wir kamen gerade ins Haus. Als sie Emma & Sissi sah, kam sie schnurstracks auf uns zu, kniete sich sofort zu den Hunden runter und wollte nicht mehr aufhören beide zu streicheln. „Wie heißen die?", wollte sie von mir wissen, ohne mich dabei anzuschauen und ich erklärte ihr, wer Emma und wer Sissi sei und warum wir ins Hospiz kamen. „Das ist Emma & Sissi, gell", wiederholte sie mehrmals und auch jetzt hatte sie nur Augen für die Hunde. Ich hingegen stand immer noch mit angezogener Jacke und meinem Korb in der Hand im Aufenthaltsraum und fragte mich, von welchem Gast sie wohl die Tochter oder Enkelin sein könnte. Egal, wer in den nächsten fünf Minuten auch in den Aufenthaltsraum kam, jeder erfuhr von Julia, wie die Hunde heißen und warum sie in das Hospiz kommen. Und jeder hörte Julia zu und bedankte sich für die Auskunft. Es hatte den Anschein, als ob Julia mit jedem „Dankeschön" stolzer und stolzer wurde. Ich zog meine Jacke aus, während ich diese hübsche junge Frau dabei beobachtete, wie sie mit Emma & Sissi sprach und ihnen abwechselnd etwas ins Ohr flüsterte. Dann ging ich ins Stationszimmer, um mir eine Übergabe zu holen und werde nie vergessen, was ich dann hörte: „Wir haben eine neue Frau aufgenommen. Ich glaube, dass sie sich riesig über die Hunde freuen würde", meinte meine Kollegin Steffi. Doch sie sah mich dabei nicht an, sondern schaute in den Aufenthaltsraum. Ich wollte gerade einen Zettel holen, als Steffi plötzlich fast euphorisch sagte: „Ach, hab ich's mir doch gedacht!" Ich sah sie völlig irritiert an. Spricht sie jetzt mit mir, fragte ich mich, während Steffi immer noch in den Aufenthaltsraum schaute und ein Lächeln über ihr Gesicht huschte. Nun verstand ich gar nichts mehr. Ich folgte ihrem Blick, doch außer dieser jungen hübschen Frau, die immer noch kniend neben Emma & Sissi saß, konnte ich niemanden sehen. „Wen meinst du denn?", fragte ich sie immer noch verwirrt und Steffi antwortete: „Na, Julia!"

Wer ist denn Julia, fragte ich mich und sah nochmals durch die Scheibe in den großen Raum. Und dann begriff ich es erst: Steffi meinte diese junge bildhübsche Frau, die ich anfangs für eine Angehörige gehalten hatte. Ich weiß noch, wie ich im Stationszimmer saß und immer wieder in den Aufenthaltsraum und auf Julia schauen musste und wie sich ein Kloß in meinem Hals breit machte. Dann erfuhr ich mehr über Julia, die gesundheitlich leider nie auf der Sonnenseite des Lebens gestanden hatte: „Sie ist geistig etwas beeinträchtigt, Autistin, und braucht daher sehr viel Struktur und klare Grenzen. Sie lebte vor ihrer Krebsdiagnose in einer speziellen Einrichtung und nach den vielen Chemos und Operationen bei ihrer Mutter. Als sich im Gehirn Metastasen gebildet hatten, wurde sie sehr schnell aufbrausend, wenn ihr etwas nicht gefallen hat", sagte Steffi und erzählte mir in den nächsten Minuten, wie dankbar ihre Mutter für diesen Hospizplatz sei. Ich schaute durch die Scheibe und zu Julia, die immer noch neben den Hunden saß und konnte die Sätze kaum glauben.

Dann werde ich mich mal neben Julia setzen, entschied ich mich, nachdem ich das alles in mich aufgenommen hatte. Ich stand auf und ging in den Aufenthaltsraum. „Das sind Emma & Sissi", erklärte Julia sofort und nun verstand ich auch, warum Julia manche Sätze, um nicht zu sagen jeden Satz, wiederholte und so glücklich darüber war, wenn man sich für diese Information bei ihr bedankte. „Sollen wir mal hoch in dein Zimmer gehen?", schlug ich vor, doch das wollte

Julia nicht. Also saßen wir an jenem Tag inmitten der Pflanzen im Aufenthaltsraum und streichelten abwechselnd und lautlos die Hunde.

Zwei Wochen später lernte ich dann auch Julias Mutter kennen, die ihre Tochter jeden Tag besuchte. Ich weiß noch, wie ich an Julias Türe klopfte und mich
eine traurig wirkende Frau eher fragend anschaute, als ich nach einem „Ja" das
Zimmer betrat.
„Hallo, ich bin Ivana Seger, die Hundemama." Kaum hatte ich diesen Satz ausgesprochen, änderte sich schlagartig das Gesicht der Frau. Sie lächelte mich an,
während sie zu Julia „Die Hunde sind da!" sagte. Julia, die im Bett lag, so dass
sie die Tür nicht sehen konnte, drehte sich um und sagte: „Komm rein, Ivana",
und als ich neben ihr stand: „Ich habe solche Bauchschmerzen, Ivana." Und
dann wiederholte sie immer wieder, wie gut ihr das warme Kirschkernkissen tat.
„Hallo, ich bin Julias Mutter, Bärbel Danilovs", sagte die Frau zu mir und gab
mir die Hand. Wow, was für eine beeindruckende Frau, dachte ich und bekam
dann die Gelegenheit, durch Emma & Sissi diese sympathische Mutter näher
kennenzulernen. Ich hätte ihr stundenlang zuhören können, während ich mich
immer fragte, wie sie all das früher nur geschafft hatte. Bärbel und ich kamen
sehr schnell ins Gespräch und waren auch schon nach dem zweiten Einsatz bei
Julia per Du.

Eine Woche später sagte Bärbel unten im Aufenthaltsraum: „Julia hat schon auf
euch gewartet". Und als ich an ihre Zimmertür klopfte und nach ihrem „Ja" eintrat, lag Julia schon im Bett und das so, dass auch ja Sissi genügend Platz neben
ihr hatte. „Sissi soll kommen, Ivana", sagte sie zu mir, während sie mir ihre Arme
entgegenstreckte und da begriff ich: Sie wollte mich umarmen. Also ging ich zu
ihrem Bett und sie begrüßte mich mit einer innigen Umarmung, die man sich bei
ihr erst verdienen musste. Seit diesem Tag lag nur noch Sissi bei ihr im Bett und
es hatte den Anschein, als ob ein unsichtbares Band zwischen ihnen war. „Mach
ein Foto, Ivana", sagte sie dann jedes Mal und die Ausdrucke hängte sie über ihr
Bett, damit Sissi immer bei ihr war. Wenn es nach Julia gegangen wäre, müsste
dieses Buch eigentlich „Der Sissi-Effekt" heißen.

Julia war eine außergewöhnliche junge Frau, die durch ihren Autismus immer sehr viel jünger geschätzt wurde und von der jeder so viel lernen konnte, denn ihr war es völlig egal, was andere über sie dachten. Wenn sie etwas wollte, dann tat sie das einfach und das aus voller Überzeugung. Und nicht selten hatte Julia die Idee, sich mit den Hunden einfach aufs Sofa, das auch heute noch im Eingangsbereich steht, zu legen und zu kuscheln. Sie freute sich immer so, wenn jemand an ihr vorbeiging, weil sie dann allen sagen konnte, dass sie mit Emma & Sissi kuschelte. Es war einfach nur herrlich, sie dabei beobachten zu können. Die meisten Einsätze machten wir jedoch in ihrem Zimmer. Bärbel richtete sich ihren Montag dann immer so ein, dass sie während unserer Anwesenheit im Hospiz sein konnte. Auch für sie schien es Balsam für die Seele zu sein, wenn sie ihre geliebte Tochter Julia so entspannt mit Sissi im Arm sah. Und eines Tages erzählte mir Bärbel, wie tapfer Julia mit den Chemos und den vielen Operationen umgegangen war und sich einfach nur wünschte, dass die blöden Knötchen im Kopf weggehen. Von diesem Tag an verband auch Bärbel und mich ein unsichtbares Band. Und so sprachen wir von da an sehr viel über Gott und die Welt, aber auch über andere große Themen. Irgendwann hatte ich das Gefühl, dass ich Bärbel schon eine Ewigkeit kennen würde.

Sechs Monate begleiteten wir Julia und ihre Mutter Bärbel auf ihrem schwierigen Weg. Ich bin so dankbar, dass sich die zwei für dieses Hospiz entschieden haben, denn sonst hätte ich diese beiden wunderbaren Menschen wahrscheinlich nie kennengelernt. Als ich Bärbel vor ein paar Monaten anrief und sie mir erzählte, wie sehr sie Julia auch nach all den Monaten vermisst, war ich innerlich hin- und hergerissen. Eigentlich wollte ich sie fragen, ob auch Julia ein Teil dieses Buches sein dürfte, doch ich wollte Bärbel gegenüber nicht distanzlos erscheinen. Und so hörte ich ihr erstmal aufmerksam zu. Bärbel ahnte wahrscheinlich schon, warum ich sie anrief und noch bevor ich überhaupt meine Frage stellen konnte, sagte sie auf einmal mit zitternder Stimme: „Es wäre so schön, wenn Julia ein Plätzchen in deinem Buch bekommen könnte." Oh, wie mich das freute! Ich war und bin Bärbel sehr dankbar dafür. Denn Julia hatte sich vom ersten Tag an ganz tief in unsere Herzen geschlichen.

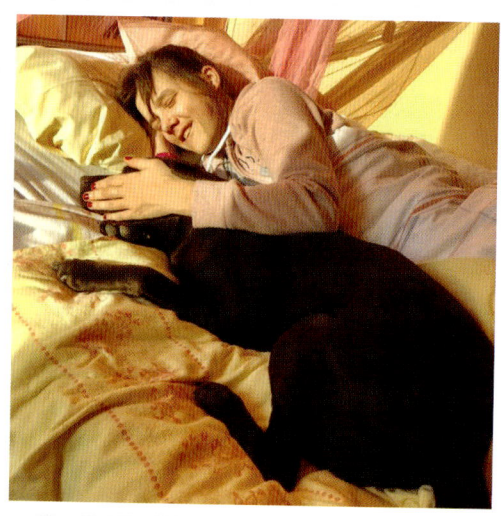

Julia und Sissi | © Ivana Seger

Und niemals werde ich Hermann Lock vergessen, der sich das Hospiz Lebensbrücke aussuchte, weil er wusste, dass Emma & Sissi dort waren. Als wir im
Januar 2019 an einem Montagmorgen in das Hospiz Lebensbrücke fuhren,
schien erstmal alles wie immer zu sein. Ich parkte mein Auto, holte Emma &
Sissi aus dem Kofferraum, zog ihnen ihr Arbeitstuch an und betrat das Hospiz.
Egal, in welche Einrichtung wir auch fahren, Emma & Sissi legen sich normalerweise immer erst auf ihre Decke, solange ich eine Übergabe erhalte. Das
ist bei uns ein Ritual. Also nahm ich meine Decke aus dem Korb, legte sie auf
den Boden und wollte den Hunden gerade mein Zeichen geben, damit sie sich
hinlegen. Doch als ich mich umdrehte, waren beide Hunde nicht mehr da. Ich
war völlig irritiert und schaute mich im Aufenthaltsraum um, während ich mich
fragte, wo die zwei denn auf einmal waren.
Da entdeckte ich sie press liegend vor einem Mann, der in seinem Rollstuhl am
Esstisch saß. Ich wollte gerade meine Jacke ausziehen, da hörte ich eine neue
Kollegin fragen: „Sind das Therapiehunde?" Als ich ihr antworten und mich bei
ihr vorstellen wollte, hörte ich, wie eine mir unbekannte männliche Stimme auf

einmal sagte: „Ja, das sind Therapiehunde. Das sieht man doch." Dann erklärte er in einem fünfminütigen Monolog wirklich bis ins kleinste Detail, woran man solche Hunde erkennt und ich stand einfach nur da und war beeindruckt. Ich stellte mich erst einmal bei diesem Mann vor und sagte, während ich ihm die Hand reichte: „Hallo, ich bin Schwester Ivana, die Hundemama von Emma & Sissi." Er erwiderte meinen Handschlag, bot mir sofort das Du an und als ich in seine Augen sah, wusste ich, dass ich ihn von irgendwoher kannte. Woher kenn ich ihn nur, fragte ich mich immer und immer wieder. Aber egal, wie sehr ich mich auch anstrengte, ich kam einfach nicht darauf.

„Schön, dass wir uns kennenlernen", sagte er und strahlte dabei über das ganze Gesicht, während er immer abwechselnd Emma & Sissi streichelte. „Du kennst dich sehr gut mit Hunden aus. Woher kommt das?", fragte ich. Aber er wollte mir anfangs darauf keine Antwort geben.

„Wie heißt du denn?", wollte ich weiter wissen. Da sagte er mir seinen Namen und ich hätte schwören können, dass ich diesen Namen schon irgendwo und irgendwann einmal gehört hatte. Doch auch jetzt konnte ich mich nicht erinnern. Wir sprachen zehn Minuten lang miteinander und ich wollte gerade ins Stationszimmer gehen, um mir eine Übergabe abzuholen, da sagte er auf einmal die Wörter „El Negro". Und da wusste ich es und konnte nicht fassen, wer da vor mir saß: Hermann Lock, einer der renommiertesten Tierfilmtrainer Deutschlands, der nicht nur hochprofessionell arbeitete, sondern zudem noch sein Herz am rechten Fleck hatte. In zahlreichen bekannten Filmen („Vom Suchen und Finden der Liebe", „Wilde Kerle 3") spielten entweder ein oder mehrere Tiere von ihm mit, die er extra hierfür trainiert hatte. Sein damaliger schwarzer Panther „El Negro", den er mit der Flasche aufgezogen hatte, dürfte vielen ein Begriff sein, denn es ist der bekannte Panther, der in so mancher Werbung durchs Bild läuft.

„Ich bin in dieses Hospiz gegangen, weil du mit deinen Hunden hierherkommst", sagte er. Und an seinem Blick, der immer auf die Hunde gerichtet war, konnte ich sehen, wie sehr er ihre Anwesenheit genoss.

„Ich musste mich von meinen Tieren trennen", sprach er weiter und erzählte dann von seiner Arbeit. Und ich, ich saß einfach nur da und hätte ihm noch stundenlang zuhören können. „Genau diese Gespräche haben mir so gefehlt", sagte er und seine aufsteigenden Tränen, die er nun nicht mehr zurückhalten konnte, untermauerten seine Worte und gingen mir so sehr ans Herz. „Deine Hunde sind unglaublich und tun mir so gut!" Er holte sein Handy hervor, um mir ganz viele beeindruckende Fotos zu zeigen. Auf dem einen stand er mit seinen Tieren neben Uwe Ochsenknecht, auf dem anderen neben Jürgen Drews. Wieder ein anderes zeigte ihn mit Moritz Bleibtreu und dann zeigte er mir einfach nur wunderschöne Fotos von seinem Seelenverwandten „El Negro".

Ich sah an seinem Blick, wie stolz er zu Recht auf dieses außergewöhnliche Tier war und welch tiefe Freundschaft beide verband. Er erklärte mir, wie er seine Tiere trainierte, wie er sich für den Hundeführerschein einsetzte und wie sehr seine Tiere sein Leben bereichert hatten. „Ich wusste, dass Hunde Krebs riechen können", sprach er weiter und erzählte ergriffen, wie El Negro reagierte, als er ihn das erste Mal nach der erschütternden Diagnose traf. „Eigentlich sprang er immer in meine Arme. Doch an diesem Tag legte er sich ganz behutsam genau an die Seite, wo mein Tumor ist." Nicht nur ich war zutiefst beeindruckt. Auch er schien es immer noch nicht fassen zu können, wie sich El Negro an jenem Tag verhalten hatte.

So eine außergewöhnliche Situation passiert nur dann, wenn ein unsichtbares Band zwischen Mensch und Tier besteht, das später zu einem absoluten Urvertrauen heranwächst, wodurch eine Freundschaft fürs Leben entsteht.

Eine Stunde saßen wir zusammen, sprachen über El Negro, Hunde, Katzen und Papageien und darüber, welche Trainingsmethode er für welches Tier einsetzte, wie er seine Tiere auswählte und wer schon alles mit seinem geliebten Mastiff-Rüden vor der Kamera gestanden hatte. Es war, als ob wir uns schon Jahre kennen würden. Und Emma & Sissi klebten richtig an ihm und machten keinerlei Anstalten, sich jemals von ihrem Platz zu bewegen. Hermann war nicht nur ein unglaublich sympathischer Mann, sondern zudem noch ein lebendes Lexikon mit einem so großen Erfahrungsschatz.

Ich konnte immer noch nicht glauben, dass er sich unseretwegen für die Lebensbrücke entschieden hatte. „Würdest du mich öfters mit den Hunden besuchen?", fragte er mich. Ich nickte und sagte: „Sehr gerne."

Von diesem Tag an war ich fast täglich für wenigstens eine Stunde bei ihm, um mit ihm einen Kaffee zu trinken, zu reden, ihm zuzuhören und mit ihm seine geliebten Fotos anzuschauen. Es waren Gespräche, die an Tiefe, was Hunde anbelangt, nicht mehr zu übertreffen waren. Egal, wann auch immer ich ihn, selbstverständlich mit Emma & Sissi, besuchte, zeigte er mir, was er so alles Neues auf Facebook entdeckt hatte. Und eines Tages sagte er: „Ich habe etwas gesehen, das muss ich dir unbedingt zeigen." Seine Vorfreude war so spürbar, dass ich mich fragte, was er wohl jetzt wohl wieder entdeckt hatte und ich wurde neugierig.

„Warte, ich hole mir gerade einen Kaffee und bin gleich wieder da", sagte ich, und während ich eine Tasse aus der Küche holte, folgten Emma & Sissi unaufgefordert Hermann. Sie spürten vom ersten Tag an seine besondere Aura und fühlten sich ihm so nahe, wie ich es bei keinem anderen Gast vorher erlebt habe.

„Schau mal, das ist doch wie für euch gemacht", sagte er und als er meinen fragenden Blick sah, erklärte er mir, dass eine Filmproduktionsfirma ein „Hunde-Casting" ausgeschrieben hatte.

„Was für ein Casting?", fragte ich ihn und dann erzählte er mir, wie viele Castings er schon mit seinen Tieren absolviert hatte. Warum auch immer, Hermann wollte so gern, dass ich mich dort melde. Was soll ich denn da, fragte ich mich zwar, konnte ihm aber den Gefallen einfach nicht abschlagen.

„Gut, ich melde mich bei ihnen", versprach ich ihm und konnte nicht fassen, was keine zwei Stunden später passierte. Denn kaum zu Hause angekommen, wollte ich eigentlich nur eine Mail schreiben und traute meinen Augen nicht, als ich von genau dieser Casting-Agentur eine E-Mail bekommen hatte. Sie baten mich, mit Emma & Sissi nach Köln zu kommen, um mich und meine Hunde kennenzulernen. Das gibt es ja gar nicht, dachte ich und rief bei der Casting-Agentur an, um einen Termin zum Vorsprechen auszumachen.

„Du glaubst gar nicht, was gestern passiert ist", sagte ich einen Tag später noch immer völlig perplex zu Hermann, der sich über diese Nachricht mehr zu freuen schien als ich selbst. Ich erzählte ihm alles und als er fragte: „Wann fährst du denn?", und ich ihm den Termin mitteilte, sah ich seine aufkommenden Tränen und hörte mich nur sagen: „Komm doch einfach mit!"

Hermann, der zu diesem Zeitpunkt schon starke Schmerzen hatte, erhob sich auf einmal und umarmte mich ganz fest.
Erst da begriff ich, wie gerne er noch einmal in die Filmstudios nach Köln fahren wollte.

Zwei Wochen später stand ich Punkt neun Uhr mit meinem „Emma-Mobil" vor dem Hospiz Lebensbrücke und holte ihn ab. Seine Vorfreude war so ansteckend. „Haben wir alles?", fragte ich ihn und wollte von ihm wissen, ob er seine regulären Medikamente sowie seine wichtigen und notwendigen Bedarfsmedikamente dabei hatte. Er nickte und zusammen überprüften wir nochmals alle „Medis". Als nun auch ich wusste, dass er alles dabei hatte, fuhren wir Richtung Köln. Dort angekommen, stieg Hermann aus und als er all die Filmstudios sah, überkam es ihn und er erzählte mir, mit welchen Tieren er in welchem Studio schon beim Casting gewesen war. Es war genau dieser Moment, in dem ich spürte, wie wichtig ihm diese letzte Reise war. Doch die Fahrt war auch anstrengend für Hermann und so nahm er früher als erwartet seine ersten Morphin-Tabletten ein und ich hoffte inständig, dass wir auch genügend Schmerzmittel dabei hatten. Dann begleitete mich Hermann ins Casting-Studio, musste jedoch im Wartezimmer warten.

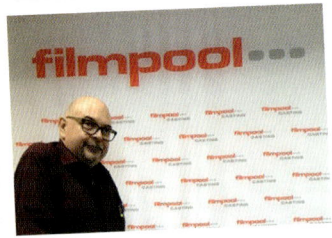

Filmpool | © Ivana Seger

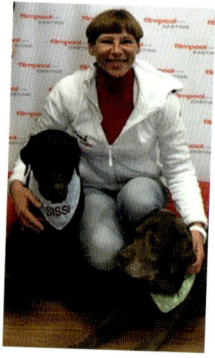

Ich absolvierte unser Casting und als ich wieder im Wartezimmer ankam, sah ich es sofort: Hermann ging es überhaupt nicht gut. Er krümmte sich fast vor Schmerzen und so legte ich erstmal Emma & Sissi ab und kümmerte mich um ihn. Zum Glück ging es ihm kurz danach wieder etwas besser. Doch ich wusste, dass wir auf dem schnellsten Weg wieder ins Hospiz zurück mussten. Und so fuhren wir keine zwei Stunden später wieder Richtung Frankfurt. Aber kaum, dass wir unterwegs waren, bemerkte ich, wie mein Auto auf einmal so komisch fuhr und sich auch nicht mehr richtig lenken ließ. Oh nein, bitte nicht jetzt, dachte ich noch, doch es war passiert: Wir hatten an dem einzigen Tag im Januar, an dem es so sehr schneite, einen Platten und ich konnte gerade noch zu einer Tankstelle fahren. Dann ging gar nichts mehr. So ein Mist, fluchte ich innerlich, während Hermann noch ganz entspannt auf meinem Beifahrersitz saß und vor sich hindöste.

„Gute Frau, haben Sie mal nach draußen geschaut?", wollte die Dame vom ADAC am Telefon von mir wissen, als ich sie darum bat, mir jemanden zu schicken, der meinen Reifen wechseln könnte. Kaum hatte ich diesen Satz ausgesprochen, schlitterte ein Auto nach dem anderen auf der Straße vor mir den Hügel hinunter und keine zwei Sekunden später waren vier Autos aufeinander gerutscht und hatten den Verkehr völlig lahmgelegt.

„Hier geht ein Anruf nach dem anderen ein. Es wird sicher drei Stunden dauern, bis ich Ihnen einen Fahrer schicken kann", hörte ich die Dame am anderen Ende sagen, während ich einfach nur neben meinem Auto stand und beobachtete, wie Hermann auf meinem Beifahrersitz saß und scheinbar Schmerzen hatte, denn eine Stirnfalte machte sich in seinem Gesicht bemerkbar. Oh Mann, warum muss es ausgerechnet heute so schneien, sagte ich leise zu mir selbst, während die Dame am anderen Ende mir immer wieder zu erklären versuchte, warum es nicht früher gehen würde.

„So, jetzt hören Sie mir mal ganz genau zu", brüllte ich schon fast ins Telefon und erklärte ihr, dass ich einen Mann auf meinem Beifahrersitz sitzen hätte, der unverzüglich wieder ins Hospiz musste, da sonst seine Morphin-Tabletten nicht mehr ausreichen würden. Keine Antwort. „Hallo?" Immer noch Stille. „Sind Sie noch da?", rief ich und hörte nur: „Oh nein, wie furchtbar." Was soll das denn jetzt, fragte ich mich und erklärte ihr, dass Mitleid hier nun wirklich fehl am Platz war und sie mir beziehungsweise uns nur helfen konnte, wenn sie mir einen Fahrer schicken würde. „Ich kümmere mich darum. Versprochen", sagte sie und legte auf.

„Hermann, wir haben einen Platten", sagte ich zu ihm, als er mich vom Beifahrersitz aus fragend anschaute. „Es kommt aber jemand, der uns hilft", sagte ich weiter und Hermann nickte. Ich wollte gerade in die Tankstelle reingehen, um uns einen Kaffee zu holen, da sah ich aus den Augenwinkeln ein flackerndes, gelbes Licht und dachte noch, dass das unmöglich unser ADAC-Auto sein konnte. Als genau dieses jedoch vor meinem Auto hielt und ein sehr aufgeregter Mann ausstieg, um mein Auto herumging und jemandem am Telefon sagte: „Ja, es stimmt, hier sitzt ein Mann, der nicht gut aussieht", konnte ich es kaum fassen. „Sind Sie Frau Seger?", fragte er mich, als ich wieder zu meinem Auto zurückging und ich nickte immer noch völlig fassungslos. Dann erklärte er mir, dass es beim ADAC die Kategorie „Gefahr in Verzug" gäbe und er gebeten worden war, sofort loszufahren. Ich erklärte ihm, dass ich erst meine Hunde aus dem Auto holen müsste, Hermann aber nicht aussteigen konnte und bat ihn deshalb, das Anheben des Autos sehr vorsichtig durchzuführen.

Keine 40 Minuten später war der Reifen gewechselt. Ich war dem ADAC so dankbar, dass ich nochmals dort anrief, um mich persönlich bei der Dame zu bedanken. Dem Helfer in Gelb gab ich 10 € und setzte mich ins Auto, um die restlichen 120 Kilometer zurück ins Hospiz zu fahren.

Zehn Kilometer davor nahm Hermann seine letzte mitgenommene Morphin-Tablette und fiel danach, wie ich auch, einfach nur ins Bett. Als ich am nächsten Tag ins Hospiz kam, um Hermann zu besuchen, wusste schon jeder von unserem Abenteuer und Hermann sah so glücklich aus. Ich weiß nicht, wie oft er sich für diese letzte Reise bei mir bedankte, beim 10. Mal habe ich aufgehört zu zählen. Eine Woche später ist Hermann verstorben.

Ich kannte Hermann leider nur sechs Wochen, aber ich werde unsere Gespräche über Hunde, die an Tiefe nicht mehr zu übertreffen waren, nie mehr vergessen.

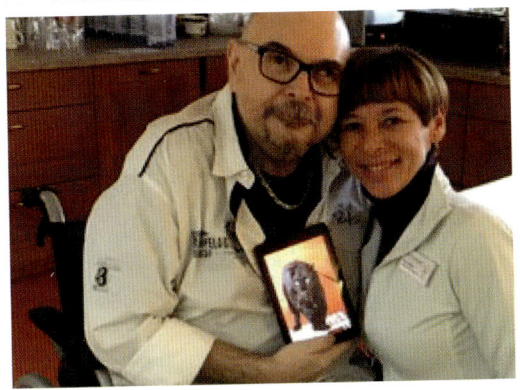
Hermann und Ivana | © Ivana Seger

Zu guter Letzt möchte ich von Jana erzählen. Mit ihr verband mich eine ganz besondere Beziehung. Sie gehörte zu den Menschen, die man auf Anhieb mochte, wenn man es schaffte, ihr Herz zu berühren. Auch hier waren es Emma & Sissi, die mir dabei halfen. Denn als Jana an einem Montag ins Hospiz Lebensbrücke einzog, sah sie als Erstes die Hunde, die im Aufenthaltsraum lagen und ihre Freude darüber war unbeschreiblich. „Das ist ja toll, dass es das hier gibt", sagte sie, und ich hatte schon am ersten Tag das Gefühl, dass ich hier einer ganz besonderen und beeindruckenden Persönlichkeit gegenüber saß.

Begleitet wurde sie von ihrem Ehemann Hagen, der alles nur denkbar Mögliche für sie tat und jede Nacht bei ihr im Zimmer schlief. Er war in dieser Zeit ihr Halt, ihre Stütze und bis zum Schluss ihre ganz große Liebe.

Ihre Mutter Marlene war ganz offensichtlich völlig überrollt von der erschütternden Diagnose in so einem jungen Alter. Sie kam fast täglich, und aus einem flüchtigen Kennenlernen wurde schnell eine innige Beziehung. Wir verbrachten so einige Stunden zusammen. Sie brauchte einfach mal jemanden, mit dem sie sich all ihren Ballast von der Seele reden konnte. Marlene, die erst vor zwei Jahren ihren Mann verloren hatte, und nun im Begriff war, ihre Tochter auf ihrem letzten Weg zu begleiten, eroberte mein Herz im Nu.

Bei unserem ersten Kennenlernen sagte sie zu mir: „Ich wusste überhaupt nicht, was ein Hospiz ist und hatte solche Angst davor." Sie sagte mir mit Tränen in den Augen, was für eine lange und kräftezehrende Krankenhausodyssee die ganze Familie schon hinter sich hatte. Jeder, der einmal in einer ähnlichen Situation war, kann nachfühlen, was man in dieser Zeit an Kraft und innerer Stärke aufbringen muss und wie gerne man all das für einen bösen Traum halten würde. So ging es auch dieser trauernden Mutter. Jana hatte beschlossen, ins Hospiz Lebensbrücke umzuziehen, um da noch ganz viele schöne Momente zu erleben – immer mit der Sicherheit, dass sie hier auch medizinisch aufgefangen und betreut wird. Marlene brach es fast das Herz, doch sie begleitete ihre Tochter und tat alles in ihrer Macht Stehende, um ihr diesen Wunsch zu erfüllen. Was für ein Liebesbeweis!

„Meine beste Freundin hat dieses Hospiz für mich ausgesucht, da es mir an einem Tag so schlecht ging. Und als auch mein Mann gesagt hat, dass ich mich hier sehr gut aufgehoben fühlen würde, wusste ich, dass sie für mich das richtige Hospiz gefunden haben", erzählte Jana in der nächsten Woche während unseres Einsatzes.

In den kommenden Wochen durfte ich auch ihre Schwiegermutter Achter kennenlernen, die mit der gesamten Situation genauso überfordert war wie alle und für sich einen Weg finden musste, wie sie ihre junge Schwiegertochter gehen lassen konnte. Doch wie schafft man das? Für solche Situationen gibt es keinen Wegweiser, hier kann man nur seinen eigenen Weg gehen und das hat Achter getan. Wir alle kannten uns vor drei Monaten noch nicht und doch führte ich mit diesen Frauen so tiefe Gespräche, wie man sie eigentlich nur mit Freunden hat. Besonders Janas Mann Hagen wird mir immer in Erinnerung bleiben. Er schaffte aus Liebe zu seiner Frau den Spagat, tagsüber arbeiten zu gehen, sich um den gemeinsamen Sohn zu kümmern und abends bei seiner Frau zu sein. Und das jeden einzelnen Tag. Er war es, der Jana in allem bestärkte und um jede Minute so dankbar war. Als es abzusehen war, dass Janas Zeit nun nur noch sehr begrenzt war, war es Hagen, der sie aus Liebe gehen lassen konnte.

Wenn ich Jana besuchte, saß ich oft einfach nur neben ihrem Bett und hörte ihr zu. Und Jana hatte viel zu erzählen. Sie sprach über ihr Leben, ihre Liebe zu Hagen und über ihren Sohn, den sie in ihren letzten Tagen nochmals sehen wollte. Als ich Jana von meinem Buch erzählte, war sie zutiefst bewegt. Auf meine Frage, ob ich über sie schreiben dürfe, antwortete sie: „So kann ich noch etwas Gutes tun, obwohl ich dann schon verstorben sein werde!" Jana hat dann tatsächlich noch das Kapitel gelesen, in dem sie vorkommt. Und sie war so stolz darauf.

Die Begleitung von Jana und ihrer Familie werde ich immer im meinem Herzen tragen. Ich bin so dankbar, dass sich ihr Mann Hagen und ihre beste Freundin für die Lebensbrücke entschieden haben, denn sonst hätte ich diese Menschen niemals kennengelernt. Wann auch immer Hagen, Marlene oder Achter mich anrufen: Ich werde sofort wissen, wer am anderen Ende des Telefons ist, denn seit Janas Einzug ins Hospiz ist ein unsichtbares Band zwischen uns.

Danke Jana, für dein Vertrauen, für jedes Gespräch und für deine Liebe zu Hunden, die uns den Weg zueinander gebahnt hat.

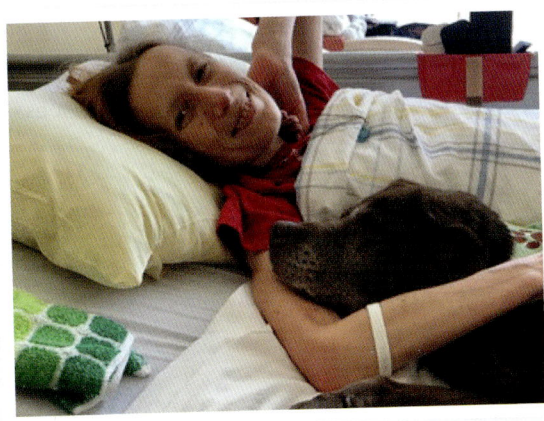

Jana mit Emma
© Ivana Seger

Wer bringt Glück, wer nimmt die Last?

Im Jahr 2010 feierten wir den ersten Spatenstich für das Hospiz Lebensbrücke. Hier sah ich Ivana Seger das erste Mal. Sie wohnt am gleichen Ort und so kam sie immer zu Benefizveranstaltungen, dann auch zum Richtfest. Schon damals war mir klar, dass ich eine tiergestützte Therapie gerne auch für unsere Gäste anbieten möchte. Ich kam mit Ivana ins Gespräch und sie bekam eine Anstellung im Hospiz Lebensbrücke. Im Laufe der Zeit hat sich dies dann derart verändert, dass Ivana mit Emma und jetzt auch Sissi auf Honorarbasis bei uns arbeitet.

Emma ist ein Türöffner. Zu Menschen, die Hunde lieben, gibt es sofort einen Zugang. Der Großteil der Gäste freut sich über Emma, aber auch für die Angehörigen ist Emma eine Trösterin. Ich erinnere mich an eine junge Frau. Beide Eltern lebten noch, ihnen fiel es natürlich sehr schwer, ihre Tochter sterben zu sehen. Emma war mit mir im Zimmer und wir hielten einfach miteinander aus, was dort gerade geschah. Emma wurde immerzu von den Eltern gestreichelt – vielleicht brauchen wir gerade in diesen schwierigen Situationen ein Trostpflaster, wir könnten auch sagen: ein „Da-Sein".

Eine andere Frau konnte sich in ihrer letzten Lebensphase nicht mehr sprachlich ausdrücken. Sie freute sich immer, wenn Emma kam. Emma durfte immer zu ihr ins Bett. Mit letzter Kraft legte sie ihre Hand auf Emma und streichelte sie. Diese Frau hatte einen ruhigen, friedlichen Gesichtsausdruck, sie spürte das warme Fell, Emmas Herzschlag und dass auch etwas Ruhiges, Friedliches von Emma zu ihr kam.

Hinzu kommt, dass Ivana eine examinierte Altenpflegerin mit einer Palliative Care Fortbildung ist und schon viele Jahre in Hospizen arbeitet. Sie kann sich hier sehr gut einfühlen und lebt die Empathie zu unseren Gästen auch mit Emma und jetzt auch mit Sissi.

Das ist eben die Einmaligkeit: Ivanas Einsatz als Pflegefachkraft mit ihren Hunden im Umgang mit schwerkranken Menschen.

Emma schafft es, wenn Menschen aufgrund einer spastischen Erkrankung im Bett liegen, dass sich die Finger öffnen. Emma macht auch mal einen Spaziergang mit Menschen, die noch ganz gut laufen können. Der Gast hat so die Möglichkeit, an sein früheres Leben anzuknüpfen und kommt freudestrahlend zurück.

Den Mitarbeitern steht sofort ein Lächeln im Gesicht, wenn die beiden da sind und im Hospiz mit Ivana ihre Arbeit tun. Auch ich freue mich, wenn mich Emma & Sissi ganz kurz in meinem Büro besuchen.

Folgendes habe ich einmal Ivana in ein Buch für Emma geschrieben:

Wer bringt Glück, wer nimmt die Last?
Wer lässt die Trauer vergehn?
Wer lässt die Blinden wieder sehn?
Wer lässt die Einsamen nicht allein?
Wer nimmt den Kranken ihre Pein?
Wer gibt uns so viel Glück – und erwartet nichts zurück?
Wer macht das Leben für uns rund?
Ihr wisst es schon, es ist Emma, es ist der Hund!

Gutes Gelingen wünschen wir vom Hospiz Lebensbrücke Ivana, Emma & Sissi. Macht weiter so!

Christa Hofmann

Hospizleiterin „Lebensbrücke", Flörsheim

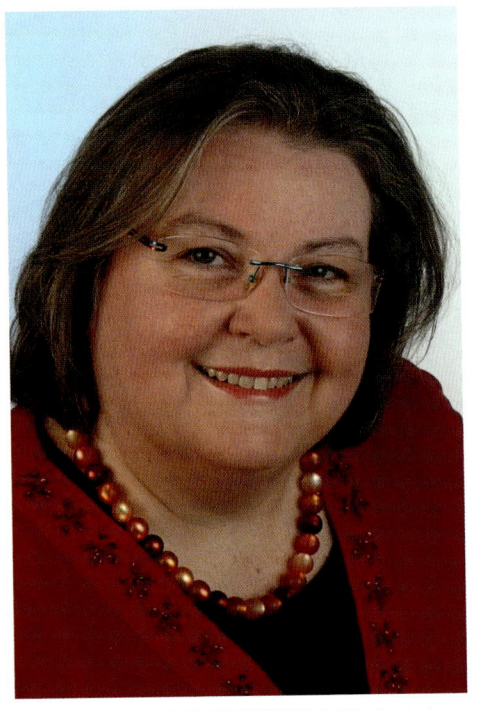

Christa Hofmann
Hospizleiterin der „Lebensbrücke" in Flörsheim
© Christa Hofmann

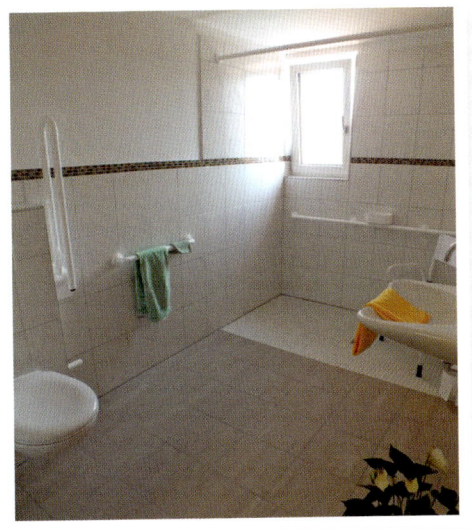

Hier ist jeder willkommen!

Gäste-Badezimmer | © Lebensbrücke

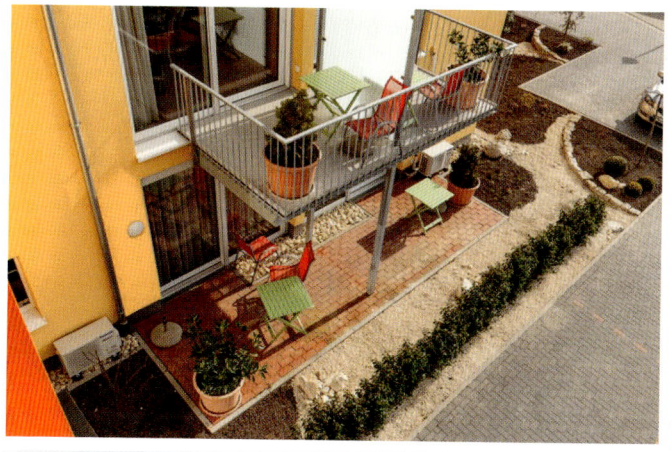

Balkone und Terassen | © Lebensbrücke

Martin Rütter - Ein Anruf,
 der so vieles änderte

Im April 2014 ungefähr um 12 Uhr klingelte mein Telefon und eine Kölner Nummer war auf meinem Display zu sehen. Es war ein Mittwoch, also der Tag, an dem wir nun schon seit drei Jahren das Hospiz „Lebensbrücke" in Flörsheim betreuen. Da unsere Einsätze für diesen Tag gerade beendet waren, hatte ich Emma auf ihre Decke abgelegt und wollte gerade noch etwas mit den anwesenden Gästen essen, bevor wir nach Hause gingen. Ich überlegte kurz, wer mich wohl aus Köln sprechen wollte, während Emma immer noch auf ihrer Decke lag und darauf wartete, dass ich meine Jacke anzog und wir nun gehen würden.

Ich weiß nicht warum, aber irgendein Gefühl sagte mir damals, dass ich diesen Anruf JETZT annehmen sollte. Und so ging ich in den Flur, setzte mich auf das Sofa und hob ab. Eine sehr sympathische Männerstimme war am anderen Ende und stellte sich mit den Worten vor: „Hallo, mein Name ist Jochen Sch., ich arbeite für die Produktionsfirma ‚MINA TV' und habe eine Frage an Sie."
Ich weiß noch, dass ich mich fragte, warum mir der Name „Mina" so bekannt vorkam. Doch ich kam in der kurzen Zeit einfach nicht drauf.

„Hallo", sagte ich zurück und Jochen sprach weiter:
„Kennen Sie Martin Rütter?", und als er seinen Namen sagte,
wurde mir schlagartig klar, warum mir der Name „Mina"
so bekannt vorkam.

Mina war Martin Rütters verstorbene und innig geliebte Golden-Retriever-Hündin. „Ja sicher", sagte ich zu ihm und hörte weiter: „Kennen Sie auch seine Fernsehformate?", und auch dies beantwortete ich mit „Ja".

„Dann kennen Sie sicher auch sein Format ‚Der Hundeprofi unterwegs'", sagte Jochen Sch. und erklärte mir nochmals Martin Rütters Absichten, die er mit diesem besonderen Format aufzeigen möchte. Ich nickte vor mich hin, als ob er mich sehen könnte. „Ja, ich habe alle Folgen gesehen und finde sie großartig", erwiderte ich und musste sofort an den sympathischen Obdachlosen denken, den Martin Rütter damals für dieses Format einen Tag lang begleitet hatte. Was hat das alles mit mir zu tun und warum erzählt er mir all das? waren die Fragen, die mir in den Kopf kamen.

Ich hätte mit vielem gerechnet, jedoch nicht mit der Frage, die Jochen dann stellte: „Können Sie sich vorstellen, dass Martin Sie und Ihre Hündin Emma einen Tag lang begleitet?"

Ich weiß noch ganz genau, wie ich dachte, dass Jochen sich verwählt haben müsste, denn ich konnte mir einfach nicht vorstellen, dass er tatsächlich uns – also Emma und mich, meinte. Und so fragte ich ihn damals etwas irritiert: „Wie meinen Sie das denn? Und wie sind Sie denn auf uns aufmerksam geworden?", immer noch sehr verblüfft über diesen Anruf. Jochen erzählte mir deshalb sehr ausführlich, wie wichtig Martin Rütter das Thema „Hospiz" sei und wie gerne er dieses sensible Thema in sein Format „Der Hundeprofi unterwegs" mit aufnehmen würde. „Wir haben recherchiert und sind über verschiedene Plattformen auf Sie aufmerksam geworden", sagte er und fragte mich, wie so ein tiergestützter Einsatz in einem Hospiz aussieht. Ich erklärte ihm genau, was unsere Mission ist und welche Hospize wir betreuen und sagte dann zu ihm: „Ich habe kein Problem, wenn Martin einen Tag mit uns geht, doch ich begleite Menschen auf ihrem letzten Weg und kann mir nicht vorstellen, dass sich diese Menschen mit der Kamera filmen lassen möchten."
Ich hatte diesen Satz noch nicht ganz ausgesprochen, als plötzlich Sarah, eine hübsche junge Dame, die damals als Gast in der Lebensbrücke wohnte, an uns vorbeiging, um ihre Freunde, die draußen vor dem Hospiz standen und rauchten, zu begrüßen. Sarah lächelte mich an, als sie am Sofa vorbeiging und ich hörte mich nur sagen: „Vielleicht gibt es doch eine Person, die sich filmen

lassen würde", während ich Sarah beobachtete. „Es wäre toll, wenn Sie das erfragen könnten und uns dann Bescheid geben würden", erwiderte Jochen und bevor wir auflegten, vereinbarten wir, dass ich mich in den nächsten Tagen telefonisch bei ihm melden würde.

Ich weiß noch, wie ich auf dem Sofa saß und es nicht fassen konnte, mit wem ich da gerade gesprochen hatte und vor allem warum, während ich Sarah draußen bei ihren Freunden stehen sah, der man zu dieser Zeit noch nicht im Geringsten ansehen konnte, dass sie schwer krank war. Diese bildhübsche Frau stand lachend vor dem Hospiz und genoss die Sonne auf ihrer Haut, während sie genüsslich an ihrer Zigarette zog. Und ich? Ich saß immer noch auf dem Sofa und überlegte, wie ich Sarah fragen könnte und wie sie wohl reagieren würde.

Während ich da saß und immer noch überlegte, wurde mir klar, was eventuelle Filmaufnahmen auch für das Hospiz bedeuten würden und ich wusste, dass ich erst mit der Hospizleiterin und Geschäftsführerin Christa Hofmann sprechen musste. So eine Entscheidung konnte ich nicht alleine treffen. Also ging ich die Treppe nach oben und auf direktem Weg in Christas Büro, die gerade an ihrem Schreibtisch saß und etwas in den vor ihr stehenden PC tippte. „Christa, ich brauche mal deinen Rat", waren meine ersten Worte. An meinem Blick erkannte Christa sofort, wie wichtig mir ihre Hilfe war.
„Setz dich. Wie kann ich dir helfen?", fragte sie und ich hätte sie dafür einfach nur umarmen können. Ich setzte mich und erzählte ihr von dem Telefonat und der damit verknüpften Frage. „Frag Sarah doch einfach", sagte sie zu mir auf. Und gemeinsam überlegten wir, wie so ein großes Team mit zwei Kameramännern, einem Regisseur, zwei Tontechnikern und selbstverständlich noch Martin Rütter von den anderen Hospizgästen aufgenommen werden würde. Uns beiden war klar, dass diese Aufnahmen nur dann möglich wären, wenn sich keiner der zwölf Gäste in seiner Privatsphäre eingeschränkt fühlte würde und dass das oberste Priorität hatte. Also beschlossen wir, dass ich nochmal mit Jochen telefoniere, um mir den Dreh-Ablauf erklären zu lassen. Erst dann wollten wir Sarah fragen. Also rief ich Jochen nach nur 30 Minuten zurück und fragte ihn,

wie ich mir so einen Drehtag vorstellen müsse, wie viele Personen mitkämen und wie die Vorgehensweise bei Filmaufnahmen wäre, die nicht optimal sind und eigentlich nochmals gedreht werden müssten.

„Wir können alles mehrmals drehen", sagte er. Doch genau das wollte ich nicht und erklärte ihm, dass ich das von keinem Gast verlangen könne und möchte. Jochen, der sehr empathisch ist, verstand sofort und sicherte mir zu, dass sich das ganze Team einschließlich Martin Rütter an unsere Vorstellungen anpassen würde und genauso war es dann auch.

„Sarah, darf ich dich mal etwas fragen?", sagte ich, nachdem ich an Sarahs Tür geklopft und nach einem deutlichen „Ja" ihr Zimmer betreten hatte. Sie saß auf der Bettkante und legte gerade ihre Wäsche zusammen, so gut es eben mit nur einem Arm ging. Der rechte Arm musste zwei Jahre vor ihrem Einzug in das Hospiz unterhalb der Schulter abgenommen werden, da der Krebs ihre ganzen Sehnen und Bänder im Ellbogengelenk so angegriffen hatte, dass die Schmerzen nicht mehr auszuhalten waren. Sie schaute mich fragend an: „Klar, was ist denn?" Und ich erzählte ihr alles über das Telefonat mit dem Fernsehsender und über die Sendung „Der Hundeprofi unterwegs".

Sarah hörte aufmerksam zu und sagte auf einmal mit ihrer ganz eigenen Art, die immer so eine gewisse Leichtigkeit hatte: „Klar kann Martin kommen, wenn er mich kennenlernen will. Wann ist das denn?" Ich antwortete: „Am 11. August", worauf Sarah lachte, denn genau an diesem Tag wollte ihre Tochter Maya sie hier im Hospiz besuchen kommen. Maya, die einmal im Monat ihre Mama im Hospiz besuchen kam, lebte schon seit einigen Monaten in einer Pflegefamilie, die Sarah vor ihrem Einzug ins Hospiz gemeinsam mit dem Jugendamt ausgesucht hatte. Am 11. August stand der nächste Besuchstermin fest. „Ich möchte, dass du das nur machst, wenn es für dich und die Pflegefamilie und vor allem für Maya okay ist", sagte ich zu ihr und wollte, dass sie sich das Ganze in Ruhe überlegte. Doch Sarah brauchte nicht zu überlegen, denn sie hatte in dieser kurzen Zeit schon einen ganz eigenen Plan im Kopf und sagte: „So hat Maya etwas von mir, was sie sich später immer wieder anschauen kann, wenn sie mich vermisst."

Ich weiß noch, wie beeindruckt ich von dieser 29 Jahre jungen Frau war und wie ich in ihrem Zimmer stand und meine Tränen aus den Augen wischte.

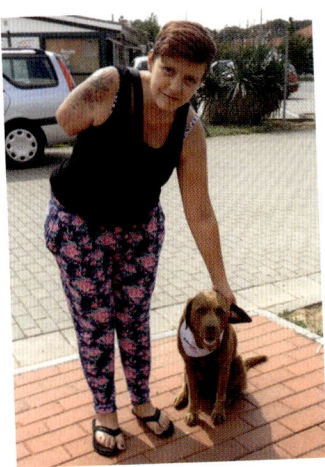

Sarah mit Emma | © Ivana Seger

Ich wusste von Jochen, den ich inzwischen duzte, dass Martin gern mit mehreren Menschen sprechen wollte, um so unterschiedliche Sichtweisen auf unsere Arbeit als Therapiebegleithundeteam zeigen zu können und überlegte, wen ich für dieses Vorhaben noch fragen könnte. Ich weiß nicht mehr warum, doch ich wusste sofort, wen ich anrufen wollte und so wählte ich die Nummer von Alex Hück, die ihre Mama im Hospiz Lebensbrücke begleitet hatte und für die Emma dabei eine entscheidende Rolle gespielt hatte. Alex hörte mir aufmerksam zu und sagte sofort zu mit den Worten: „Das ist das Mindeste, was wir für euch tun können. Es müssen noch ganz viele Menschen erfahren, dass es euch gibt und was ihr leistet!" Wie gut, dass wir nur telefonieren, dachte ich bei mir, denn ansonsten hätte sie meine Tränen sehen können.

Erneut wurde mir bewusst, was für ein Geschenk Emma nicht nur für die Gäste, sondern auch für die Angehörigen ist und wie viel sie ihnen bedeutet. Nach diesem Telefonat kam mir wieder der Satz „Es wäre schön, wenn Martin mit mehreren Menschen sprechen könnte" von Jochen wieder in den Sinn und so rief ich kurzerhand bei Katja Hartzsch an. Das war die Bärenherz-Mama, die ich bei einem „Frei"-Tag im Kinderhospiz kennengelernt habe und die ihre geliebte Tochter Amélie gehen lassen musste. Amélie und Emma – die Beziehung zwischen den beiden war so wunderbar, so besonders gewesen und hatte etwas Magisches gehabt. Und dann war da noch Lara, die gesunde 13-jährige Schwester von Amélie. Auch sie liebte Emma abgöttisch und auch sie profitierte von Emmas Besuchen, besonders während ihrer Trauerphase.

Katja und Lara sagten sofort zu und erklärten sich bereit für diese Filmaufnahmen ins Kinderhospiz zu kommen, um Martin Rede und Antwort zu stehen und von ihren eigenen Erfahrungen mit und durch Emma zu erzählen.

Nachdem ich aufgelegt hatte, war ich erst einmal überwältigt. Gerade wollte ich Jochen zurückrufen, da hatte ich ein imaginäres und gleichzeitig so schönes Bild vor meinen Augen, das Tim und Emma aneinander geschmiegt im Bett zeigte. Tim war ein ganz besonderer Junge, der unter einem sehr seltenen Gendefekt litt und dadurch ein unglaubliches Krampfpotenzial entwickelte. Auch ihn und seine Eltern hatten wir vor über vier Jahren im Kinderhospiz Bärenherz kennengelernt. Nachdem uns allen klar war, wie sehr Tim von Emmas Anwesenheit profitierte, entstand eine sehr intensive und berührende Beziehung, die mit vielen schönen Einsätzen einherging.

Als ich am nächsten Tag im Bärenherz war und Susanne, die Mama von Tim, traf, sprach ich mit ihr und erzählte ihr alles über den Anruf von Mina-TV und dem Vorhaben, die tiergestützte Therapie in einem Hospiz vorzustellen. Susanne hörte sich alles ganz ruhig an und sagte nach einer kurzen Bedenkzeit zu.

Emma und Tim waren bei jeder unserer Einheiten wie eine Symbiose und sie vertrauten sich blind. Wann auch immer Emma im Bärenherz war, und es die Zeit und Tims Allgemeinzustand zuließen, lag Emma bei ihm im Bett. Ich kann heute nicht mehr sagen, wer diese Kuscheleinheiten mehr genossen hat. Tim wurde immer ruhiger mit Emma an seiner Seite und Emma kuschelte sich immer ganz nah an ihn heran, als ob sie sagen wollte: Ich bin nun da und pass auf dich auf. Tim reagierte immer mit einer stabileren Atmung, einer deutlich erhöhten Sauerstoffsättigung und einer kontinuierlichen Pulssenkung, was am Pulsoxymeter abzulesen war. Es waren einfach wunderschöne Momente. Und – Tim hatte am 11. August Geburtstag.

Es war schon seltsam, denn vor einem Tag konnte ich mir noch nicht mal im Ansatz vorstellen, dass es Menschen geben würde, die sich mit Martin Rütter treffen und dabei sogar mit der Kamera begleiten lassen würden und nun – nun hatte ich binnen kürzester Zeit sechs Teilnehmer, die aus unterschiedlichen Beweggründen und aus vollem Herzen einem Dreh zustimmten.

Am nächsten Tag rief ich Jochen an und berichtete ihm, wer sich alles für den Dreh bereit erklärt hatte. Auch wenn ich ihn nicht sehen konnte, merkte ich doch, wie sehr in das beeindruckte.

Eine Woche später stand das Fernsehteam vor meiner Tür, um die ersten Probeaufnahmen mit mir, Tim und seiner Mama im Kinderhospiz zu filmen. Diese Aufnahmen erhielt dann Martin, um sich dadurch besser auf den Dreh vorbereiten zu können.
Bis zum eigentlichen Drehtag hatten Jochen und ich regelmäßig E-Mail-Kontakt. Wir wählten Fotos aus, die ich vorab von Alex, Katja, Susanne und von Sarah zugeschickt bekommen hatte und ich schrieb Jochen alles Wissenswerte über die jeweiligen Krankheitsbilder sowie deren Auswirkungen. Ich schrieb fast wöchentlich und das über ganze drei Monate, wie es allen Beteiligten ging.

Für mich und die Hospizleiterinnen vom Hospiz Lebensbrücke und dem Bärenherz war eines jedoch ganz wichtig: Nur wenn es Sarah, Amélie und Tim einigermaßen gut ging und sie stabil waren, würde der Dreh mit ihnen auch stattfinden. Das komplette Mina TV-Team, allen voran Martin, sahen dies genauso und so waren alle auf eventuelle Änderungen am Drehtag vorbereitet.

Dann kam der 11. August und Martin stand mit einem Team von sechs Personen in Flörsheim vor dem Hospiz Lebensbrücke. Und mit ihm und seinem Team eine Menschenmenge, die Fotos machte und Autogramme von Martin wollte.

Als ich all diese Menschen auf der anderen Straßenseite sah, die Martin fotografierten, wurde mir auf einmal klar, was für eine Reichweite diese Aufnahmen haben würden und Angst kam in mir hoch. Wenn ich alleine gewesen wäre, Martin also nur mit uns zwei gedreht hätte, hätte ich diese Angst nicht gehabt. Doch was war, wenn sich Maya, die Tochter von Sarah oder Alex, die Tochter der verstorbenen Frau Schafforz oder die Eltern des verstorbenen Tim und Katja, die Mama der verstobenen Amélie diesen Film später nicht ansehen könnten? Ich war hin- und hergerissen und nahe dran, hier und jetzt alles abzubrechen. Ich musste unbedingt nochmal ins Hospiz Lebensbrücke, um auf der leeren Terrasse in mich zu gehen. Ich brauchte diese Filmaufnahmen nicht, aber die tiergestützte Therapie schon. Mutete ich allen vielleicht zu viel zu? Handelte ich aus purem Egoismus?

Ich kann diesen furchtbar dicken Kloß, der sich damals schlagartig in meinem Hals bildete, hier in dieser Ferienwohnung in Birkenbeul und fast drei Jahre später immer noch deutlich spüren und selbst jetzt fällt mir das Schlucken schwer, wenn ich daran denke. Und dann kam Sarah zu mir auf die Terrasse, weil sie mich gesehen hatte und mit mir noch eine rauchen wollte. Ach Gott, was war sie aufgeregt. Sie war einen Tag zuvor extra beim Friseur gewesen, hatte ihre Nägel von einer Freundin machen lassen und konnte es kaum abwarten.

„Ich freu mich so auf Martin. Sehe ich auch wirklich gut aus?", und „Das wird mein Vermächtnis für Maya!", sagte sie damals zu mir und konnte nicht ahnen, dass es genau diese Sätze waren, die mich beruhigten und mir eines ganz klar vor Augen führten: Emma war und ist für alle ein wahres Geschenk. Doch kaum jemand weiß, dass es auch in Hospizen Therapiehunde gibt und dass sie dort manchmal mehr bewirken als die beste Medizin. Ich atmete tief durch, nahm Sarah in den Arm, bedankte mich bei ihr und ging mit ihr zum Eingang des Hospizes, um Martin in Empfang zu nehmen.

Martin machte noch einen kurzen „Einspieler" und kam dann direkt auf mich zu, während Sarah auf ihrer Terrasse, die keinen Meter von uns entfernt war, eine Zigarette nach der anderen rauchte. Martin begrüßte mich und auch seine Anspannung war deutlich fühlbar. Er machte keinen Hehl daraus, dass er ein wenig Bammel vor diesem Tag hatte. Und so sprachen wir erstmal über das Thema „Hospiz" und über seine eigenen Erfahrungen, während sich sein Team organisierte und alle Vorbereitungen traf. Ja, Martin schien nervös zu sein, was ich niemals erwartet hätte. Er dreht doch so viel, hat schon so vieles gesehen, dachte ich. Und doch hatte ich an diesem Montag den Eindruck, dass hier kein Fernseh-Profi vor mir stand, sondern ein ganz normaler und sympathischer Mann, der genauso ein beklemmendes Gefühl und einen Kloß im Hals hatte, wie viele andere Menschen in dieser Situation auch. Und genau dieses Tatsache machte ihn noch viel sympathischer.

Wir drehten zuerst mit Alex Hück, die ihre geliebte Mama in diesem Hospiz begleitet hatte und die über ihre sehr emotionalen Erfahrungen sprach und welche Rolle Emma dabei für sie spielte. Martin wollte von ihr wissen, welche Bedeutung Emma für sie hatte und fragte sie, wen sie hier in diesem wunderschönen Hospiz begleitet hat.

„Meine Mutter. Sie kam im April 2012 hier ins Hospiz und hat bis August hier gewohnt" erzählte Alex und jeder, der auch nur in unserer Nähe war und ihre Worte hören konnte, musste schon jetzt schlucken. „Sie bekam mit 44 Jahren die Diagnose Krebs und hat sieben Jahre dagegen angekämpft, doch zum Schluss ging gar nichts mehr", sagte sie weiter und diesmal war es Alex selber, die mit ihren Emotionen kämpfen musste. Und das ist nicht verwunderlich, denn Alex und ihre Mutter waren eine Symbiose gewesen, beste Freunde, die sich immer aufeinander verlassen konnten. Als ihre Mutter damals ins Hospiz Lebensbrücke einzog, änderte sich nicht nur ihr Leben, sondern auch das ihrer Tochter. Alex kam von da an wirklich jeden einzelnen Tag, um nach ihrer Mutter zu sehen, sie abzulenken und einfach bei ihr sein zu können. Auch wenn sich vieles mit dem Einzug ins Hospiz geändert haben mag – eines hat sich in den letzten vier Monaten nie geändert: ihre Liebe zueinander, die jeden Tag immer stärker zu werden schien.

Wann immer ich das Zimmer von Alex Mama, Frau Schafforz, betreten habe und Alex war da, spürte ich sofort diese Liebe im Raum und wenn ich beide Frauen beobachtete und sah, wie sie miteinander umgingen, war mir klar: Egal, was auch immer passieren würde, diese Verbundenheit und Liebe zu ihrer Mama würde Alex ihr ganzes Leben in ihrem Herzen tragen.

Martin fragte Alex dann, wie sie sich das Hospiz ausgesucht hatten und welche Kriterien dafür ausschlaggebend gewesen waren.

„Wir hatten damals zwei Hospize zur Auswahl und haben uns dieses hier gemeinsam als Erstes angeschaut und ich war sehr angetan. Es war so freundlich und hell und irgendwann haben wir auch erfahren, dass es hier einen Therapiehund gibt", erzählte Alex.

„Wie muss ich mir nun eine solche Einheit mit Emma vorstellen?", wollte Martin weiter wissen und Alex erzählte ihm, welche Rolle Emma für ihre Mutter gespielt hatte. „Sie war besonders wichtig, wenn keiner da war", erklärte sie. „Sie war einfach nur da und tat gut. Und sie forderte nichts ein. Besonders an den Tagen, wo es ihr sehr schlecht ging, lag Emma auf einer Decke und meine Mama konnte sie einfach fühlen ... Es ist schön zu wissen, dass sie in diesen Augenblicken nicht alleine war und das Emma ihr so gut tat."

„Irgendwann ist auch einmal alles gesagt und dann ist es schön, wenn jemand da ist, der keine Fragen stellt oder Antworten verlangt", sagte sie weiter und an Martins Reaktion konnte ich sehen, wie gerührt auch er von dieser beeindruckenden jungen Frau und ihren Worten war.

„Wie wichtig war Emma in dieser Zeit für dich?", fragte Martin und Alex erzählte ihm, dass sie sich an den Tagen, wenn wir im Hospiz waren, sehr auf Emma gefreut hat und immer wieder den Kontakt zu ihr gesucht hat. Man muss dazu wissen, dass Alex stolze Besitzerin eines großen Schweizer Berner Sennerhundes ist und eine besondere Beziehung zu Hunden hat. Dann sprach Alex über den Moment, als ihre Mutter in ihrem Beisein „eingeschlafen" ist und über die letzten drei Tage und Nächte, die sie durchgehend an ihrem Bett saß, ihre Hand hielt und so Angst hatte, selber einzuschlafen. „Als ich fünf Minuten einge-schlafen bin, schlief meine Mama ein. Sie hat einfach aufgehört zu atmen", berichtete sie und nun konnte sie ihre Tränen nicht mehr zurückhalten. Auch hinter der Kamera liefen die Tränen. Nach diesem Gespräch brauchten wir alle erstmal eine kurze Auszeit.

Nach dem Dreh mit Alex besuchten wir Sarah, die mit ihrer fünfjährigen Tochter Maya schon in ihrem Zimmer auf uns wartete. Die folgenden 13 Minuten waren so ganz anders, denn Sarah sprach einfach drauf los und jeder war verblüfft, wie locker und unglaublich professionell sie mit Martin und der Kamera umging. Als ob sie nie etwas anderes in ihrem Leben getan hätte, dachte ich noch bei mir. Sarahs Art schien auch Martin zu fesseln, denn er wurde immer lockerer, ohne dadurch die Gesprächstiefe zu verlieren. Auch von ihr wollte er wissen, warum sie sich das Hospiz Lebensbrücke ausgesucht hatte und ob sie wusste, dass es hier einen Hund gibt.
„Um ehrlich zu sein, nein", antwortete sie, während sie immer Emma streichelte, die fast neben ihr eingeschlafen war. Dann erzählte sie ihre ganz persönliche Geschichte und wie „gut ihr Emma tut" und wie sie ihrer Tochter Maya erklärt hat, dass sie bald sterben und „in den Himmel gehen würde". „Meinst Du, Maya spürt das?", fragte Martin Sarah, die mit einem ganz klaren „Ja" antwortete. Das war genau dieser eine Moment, in dem mir klar wurde, dass Sarah die Ausstrahlung nicht mehr „live" sehen würde, da ihre Krankheit einfach schon zu weit fortgeschritten war. Denn wir drehten diese Aufnahmen am 11. August 2014, doch der Sendetermin stand für den 23. Dezember 2014 fest. Sie wird es nie sehen können, dachte ich und musste mich konzentrieren, um nicht zu weinen.

Martin bedankte sich bei Sarah, wünschte ihr alles Gute und machte noch ein gemeinsames Foto mit Sarah und Maya im Aufenthaltsraum.

„Ich habe dir ja versprochen, dass ich dir noch einen Zaubertrick zeige", sagte er zu Maya und begann, seinen Daumen verschwinden zu lassen. Maya war so verblüfft, wie es nur ein Kind sein kann und wollte wissen: „Hey, wie machst du das?" Sie übte und übte, doch so richtig zufrieden war sie mit ihrem eigenen Ergebnis nicht. Dann verabschiedete sich Martin von beiden und als er gerade aufstehen wollte, gab ihm Maya die Hand und sagte: „Wir sehen uns dann im Fernsehen."

Sie konnte nicht ahnen, dass es genau dieser Satz war, der alle zum Schmunzeln brachte und der so die Schwere der vorangegangenen Gespräche nahm. Danach ging es in die Mittagspause und Emma durfte eine Stunde lang auf der Wiese toben, Ball spielen und einfach nur Hund sein.

Maya übt den
Zaubertrick
© Ivana Seger

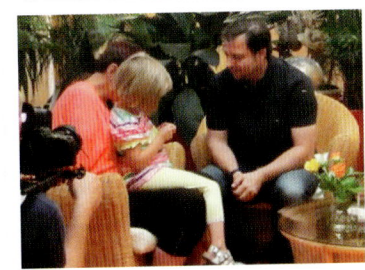

Danach fuhren wir ins Kinderhospiz Bärenherz nach Wiesbaden, wo wir schon sehnsüchtig von Katja und Lara erwartet wurden. Auch hier waren die nächsten Begegnungen mit Katja und ihrer Tochter Lara im Garten des Bärenherz sowie der Besuch bei Tim und seinen Eltern sehr emotional.

Zuerst sprach Martin mit Katja, während ich mit Lara im Gras saß und Emma bürstete und unser Geschicklichkeitsspiel mit ihr machte. Katja erzählte währenddessen Martin ihre Geschichte und man konnte ihr anmerken, wie sehr sie all das belastete und wie dankbar sie für jede Abwechslung war.

„Lara hatte sich immer einen Bruder gewünscht", sagte sie und beschrieb dann den Moment, an dem klar war, dass irgendetwas mit Amelié nicht stimmte. „Es war, als ob sich ein riesiger Krater vor mir auftun würde", berichtete sie weiter und in diesem Moment sah ich Amelié vor mir und welchen Spaß sie immer mit Emma hatte.

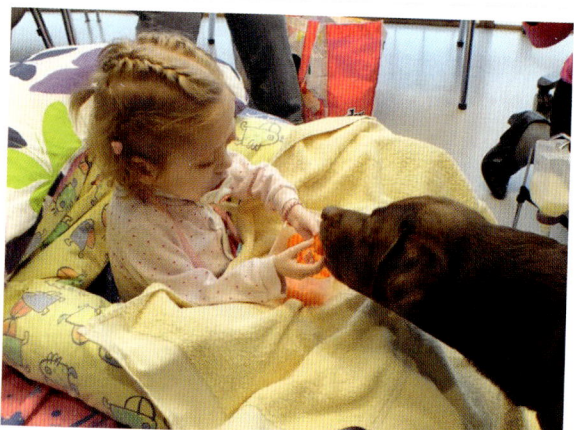

Amelie mit Emma
© Ivana Seger

Dann wollte er von Lara wissen, wie es für sie ist, mit einer beeinträchtigter Schwester aufzuwachsen, und Lara erzählte ihm, dass es für sie ganz normal war und sie sogar zwischenzeitlich kleinere pflegerische Aufgaben übernahm.

Anschließend ging es weiter zu Tim. Martin gratulierte ihm erst zum Geburtstag und beobachtete uns und wie Tim auf Emma reagierte, die schon neben ihm im Bett lag. Dann setzte er sich zu Susanne und Michael, die auf der Couch im Zimmer saßen und sagte: „Ich habe das Gefühl, dass ich hier und heute trauriger bin als alle Eltern hier", und fragte sie, wie sie so eine Situation so gut meistern könnten. Susanne und Michael sind einfach zwei wunderbare Menschen, die gelernt haben oder besser gesagt, lernen mussten, im Hier und Jetzt zu leben und jeden Tag als das anzusehen, was er auch ist: ein Geschenk, um Zeit mit ihrem Sohn verbringen zu können. Sie erzählten Martin, wie alles begann und wie dankbar sie dem Kinderhospiz Bärenherz waren, denn hier hätten sie in dieser schweren Zeit die Möglichkeit, auch mal abzuschalten. Nicht nur Martin war sehr beeindruckt von diesen zwei Menschen, die während des ganzen Gespräches immer wieder zu ihrem Sohn schauten und dieses harmonische Bild von Tim und Emma scheinbar in sich aufsaugen wollten.

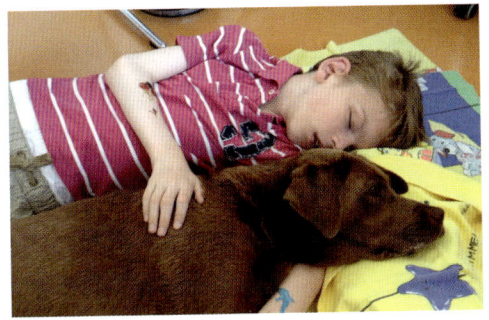

Tim und Emma
© Ivana Seger

Die Musiktherapeutin vom Bärenherz war mit im Zimmer und begleitete dieses Gespräch mit ihrer Harfe, was dem ganzen Raum etwas sehr Harmonisches gab. Martin war nach diesen ganzen Begegnungen sichtlich gerührt, erstaunt und wirkte sehr erschöpft. Doch er verabschiedete sich mit einem Lächeln im Gesicht von mir. Jochen war leider bei diesem Dreh nicht mit dabei. Aber alles, was wir vorher telefonisch oder per Mail besprochen hatten, wurde vom gesamten Team und besonders von Martin eingehalten. Egal, wo wir auch waren – es wurde keine Szene zweimal gedreht, selbst, als ich mit Emma einen Spaziergang machte (sie sollte ja auch immer genug Auslauf haben) und dabei die Böschung auf meinem Hosenboden herunterrutschte – die Kamera lief weiter. Alles, was auf der DVD „Der Hundeprofi unterwegs" zu sehen ist, ist genau so passiert und ich kann jedem nur viele schöne und nachdenkliche Momente beim Anschauen wünschen.

„Der Hundeprofi unterwegs"
Die DVD | © VOX

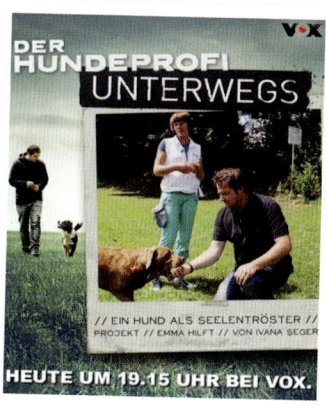

Drei Wochen später rief ich bei Mina TV an und sprach mit Jochen. Ich erklärte ihm, dass Sarah nicht mehr lange leben würde und dass sie so gerne ihren Abschnitt sehen würde. Sie würde es bis zum Dezember einfach nicht mehr schaffen. Was Jochen, Rüdiger, der Regisseur und allen voran Martin dann taten, war in der Geschichte von Mina TV einmalig, denn sie schickten mir per Mail einen Link, der nur Sarahs Teil beinhaltete.

Einen Tag später rief ich Sarah an und sagte ihr, dass ich eine Überraschung für sie hätte. Wir verabredeten uns für 14 Uhr. Auf die Minute genau stand ich vor dem Hospiz Lebensbrücke und Sarah stieg in mein Auto. Sie war richtig nervös, aber völlig ahnungslos. Als wir vor meiner Wohnung anhielten, die sie schon von vorherigen Besuchen kannte, staunte sie nicht schlecht. Bevor ich Sarah abholte, stellte ich zwei Sektgläser, einen Piccolo und einen Aschenbecher auf meinen Schreibtisch im Büro. Als Sarah dann in mein Büro ging und all das sah, standen ihr die Tränen in den Augen. Doch erst als ich meinen PC öffnete und Sarah das Hintergrundbild sah, das sie, Maya, Martin, Emma und mich zeigte, fing sie an zu begreifen. Dann drückte ich auf Start und Sarah sah als erste Person ihren Teil und war danach so stolz, so glücklich und so dankbar. Und genau dieses Gefühl schien ihr auch in den nächsten Tagen neue Kraft zu verleihen, denn sie erzählte wirklich jedem, dass sie am 23. Dezember im Fernsehen zu sehen sein werde und hatte nochmal richtig gute Tage.

Ich hatte Sarah versprochen, dass ich sie bis zum Schluss begleiten würde und das tat ich auch. Ich blieb drei Tage und Nächte bei ihr und dann, an einem Mittwoch um 23 Uhr, war es abzusehen, dass Sarah nun sterben würde. Und so legte ich meine Hand unter ihre und sagte „Gute Reise", während Emma an ihrer rechten Körperseite lag. Das war das Letzte, was Sarah hörte und spürte, bevor sie starb.

Sarah war die Erste, die ich auf diese Art begleitete und sie wird auch die Einzige bleiben. Denn ich kann meinen Beruf nur dann gut ausüben, wenn ich eine gesunde Nähe und Distanz zu den Gästen, den Kindern und allen Angehörigen wahre. Nur so kann ich eine Stütze und Hilfe für die Gäste sein.

Die Begleitung von Sarah war für mich sehr emotional und forderte danach auch ihren Tribut, denn ich wurde krank und brauchte dringend eine Pause.

Es hat einen Grund, warum Ärzte ihre eigenen Angehörigen nicht operieren oder Anwälte nicht ihre Familienmitglieder juristisch vertreten sollten und es hat auch einen Grund, warum wir als Palliativfachkräfte keine Freunde oder gar Familie in dem Hospiz, in dem wir arbeiten, professionell begleiten können. Ich kann dies nach der Erfahrung mit Sarah nur bestätigen und werde so ein Versprechen nie mehr geben können – außer bei meiner eigenen Familie.

Ich kannte Martin vor diesem Dreh nicht persönlich. Doch ich kannte all seine Sendungen „Der Hundeprofi", „Der V.I.P. Hundeprofi" und „Der Hundeprofi unterwegs" und somit auch seine direkte Art im Gespräch mit fremden Menschen. Ich hatte daher den Eindruck, dass Martin einfach geradeaus ist und selten von sichtbaren Gefühlen geleitet wird – bis zum 11. August 2014. Denn an diesem Tag habe ich nicht nur einen empathischen Martin kennenlernen dürfen, sondern auch einen, der unglaublich gut vorbereitet war, und der es schaffte, dass sich wirklich alle aufgehoben und verstanden fühlten.

Lieber Martin, es war mir eine große Ehre, mit dir drehen zu dürfen und ich danke dir aus tiefstem Herzen für diesen wunderschönen Beitrag, der nicht nur mein Herz immer wieder aufs Tiefste berührt, sondern auch heute noch von allen Mamas und allen Töchtern gern gesehen wird und der für alle eine unvergessene, bleibende und wunderschöne Erinnerung an ihre Liebsten ist. Und irgendwann auch für mich, wenn meine Emma über die Regenbogenbrücke gegangen ist.

Liebe Ivana

Meine Begegnung mit Emma ist auch für mich, der täglich neue Hunde kennenlernt, etwas ganz Besonderes gewesen. Therapiebegleithunde sind hochprofessionelle Tiere, die unglaublich viel bewirken können.

Emma leistet großartige Arbeit. Ivana Seger und Emma sind ein perfektes Team; sie schaffen es, in den dunkelsten Momenten Trost, Mut und sogar Freude zu schenken.

Das bedeutet für Menschen, für die das Thema Krankheit und Tod den Lebensmittelpunkt darstellt, eine unglaubliche Stütze und Kraftquelle. Vor meiner Begegnung mit der Stiftung Bärenherz verband ich Kinderhospize immer sofort mit unvorstellbarem Schmerz und Leid. Ich lernte dort, dass neben all der Traurigkeit auch Raum für schöne Dinge und Ablenkung bleibt und wie wichtig das ist. Trotzdem fragte mich oft, ob und wie man einer Familie Trost schenken kann, die ihr Kind verlieren.

Und wie kann einem Kind, das sterben wird, noch Lebensfreude und Mut geschenkt werden? An dem Tag mit Emma und Ivana Seger konnte ich so viele wundervolle Momente beobachten. Alle, die Erwachsenen und die Kinder, haben positive Reaktionen auf den Hund gezeigt und Emma hat sich sofort auf die jeweiligen unterschiedlichen Patienten eingestellt – das war beeindruckend.

Es war ganz schnell zu spüren und zu sehen, wie viel Ruhe und Sicherheit sie ihnen gegeben hat. Ich konnte an jeder Stelle erkennen, wie wertvoll solche Augenblicke für diese Kinder und ihre Familien sind und wie enorm wichtig die Ausbildung von Therapiebegleithunden für Hospize ist. Emma hat mir meine Fragen an diesem Tag beantwortet und für diese Erfahrung bin ich sehr dankbar.

Martin Rütter
Der Hundeprofi

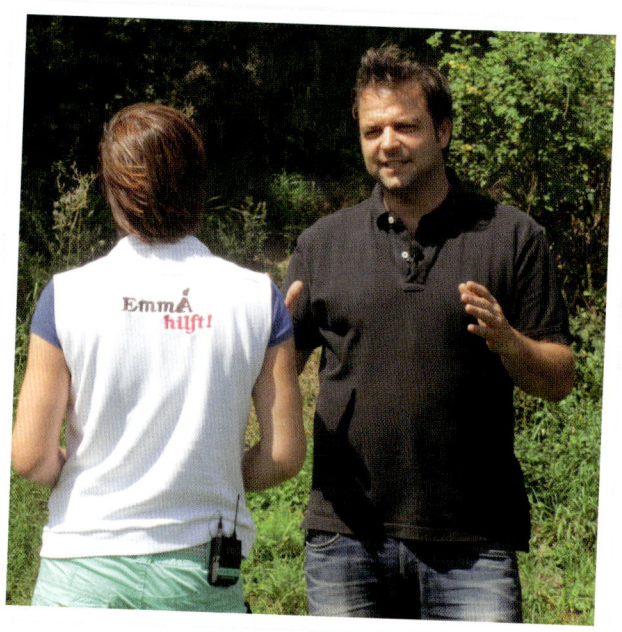

Martin Rütter | © Ivana Seger

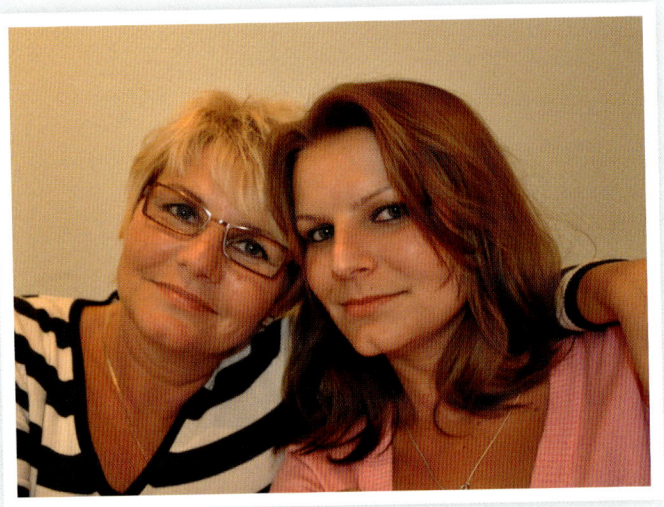

Alex und ihre Mama | © Alexandra Hück

„Als meine Mama im November 2005 die Diagnose Krebs bekam, war es für sie und für uns Angehörige ein Schock. Sie war damals grade mal 44 Jahre jung …
Nach dem Schock folgte die Hoffnung auf Heilung. Doch leider verließ uns alle die Hoffnung von Jahr zu Jahr, denn nach jährlichen Rückfällen, mehr als zehn Operationen, unzähligen Chemos und Bestrahlungen trat die Verzweiflung ein. Meiner Mama war klar, dass es ein Kampf war, den sie verlieren würde, aber ich als Tochter hatte noch Hoffnung und ich kämpfte mit und für sie weiter.

Leider war es Ende Januar 2012 so schlimm, dass man meine Mama als austherapiert aus dem Krankenhaus entließ und sie nur einen Monat später auf die Palliativstation der HSK-Kliniken in Wiesbaden kam. Dort wurde mir sehr schnell und meiner Mama sehr behutsam vermittelt, dass es keine Heilung mehr gab und nach der Palliativstation ein Hospiz zu empfehlen sei.

Neuer Schock! Neue Trauer! Meine Mama soll in ein „Heim", um dort zu sterben? Es begannen Gespräche, Aufklärung und Empfehlungen. Mir wurde klar, dass ich als Angehörige einfach nicht die Kraft und das Wissen habe, um meine Mama zu pflegen, zumal die Medikamente und Schmerzmittel von Woche zu Woche stärker werden würden, bedingt durch die starken Schmerzen und hinzukommenden weiteren Leiden. Ich wurde hellhörig, als ich von den Palliativschwestern erfuhr, dass in der Nähe meines Wohnortes ein Hospiz ist. Ich war irgendwie froh, dass es so nah bei mir sein würde, da die vergangenen sechs Jahre auch für mich als Tochter sehr anstrengend waren und das tägliche Pendeln nervenzehrend war. Doch ich tat es gerne für meine geliebte Mama und beste Freundin zugleich! Mir erschien etwas in der Nähe gut; ich konnte inner-halb weniger Minuten Tag und Nacht bei ihr sein, wenn ein Anruf kam oder ich noch einen Extrawunsch erfüllen oder das Lieblingsessen warm vorbeibringen wollte. Beim Kennenlern-Termin im Hospiz Lebensbrücke in Flörsheim erfuhren meine Mama und ich auch, dass ein Therapiebegleithund eingesetzt wird. Ich war sofort begeistert. Noch ein weiterer Pluspunkt zu dem ersten guten Eindruck vom Hospiz und der Nähe.

Ich als Hundemensch wäre selbst glücklich über so einen Therapiehund, wenn ich in dieser aussichtslosen, letzten Lebensphase wäre. Wenn ich so eine Diagnose hätte, die mich zum Tode verurteilt, ja dann wäre ich glücklich, wenn ich das Liebste bis zum Ende genießen dürfte: einen Hund.

Im Nachhinein denke ich, dass meine Mama die Entscheidung für dieses Hospiz mir zuliebe getroffen hatte. Denn ich konnte davon zehren, Kraft und Ausgleich tanken, bekam ein wenig Abwechslung und fand Trost, wenn sie kam ... Emma! Die sanfte, liebe, ruhige, goldige schokobraune Labradorhündin. Emma und Ivana – ein Team! So rücksichtsvoll, liebevoll, vertraut, zärtlich, behutsam und dazu so viel Wissen und Erfahrung.

Es dauerte zwar einige Wochen, bis ich sie kennenlernen durfte, aber selbst meine Mama, die es nicht so sehr mit Hunden hatte wie ich, berichtete abends sofort über Emma und Ivana, wenn die beiden Dienst hatten und bei ihr waren.

An Tagen, an denen man genau weiß und sieht, wie schlecht es dem geliebten Menschen geht und er keine Kraft für nichts hat, da will und braucht man nicht fragen: Wie geht es dir heute? So kamen wir oft auf Emma und meinen eigenen Hund zu sprechen. Da mein Rudi damals noch ein sehr temperamentvoller Rüde war und meine Mama anfing zu beschützen, brachte ich ihn nicht mehr mit. Sein Verhalten regte meine Mama auf und sie war teilweise sehr aufgewühlt, da sie sein Verhalten nicht verstehen konnte. Emma hingegen mit ihrer sanften, zärtlichen und ruhigen, lieben Art brachte immer Entspannung und Ruhe in den Raum. Schnell wusste meine Mama auch, dass wenn Emma kam, sie Platz brauchte und ich die Teppiche wegnehmen sollte.

Wenn Emma im Zimmer war, brauchte man nicht viele Worte, es gab kein peinliches Schweigen, keinen Zwang zu sprechen, obwohl man sich doch noch so viel sagen wollte. Emma erfüllte den Raum mit so viel Ruhe, Zufriedenheit und Wärme, dass ich manchmal einfach nur lächeln musste und ich denke meine Mama war dann glücklich, mich nicht so traurig sehen zu müssen.

Emma tat also nicht nur meiner Mama gut, die durch Ivana und Emma so liebevoll begleitet wurde, Emma spendete auch mir viel Trost, wenn ich am Bett meiner sterbenden Mama saß und selbst nicht mehr Kraft hatte, um Kraft zu spenden. Wie gerne hätte ich in vielen Momenten meinen eigenen Hund geknuddelt und ihm ins Fell geweint – aber das ging oftmals nicht ... doch Emma war da.

An Tagen, an denen Emma im Einsatz war, war sie irgendwie überall. Immer wieder kam sie aus einem anderen Zimmer, wo sie grade einem Gast Trost gespendet hatte. Sie drehte eine Runde über die Terrasse, holte sich hier und da ein paar Streicheleinheiten ab, setzte sich dann zu einem Gast, der sehr traurig und alleine im Sessel saß, ließ sich von ihm streicheln und schon änderte sich dessen Gesichtsausdruck und man konnte ein leichtes Lächeln erkennen.

Da ich über Wochen Tag für Tag meine Mama im Hospiz besuchte, konnte ich Emma oft beobachten und sah auch an den anderen Gästen und Angehörigen, was sie Tolles bewirkte. All dies liegt nun fünf Jahre zurück.

Da ich nach wie vor mit Ivana und Emma und mittlerweile auch Sissi Kontakt habe, erfuhr ich erst viel später, dass Emma sehr oft bei meiner Mama war, mit ihr im Bett lag und meine Mama sie mit den geliebten Möhrchen fütterte. Leider war meine Mama zum Ende hin in so einer schlechten Verfassung, dass sie das oft nicht mehr wusste und mir davon nicht erzählen konnte. Doch es ist tröstend zu wissen, dass sie so tagsüber nicht ganz alleine war und eine Nähe und Wärme empfand, ohne Gegenleistung geben zu müssen, ohne Kraft zu verbrauchen, die einfach nicht mehr da war.

Ich werde euch, liebe Emma und liebe Ivana, niemals vergessen, was ihr Wunderbares für uns getan habt, wie ihr uns bis zum letzten Tag beigestanden seid und den einen oder anderen traurigen Tag doch noch zu einem Tag gemacht habt, den ich mit einem Lächeln beenden konnte.

Ich danke Gott von Herzen, dass es euch gibt!

Alex

Emma und Emely

Es war ein kalter Donnerstag im Februar 2015, als ich Marion und ihre Tochter Emely im Kinderhospiz Bärenherz kennenlernte. Weder Marion noch ich konnten an jenem Tag ahnen, dass uns keine zwei Jahre später ein unsichtbares Band für die Ewigkeit verbinden sollte. An jenem Donnerstag kam ich mit Emma im Schlepptau ins Bärenherz, und als wir den Aufenthaltsraum betraten, saß am Kopfende des XXL-Tischs eine Frau, die so traurig aussah, dass es mir fast das Herz brach. Sie bemerkte uns anfangs gar nicht, da sie einzig und alleine damit beschäftigt war, immer wieder ihre Tränen aus den Augen zu wischen.

Ich zog meine Jacke aus und legte eine Decke auf den Boden, damit Emma in Ruhe abwarten konnte, bis ich eine Übergabe erhielt. Ich musste immer wieder zu dieser Frau schauen und es war mir schnell klar, dass sie eine neue Bärenherz-Mama sein musste und ihr Kind wahrscheinlich keine gute Nacht gehabt hatte. Wie sehr das stimmte, sollte ich wenig später erfahren.
In der Übergabe erfuhr ich, dass die verzweifelte Bärenherz-Mama Marion ihre Tochter Emely als Notfall ins Bärenherz gebracht hatte.

„Emely hat zwei schwerwiegende Genmutationen, die ihr sehr zusetzen. Sie hatte keine gute Nacht, weil sie immer wieder gekrampft hat", sagte damals eine Kollegin zu mir und ich merkte, wie sich ein Kloß in meinem Hals breit machte. „Die Mama ist wirklich sehr belastet", sprach sie weiter und ich schaute durch die Glasscheibe in den Aufenthaltsraum zu Marion, die immer noch am Tischende saß. Ihre Hilflosigkeit und Verzweiflung war trotz der Scheibe zwischen uns so präsent, dass nun auch ich mit meinen aufkommenden Tränen kämpfte. Doch Marion stand plötzlich auf und pendelte dann immer wieder vom Kinderzimmer ihrer Tochter in den Aufenthaltsraum, um sich dort hinzusetzen und ihren Tränen freien Lauf zu lassen.

„Vielleicht kann ja Emma Emily helfen", hörte ich meine Kollegin sagen. Ich nickte nur und sagte, dass wir es gerne probieren könnten. Und so ging ich in den Aufenthaltsraum zu Marion, setzte mich zu ihr und sagte erstmal nichts. Als sie mich nach einer Weile endlich bewusst wahrnahm, konnte sie erst nichts sagen, sondern mir nur mit feuchten Augen zunicken. „Hallo, ich bin Ivana Seger und die Hundemama von Emma", stellte ich mich vor, während ich bei dem Wort „Emma" auf Emma zeigte. Doch Marion nickte auch jetzt nur, ohne Emma überhaupt anzusehen.

Da ich wusste, was für eine Wirkung Emma auf krampfanfällige Kinder hat, bot ich ihr unsere Hilfe an. Ich sah in zwei völlig skeptische Augen und hörte nur die Worte: „Nein danke. Das möchte ich nicht!" Nun war ich es, die verzweifelt war. Denn Emma war hier und ich wusste, dass sie helfen könnte. Aber Marion sah zu Emma und schüttelte nur vehement ihren Kopf. Dann stand sie auf und ging wortlos und ohne einen weiteren Blick auf Emma zu werfen ins Kinderzimmer zurück und blieb dort etwa zehn Minuten lang. Ich weiß noch ganz genau, wie sehr mich ihre Reaktion vor den Kopf geschlagen hatte. Ich saß erstmal nur da und trank meinen Kaffee zu Ende.

Gerade wollte ich mit einer Kollegin besprechen, welchen anderen Kindern wir eine Freude machen könnten, als Marion aus dem Zimmer ihrer Tochter kam. An ihrem Blick und ihrer Körperspannung konnte ich ablesen, dass sich Emelys Zustand nochmals verschlechtert haben musste. Sie stand einfach nur im Aufenthaltsraum, hielt ihre Hände im Nacken und schaute sich um. Dann ging sie ein paar Schritte und ich dachte erst, sie würde sich wieder an das Tischende setzen. Doch zu meiner Überraschung kam Marion immer näher auf uns zu. Dann stand sie keinen Meter von mir und Emma entfernt und fragte mich: „Können wir es doch probieren?" Ihre Ambivalenz war dabei so spürbar und auch, wie schwer ihr diese Frage fiel und welche Überwindung es sie kostete, sie zu stellen. Wir schauten uns kurz ganz tief in die Augen, dann nickte ich einfach nur und ging mit Marion ins Emelys Zimmer, um sie persönlich kennenzulernen und mir ein eigenes Bild zu machen.

Als wir das Zimmer betraten, stand eine Kinderkrankenschwester an Emelys Bett und gab ihr abermals ein Medikament, das die massiven Krämpfe durchbrechen sollte. In diesen Sekunden sah ich das erste Mal dieses wunderschöne Mädchen, das in seinem Bettchen lag, und im Minutentakt krampfte und einfach nicht zur Ruhe kommen konnte.

„Wir würden es gerne mit Emma versuchen", sagte ich zu meiner Kollegin und erfuhr von ihr, welche Medikamente Emely schon bekommen hatte. Doch keines hatte geholfen, denn sie zitterte noch immer am ganzen Körper. Dann erklärte ich Marion, wie ich nun vorgehen würde. Sie hörte aufmerksam zu, während ihr Blick immer auf ihre Tochter gerichtet war. Marion nahm Emely aus ihrem Bett und ging mit ihr in den Aufenthaltsraum, wo ich schon alles vorbereitet hatte. Sie legte Emely sanft auf die Matte und gemeinsam lagerten wir sie bequem. Doch es hatte den Anschein, dass auch diese sanften Berührungen alles nur noch verstärkten.

Als wir beide den Eindruck hatten, dass Emely auf der Matte angekommen war, sagte ich zu Emma: „Okay". Emma verstand sofort, denn sie stand auf, kam schwanzwedelnd auf uns zu und legte sich ganz nah an Emely, als ob sie sagen wollte: Ich bin nun da und passe auf dich auf.

Emely und Emma
mit Mama Marion
© Ivana Seger

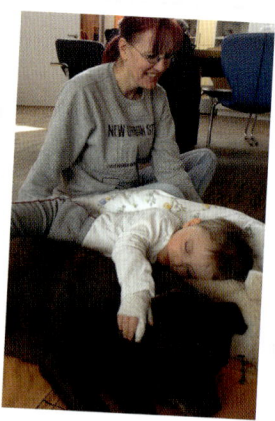

Keiner konnte zu diesem Zeitpunkt ahnen, wie grundlegend sich Marions und meine Beziehung in den nächsten Minuten vertiefen würde. Emely lag immer noch zitternd auf der Matte und ich dachte, dass eigentlich nur ein kleines Wunder diesem Mädchen helfen könnte. Als Emma bequem neben Emely lag, nahm ich die Hand von Emely und legte sie auf Emmas Fell und dann passierte es: Sobald sie Emmas Fell spürte, veränderte sich schlagartig ihre Mimik und ihre Muskelspannung.

Und die furchtbaren Krämpfe waren auf einmal wie verflogen,
so als ob es sie nie gegeben hätte.

„Was haben Sie gemacht?", fragte mich Marion mit einem Blick, der mir durch und durch ging. Weder Marion noch ich konnten es fassen und während sie ihrer Tochter sanft die Wange streichelte, fragte sie mich immer wieder, was da gerade geschehen war.

Auch ich saß wie versteinert da, denn in all den Jahren, die wir nun schon ins Bärenherz kamen, hatte ich noch nie so eine unglaublich schnelle und deutliche Reaktion auf Emma erlebt. „Das ist der Emma-Effekt", sagte ich zu ihr und so kamen wir sehr schnell ins Gespräch und nach kurzer Zeit duzten wir uns. Marions Erleichterung war ihr deutlich anzusehen. Endlich war ihre Tochter zur Ruhe gekommen, endlich konnte auch Marion sich wieder entspannen und selber zur Ruhe kommen.

Eine Stunde lang lagen die zwei engumschlungen auf der Matte. Selbst als ich Emma wieder auf ihren Platz schickte, blieb Emely entspannt und konnte endlich einen symptomfreien Schlaf genießen. „Kommst du nächste Woche wieder?", wollte Marion von mir wissen und ich nickte. Als ich mich von Marion verabschiedete, stand sie auf, umarmte mich und sagte mit Tränen in den Augen nur ein einziges Wort: „Danke". Und diese fünf Buchstaben waren so ehrlich und kamen aus ihrem tiefsten Inneren, das spürte ich ganz deutlich.

Egal wann Emely von da an im Bärenherz als Entlastungskind war, wir arbeiteten jedes Mal mit ihr und kein einziges Mal blieb der Emma-Effekt aus. Irgendwann hatte ich sogar das Gefühl, dass das kleine Mädchen meine Stimme erkannte und es gar nicht mehr abwarten konnte, wenn ich zu ihr sagte: „Hallo Emely, ich habe deine Emma dabei." Dann kuschelten sie oft über eine Stunde und nicht nur Emely konnte mit Emma in ihrem Arm entspannen. Auch Emma genoss wirklich jede einzelne Einheit, denn sie schlief regelmäßig sofort neben ihrer Emely ein und musste dann immer sanft von mir geweckt werden. Es waren für Emely und Marion so einzigartige Momente und Emely und Emma wurden mit jeder Einheit mehr und mehr zu einer wahren Symbiose, einer Symbiose, die von Liebe und gegenseitigem blindem Vertrauen geprägt war. Das miterleben zu dürfen, war einfach nur wunderbar.

Auch die sympathische RTL-Moderatorin Nazan Eckes lernte diese beeindruckende Familie und vor allem Emely bei einem RTL-Dreh im Kinderhospiz Bärenherz kennen. Sie wollte sich persönlich davon überzeugen, wie ein Hund diesen besonderen Kindern helfen kann. Keiner konnte ahnen, dass Nazan an jenem Tag etwas erleben durfte, was sie absolut sprachlos machen würde und viel mehr noch: Sie ließ – trotz laufender Kamera – ihren Tränen freien Lauf, als Emma sich zu Emely legte und das kleine Wunder geschah: Emely hörte nämlich sofort auf zu krampfen.

Noch heute habe ich Kontakt zu Nazan. Und ich weiß, dass sie dieses Erlebnis nie vergessen hat.

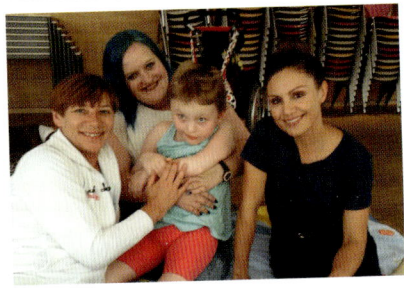

Nazan zu Besuch im Kinderhospiz Wiesbaden
© Ivana Seger

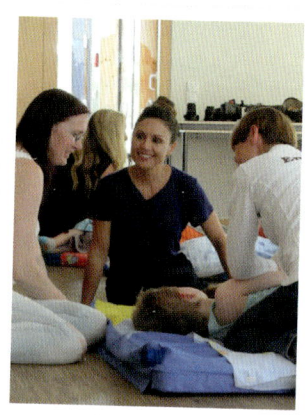

Ein Ort für das Leben

Liebe Ivana,

ich wusste schon auf dem Weg ins Bärenherz, dass diese Dreharbeiten außergewöhnlich werden und mich vielleicht sogar an meine Grenzen bringen. Ich wusste, ich werde Kinder treffen, die ihr noch so junges Leben die meiste Zeit im Krankenbett verbringen. Ich wusste, ich werde Eltern treffen, die sich mit dem Schlimmsten auseinandersetzen müssen, das man sich als Mutter vorstellen kann: dem bevorstehenden, unvermeidbaren Tod des eigenen Kindes.

Was ich nicht wusste und womit ich überhaupt nicht gerechnet hatte – im Bärenherz wurde sehr viel gelacht. Nicht der Tod, sondern das Leben ist dort vorherrschendes Thema. Du, Emma und eure wertvolle Arbeit als treibende Kraft dieser unglaublichen Energie. Dein Lachen, Deine herzliche Art, Deine Stärke, Deine Liebe zu Emma, die sie wiederum an die Kinder und ihre Familien weitergibt, die diese Liebe und Zuwendung so dringend brauchen. Ich weiß nicht, woher Du diese Stärke nimmst. Ich weiß nicht, wie Du Dich Tag für Tag mit einem Thema beschäftigst, das die meisten Menschen sofort verdrängen, weil sie es als zu belastend empfinden. Ich weiß nur, dass es Engel wie Dich nur ganz selten gibt. Ich kenne nur einen.

Durch Dich habe ich auch Emely kennengelernt. Klein. Zierlich. Ein Kind. Abwesend. Schwer krank. Und jetzt … im Himmel. Bei den anderen Engeln. Hautnah zu spüren und zu erleben, welche Verbindung Emma zu Emely aufgebaut hat, welche Ruhe sie ihr gegeben hat. Das war magisch und hat mich unendlich gerührt. Marion, Emelys unglaublich leidende, wie auch starke Mutter war auch in diesem Moment nicht allein mit ihrem Schicksal und dem bitteren Schmerz. Keine Mutter kann das alleine schaffen.

Liebe Ivana, niemand kann auch nur annähernd wissen, welch wertvolle und liebevolle Arbeit Du leistest, welche Kraft und Energie es Dich kostet, für andere stark zu sein. Es ist Dein Lebensinhalt. Du verlangst keine Gegenleistung. Du bist einfach nur da, wenn man Dich braucht. Tag und Nacht begleitest Du Eltern, auf eine beeindruckende Art und Weise, zusammen mit Emma. Nach den Dreharbeiten bin ich nach Hause gefahren, habe meine Kinder ganz fest umarmt und dem lieben Gott gedankt, dass sie gesund sind. Gut, dass es Dich gibt, liebe Ivana. Für alle Mütter, die ihre Kinder nicht unbekümmert und sorglos umarmen können.

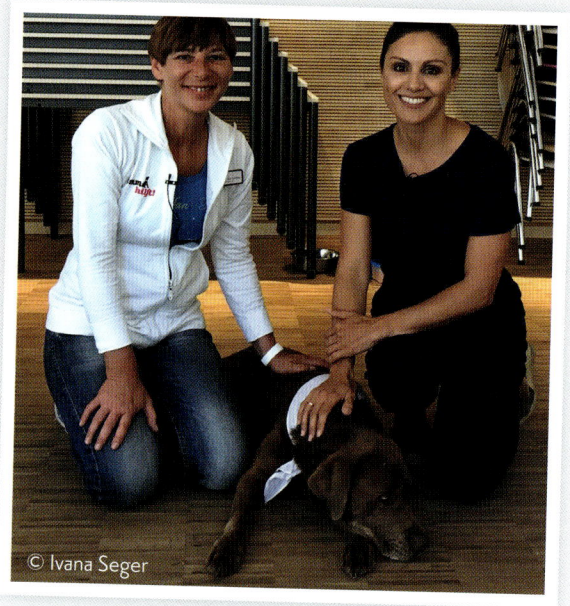

© Ivana Seger

Nazan Eckes
RTL - Moderatorin

Als Marion nach ihrem ersten Bärenherz-Aufenthalt mit ihrer Tochter wieder nach Hause fuhr, stoppte sie direkt vor einem Tierheim. Nur einen Tag später kaufte sie Becky, einen Mischlingshund, um ihn auf Emely zu konditionieren, damit auch sie Emely während ihrer Krampfanfälle beruhigte, was auch bestens gelang. In den nächsten zwei Jahren haben Marion und ich sehr regelmäßig miteinander telefoniert und uns auch immer mal wieder zu Hause besucht.

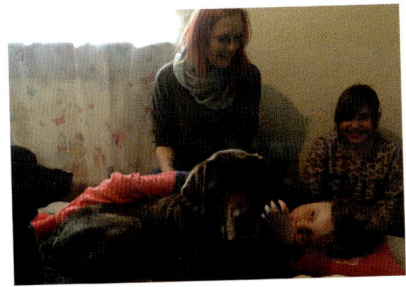
Hausbesuch bei Emely | © Ivana Seger

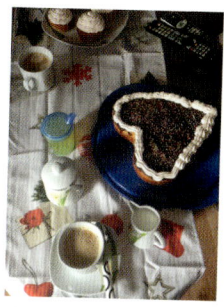
Mit leckerem Kuchen

Egal, wann Marion auch durchklingelte, ich freute mich immer riesig, wenn ich ihre Nummer auf meinem Display sah und wieder ihre Stimme hörte. So war es auch am Donnerstag, dem 27. Juli 2017 um 16 Uhr 30, als mein Telefon klingelte und ich ihren Namen auf meinem Display las. „Hallo Marion, ist das schön von dir zu hören", sagte ich und war irritiert, denn ich hörte erstmal gar nichts und ein paar Sekunden später nur ein Geräusch, das sich wie ein Wimmern anhörte.

Marion sagte an diesem furchtbaren Tag nur einen einzigen Satz. Doch es war nicht, was sie sagte, das mich so sprachlos machte, sondern wie sie es sagte: „Hallo, ich wollte dir nur sagen, dass Emely im Kinderhospiz ist und ihre letzte Reise angetreten hat." Und dann erzählte sie mir, was in den letzten Wochen passiert war und wie schlecht es Emely mittlerweile ging. Oh nein, dachte ich. Und nun war ich es, die sich erstmal setzen musste und egal, wie sehr ich mich auch anstrengte, ich konnte meine Tränen nicht mehr unterdrücken. So saß ich damals in meinem Flur und hörte Marion einfach nur zu.

„Die Medikamente helfen nicht mehr und da haben wir uns dazu entschieden, mit ihr noch einmal ans Meer zu fahren, denn dort ging es ihr immer ein klein wenig besser", sagte sie zu mir und erzählte in den nächsten Minuten von ihrer furchtbaren Odyssee und ihrer wahren Achterbahn der Gefühle.

„Wir haben alles versucht, doch nichts hilft mehr und Emely kann nicht mehr. Also haben wir uns dazu entschlossen, sie gehen zu lassen", sprach sie weiter, während ich mir meine Tränen aus dem Augen wischte. Ich muss ins Bärenherz, dachte ich sofort. Doch dann sagte Marion: „Wir bleiben hier in Wilhelmshaven, bis sie ihre letzte Reise beendet hat." Und erst jetzt begriff ich: Emely war nicht im Bärenherz, sondern lag 600 km entfernt im Kinderhospiz „Joshua".
„Ich wollte nur, dass du es weißt und ich wollte mich nochmals für alles bei euch bedanken." Mit diesen Worten beendete sie unser Telefonat und es dauerte eine Weile, bis ich bemerkte, dass ich Minuten später immer noch mit dem Hörer in meiner Hand in meinem Flur saß.

Emma und Emely hatten so eine einzigartige Beziehung zueinander aufgebaut und nun lag Emely 600 km entfernt im Sterben.

Ich brauchte nicht lange zu überlegen, was ich nun tun würde. Ich rief sofort meinen Mann an und fragte ihn: „Kannst du mir bitte ein Hotelzimmer in Wilhelmshaven buchen?" Und dann erzählte ich ihm, was passiert war. Danach rief ich im Hospiz Arche Noah an, um unseren morgigen Einsatz abzusagen und im Kinderhospiz Joshua, um zu fragen, ob ich mich mit Emma & Sissi von Emely verabschieden dürfte. Die freundliche Dame am Telefon wollte von mir wissen, wer Emma & Sissi waren und als ich erzählte, welche Aufgabe sie hatten, sagte sie, dass wir sehr gerne kommen könnten. „Bitte sagen Sie Marion nichts von meinem Vorhaben, es soll eine Überraschung werden", bat ich sie und beendete das Gespräch. Danach packte ich meinen Koffer und alles Notwendige für die Hunde ein. Mittlerweile war es 20 Uhr und ich beschloss gleich morgen früh loszufahren.
Es war keine gute Autofahrt – wie auch …

Um 14 Uhr 40 kamen wir an und ich ging erstmal mit meinen zwei Süßen eine große Runde spazieren, denn ich wusste, was ich gleich von ihnen verlangen würde. Eine Stunde später stand ich vor dem Kinderhospiz Joshua und klingelte. Eine sehr nette und warmherzige Dame öffnete mir die Tür und begleitete mich zu Emelys Zimmer. Sie klopfte an und trat nach einem leisen „Ja" ein. Marion sah mich als Erste und an ihrem Blick konnte ich sehen, dass sie es nicht fassen konnte. Sie kam mit Tränen in den Augen auf mich zu und umarmte mich ganz fest und innig. Als ich ihr sagte, dass Emma & Sissi auch da waren, sagte sie wie schon einmal nur ein Wort: „Danke". Dann ging ich zu Emely, die in ihrem Bettchen lag und sah es sofort – Emely war „präfinal" und würde in den nächsten Stunden sterben. Ich wusste, dass ich nicht mehr viel Zeit hatte und so holte ich Emma & Sissi aus dem Auto und ging mit ihnen zu Emely.

Während Sissi auf ihrer Decke lag, ging Emma von sich aus zu Emely und es hatte den Anschein, als ob sie genau wusste, was sie machen wollte und es sah auch so aus, als ob sie es selber so wollte.

Ich hatte gerade noch eine Decke aufs Bett legen können, da sprang Emma schon behutsam hoch und kuschelte sich sofort ganz nah an ihre Freundin. Und Emely, sie spürte sofort, dass Emma neben ihr lag. Sie machte „Mmmmhhh" und ihre Atmung wurde auf einmal immer ruhiger und ruhiger.

Es war ein magischer Moment. Alle im Zimmer – einschließlich mir – hatten eine Gänsehaut und keiner sagte etwas. „Mit euch hätte ich nie gerechnet", durchbrach Marion das Schweigen. Sie erzählte mir von den letzten schweren Wochen und ihre Verzweiflung war so präsent.
Eine Mitarbeiterin vom Kinderhospiz kam, um nach Emely zu schauen und musste erstmal stehen bleiben, um dieses harmonische Bild von Emely mit Emma im Arm zu erfassen. Keiner sprach etwas und doch war uns allen bewusst, dass Emely nun nichts mehr brauchte. Und dann sagte Marion auf einmal mit Tränen in den Augen „Sie hat nur auf Emma gewartet", und ich nickte und musste mich so konzentrieren, um meine eigenen Tränen zu kontrollieren.

Eine Stunde später beschloss Emely, dass sie nun gehen konnte und verstarb mit Emma im Arm und im Beisein von Marion und mir. Es war so ein friedlicher Moment und irgendwie schien es, als ob Emely lächelte.

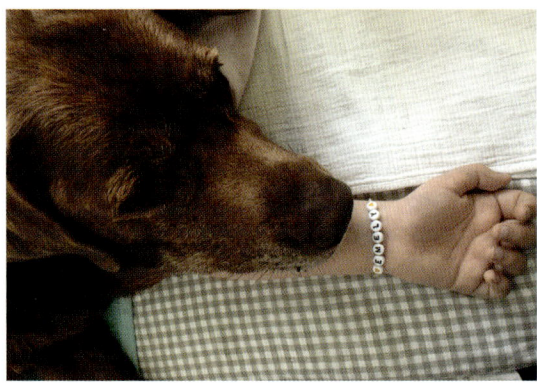

Emelys letzte Reise | © Ivana Seger

Emma lag noch 15 Minuten bei der verstorbenen Emely und schien sich von ihr zu verabschieden und ich ließ ihr auch diese Zeit. Auch Sissi spürte dies und kam zu Emelys Bett und auch bei ihr hatte es den Anschein, dass sie Emely die letzte Ehre erweisen wollte. Und dann wurde Sissi zu einer wahren Seelentrösterin, denn sie kümmerte sich rührend um die Geschwisterkinder, die völlig überfordert mit der Situation waren. Besonders Gina wollte es einfach nicht wahrhaben und weinte verständlicherweise bitterlich.

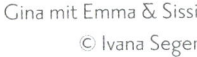

Gina mit Emma & Sissi
© Ivana Seger

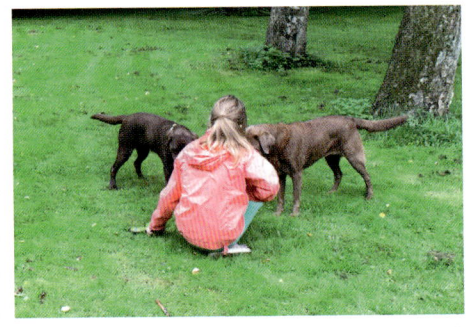

Sissi schien zu wissen, was sie in diesem Moment machen sollte und auch sie brauchte keine Kommandos von mir – im Gegenteil, sie ging mit Gina raus und als Außenstehender hätte man denken können, dass hier ein Kind mit einem Hund spielt. Doch für Gina war es so viel mehr, denn sie trauerte. Ich brachte später auch Emma dazu und so konnte Gina mit ihnen auf eine ganz besondere Art um ihre kleine Schwester weinen, ohne Worte, nur mit der Kraft der Liebe. Marion hingegen blieb bei ihrer verstorbenen Tochter, hob sie hoch und legte sie auf das andere Bett im Zimmer. Dann versorgte sie sie hingebungsvoll, zog ihr das Lieblingskleid an und brachte sie anschließend in den Abschiedsraum.

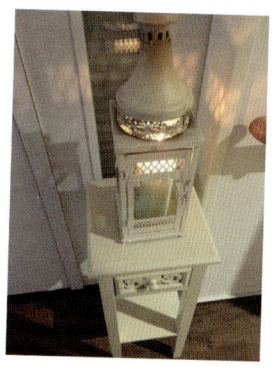

Eine Kerze für Emely
© Ivana Seger

Als Gina mit Emma & Sissi wieder zurückkam, beschloss ich zu gehen, denn ich konnte nun nichts mehr tun und Emma & Sissi brauchten dringend einen langen Spaziergang und ehrlich gesagt, ich auch.

„Würdest du morgen nochmal kommen, um das Vogelhäuschen zu bemalen?", fragte mich Marion an der Türe und erzählte mir von diesem wunderschönen Ritual. Ich nickte und verabschiedete mich von allen. Dann rief ich erst einige Bärenherz-Mamas sowie Nazan Eckes an, um sie über Emelys Tod zu informieren und obwohl so viele Kilometer zwischen uns lagen, konnte ich an Nazans Stimme hören, wie schockiert sie über diese traurige Nachricht war. „Ich finde es so toll, dass du zu ihr gefahren bist", sagte sie und ließ alles stehen, um sich an ihren Schreibtisch zu setzen und eine Kondolenzkarte zu schreiben. Denn Emely war auch bei ihr – nach all den Monaten unseres letzten Wiedersehens – ganz tief im Herzen verankert.

Nachdem ich eine ganz große Runde mit Emma & Sissi spazieren gegangen war, fuhr ich ins Hotel und fiel einfach nur so ins Bett. Am nächsten Tag stand ich um zehn Uhr vor dem Joshua und wurde dort schon sehnsüchtig von Marion und ihrem Lebensgefährten Detlef sowie einigen Mitarbeiterinnen des Kinderhospizes erwartet.

Die Seelsorgerin erklärte mir das Ritual des Vogelhäuschens: Dabei werden die Eltern dazu eingeladen, ein selbst ausgesuchtes Vogelhäuschen nach ihren eigenen Vorstellungen zu bemalen, zu beschriften und dann zum Gedenken im hauseigenen Garten mit seinem wunderschönen Außenbereich aufzuhängen. Sie erzählte mir, dass in einigen Vogelhäuschen auch tatsächlich Vögel brüteten. Was für eine schöne Vorstellung.

Bisher kannte ich nur das Kinderhospiz Bärenherz in Wiesbaden. Das Joshua in Wilhelmshaven war also das zweite Kinderhospiz, das ich jetzt kennenlernen durfte. Ich war sehr angetan. Auch hier gibt es empathische Mitarbeiterinnen und Mitarbeiter, die ein offenes Ohr für die ganze Familie haben und sich um sie kümmern. Und auch dort wird tiergestützt gearbeitet, und zwar mit Hunden und Pferden. Wie im Bärenherz kommen alle zwei Wochen die Clown-Doktoren und es gibt einen wunderschönen Außenbereich. Und hier gibt es ganz eigene Rituale, die sehr würdevoll abgehalten werden.

So saßen wir im Zimmer der Seelsorgerin, als mich Marion und Detlef fragten: „Würdest du mit uns das Vogelhäuschen gestalten?" An ihren Blicken sah ich, wie wichtig ihnen unsere Anwesenheit war und so nickte ich. Nach einem langen Gespräch gingen wir in den Raum, in dem diese Bemalungen immer stattfinden. Eigentlich wollte ich mich bewusst im Hintergrund halten, denn dies ist nicht einfach nur ein Ritual, sondern ein wichtiger Bestandteil der Trauerverarbeitung. So saß ich damals mit Emma & Sissi in der Ecke und schaute allen dabei zu, wie sie Farben auswählten und das Vogelhäuschen anfingen zu bemalen. Dann aber unterbrach Marion auf einmal ihr Tun und sagte zu allen: „Die Wichtigste darf aber auf keinen Fall auf diesem Häuschen fehlen."

Dabei schaute sie in meine Richtung und da erst begriff ich: Sie meinte Emma. In diesem Moment wurde mir bewusst, wie wichtig Emma für Marion und Detlef war. Und so stand ich auf, ging zum Tisch und überlegte dabei nur, wie Emma beim Bemalen wohl helfen könnte. Doch Marion hatte schon einen Plan und fragte mich: „Können Emma & Sissi ihre Pfotenabdrücke auf dem Dach des Häuschen hinterlassen?"

Was für eine schöne Idee, dachte ich und sofort standen alle auf und suchten die Fingerfarbe, damit sich Emma & Sissi auf dem Dach verewigen konnten. Doch damit nicht genug, denn Marion stand auf und holte noch Glitzerstaub, den sie über die frischen Pfotenabdrücke rieseln ließ: „So werden ihre Pfotenabdrücke immer zu Emely leuchten." Danach schrieb sie noch ihre Namen darunter, hob das Vogelhäuschen hoch, damit es alle sehen konnten und sagte: „So ist es perfekt". Und jeder Einzelne im Raum nickte mit Tränen in den Augen.

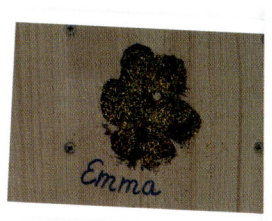

Emmas Pfotenabdruck
© Ivana Seger

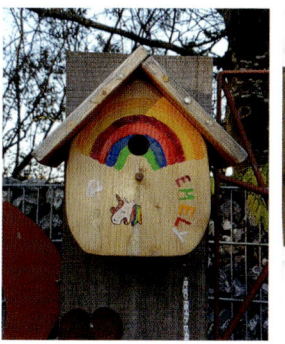

Emelys Vogelhäuschen

Pfotenabdruck von Sissi
© Ivana Seger

„Möchtest du nochmals mit den Hunden zu Emely?", fragte mich Marion, als ich ihr sagte, dass wir in der nächsten Stunde gehen werden und ich nickte. Gina wollte uns begleiten, doch ich bat, diesen Moment alleine mit Emely haben zu dürfen und diesmal nickte sie. Marion brachte uns zum Abschiedsraum, wo eine brennende Kerze vor der Türe signalisierte, dass ein verstorbenes Kind hinter der Türe lag. Der Abschiedsraum war so liebe- und würdevoll eingerichtet und auch hier brannten überall Kerzen. Als ich den Raum mit Emma & Sissi betrat und näher ging, konnte ich es kaum glauben, aber Emely lächelte mir entgegen. Marion ließ uns für einen Moment alleine und ich setzte mich auf das Sofa und schaute einfach nur auf dieses hübsche Mädchen. Da stand Emma auf einmal auf und ging zu ihrem Bett, legte ihren Kopf auf die Bettkante, winselte vor sich hin und stand minutenlang einfach nur da. Das war der Moment, an dem ich meine eigenen Tränen nicht mehr zurückhalten konnte und wollte.

„Ich werde nie vergessen, was du für uns getan hast", mit diesen Worten begleitete uns Marion zu unserem Auto und in ihren Augen sah ich, dass sie jedes Wort auch genauso meinte.
Fast zwei Jahre später sitze ich hier in dieser schönen Ferienwohnung im tiefsten Westerwald vor meinem PC und kämpfe auch jetzt wieder mit Tränen und denke an dieses einzigartige Mädchen, das unsere Herzen im Sturm erobert hat und das wir niemals vergessen werden.

Liebe Emely,
nun bist Du im Himmel, vorbei an der „Gesundmachmaschine",
und wachst über Deine Emma, die Dich über alles liebt.

Fünf Monate nach Emelys Beerdigung kam Marion zu einem Nikolaus-Bazar für das EMMA HILFT Team angereist. Sie sagte mir, dass sie mir unbedingt etwas zeigen müsse und zog ihre Jacke sowie den Pullover aus. Ihre Aufregung war so spürbar und ich fragte mich, was sie mir wohl zeigen wollte. Ich hätte wirklich mit vielem gerechnet, aber niemals mit dem, was ich dann sah: Aus tiefer Dankbarkeit für Emma hatte sich Marion den Pfotenabdruck sowie die Hand ihrer verstorbenen Tochter auf den Oberarm tätowieren lassen und mit einer Acht einkreisen lassen.
„Jetzt trage ich nicht nur meine Emely, sondern auch meine Emma immer bei mir", sagte sie, während ich einfach nur da stand und sich meine Augen mit Tränen füllten. Und auch ich werde immer eine ganz besondere Beziehung zu Marion haben, denn uns verbindet ein unsichtbares Band: Emely und ihre ganz persönliche Reise an der Seite von Emma.

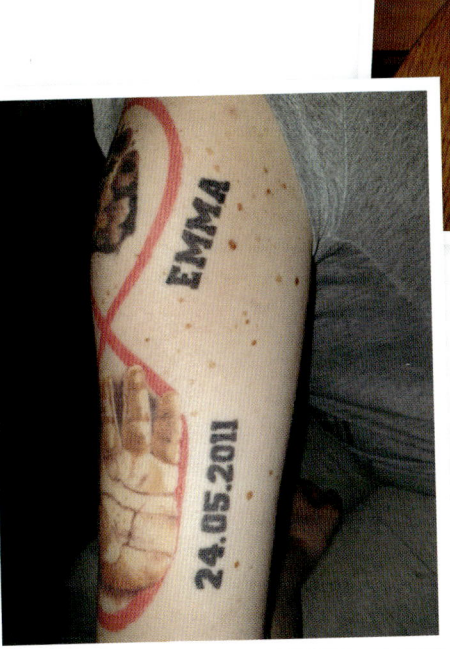

Marions Tattoo
Emely und Emma
© Ivana Seger

Märchen fangen meistens mit „Es war einmal" an und auch unsere Geschichte begann so: „Es war einmal im Bärenherz."

Ja, Ivana, an diesem Donnerstag hast Du mit Emma mir gezeigt, wie wichtig Tiere für Menschen sein können und wie wundervoll und für mich einzigartig die Verbindung zwischen Emely und Emma war. Das war und ist für mich bis heute auch nicht zu erklären, was das war. Eins weiß ich jedoch ganz genau: Deine Emma hat meinem Engel seit wir uns kennen so viele ruhige und entspannte Momente geschenkt, an die ich mich mein ganzes Leben lang gerne erinnern werde. Und auch Du, Ivana, bist für mich in dieser Zeit immer eine Stütze gewesen, hattest immer ein offenes Ohr und ein liebes aufmunterndes Wort.

Die letzten drei Jahre waren so wichtig und lehrreich, nicht nur für mich, sondern auch für Emely. Bis zu dem Tag, an dem wir uns alle das letzte Mal wiedersahen und es schien, als wenn Emely nur auf ihre Emma gewartet hätte. Sie hatte ihre letzte große Reise angetreten und alle waren da und auf einmal standst Du mit Emma & Sissi im Zimmer. Ab da konnte Emely, so wie es immer war, ganz ruhig und entspannt und ganz nah an ihrer Emma gekuschelt, zu den Engeln fliegen.

Ich danke Dir so sehr dafür, dass ihr einfach da wart. Emma für Emely und Du für mich und uns, und auch Sissi nicht zu vergessen.

Ja Ivana, Geschichten haben immer ein Happy End und auch unsere Geschichte endet mit einem Happy End, in dem ein kleines Mädchen mit der Ruhe und der Nähe eines Hundes hoch in den Himmel flog, vorbei an der „Gesundmachmaschine" über den Regenbogen in eine Welt ohne Schmerzen und Sorgen. Sie wird immer auf Dich runter schauen mit einem Lächeln im Gesicht und einen leichten Wind schicken, der ihre Emma streicheln soll.

Wir alle wünschen Euch von Herzen alles Liebe und werden nie vergessen, was Ihr für uns getan habt.

Marion und Familie

… irgendwann kam die schwerste Zeit meines Lebens.

*Mama rief an und sagte, dass Du Dich nicht mehr beruhigen willst.
Ich musste nicht lange überlegen, setzte mich ins Auto und fuhr von Bayern
nach Ostfriesland und siehe da – unser unsichtbares Band funktionierte noch.
Ich konnte Dich beruhigen und alles schien wieder gut zu werden.
Doch nach ein paar Tagen konnte auch ich Dich nicht mehr beruhigen und das
war, als ob man uns den Boden unter den Füßen wegreißen würde.
Wir wussten: Das, wovor wir alle so Angst hatten, fängt nun an. Wir hatten ein
langes Gespräch mit der Ärztin und Deiner Mama hat es das Herz zerrissen,
aber es musste eine Entscheidung getroffen werden.*

*Die schwerste, die Mama und ich im Leben treffen mussten.
Weitermachen und Dich quälen oder Dich ohne Schmerzen gehen lassen,
ohne genau zu wissen, wann es passiert. Aber Dir würde es besser gehen
und Du müsstest nicht mehr leiden. Wir haben Dich gehen lassen.*

*Was unbeschreiblich schön war: Ivana hatte das gleiche Gefühl.
Sie nahm Emma & Sissi, setzte sich ins Auto und fuhr die ganze Strecke zu Dir.
Und genau zur richtigen Zeit, denn Du, mein Engel, hast nur auf Deine Emma
gewartet. Die Fellnase hat Dich in deinen letzten Stunden begleitet und Dir
den Weg zur Regenbogenbrücke gezeigt und Du bist ganz friedlich und ruhig den
Weg über die Brücke gegangen. Ohne Angst und Schmerzen bis hin zu Deinem
Einhorn. Du hast von jedem von uns etwas mitgenommen.
Aber Du hast uns auch so viel da gelassen: Erinnerungen, Deine Geräusche, die
wir immer noch im Ohr haben, Dein Gezappel, das wir so vermissen und noch
1000 andere Dinge, an die wir immer denken.*

Mucki, Du bist immer in unseren Herzen.

Detlef – Stiefvater von Emely

Eine mapapu
für alle

Was Wünsche manchmal bewirken können, ist erstaunlich. Von einem ganz besonderen Wunsch möchte ich euch unbedingt erzählen. Am 28 Juli 2017 starb die kleine Emely und hinterließ eine große Lücke. Eines Abends sahen Emelys Mama Marion Fedder und ihr Lebensgefährte Detlef Sawatzki im Fernsehen eine Reportage über die Firma „mapapu". Diese kleine Firma von Jennifer Arndt Lind und Hendrik Lind aus Niedersachsen stellt Puppen aus den Kleidungsstücken verstorbener Familienangehöriger her, die ganz wichtige Begleiter für Kinder in der Trauerphase sein können. Daher auch der Name: „mapapu" für Mama/Papa-Puppe.

Marion war so begeistert, dass in ihr der sehnliche Wunsch nach einer Emely-mapapu für alle Familienmitglieder entstand. Am nächsten Tag telefonierte sie mit Steven Richter, einem Bärenherz-Stiefpapa, den sie mit seiner Frau im Bärenherz kennengelernt hatte.

„Es wäre so schön, wenn alle meine Kinder eine mapapu ihrer geliebten Schwester Emely haben könnten", sagte sie zu Steven und konnte nicht ahnen, was dann passierte.

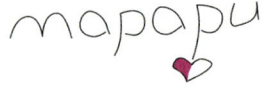

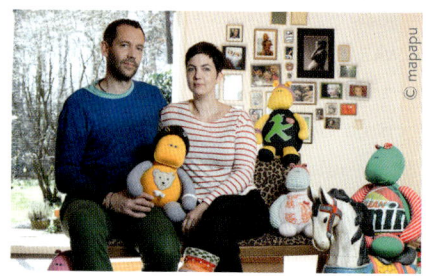

Die Gründer - Jennifer Arndt-Lind und Hendrik Lind

Denn Steven und Silke Richter, die selber ihren Sohn bzw. Stiefsohn immer mal wieder als Entlastungskind ins Bärenherz bringen, gehören zu den Menschen, die das Wichtige in einem Satz hören und gerne helfen. Sie beschlossen, dass sie Marion und ihrer Familie diesen innigen Wunsch irgendwie erfüllen wollten.

Nur einen Tag später rief Steven bei Hendrik Lind an und fragte nach, ob dieser sehnliche Wunsch überhaupt realisiert werden könne. Hendrik ging in sich und auch er hörte die wichtige Botschaft in der Frage, besprach alles mit seiner Frau Jennifer und sagte nur einen Tag später telefonisch zu.

Jetzt stand es fest: Sechs mapapus für die Familie Fedder/Sawatzki würden in Produktion gehen, sobald die Kleidungsstücke von Emely mapapu erreichen würden.

Bei einem Drehtag für RTL Explosiv, an dem Nazan Eckes einen Beitrag mit und über den smarten Gerrit und seiner beeindruckenden Mama Silke Richter und den Stiefvater Steven Richter drehte, erzählte Steven die Geschichte über Marions tiefen Wunsch und was dann passierte, war unbeschreiblich, denn Nazan sagte sofort zu, eine der mapapus zu finanzieren.

Auch ich als Erste Vorsitzende des Vereins „Tröstende Pfoten – Therapiebegleithunde für Deutschland e.V." sagte nach einem kurzen Telefonat mit der Zweiten Vorsitzenden Ingrid Kirschke direkt zu, eine weitere Puppe zu sponsern. Doch es fehlte noch die Finanzierung von vier Puppen …

Björn Stürz vom Verein „Freifallhelden – ein Glücksfall für Kinder" sowie die Freiwillige Feuerwehr Altenkirchen hörten von Marion Fedders innigem Wunsch und zögerten keine Sekunde, die Kosten für eine weitere Puppe zu tragen. Doch sie wollten diesem Wunsch noch eine weitere Symbolik geben, die an Emotionalität nicht mehr zu übertreffen gewesen wäre.
Sie wollten alle sechs Puppen mit je einem Fallschirmspringer zur Erde kommen lassen und jedem persönlich übergeben, als hätte Emely höchstpersönlich die

Puppen mit ihren getragenen und geliebten Kleidungsstücken heruntergeworfen, doch leider konnte diese tolle Idee dann doch nicht verwirklicht werden.

Nun fehlte noch eine mapapu, doch sie fehlte nicht lange, denn auf dem vier Monate zuvor veranstalteten 2. EMMA HILFT BENEFIZ-Hofflohmarkt hörte das Ehepaar Karin und Rick Reimann, die Besucher auf meinem Flohmarkt waren, Marions und Emelys Geschichte, die sie sehr bewegte. Noch auf dem Flohmarkt sagten sie zu, die letzte Puppe beizusteuern.

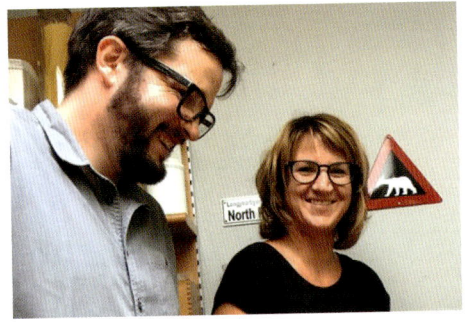

Karin und Rick Reimann | © Ivana Seger

Was mich daran so freute, war, dass sogar Menschen, die weder mich noch die Familie Fedder/Sawatzki kannten, sich an dieser Aktion beteiligen wollten.

Und so kam der Tag, an dem die Übergabe der Puppen an die Familie Fedder erfolgen sollte. Alle Beteiligten und Familienmitglieder trafen sich am Flugplatz Ailertchen im Westerwald, da die Fallschirmspringer nur dort hätten springen können, um die sechs individuellen und mit so viel Liebe gestalteten mapapus zu überreichen.

Steffi, die Mama von Marco und Alessandro, wollte dieses Ereignis auf keinen Fall verpassen und setzte ihre beiden Söhne in ihr Auto und fuhr ebenfalls nach Ailertchen zum Flugplatz.

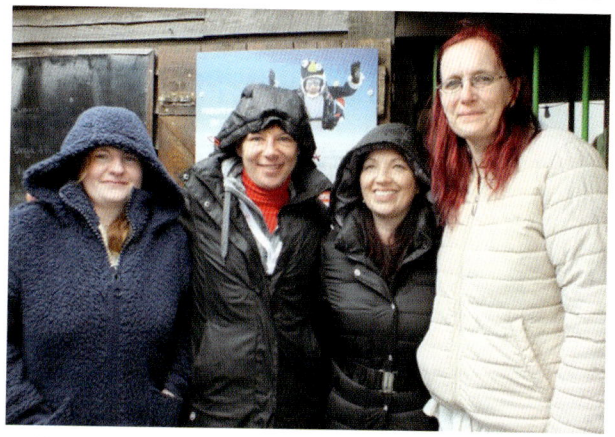

Unser Treffen zur Übergabe | © Ivana Seger

Als ich mit meinem Mann dort ankam, warteten schon Steven und Silke Richter, Björn Stürz von den „Freifallhelden" sowie einige Mitglieder der Freiwilligen Feuerwehr Altenkirchen. Auch Karin und Rick Reimann waren gekommen, um diesen einzigartigen Moment mitzuerleben.

Obwohl das Wetter nicht schlechter hätte sein können – im Inneren des kleinen Raumes war eins sofort zu spüren: Liebe und Dankbarkeit. Nachdem sich alle begrüßt hatten, übernahm Steven das Wort und erzählte, wer alles eine mapapu gesponsert hatte.
Dann übernahm ich als Erste Vorsitzende unseres Vereins das Wort, doch viel konnte ich nicht mehr sagen, denn ich war viel zu überwältigt von so viel Hilfsbereitschaft.
Auf einmal kam Steven wieder nach vorne und wollte etwas sagen, während ich in dieser Hütte stand und krampfhaft überlegte, wieviele mapapus wir jetzt eigentlich zusammen hatten. Wir hatten eine von Nazan, eine von unserem Verein, eine von den Freifallhelden und der Feuerwehr und eine weitere von Karin und Rick. Ich zählte immer wieder nach, doch so oft ich auch zählte: Ich kam immer auf die Zahl fünf, nicht sechs!

Doch dann hörte ich Steven sagen: „Hendrik von mapapu rief mich heute an, um mir zu sagen, dass mapapu eine weitere Puppe anfertigt und auch sponsert" – nämlich für den Menschen, der sich die Puppen so sehr herbeigesehnt hatte: die Mama selbst.

So konnten wir gleich allen Familienmitgliedern dieses ganz besondere Andenken an ihre geliebte Emely überreichen, dachte ich beruhigt. Und dann kam ein Sponsor nach dem anderen nach vorne und überreichte jeweils seine gestiftete mapapu an Marion und alle anwesenden Kinder sowie an Detlef, die völlig überwältigt waren.

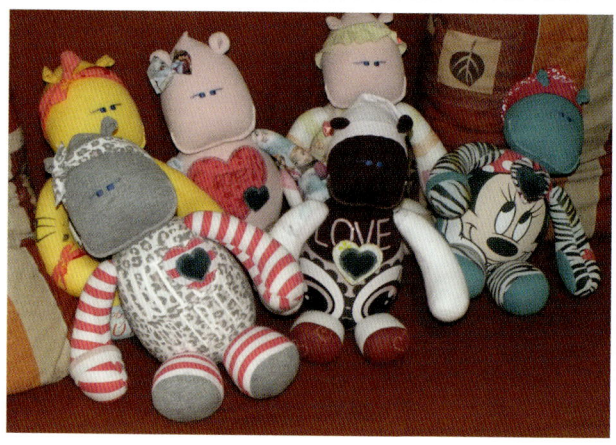

Die mapapus für Familie Fedder/Sawatzki | © Ivana Seger

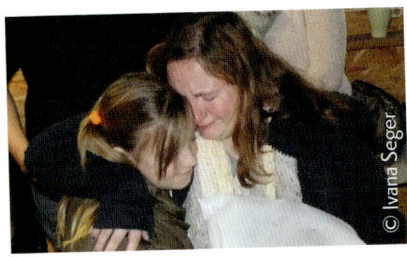

Silke Richter mit Gina (Schwester von Emely)

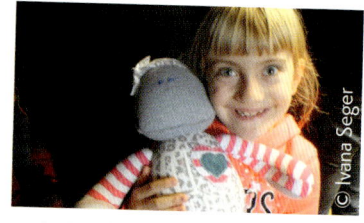

Mia – Schwester von Emely

Als dann alle mapapus ihre Besitzer gewechselt hatten, bat ich alle, sich auf die Couch zu setzten, damit ich ein Erinnerungsfoto machen konnte. Ich weiß noch ganz genau, wie ich durch meine Linse schaute und mich immer wieder fragte, was an diesem Bild nicht stimmte, doch es fiel mir beim besten Willen nicht ein. Und dann, keine Minute später, fiel es mir auf einmal wie Schuppen von den Augen: Vor mir saßen Marion und Detlef sowie ihre fünf Kinder auf der Couch. Es wurden sechs mapapus übergeben, doch auf der Couch saßen an jenem Tag sieben Familienmitglieder!

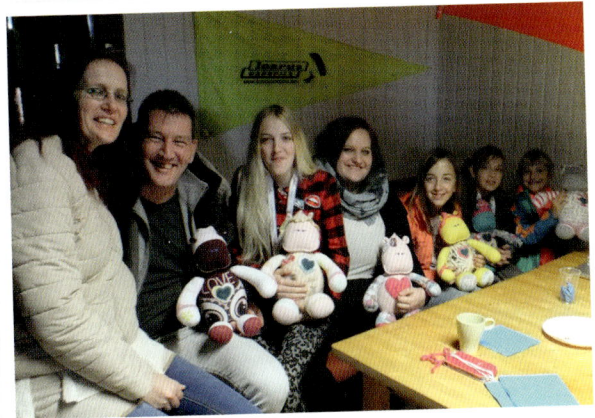

Die ganze Familie mit ihren mapapus | © Ivana Seger

Ich dachte, dass ich alle Kinder von Marion kannte, doch ich hatte ihre größte Tochter, die schon lange nicht mehr bei ihrer Mutter wohnte, einfach nicht mit berücksichtigt. Als Marion ihre ganz eigene mapapu überreicht bekam, machte sie etwas, was nur eine Mutter tun kann: Sie überreichte diese ihrer größten Tochter und verzichtete somit auf ihre eigene Puppe.

Als mir bewusst wurde, was da gerade passiert war, wollte ich es kaum glauben, denn nun hatte die Mama als Einzige keine mapapu bekommen. Dabei hatte sie es sich doch so gewünscht.

„Das ist wirklich okay für mich", versicherte sie zwar immer wieder, aber ich konnte an ihren Augen sehen, wie gerne auch sie so ein einzigartiges Andenken an ihre Emely gehabt hätte.

Marion schrieb ein wenig später diese WhatsApp-Nachricht:
Ich bin jetzt zu Hause und langsam sackt so alles, ich seh wie glücklich die Mädels sind und wie liebevoll sie die mapapus behandeln, jetzt werden gerade Betten für die Puppen gebaut und ich hab Tränen in den Augen. Ich danke jedem Einzelnen von euch. Ich bin ich so dankbar für diese tollen Momente.

Es war für uns alle ein Nachmittag der ganz großen Gefühle, doch für Marion und ihre Kinder war es so viel mehr …

Unser Verein „Tröstende Pfoten – Therapiebegleithunde für Deutschland e. V." hat sehr gerne dabei geholfen, dieser Familie den sehnlichsten Wunsch zu erfüllen: Eine Möglichkeit der Trauerbewältigung und einen Weggefährten für ihre Kinder, damit Emely nicht nur für ewig in ihren Herzen ist, sondern irgendwie auch immer dort, wo die mapapus gerade sind.

Heute weiß ich, dass alle mapapus auf wirklich jede Reise mitgenommen werden und zu Hause ein eigenes Bettchen haben und wann immer eine Schwester sich Emely ganz nah fühlen möchte, dann knuddelt sie einfach ihren ganz eigenen mapapu und ist ihrer verstorbenen Schwester auf einmal wieder so nah.

Ich muss mir irgendetwas einfallen lassen, dachte ich mir und konnte nicht ahnen, dass ich Marion keine sieben Monate später etwas noch Einzigartigeres auf meinem 3. EMMA HILFT BENEFIZ-Hofflohmarkt überreichen würde.

Danke, Jennifer und Hendrik Lind für eure wunderbaren mapapus und diese einzigartige Liebe zum Detail!

Der EMMA HILFT BENEFIZ Flohmarkt

Post von Frau P.

Alles begann an einem Freitagnachmittag, als mein Handy vibrierte und mir signalisierte, dass ich eine Mail bekommen hatte. Ich schaute kurz auf die Betreffzeile, las „Dankeschön" und öffnete die Nachricht. Vielleicht hatte mir ein Angehöriger geschrieben. Als ich dann die Mail in ihrer Gänze sah, wusste ich, dass ich diese Zeilen nicht auf meinem Handy lesen konnte, denn ein circa zweiseitiger DIN-A4-Brief kam zum Vorschein. Also ging ich erst mit Emma & Sissi eine Runde spazieren und fragte mich immer wieder, wer mir da geschrieben hatte und wofür er oder sie sich bei uns bedanken wollte. Danach fuhr ich einkaufen. Eine Stunde später saß ich mit einem Kaffee vor dem PC und öffnete die Nachricht. Nachdem ich die ersten Zeilen gelesen hatte, bekam ich eine Gänsehaut am ganzen Körper. Zugegeben, ich bekomme viele Briefe, aber noch nie hatten mich die Worte einer mir unbekannten Frau so sehr berührt:

Hallo, hier ist Fr. P., eine treue Leserin von dir auf Facebook. Eines vorweg: Das soll keine Jammermail sein, ich möchte dir einfach nur danken! Aber dafür muss ich ein bisschen was von mir erzählen. Ich bin 34 und kämpfe seit sechs Jahren einen unerbittlichen Kampf. Um es kurz zu machen – schon vor zwei Jahren sollte ich ins Hospiz gehen, worüber ich sehr froh war, denn ich war und bin unendlich müde. Ich möchte endlich gehen dürfen.

Ich bekam einen Kloß im Hals, als ich mir Frau P‘s Erschöpfung und ihre Hilflosigkeit vorstellte. Das war keine normale Mail. Sie war eher wie ein Tagebuch geschrieben und wirkte wie ein verzweifelter Hilferuf. Ich trank einen Schluck Kaffee und las weiter.

Ich wäre so unendlich froh, dürfte ich diesen Körper endlich verlassen. Ich bin 24 Stunden in diesem Haus, weil ich zu schwach für alles andere bin. Den ganzen Tag völlig allein. Mein Freund ist arbeiten. Familie und Freunde sind mit den Jahren alle gegangen. Konnten entweder nicht damit umgehen oder wollten es nicht mehr.

Jetzt brauchte ich eine Pause. Ich fragte mich: Woher nimmt diese Frau ihre Kraft? Und warum bedankt sie sich ausgerechnet bei uns, einer Palliativschwester mit ihrer Therapiehündin Emma, die Menschen auf dem letzten Weg begleitet? Eigentlich müsste ihr das Lesen unserer manchmal traurigen Berichte doch schwer fallen, oder? Wie kann jemand, der diesen Weg selber beschreitet, Folgendes schreiben:

Du, liebe Ivana, Emma und jetzt Sissi sind mein Fenster in eine – so schlimm es für dich klingen mag – heile Welt. In einem Hospiz, in dem man am Ende bleiben und sein darf, wie man auch immer grad ist. Was ich dir sagen möchte: Du und Emma rührt mein Herz so sehr, dass ich so oft weinend vor meinem Handy sitze und denke, es gibt doch noch Menschen, die verstehen, auf was es am Ende ankommt. Und was ihr macht, berührt mein Herz so sehr, dass ich es dir kaum sagen kann. Wie gerne würde ich auch von dir und Emma besucht werden. Ich weiß, was Du diesen Menschen gibst und es ist unbezahlbar, mit nichts vergleichbar. Es gibt nichts Schöneres, Beruhigenderes, als ein Tier zuletzt an seiner Seite zu haben. Und wenn ich Fotos von Emma & Sissi sehe und du erzählst, schließe ich kurz meine Augen und fühle mich etwas weniger einsam, auch wenn mir jedes Mal die Tränen wie verrückt laufen. Eine solche Geborgenheit zum Schluss fühlen zu dürfen, würde mich mit solch einer Ehrfurcht und Dankbarkeit erfüllen.

Als ich alles gelesen hatte, saß ich an meinem Schreibtisch und mein Entschluss stand fest, dass ich dieser Frau ihren sehnlichsten Wunsch gerne erfüllen wollte. Ich gab ihren Namen bei Facebook ein, schrieb ihr eine Nachricht und bat sie um ihre Telefonnummer sowie um eine gute Uhrzeit zum Telefonieren. Vielleicht schaffen wir es, ihren Alltag ein wenig zu erhellen, sie abzulenken und ein wenig Trost zu spenden, dachte ich bei mir.

Es dauerte keine halbe Stunde, da hatte ich auch schon eine Antwort von Frau P. und einen Tag später rief ich sie zur verabredeten Uhrzeit an. Ich wollte mich zum einen für ihre Mail bedanken und ihr zum anderen mitteilen, dass ich sie mit Emma & Sissi persönlich kennenlernen wollte. Doch dazu sollte es erstmal nicht kommen. Als ich ihre Nummer gewählt hatte und das Freizeichen ertönte, setzte ich mich hin und das war auch gut so, denn als sie abnahm und ich „Hallo, hier ist Ivana" sagte, hörte ich nur ein Schluchzen und Weinen. „Oh mein Gott, ich glaube es einfach nicht", waren die einzigen Sätze, die ich verstand. „Liebe Frau P., wir legen nochmals auf und telefonieren in fünf Minuten wieder. Ist das okay?" Ich konnte nicht genau verstehen, was ich hörte, aber es klang nach einem leisen Ja.

Etwa fünf Minuten später wählte ich erneut ihre Nummer. Frau P. bedankte sich gefühlte hundertmal für meinen Anruf. Ihre Freude war so groß, dass ich überwältigt war.
„Es wäre mir eine so große Freude und Ehre, wenn ich dich mit Emma & Sissi besuchen dürfte", sagte ich und dann kam erst einmal – nichts. „Hallo, bist du noch dran?", fragte ich und dann hörte ich es – das leise Weinen und die Worte: „Meinst du das wirklich ernst?" „Wenn du das möchtest, kommen wir dich sehr gerne besuchen."

Wir telefonierten bestimmt schon zwanzig Minuten, da fragte ich: „Wo wohnst du eigentlich?" Als ich den Namen der Stadt hörte, fragte ich nochmal nach, denn ich kannte nur einen Ort, der so hieß und der ist nicht in Deutschland, sondern in Österreich und somit 700 km von uns entfernt. Doch ich hatte richtig gehört. Ich überlegte, wie ich unseren Besuch trotzdem realisieren konnte, denn Absagen kam für mich – nur wegen der Entfernung – auf keinen Fall in Frage. Mir war klar, dass ich an einem Freitag anreisen würde und am Sonntagmorgen erst wieder fahren könnte. So eine lange Strecke mit Emma & Sissi machte viele Pausen und Spaziergänge notwendig, denn ihr so wichtiger Ausgleich durfte auf keinen Fall darunter leiden. Auch ein Hotel für drei Nächte müsste ich für uns buchen.

Spontan beschloss ich, einen Flohmarkt unter dem Motto
„ 1. EMMA HILFT BENEFIZ Flohmarkt für Frau P.“
ins Leben zu rufen.

So sagte ich zu Frau P.: „Ich mache einen Flohmarkt für dich.“ Sie konnte meine Worte gar nicht glauben und fragte immer wieder: „Das würdest du für mich tun?“ „Ja, sehr gerne sogar“, antwortete ich und so verabredeten wir uns, nachdem mir Frau P. bestätigt hatte, dass ihr Allgemeinzustand momentan stabil war, für Samstag, den 8. Oktober 2016.

Nach diesem Gespräch schaute ich mich in unserer Wohnung um und fing an, nach „Krimskrams“ zu suchen, den ich auf einem Flohmarkt verkaufen konnte. Ich wurde schnell fündig und aus einer Kiste wurden bald vier und keine zwei Tage später standen acht vollgepackte Umzugskartons in unserem Flur.

Die Sache kommt ins Rollen

„Ziehst du um?“, wollte meine heutige Freundin und Nachbarin Ingrid wissen, als sie mit ihrem Hund bei uns vorbei spazierte und sah, wie ich einen Umzugskarton nach dem anderen in die Garage brachte. „Nein, das sind alles Sachen für einen Flohmarkt“, erklärte ich ihr und als ich ihre Stirnfalte sah, erzählte ich ihr alles von Frau P. Ingrid war so berührt von dieser Geschichte. „Brauchst du noch Sachen?“, fragte sie und ich nickte, denn obwohl ich meine ganze Wohnung durchforstet hatte: Mehr als acht Umzugskartons kamen nicht zusammen.

Drei Tage später klingelte es morgens um zehn Uhr und ein UPS-Bote stand mit einem riesigen Paket vor meinem Gartentor. Ich habe doch gar nichts bestellt, dachte ich und wunderte mich noch mehr, als ich den Namen des Absenders las, denn der sagte mir rein gar nichts. Als ich dann im Wohnzimmer das Paket öffnete und als Erstes eine handgeschriebene Karte vorfand, war meine Verwirrung komplett. Was sind denn das für Sachen, dachte ich, als ich ein Kuscheltier nach dem anderen aus der Kiste holte und sie auf dem Fußboden ausbreitete.

Ich nahm die Karte und las Folgendes:

Liebe Ivana, ich habe deinen Facebook-Beitrag von Frau P. gelesen und möchte so gerne helfen, damit du diesen Einsatz auch tatsächlich durchführen kannst. Ich hoffe, die Kuscheltiere lassen sich gut auf deinem Flohmarkt verkaufen. Leider wohne ich zu weit weg, doch so habe ich wenigstens das Gefühl, dass ich ein wenig helfen kann.

Da saß ich also neben all den Kuscheltieren auf dem Boden und war völlig sprachlos über das Engagement dieser Frau. Ich packte alles wieder in die Kiste und wollte sie gerade in die Garage bringen, da stand unser Briefträger vor mir und überreichte mir einen weißen, gefütterten Umschlag. Hm, was mag das denn wohl sein, dachte ich und war so gespannt, dass ich ihn noch auf dem Bürgersteig öffnete. Was ich dann sah, trieb mir sofort Tränen in die Augen. Auch in diesem Kuvert lag eine handgeschriebene Karte sowie zwanzig bezaubernde, selbstgemachte Armbändchen, die mir eine treue Facebook-Leserin für den Flohmarkt geschickt hatte. „Das gibt es doch gar nicht", sagte ich laut zu mir selbst und bemerkte erst gar nicht, dass Ingrid vor mir stand. „Was ist das denn?", wollte sie wissen und da erzählte ich ihr, dass das, was ich da in den Händen hatte, alles Sachspenden von Facebook-Leserinnen waren.

Ein Paket für
den Flohmarkt
© Ivana Seger

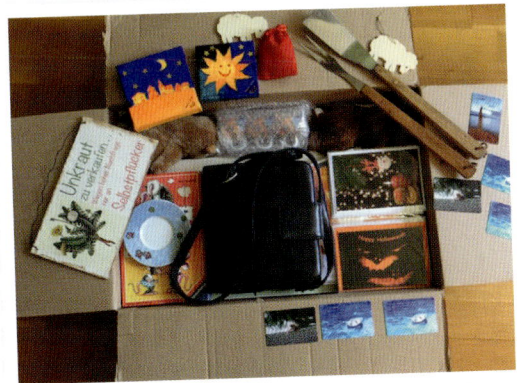

„Ich wollte dir eigentlich nur sagen", meinte Ingrid lächelnd, „dass ich einige Firmen gefragt habe, ob sie dich und deinen Flohmarkt unterstützen würden. Und ob du es glaubst oder nicht, es haben alle zugesagt. Die Firma Apleona liefert dir Tische und Bänke, damit du die Flohmarkt-Artikel auch irgendwo platzieren kannst. Außerdem noch Zelte und große Schirme, falls es regnen sollte. Die Firma Gahrens & Battermann stellt dir für diesen Tag eine professionelle Musikanlage sowie einen riesigen Flachbildschirm, damit du darauf Fotos oder Videos abspielen kannst. So bekommen auch Besucher, die euch nicht kennen, einen Eindruck von eurer wichtigen Arbeit. Und die Firma picta aus Flörsheim, die sich auf visuelle Kommunikation spezialisiert hat, wird dir Zaunbanner und Beachflags, also Fahnen mit eurem Logo, gestalten und sponsern, damit die Fahrradfahrer und Spaziergänger auch von deinem Flohmarkt erfahren."

Ich sah Ingrid fassungslos an. Dann ging ich auf sie zu und umarmte sie, während ich nur ein einziges Wort in ihr Ohr flüsterte: Danke.

Was in den nächsten Tagen und Wochen passierte, ist mit keinen Worten dieser Welt zu beschreiben, denn ein Paket nach dem anderen fand den Weg zu uns und in jedem waren wunderschöne Flohmarkt-Artikel und meist auch ein handgeschriebener Brief von unseren Facebook-Lesern. Ich hätte wirklich mit vielem gerechnet, doch niemals mit so einer überwältigenden Hilfsbereitschaft. Und als der Tag des Flohmarktes immer näher kam, überrollte mich die Flut der Pakete im wahrsten Sinn.

„Ich habe mittlerweile 130 Kisten, die ich auf meinem Flohmarkt für dich verkaufen kann", erzählte ich Frau P., als ich sie ein paar Tage später anrief und ihr beschrieb, was in den letzten Wochen so alles passiert war. Sie konnte es nicht glauben, dass sich fremde Menschen so für sie einsetzten.

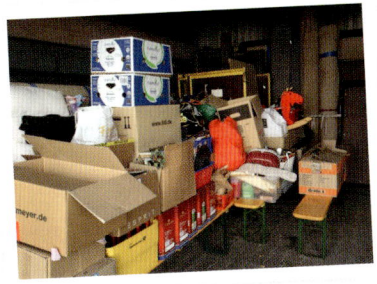

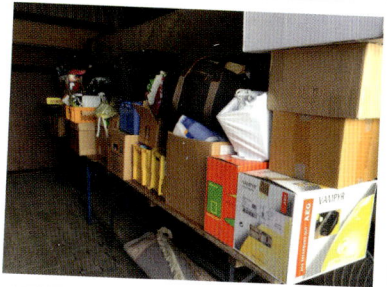

So viele Pakete fanden …   … den Weg zu uns | © Ivana Seger

Dann klingelte es an einem Donnerstagnachmittag bei uns und Ingrid stand mit zwei riesengroßen Kartons am Gartenzaun. „Ich habe da etwas für dich", sagte sie und an ihrem Schmunzeln konnte ich erkennen, wie sehr sie sich selber freute. „Was ist das denn?", wollte ich wissen, doch Ingrid gab mir eine Schere und signalisierte mir mit einer kurzen Kopfbewegung, dass ich sie aufmachen sollte. „Oh, mein Gott. Das glaube ich jetzt nicht", war das Einzige, was ich sagen konnte, als ich zwei Zaunbanner mit Fotos von Emma und mir auf meinem Rasen ausbreitete. Mir fehlten die Worte, so gerührt war ich über so viel Engagement.

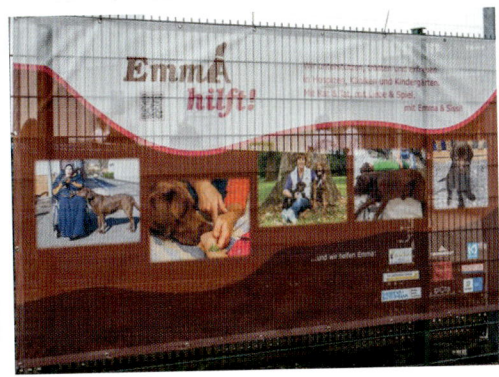

Unser Zaunbanner von der Firma picta | © Ivana Seger

„Herr Weilbächer, darf ich Sie um einen Gefallen bitten?", wollte ich ein paar Tage später von unserem Vermieter wissen und erzählte ihm alles über den Flohmarkt. Ich fragte ihn, ob ich seinen großen Platz, der direkt neben unserer Wohnung liegt und auf dem normalerweise Wohnmobile parken, für den Flohmarkt nutzen dürfte. Als er Ja sagte, konnte ich mein Glück kaum fassen, denn mittlerweile waren so viele Pakete dazugekommen, dass ich nicht mehr wusste, wo ich alles hinstellen und dann auch noch ansehnlich platzieren sollte. Doch jetzt konnte der Flohmarkt kommen!

Einen Tag vor dem Flohmarkt klingelte es morgens um zehn Uhr und wieder war Ingrid am Gartentor. Sie schien noch mit jemand anders zu sprechen. „Ich mache gleich auf", sagte sie. Erst jetzt sah ich den Lkw, der vor dem großen Tor parkte und auf dem groß „Apleona" stand. Ich ging runter, begrüßte Ingrid und öffnete das Tor. Ich wunderte mich, denn dieser Lkw war einfach nur riesig. Der Fahrer hatte sich bestimmt verfahren, dachte ich noch. Als er ausstieg und die hintere Klappe öffnete, war ich wie vom Donner gerührt: Der komplette Innenraum war mit Biertischgarnituren vollgeladen! „Ist das alles für mich?", brachte ich nur heraus, und er nickte. Eine Stunde später hatte er alle Paletten entladen, und der ganze Hof war voll mit Biertisch-Garnituren, Schirmen und Zelten.

Wochen zuvor hatte ich über Facebook Freiwillige gesucht, um mich beim Flohmarkt zu unterstützen. Zehn hatten zugesagt. Kaum war es elf Uhr, da standen die ersten Helfer vor meiner Türe und fragten, was sie machen sollten. Nachdem ich alle eingeteilt hatte, schwärmten sie wie fleißige Bienchen aus und packten einen Karton nach dem anderen aus und platzierten die Sachspenden nach Themen sortiert auf die Tische. Alle waren mit so viel Herz und Engagement dabei, obwohl es in Strömen regnete. Selbst als alle nach ein paar Minuten triefnass waren, schien das niemanden zu stören, im Gegenteil: Egal wo ich an diesem Tag hinschaute, sah ich in lachende Gesichter. Alle amüsierten sich köstlich darüber, was sie in den Kartons so alles vorfanden.

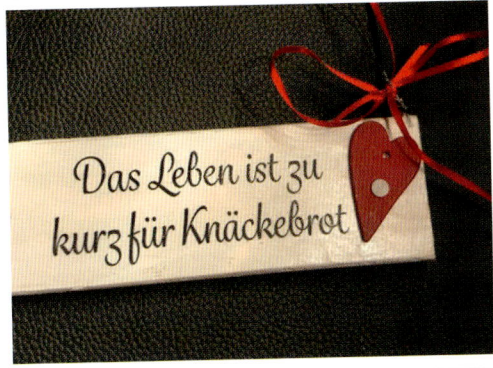

Was wir so alles in den Kisten gefunden haben … | © Ivana Seger

Um 21 Uhr war endlich alles aufgebaut. Auch, wenn mein erster Flohmarkt schon über drei Jahre her ist: Ich werde diesen Tag niemals vergessen und möchte mich bei jedem Einzelnen aus tiefstem Herzen bedanken.

Nachdem alle gegangen waren, stellte ich mich an das Wohnzimmerfenster und blickte hinaus. Die aufgebauten Tische standen im ganzen Hof verteilt. Erst von dieser Perspektive aus wurde mir das gigantische Ausmaß des Flohmarktes klar.

Als ich an jenem Abend schlafen ging, war ich mehr als nervös, denn es schütte-te immer noch aus Eimern und die Wetterprognose sagte für den kommenden Tag keine Änderung voraus. Um zwei Uhr morgens donnerte es heftig und ein wahrer Regenguss prasselte auf die aufgestellten Zelte. Ich rannte ins Wohn-zimmer und traute mich erst gar nicht, das Fenster zu öffnen, da ich Angst hatte, dass jedes Zelt ins sich eingebrochen war. Doch es war nichts passiert.

Als ich am Morgen des 1. Oktober um fünf Uhr aufstand und aus dem Fens-ter schaute, regnete es immer noch aus allen Wolken. Urplötzlich kam meine ganze Anspannung in mir hoch. Ich stand mit der Stirn an die Scheibe gelehnt im Esszimmer und war verzweifelt. „Eigentlich können wir auch alles wieder abbauen", sagte ich zu meinem Mann und zu meiner Freundin Ela, die bei uns übernachtet hatte. Beide kamen auf mich zu, um mich zu beruhigen. „Wer soll denn bei einem solchen Wetter auf den Flohmarkt kommen?", brüllte ich sie fast an und so sehr ich auch versuchte, mich in den Griff zu bekommen, es gelang mir einfach nicht. Ich konnte einfach nicht aufhören zu weinen. „Ich weiß, dass Menschen kommen werden", meinte Ela, doch auch diese Worte beruhigten mich nicht. Dann nahm Ela meinen Kopf in ihre Hände und sagte: „Schau mich an. Es werden Menschen kommen, das verspreche ich dir." Dann gab sie mir einen Kuss auf die Stirn und sagte in einem wahren Befehlston, dass ich nun endlich duschen sollte. Ich wischte meine Tränen aus dem Gesicht und ging ins Badezimmer.

Kurze Zeit später hörte ich, wie es an der Haustüre in einer Tour klingelte. Als ich wieder ins Esszimmer kam, waren die gleichen zehn Helfer von gestern da. Alle schauten mich erwartungsvoll an. Ich war so beeindruckt von ihrem Engagement, dass ich erst einmal nichts sagen konnte. Dann gab ich jedem eines der T-Shirts, die ich extra für den Flohmarkt in Auftrag gegeben hatte. Auf allen war hinten ganz groß „Emma hilft" aufgedruckt, damit die Besucher daran erkennen konnten, wer zum Helferteam gehörte. Als alle ihre T-Shirts anhatten und sich sichtlich auf die kommenden Stunden freuten, schwappte dieses Gefühl nun auch auf mich über und so verteilte ich die Geldbeutel mit dem über Wochen gesammeltem Kleingeld mit den Worten: „Ich danke euch so sehr und wünsche uns allen einen grandiosen Tag." Wie auf Kommando strömten alle mit einem Lächeln im Gesicht aus dem Raum und in den Hof und machten sich sofort daran, das Regenwasser von den Dächern der Zelte abzuleiten. Anschließend deckte jeder seinen Stand auf und rückte die Flohmarktartikel nochmals nett auf den Tischen zurecht. Roger und ich liefen von einem Stand zum nächsten und beantworteten Fragen, als mir ein Helfer auf die Schulter klopfte und sagte: „Da will jemand zu dir". Ich drehte mich um und sah einen Lkw, auf dem in riesengroßen Buchstaben „Gahrens & Battermann" stand, und fragte mich, was nun noch kommen mochte.

„Hallo, ich bringe die Anlage", informierte mich der Fahrer und ich schaute ihn nur irritiert an. „Wo soll ich sie denn aufstellen?", wollte er von mir wissen, doch ich konnte ihm erstmal keine Antwort geben. Sollte das tatsächlich alles für mich sein? Der Fahrer schob eine große, fahrbare blaue Kiste nach der anderen aus seinem Lkw. Als er die erste Kiste öffnete, begriff ich: Das waren eine Musikanlage und ein Großbildschirm, doch solche Profi-Boxen kannte ich nur von Großveranstaltungen. „Wow, sind Sie sicher, dass das alles für mich sein soll?", fragte ich ihn und er nickte. „Stellen Sie es in den kleinen Raum da", stammelte ich und schaute dabei in den Himmel, während Regentropfen auf mein Gesicht prasselten.

Um zehn Uhr sollte der Flohmarkt losgehen. Kurz vor neun standen wir alle sichtlich angespannt auf dem Hof und starrten auf das offene Tor, das als Eingang fungierte. Niemand kam!
„Ich muss dich verkuppeln", sagte der Mitarbeiter von Gahrens & Battermann zu mir und brachte mir ein Hightech-Mikrofon, während er einen Sender an meinem Gürtel befestigte. „Sprich ein paar Worte, damit ich einen Soundcheck machen kann", forderte er mich auf, und so sprach ich zu den Helfern und versuchte sie ein wenig zu belustigen. „Alles klar, du kannst jetzt auf dem ganzen Hof sprechen", war der letzte Satz, bevor er sich verabschiedete.

„Schau mal, Ivana", rief mir Ingrid zu, die in der Zwischenzeit vier fünf Meter hohe „Beachflags" aufgebaut hatte, auf denen „Emma hilft" stand, und die nun im Regen und Wind umherwirbelten. Was für ein Bild! Sie gab mir eine Kiste und bat mich, sie zu öffnen. Es war unglaublich, was ich da sah, denn die ganze Schachtel war voller Lanyards (Schlüsselbänder) mit unserem Logo. Sie waren von der Firma „SK-Messebau" gesponsert. Was für eine geniale Idee!

Ich möchte mich an dieser Stelle bei allen Firmen bedanken. Nur mit eurer Hilfe konnte ich den Flohmarkt so ausrichten.

Doch dass jede dieser Firmen mich und den
EMMA HILFT BENEFIZ-Hofflohmarkt auch noch die kommenden
Jahre unterstützen, das ehrt mich am allermeisten. DANKE!

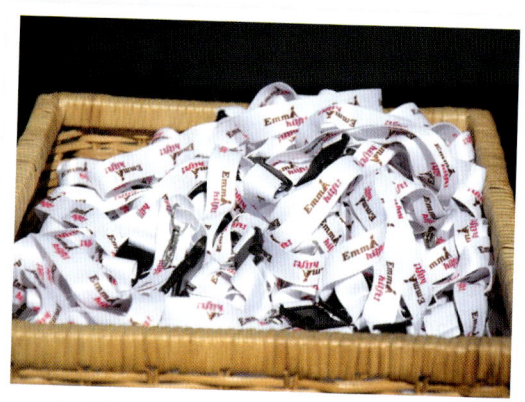

Eigentlich sollte es doch nur ein ganz gewöhnlicher Flohmarkt sein, dachte ich bei mir, als ich mich auf dem Hof umschaute. Was als Schnapsidee begann, war zu einem Event geworden, den man selbst von einem landenden Flugzeug aus sehen konnte. Wow!

Es war zwischenzeitlich 10 Uhr 10 und noch immer war kein Besucher da. Ich suchte den Blick von Ela. Als sie mich bemerkte, lächelte sie mich an und nickte mir zu. Auch mein Mann spürte, wie nervös ich war, kam er auf mich zu und nahm mich in den Arm.

Ich wollte gerade zu Ela gehen, da sah ich in den Augenwinkeln, dass eine Person am Zaun vorbeiging. Als ich genauer hinschaute, war ich völlig verwirrt: Die Bärenherz-Mama Marion Fedder stand im Hof und mit ihr alle Kinder, die sie in Regenklamotten eingepackt hatte. So auch Emely in ihrem Rollstuhl und einer Regenjacke.
„Was macht ihr denn hier?", fragte ich Emelys Mama völlig verblüfft, doch sie lächelte mich nur an und so fragte ich weiter: „Bringst du Emely ins Bärenherz? Ist alles okay?" „Ja, es ist alles okay, sie ist seit Wochen bei uns zu Hause und zum Glück stabil", antwortete Marion lächelnd. „Besuchst du eine Freundin hier in der Nähe?", wollte ich weiter wissen, doch auch dies verneinte sie.

„Bist du umgezogen?", fiel mir noch ein, denn die Familie Fedder wohnte 130 km von uns entfernt. „Ich muss doch meiner Emma Danke sagen", meinte sie. Kaum hatte sie das ausgesprochen und mich innigst umarmt, da kam auf einmal ein Besucher nach dem anderen und lief an uns vorbei.

Ich wusste gar nicht, wohin ich zuerst schauen sollte und entdeckte dann noch vier weitere Bärenherz-Familien mit ihren Kindern, die plötzlich auf meinem Flohmarkt waren. Egal, wo ich auch hinschaute: Überall sah ich Trauben von Menschen, die um die liebevoll gestalteten Tische standen und sich mit den Helfern unterhielten. Jetzt wurde mir bewusst, was gerade passiert war: Ela hatte recht gehabt, als sie gesagt hatte, dass die Menschen, die uns unterstützen möchten, sich auch nicht von dem Wetter davon abhalten lassen würden. Ich ging zu Ela und umarmte sie. „Du solltest deine Gäste begrüßen", flüsterte sie mir ins Ohr, während wir uns beide die Tränen aus den Augen wischten.

Ich nahm das Mikro in die Hand, begrüßte alle und bedankte mich für ihr Kommen. Am liebsten hätte ich jeden Einzelnen umarmt. „Falls es jemand nicht wissen sollte, dieser Flohmarkt ist für eine ganz besondere Frau, der wir gerne ihren sehnlichsten Wunsch erfüllen möchten", sagte ich und erzählte die Geschichte von Frau P. Als ich geendet hatte, sah ich in ergriffene Gesichter und hörte, wie jemand, der schon drei Tüten in der Hand hielt, sagte: „Komm, wir kaufen noch etwas."

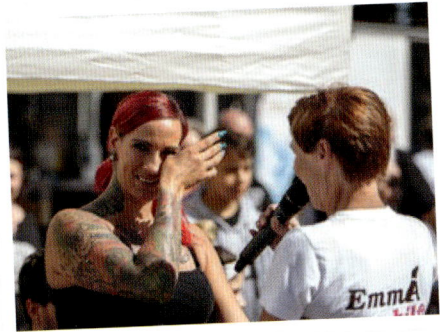

Julia ist sichtlich gerührt | ©

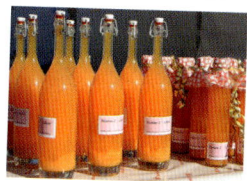

Ricks "nimm2"-Likör | ©

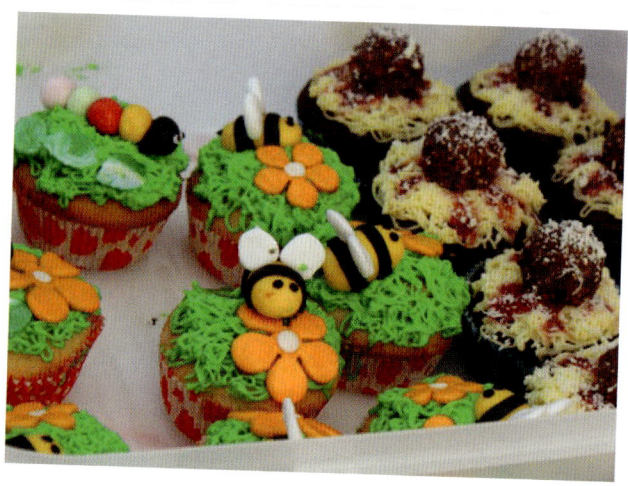

Muffins von Steffi | ©

Ich hätte einen Tag zuvor noch jede Wette abgeschlossen, dass mir die Firma „Apleona" viel zu viele Tische gebracht hatte. Aber ich bin froh, dass es so viele waren, denn nicht ein einziger Tisch war mehr frei. Über 100 Menschen waren an diesem Tag auf meinen Flohmarkt gekommen, und das nur aus einem einzigen Grund: Sie alle wollten helfen.

Caroline und Renate, die ich vor diesem Tag noch nicht mal kannte, kamen extra aus Gießen angefahren, als sie vom Flohmarkt erfuhren. Sie wollten Waffeln für uns verkaufen und brachten wirklich alles dafür mit. Danke, ihr Lieben!

Sonja Höhne, die den Shop „Barf-Insel Mainz" führt, kam, um uns eine Spende in Form einer Tankkarte zu überreichen und Sabine Lang, die ich vom „Frei"-Tag her kannte, bot sich an, die kleinen und großen Besucher mit einem Glitzer-Tattoo zu verschönern. Danke, Sonja und Sabine!

Niko Schmidt, einer unserer treuen Facebook-Leser, kam ein paar Tage vor dem Flohmarkt bei uns vorbei und brachte uns einen Tankgutschein. Danke, Niko!

Julia Schmidt bastelte fantastische Spendenboxen für uns, die am Flohmarkttag auf den Tischen verteilt standen und die sogar so stabil waren, dass sie beim 2. EMMA HILFT BENEFIZ Flohmarkt nochmals verwendet werden konnten. Danke, Julia!

Claudia Gebhard verzierte alle (und ich spreche von über 100!) Flaschen mit Granatapfelessig, den ich eigens für den Flohmarkt Monate zuvor angesetzt hatte. Auch die Flaschen mit meinem selbst hergestellten Kräuteröl bekamen von ihr einen Aufkleber und ein hübsches Stofftuch. Danke, Claudia!

Claudia Krauskopf, die ich bis dato auch nur über Facebook kannte, kam eigens angereist, um uns beim Verkaufen zu unterstützen. Und auch Bärbel Jung, die Mama von Julia, Alex Hück, Ela und Ralf, Silke und Matthias, Mareike und Brigitte, meine Dogsitterin Rebecca Worgull, Sandra und Andreas sowie meine Schwägerin Melanie mit ihrer Freundin Claudi waren den ganzen Tag vor Ort und handelten die besten Preise mit den Besuchern aus. Danke euch!

Im Vorfeld hatte ich per Facebook gefragt, ob sich Fotografen dazu bereit erklären würden, diesen Tag mit der Kamera zu begleiten. Ich war so dankbar, als Dieter Reusch, Heike Rothacker von "pixxelino fotografie" und Andreas Seltmann von "Andreas Seltmann Fotografie" zusagten. Ohne euch würde es diese ergreifenden Impressionen nicht geben.

Egal, an welchem Stand ich an jenem Tag auch vorbei lief: Jeder hatte – trotz des furchtbaren Wetters – ein Lächeln im Gesicht und nicht einmal hörte ich Sätze wie „Was für ein blödes Wetter" oder „Ich kann nicht mehr stehen". Alle, wirklich alle, waren mit so einer Euphorie bei der Sache, dass ich selbst jetzt, wo ich das alles schreibe, wieder eine Gänsehaut bekomme.

Ein riesengroßes Dankeschön geht an Ingrid und ihren früheren Lebenspartner Malte, die aus meinem Flohmarkt dieses Event werden ließen.

Sobald klar war, dass ich an diesem Tag wesentlich mehr eingenommen hatte, als ich für den vorgesehenen Einsatz bei Frau P. benötigte, überlegte ich, was ich mit dem restlichen Geld machen könnte. Es dauerte keine zwei Minuten, da hatte ich die Lösung: Dieses Geld würde ich zur Seite legen und die Kinder, die vom ambulanten Kinder- und Jugendhospizdienst des Bärenherz betreut werden, zu Hause besuchen. So können auch sie regelmäßig eine tiergestützte Therapie genießen und auf die Eltern kommen keine Kosten zu.

Es war ein Tag voller Emotionen und der Start eines Rituals, denn seitdem richte ich jedes Jahr einen EMMA HILFT BENEFIZ Flohmarkt aus. Ich danke Frau P. für den Mut, diese eine E-Mail an mich zu schreiben!

Niemand konnte mit dieser Hilfsbereitschaft rechnen und ich glaube am allerwenigsten Frau P., die den Flohmarkt per Facebook begleitete und nur staunen konnte, was da alles für ihren sehnlichsten Wunsch auf die Beine gestellt wurde.

Emma hilft Frau P. in Österreich

Dann kam der Tag, an dem ich mit Emma & Sissi zu Frau P. fuhr. Als wir am 8. Oktober an ihrer Türe klingelten und sie uns im Türrahmen stehen sah, hatte ich kurz das Gefühl, dass sie gleich umkippen würde. Sie musste sich an der Wand festhalten und schaute immer wieder zu mir und Emma & Sissi und dann zu ihrem Freund, der nun selber mit feuchten Augen vor uns stand. Dann kam sie auf mich zu und fragte mich, ob sie mich mal zwicken dürfe. Ich nickte und Frau P. nahm ihre Finger und zwickte mich am Oberarm. Erst als ich „Au" sagte, begriff sie es im wahrsten Sinn des Wortes: Ich und meine Hunde waren wirklich da. Sie umarmte mich, als ob sie mich nie mehr loslassen wollte.

Als sie mich in die Küche bat und ich sah, was sie für unseren Besuch vorbereitet hatten, war ich es nun, die gerührt war. Vor mir stand ein liebevoll gerichteter Frühstückstisch, eine Vase mit bunten Blumen und einem „Sorgenfresserchen" darin, eine handgeschriebene Karte und alles, was man sich für ein ausgewogenes Frühstück nur wünschen kann. Wir setzten uns und ich überlegte, wie wir uns „beschnuppern" sollten, doch ich hatte nicht den Eindruck, dass wir beide das nötig hatten. Es kam mir vor, als ob ich Frau P. schon lange kannte und bald redeten wir wie alte Freundinnen. Ich erfuhr, was in den letzten Jahren passiert war und wie sehr sie all das belastete. Ich ließ sie reden, während sie immer wieder den Kontakt zu den Hunden suchte. Als sie sich alles von der Seele gesprochen hatte, erkannte ich an ihrer Körperhaltung, wie anstrengend die letzten zwei Stunden für sie gewesen waren und so sagte ich ihr, dass sie sich ruhig hinlegen sollte. Doch sie wollte nicht, da sie befürchtete, dass wir dann nicht mehr da sein würden, wenn sie wieder aufwachte.

„Wir gehen nicht weg", versprach ich ihr und als sie mir in die Augen sah und merkte, dass ich jedes Wort auch so meinte, ging sie in ihr Zimmer und legte sich sichtlich angeschlagen ins Bett. „Ich bringe dir jemanden", sagte ich, während ich an ihrer Türe klopfte und nach einem „Ja" eintrat. Als sie Emma & Sissi in ihrem Zimmer stehen sah, begriff sie: Sie durfte mit Emma & Sissi ein wenig ruhen. Als die Hunde zu ihr ins Bett sprangen, hatte es den Anschein, als ob beide genau wüssten, warum sie eigentlich in Österreich und in diesem Zimmer waren. Sie kuschelten sich sofort an Frau P. und als Emma ihre Pfote ganz sanft über ihren Arm legte, hatte das etwas Magisches.
Innerhalb kürzester Zeit schliefen Frau P. und Emma Arm in Arm ein. Ich nutzte die Zeit, um mich mit ihrem Freund zu unterhalten. Ich wollte auch ihm ermöglichen, die letzten sieben Jahre Revue passieren zu lassen. Es war ein gutes Gespräch.

Als Frau P. wieder in der Küche stand, erzählte sie uns, dass sie nun auch den „Emma-Effekt" verstehen konnte, und so dankbar dafür war. Nach einer weiteren Stunde verabschiedeten wir uns und ich ging mit Emma & Sissi erstmal eine große Runde spazieren, bevor wir alle drei im Hotel in unsere Betten fielen. Am nächsten Tag wollte ich mich persönlich von Frau P. und ihrem Freund verabschieden und ihnen noch einmal die Chance geben, Emma & Sissi zu sehen und zu fühlen. Also fuhr ich bei den beiden noch auf einen Kaffee vorbei.

Es war ein so schöner Einsatz, den ich niemals ohne die Unterstützung der Firmen und aller ehrenamtlichen Helfer hätte umsetzen können. Ich danke jedem Einzelnen von euch und das aus tiefstem Herzen!

Auch heute noch habe ich Kontakt zu Frau P., der es leider von Monat zu Monat und von Jahr zu Jahr immer schlechter geht. Sie möchte einfach nur noch in Würde gehen, da ihr Körper und vor allem ihre Seele schon lange nichts mehr mit dem Menschen zu tun haben, der sie noch vor acht Jahren war. Doch das Leben schreibt seine eigenen Geschichten, denn das Herz von Frau P. schlägt unbeirrt weiter und weiter.

Eine Box für Emely

Seit dem 1. Oktober 2016 richte ich jedes Jahr einen EMMA HILFT BENEFIZ Flohmarkt aus. Nach dem ersten Flohmarkt hätte ich darauf gewettet, dass es niemals emotionaler ablaufen konnte als beim ersten Mal. Wie sehr ich mich irren sollte, erlebte ich am Sonntag, den 10. September 2017. Es waren knapp zwei Monate, nachdem Emely im Kinderhospiz Joshua in Wilhelmshaven gestorben war. Als Marion meinen Facebook-Beitrag zum zweiten Flohmarkt las, schrieb sie mir, dass sie mit ihren Kindern auf jeden Fall wieder kommen wollte. Da kam mir eine Idee: Es fehlte ja noch eine mapapu, also eine Puppe, die aus den Kleidungsstücken der Verstorbenen mit sehr viel Liebe zum Detail von den mapapu-Gründern Jennifer Arndt-Lind und Hendrik Lind hergestellt wird (siehe Kapitel „Eine mapapu für alle").

Es war Steven Richter, der Stiefpapa eines Bärenherz-Kindes, der auf unserem zweiten Flohmarkt alles daran setzte, um diese so wichtige Puppe zu finanzieren.

Die Bärenherz-Mama Jessy bastelte eigens hierfür eine rote Emely-Box. Sie wusste, dass sie für Marion sein sollte, aber nicht, wofür sie genau gedacht war.

Der 10. September kam, und diesmal meinte es der Wettergott gut mit uns, denn kaum war es zehn Uhr, kam die Sonne zum Vorschein und verabschiedete sich erst wieder um circa 18 Uhr 30.

So viele Bärenherz-Familien und Arbeitskolleginnen halfen mir bei den Vorbereitungen und dafür danke ich jedem Einzelnen von euch!

Alle Stände waren genauso platziert wie im letzten Jahr und die Beachflags, die Zaunbanner, die Zelte und Schirme zeigten auch in diesem Jahr den Besuchern schon von Weitem an, wohin sie gehen mussten, wenn sie auf meinen Flohmarkt kommen wollten. Die Hilfsbereitschaft war beeindruckend, denn aus zehn Helfern wurden zwanzig und alle konnten den Einlass gar nicht mehr abwarten, so freuten sie sich auf den Tag.

Neu war, dass die Firma „Rolig", die zu unserer Nachbarschaft gehört, einen Kühlwagen sponserte, und dass das Flörsheimer Restaurant „Bootshaus" uns seinen Imbisswagen zur Verfügung stellte.

Auch einen Stargast gab es, und zwar keinen Geringeren als Kelechi Onyele, ein langjähriger Freund, den ich noch aus meiner Fitnesszeit her kenne. Er ist ein Mensch, der immer an das, was er tat und tut, glaubt und alle Steine, die man ihm in den Weg legt, als eine Herausforderung ansieht. Mittlerweile ist er ein angesehener Business Speaker und Coach, DFB-Spezialtrainer der Fußball-Nationalmannschaft und Choreograf. Er arbeitete mit Namen wie Kylie, MTV, Wella, Lufthansa, Commerzbank, SAT1, KfW Bankengruppe, Culcha Candela, No Angels, Sarah Connor u.v.m. Wer ihn live erlebt hat, der vergisst ihn nie mehr. Er gehört zu den Menschen, die einen umhauen, wenn man sie erlebt.

Martin Rütter, der uns über so viele Jahre schon so sehr geholfen hatte, schickte extra für meinen Flohmarkt ein riesengroßes Paket mit Büchern, DVDs, T-Shirts und Leckerli-Beuteln, damit ich all das für den guten Zweck verkaufen konnte. Danke, Martin!

Auch dieses Mal begleiteten uns Fotografen, die diesen Tag mit der Kamera einfingen und für alle Mitwirkenden unvergessliche Erinnerungen festhielten. Mandy Neumann, Christian Schösser und Dieter Reusch.
Danke für euren Einsatz!

Ich kann mir keine Emma ohne Ivana vorstellen.
Und keine Ivana ohne Emma. Sie zwei zusammen machen ihre Besuche erst zu
dem, was sie sind: Magie. Pure Magie.

Es war mir, als legte man mich nach dem härtesten Kampf in meinem Leben in einen „Bottich" aus Geborgenheit, Fürsorge und Friede. Und niemals werde ich die „richtigen" oder „passenden" Worte dafür finden. Es sind Momente, in denen ich anderen einen Finger an ihren halten und sie erfühlen lassen möchte, was Ivana und Emma mir gab ... Ihr habt mir einige Stunden, von denen ich zwei Jahre danach immer noch zehre, geschenkt, die unvergesslich in meiner Seele eingebrannt sind ... nie mehr wird sie da jemand rauslöschen können. Und, wenn mein Licht für immer erlischt, dann will ich EUER Schutzengel werden! Liebe Ivana, liebe Emma, danke!

Eure Irina

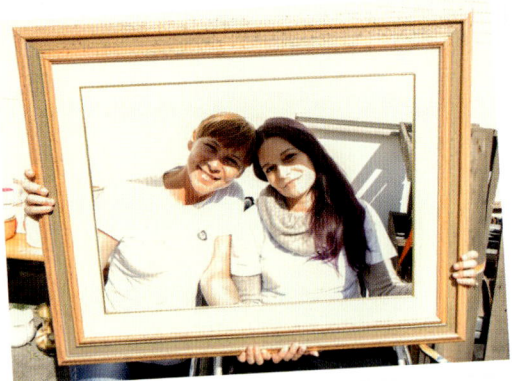

Ein besonderer Tag für Irina | ©

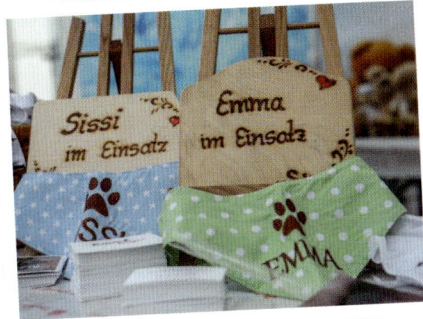

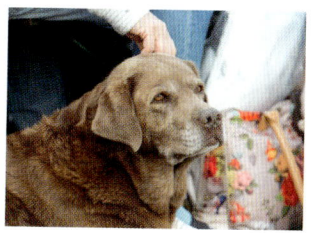

Emma darf natürlich nicht fehlen | ©

Dienstschilder von Emma & Sissi | ©

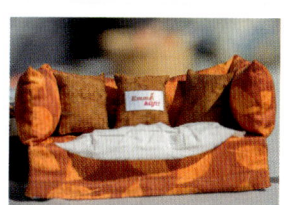

Karmens Quilt Sofa | ©

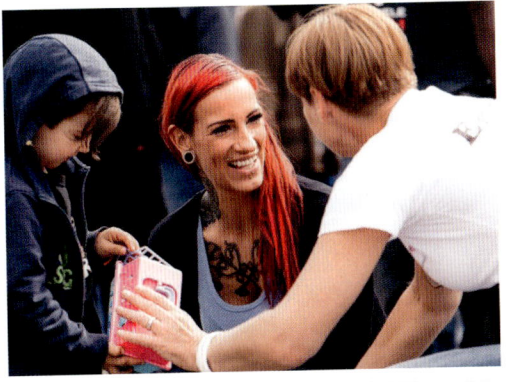

Große Wiedersehensfreude | ©

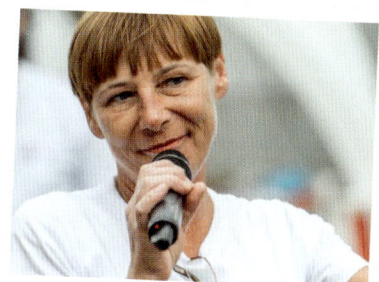

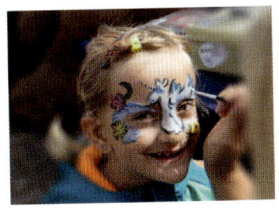

Ein Glitzertattoo für Mia | ©

Es gibt viel zu erzählen | ©

Zu den neuen Helfern gehörte auch die Bärenherz-Mama Steffi. Für sie war es Ehrensache, in diesem Jahr nicht zu den Besuchern, sondern zu den Helfern zu gehören. Schon Monate zuvor hatte sie begonnen, Marmelade einzukochen und sie half mir in stundenlanger Arbeit, meinen Granatapfelessig anzusetzen. Einen Tag vor dem Flohmarkt stellte sie mit ihrer Cousine und besten Freundin unzählige Muffins her.

Als sie mit ihrem Lebensgefährten Christian und ihren Kindern Marcos und Alessandro vorfuhr, konnte ich nicht ahnen, was sie alles im Auto hatte. Und so staunte ich nicht schlecht, als sie erst ihre Jungs aus dem Auto trug, in den Rolli setzte, und dann eine Kuchendose nach der anderen auf einem großen Tisch abstellte. Da ich Steffi nun schon seit über fünf Jahren kannte, wusste ich, dass ihr Schmunzeln etwas zu bedeuten hatte, und als ich sah, was in der Kuchendose war, war ich zu Tränen gerührt: Es waren Muffins, die mit unserem Emma-hilft-Logo versehen waren! Sie hatte sie in stundenlanger Arbeit für uns und die Besucher gebacken. Außerdem waren da Muffins mit kleinen Hunden und überhaupt sah ein Muffin schöner als der andere aus. „Die sind für dich", sagte sie, als sie mich zur Begrüßung umarmte. Ihre eigenen Tränen konnte und wollte Steffi nun auch nicht mehr verstecken.

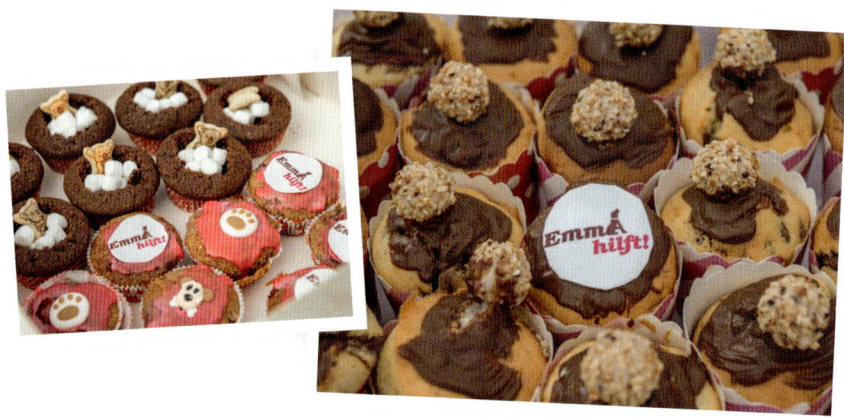

Muffins von Steffi | ©

Unbedingt erwähnen möchte ich hier die Familie Wahl, zu der auch meine heutige Dogsitterin Lina gehört. Sie hatte vor zwei Jahren mit nur vierzehn Jahren ein zweiwöchiges Praktikum bei mir absolviert und das mit Bravour. Seitdem betreuen sie und ihre Familie, allen voran die Mama Anja und der Papa Jörg, Emma & Sissi ganz regelmäßig. Wenn ich sehe, wie sehr sich die Hunde über Lina und ihre Familie freuen, geht mir einfach nur das Herz auf. Es ist so schön, dass es euch gibt!

Auch Caroline und Renate waren mit ihrem Waffelstand wieder dabei und wurden durch meine ehemalige Arbeitskollegin aus der Fitnessschule, Claudia Weiershäuser, am Kaffeestand unterstützt.

Als ich das Tor öffnen wollte, wartete schon eine Gruppe von circa 20 Menschen davor. Kaum hatte ich ihnen aufgemacht und jeden mit Handschlag begrüßt, stand Marion vor mir. Ihre ambivalente Gefühlslage konnte ich sofort spüren. Woher nimmt sie nur die Kraft heute hier zu sein, fragte ich mich, als ich sie kommentarlos umarmte. „Ich musste einfach kommen", sagte sie, als ob sie meine Frage gehört hätte. Es dauerte ein wenig, bis Marion ein Plätzchen für sich und ihre Kinder fand. Als ich den Eindruck hatte, dass alle nun „angekommen" waren, ging ich zu ihr und fragte sie, ob ich unsere Geschichte erzählen dürfte. Marion nickte und als die ersten 100 Besucher um elf Uhr auf meinem Flohmarkt waren, nahm ich das Mikro, ging zur Emely-Box und erzählte allen von der Familie Fedder. Dann nahm ich die Box, hielt sie hoch und sagte: „Bevor ihr mir einen Cent gebt, schmeißt ihn doch bitte stattdessen in diese Box", und ich erklärte allen, was ich mit diesem Geld vorhatte.

Marion hat sich für ihre komplette Familie aus tiefstem Herzen eine „mapapu" gewünscht und ich erklärte, was es mit dieser einzigartigen Puppe auf sich hatte und wie wertvoll sie besonders für die hinterbliebenen Geschwisterkinder sein würde. Ich war noch nicht mit dem Erzählen fertig, da stand einer nach dem anderen auf und warf Geld in die Box.

Alle waren so berührt von dieser Geschichte und als ich gerade weiter erzählen wollte, tippte mich auf einmal Steven an die Schulter und flüsterte mir ins Ohr: „Wir haben die Puppe". „Was?", rief ich. Ich muss mich verhört haben, dachte ich, als ich mich umdrehte. Aber dann zeigte Steven auf ein junges Paar, das an der Imbiss-Bude stand. Als sie bemerkten, dass ich von ihrem kleinen Geheimnis wusste, ging ich geradewegs auf dieses mir unbekannte Paar zu und umarmte beide, während Tränen der Erleichterung und Rührung in mir hochkamen. „Wie kann ich euch nur danken?", wollte ich von beiden wissen und erfuhr, dass ich Rick und Karin Reimann gegenüber stand. „Das brauchst du nicht, wir konnten einfach nicht anders", und als sie mir in die Augen schauten, spürte ich, dass sie es auch wirklich ernst meinten.

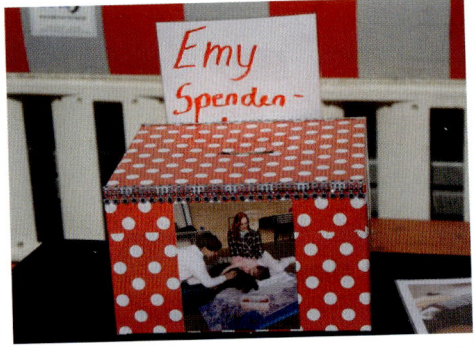

Danke für die Unterstützung | ©

Als ich Marion sagte, dass wir die mapapu hätten, wollte sie es kaum glauben. Nun konnte sie ihre Tränen nicht mehr zurückhalten und so standen wir beide auf meinem Flohmarkt und weinten aus Dankbarkeit.

Dann fragte mein Bruder mich, der mir an diesem Tag als Co-Moderator zur Seite stand, wie und warum es überhaupt einen EMMA HILFT BENEFIZ-Flohmarkt gab, und ich erzählte ihm und allen Anwesenden die Geschichte von Frau P., die der Anlass für den Flohmarkt im letzten Jahr gewesen war. Alle um

mich herum waren auf einmal ganz still. Man hätte eine Stecknadel fallen gehört, so intensiv lauschte jeder einzelne Besucher meinen Worten. Ich erzählte
weiter: „Fr. P. schrieb mir eine so bewegende Mail und ich habe ihr geantwor-
tet, dass wir sie auf jeden Fall besuchen kommen. Sie hat wieder eine schwere
Zeit hinter sich gebracht und unser letzter Besuch hatte ihr so viel gegeben."

Nach meiner Ansprache drehte ich mich um und ging auf einen Tisch zu, an
dem eine Frau in einem Rollstuhl saß, die von ihrem Partner begleitet wurde.
Sie schien von innen her zu strahlen. Und dann sagte ich die folgenden Sätze ins
Mikro: „Ich möchte euch jetzt die Frau vorstellen, die diesen Flohmarkt überhaupt erst ins Leben gerufen hat". Dabei zeigte ich auf die Frau im Rollstuhl.
Alle um mich herum schauten abwechselnd zu mir und dann wieder auf die Frau,
doch keiner schien zu begreifen. Also sprach ich weiter: „Frau P. hatte sich so
sehr über unseren Besuch gefreut und lange überlegt, wie sie uns dafür danken
konnte. Dieser Tag war für sie so wertvoll und einzigartig gewesen. Und deshalb
hat sie eine zwölfstündige Autofahrt in Kauf genommen." Immer noch schaute
ich in fragende Gesichter und so sagte ich:

*„Ich möchte euch Frau P. persönlich vorstellen", und zeigte dabei auf
die Dame im Rollstuhl. „Das ist Frau P., beziehungsweise Irina."*

Nun verstanden alle, was ich gesagt hatte. Es ging wie ein Beben durch die
Menge. Zu Irina sagte ich: „Ich bin dir so dankbar, dass du da bist und egal, was
auch immer passiert: Ich werde alles möglich machen, um dir zu helfen."
Irina stand auf, kam auf mich zu und umarmte mich, während Tränen ihre Wangen runterkullerten. Es dauerte eine Weile, bis alle Besucher wieder ihre Emotionen in den Griff bekommen hatten. Dann sah ich, wie einer nach dem anderen
zu Irina an den Stand ging und sich mit ihr unterhielt. Wie viel diese Gespräche
Irina bedeuteten, konnte man ihr ansehen. So anstrengend die Reise für sie
auch gewesen sein mag, das Glück, endlich so akzeptiert zu werden, wie sie
war, wog alles auf. Ich wünschte, Irina könnte öfters solche Tage erleben.

Kelechi kam genau zum richtigen Zeitpunkt und lockerte die Atmosphäre auf, wie immer, sobald er auch nur einen Fuß auf den Flohmarkt setzt. Als er dann noch mit den Kids eine kleine Choreografie einstudierte, war keine Schwere mehr zu spüren. Einen besseren Ausklang hätte es nicht geben können. Ich danke dir, Kelechi, dass du immer zur richtigen Zeit am richtigen Ort bist und nach all den Jahren noch ein wichtiger Part in meinem Leben bist.

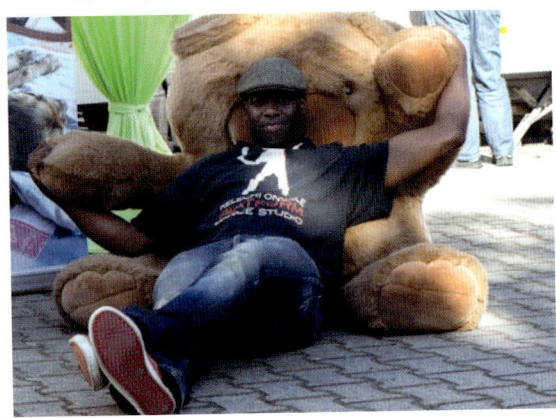

Mein guter Freund Kelechi | ©

„Wir haben die mapapus für Marion, Detlef und ihre Kinder!", rief ich kurz darauf ins Mikro. Ich erzählte allen Besuchern, was es damit auf sich hatte und wer sich noch für eine Spende bereit erklärt hatte. Dass ich einen entscheidenden Fehler beim Zählen der Familienmitglieder Fedder an diesem Tag machte, sollte mir erst ein paar Wochen später bei der Übergabe der mapapus bewusst werden.

Ich ging nochmals zu Karin und Rick, da ich das Gefühl hatte, ein Danke wäre keineswegs ausreichend für ihre rührende Spende und doch fiel mir auch jetzt kein anderes Wort ein. Ich umarmte sie und konnte nicht ahnen, dass ich keine zwei Jahre später im wahrsten Sinn des Wortes zu einer Familienangehörigen werden sollte, denn heute bin ich Patentante von ihrem Sohn Silas Emilian. Zwei Menschen, die ich vor meinem zweiten Flohmarkt noch nicht kannte, wurden in den nächsten Monaten und Jahren zu wahren Freunden. Und als der dritte Flohmarkt vor der Türe stand, war es für beide überhaupt keine Frage, dass sie auf ihm helfen wollten und somit zu einem Bestandteil dieses wunderschönen Events werden sollten.

Danke, dass ihr auf euer Bauchgefühl gehört habt und gekommen seid, obwohl ihr dachtet, dass ihr einen ganz normalen Flohmarkt besuchen würdet. Wie schön, dass ihr den Weg nach Flörsheim und in unser Herz gefunden habt!

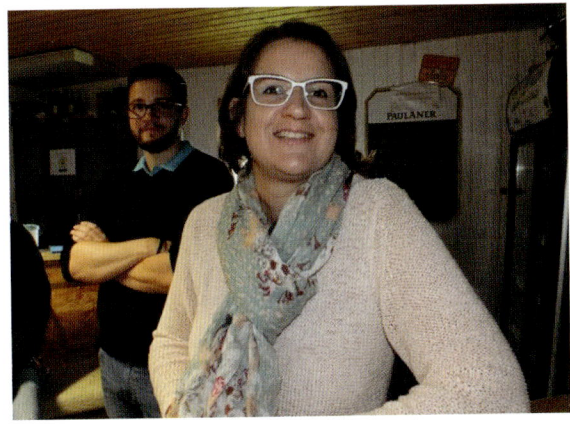

Karin und Rick | © Ivana Seger

Ich würde so gerne jedem Einzelnen persönlich danken und wirklich jeden hier erwähnen, doch das würde den Rahmen dieses Buches sprengen. Daher gilt mein Dank allen Helfern, allen Sponsoren und jedem einzelnen Besucher. Denn nur durch euch wurde aus einem normalen Flohmarkt ein unvergesslicher Tag für so viele Menschen. DANKE!

Eine gelungene Überraschung

Auch der dritte Flohmarkt am 8. September 2018 war reich an Emotionen und sollte für drei Bärenherz-Mamas eine besondere Überraschung parat halten.

Auch in diesem Jahr begleiteten uns Fotografen, allen voran die alten Hasen Christian Schösser und Dieter Reusch. Neu im Team waren Vanessa Lietje und Petra Hahner von "seelenblicke – petra hahner – fotografie & design".

Dieses Mal benötigte ich noch mehr Unterstützung und so rief ich bei einigen Bärenherz-Mamas sowie Kolleginnen an und bat sie um Hilfe. Egal, wen ich auch anrief: Alle folgten meinem Hilferuf und keine Woche später saßen die Bärenherz-Mamas Steffi Marques, Jessica Dengel, Julia Jannaschk, Manuela Steufkens sowie meine Dogsitterin Rebecca Worgull, meine ehemalige Kollegin Christina Heinisch, meine Kollegin Julia Schmidt, meine Freundin Ingrid Kirschke sowie Karin und Rick Reinmann bei mir und halfen dabei, die vielen Essig- und Kräuterölflaschen umzufüllen und zu dekorieren.

Es war so ein schöner Nachmittag und ich kann euch gar nicht genug danken!

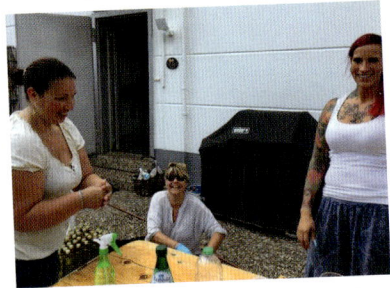

Was hatten wir Spaß … | © Ivana Seger

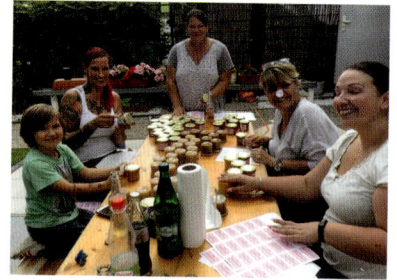

Gemeinsame Vorbereitungen für den Flohmarkt | © Ivana Seger

Auch in diesem Jahr gab es neben den normalen Flohmarkt-Artikeln einen Waffelstand, einen Imbiss-Stand, einen Stand, an dem Sabine Lang die Kinder schminkte und ihnen Glitzer-Tattoos auf die Haut zauberte, einen Kaffee- und Kuchenstand, einen Martin-Rütter-Stand, einen Stand von Carmen Machner, die wunderschöne Quilt-Artikel zu unseren Gunsten verkaufte, und einen Stand mit vielen leckeren selbst hergestellten Köstlichkeiten: Granatapfelessig, Mirabellenessig, Pflaumenessig, Kirschessig sowie Kräuteröl, unterschiedliche Senfsorten, Ketchup, Barbecuesoße und Nimm-2-Likör, „Emma hilft"-Lebkuchenherzen, eine riesige Auswahl an unterschiedlichen Marmeladen, Hundekeksen, Pesto, Kerzen mit ganz vielen Fotos von Emma und viele wunderschöne Karten, die mir Facebook-Leser zugeschickt hatten.

Britta Grunwald von der Villa Farbenfroh kam mit ihrem Stand und etlichen kleinen Leinwänden und leitete die Kinder beim Malen an. Dieser Stand und der Kinderschminken-Stand war von der ersten bis zur letzten Minute restlos ausgebucht und ich bin euch so dankbar!

So eine Veranstaltung kann ich nur durchführen, weil es so viele Menschen gibt, die mich dabei unterstützen und ohne die es niemals gehen würde. Daher gilt auch hier mein großer Dank den vielen ehrenamtlichen Helfern.

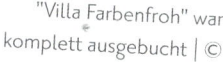
"Villa Farbenfroh" war komplett ausgebucht | ©

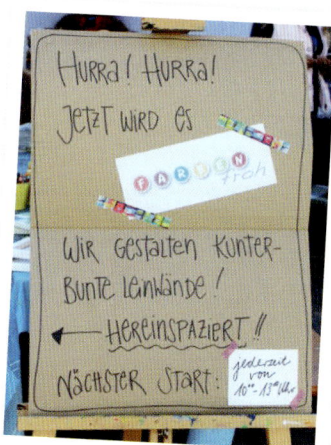

Kurz nach dem zweiten Flohmarkt hatte ich überlegt, dass dieser Event nicht nur für unsere Einsätze sein sollte, sondern dass ich auch immer eine Bärenherz-Familie überraschen wollte. So erkundigte ich mich in den nächsten Wochen und Monaten, was die Familien unbedingt brauchen, aber von den Krankenkassen nicht finanziert bekommen. Und es stand ja auch noch die mapapu für Marion Fedder aus …

Als Marion mir schrieb, dass sie auch auf den 3. Flohmarkt kommen würde, telefonierte ich mit Hendrik Lind und fragte, ob er überhaupt noch Kleidungsstücke von der verstorbenen Emely hatte. Ich war sehr enttäuscht, als er dieses verneinte.

Was mache ich denn jetzt, fragte ich mich und sollte im Mai 2018 auf der Messe „Leben und Tod" in Bremen meine Antwort bekommen. Ich hatte mit unserem Verein „Tröstende Pfoten – Therapiebegleithunde für Deutschland e.V." einen Stand auf der Messe. Als ich sah, dass auch mapapu vertreten war, suchte ich ein persönliches Gespräch mit Hendrik und Jennifer. Als ich ihrem Stand näher kam, sah ich eine Figur, die einen Umhang trug, der einem Poncho ähnelte. Ich fragte Hendrik, was es mit diesem Poncho auf sich hatte und erfuhr, dass wir über einen ZAPO (Zauber-Poncho) sprachen. Er holte einen ZAPO aus einer Schublade und gab ihn mir. Auf den ersten Blick sah er wie ein gewöhnlicher Umhang aus, doch das nur, solange ich ihn von außen betrachtete. Sobald ich ihn öffnete, sah ich sorgfältig eingenähte Stoffteile, die ganz anders als der übrige Stoff waren. Innen war der ZAPO mit Kleidungsstücken der verstorbenen Angehörigen ausgekleidet!

Ich rief sofort Marions Lebensgefährten Detlef an und schickte ihm zwei Fotos vom ZAPO und fragte, ob das nicht genau das Richtige für Marion anstelle einer mapapu wäre? Detlef war sofort begeistert und suchte sich spontan eine Farbe für Marion aus, nämlich ein Pink. „Ich brauche dafür allerdings noch Kleidungsstücke von Emely, und zwar so, dass Marion davon nichts erfährt", erklärte ich ihm. Keine zwei Wochen später kamen die Kleidungsstücke bei mapapu an und Jennifer wollte sich noch in der kommenden Woche an diesen ZAPO setzen und die Gestaltung planen.

Wenig später besuchte mich Marion in Flörsheim und wollte ihrer Emma nochmals ganz nah sein. „Wenn ich sie berühre, bin ich Emely wieder so nah, sie ist meine Verbindung ihr", sagte sie, während sie und Emma zusammen auf dem Boden lagen. Da kam mir eine Idee, die ich großartig fand. Doch ich wusste nicht, ob Jennifer von mapapu sie überhaupt in die Tat umsetzen konnte.

Am nächsten Tag rief ich Hendrik an und erzählte ihm, wie wichtig Emma für Marion sei und fragte ihn: „Hendrik, wenn ich Emma bürste und dir diese Haare schicke, könnt ihr sie dann auch in den ZAPO von Marion einnähen?" An seiner Reaktion merkte ich, wie angetan er von meiner Idee war und er bat mich, sofort mit dem Bürsten anzufangen. Das tat ich dann auch sofort und schickte ihm einen Tag später einen Knäuel Fell von Emma. Ich war wie beseelt, denn ich ahnte, wie viel Marion dieser ZAPO bedeuten würde.

Als der ZAPO dann kurz vor dem Flohmarkt bei mir eintraf, ging ich mit dem Paket in das Wohnzimmer und setzte mich auf die Couch. Warum auch immer, ich konnte das Paket – obwohl ich so neugierig war – erstmal nicht öffnen und schaute es einfach nur an. Dann holte ich tief Luft, setzte mich auf den Boden, nahm die Schere und öffnete es.
Als Erstes sah ich einen Jutesack, der mit einer Kordel verschlossen war. In diesem Moment wurde mir schlagartig klar, dass dies nicht nur ein Geschenk war, sondern für Marion so viel mehr bedeuten würde. Aber auch Zweifel schossen durch meinen Kopf: Habe ich das Richtige gemacht? Wird sich Marion auch freuen? Hoffentlich ist sie nicht enttäuscht, wenn sie nun doch keine mapapu bekommt! Ich holte nochmals tief Luft, nahm den Jutesack heraus und öffnete die Kordel. Zum Vorschein kam ein pinkfarbener Umhang, der sich beim Rausholen schon so gut anfühlte. Ich hielt den ZAPO in seiner vollen Breite vor mir hoch und drehte ihn um. Sofort erkannte ich Emelys Kleidungsstücke wieder. Ich war so gerührt, dass ich weinen musste. Ich suchte nach Emmas Fell. Als ich sah, wo und wie Jennifer das Fell eingenäht hatte, war ich so ergriffen, dass ich den ZAPO auf die Couch legen musste. Ich brauchte eine Pause. Doch ich konnte nicht aufhören, immer wieder auf die eine Stelle auf dem Poncho zu

schauen, an dem meine Emma ihr Plätzchen bekommen hatte. Jennifer von mapapu hatte Emmas Fell nämlich unter einem T-Shirt-Stück von Emely platziert, auf dem das Wort „Love" stand, und das auch noch in Herzform. Aber sie hatte dem Ganzen noch ein i-Tüpfelchen gegeben, indem sie das Herz so positioniert hatte, dass Emelys Herz genau in Marions Herzhöhe war, wenn Marion den ZAPO anziehen und schließen würde. Herz an Herz mit Emely und Emma und von ihnen umhüllt: Was für eine schöne Idee!

Liebe Jen, lieber Hendrik, ich danke euch aus tiefstem Herzen für eure so einfühlsame und liebevolle Umsetzung dieses ganz besonderen ZAPO!

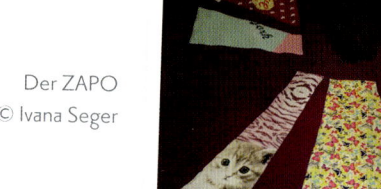

Der ZAPO
© Ivana Seger

Und dann kam der Tag des Flohmarktes. Auch diesmal gehörten Marion und ihre Kinder zu den ersten Gästen. Marion ahnte aus unserem letzten Telefonat, dass ich eine Überraschung für sie hatte, doch mehr wusste sie nicht. Als der ganze Hof mit Menschen gefüllt war, holte ich ein Paket aus einer der Garagen und bat Marion, zu mir nach vorne zu kommen. Ich fragte sie vorher allerdings, ob ihr das recht sei. Statt einer Antwort umarmte sie mich. Dann erzählte ich übers Mikro unsere Geschichte und alles über die mapapus, die wir im letzten Jahr an fast alle Familienangehörigen verteilen konnten.

„Ich weiß, wie sehr du dir einen mapapu gewünscht hast, doch ich habe keine mapapu für dich, sondern etwas anderes", sagte ich zu ihr und ich merkte ihr an, wie verwirrt sie war. Ich musste mich sehr konzentrieren, damit ich meine aufkommenden Gefühle in den Griff bekam. Dann nahm Marion ihr Paket entgegen und kniete sich auf den Boden, um es zu öffnen.

Der ZAPO, der ja von einem Jutesack umhüllt war, ließ Marion auf den ersten Blick nicht erkennen, was sie da eigentlich auspacken sollte. Aber dann nahm sie den Sack, öffnete ihn und schaute auf einen pinkfarbenen Umhang. Sie schaute mich etwas irritiert an, doch das nur, bis ich sie bat, ihn doch einmal zu öffnen. Als sie das tat, erkannte sie sofort die Kleidungsstücke von Emely und ihre Augen fingen an zu glänzen.

„Hier sind nicht nur die Kleidungsstücke von deiner Tochter eingearbeitet, sondern auch Emmas Fell", sagte ich zu ihr und allen Besuchern des Flohmarktes.

Es war rings um uns herum so still, dass man wieder einmal eine Stecknadel hätte fallen hören. Und egal, wo ich auch hinschaute: Jeder stand ganz ergriffen auf dem Hof und hörte zu.

„Jennifer von mapapu hat Emmas Fell in diese Herzform eingearbeitet, so dass, wenn du den ZAPO anziehst und schließt, Emma genau an deinem eigenen Herzen ist."

Als Marion den ZAPO an ihr Gesicht hielt, um Emma riechen zu können und dabei ihre Augen schloss, war es nun auch um mich geschehen und so standen wir inmitten des Hofes und ließen unseren Tränen freien Lauf.

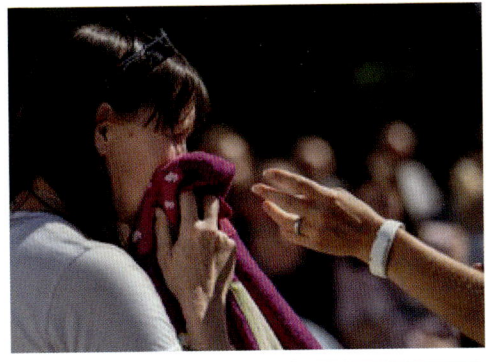

Ein magischer
Moment …
© Petra Hahner

Keine zehn Minuten später bat ich eine weitere Bärenherz-Mama zu mir und Steffi staunte nicht schlecht, als sie ihren Namen hörte. Auch sie bekam ein Paket und war sichtlich gerührt. Als sie es auszupacken begann, sah man deutlich, wie sehr sie sich über dieses Monsterpaket wunderte. Und dann erkannte sie es und konnte es nicht fassen, denn zum Vorschein kam eine Klimaanlage für ihre beeinträchtigten Jungs. Für die beiden war der letzte Sommer viel zu heiß gewesen und als eine Spenderin mich fragte, mit was und wem sie eine Freude machen konnte, fielen mir sofort Marcos und Alessandro ein. Es war so ein schöner Moment!

Ich nahm mein Mikro, begrüßte alle Besucher und ging schnurstracks auf eine grüne Box zu, die auch dieses Jahr von Jessy gebastelt worden war (ohne dass sie wusste, für wen diese besondere Box eigentlich war). Ich erklärte, was es mit dieser Box auf sich hatte. „Diese Box ist für eine ganz besondere Bärenherz-Familie, die noch nicht da ist", sagte ich den Besuchern und bat sie gleichzeitig, einen Euro reinzuwerfen. Ich konnte es kaum glauben, denn so viele Menschen kamen, und die meisten warfen gleich einen Schein hinein.

„Um 14 Uhr löse ich das Rätsel auf", sagte ich weiter und diesen Satz wiederholten ich und Günter Wagner, der mich in diesem Jahr als Co-Moderator unterstützte, von da an jede Stunde.

Danke, lieber Günni, für deine Unterstützung und deine professionelle Art, die mit so viel Gefühl gepaart ist.

Aus den Augenwinkeln sah ich, dass die Bärenherz-Mama, für die ich die grüne Box aufgestellt hatte, durch das Tor marschierte und sich riesig über alle anderen Bärenherz-Familien freute. Sie begrüßte mich und ich nahm mein Mikrofon und erklärte nochmals allen Leuten, was es mit der Box auf sich hatte. Dabei schaute ich immer wieder zu ihr hinüber, denn ich wollte sehen, ob sie etwas merkte. „Diese Box ist für den Herzenswunsch einer ganz besonderen Bärenherz-Mama", erklärte ich und konnte an ihrem Blick sehen, dass sie völlig ahnungslos war. Bevor ich das Rätsel um die grüne Box auflöste, bat ich meine Freundin Ela, die für mich an einem Stand verkaufte, zu mir zu kommen und mir den kompletten Erlös der bisherigen Flohmarktverkäufe aus den Geldbeuteln zu geben. Über 120 € waren darin und ich sagte zu ihr: „Nimm das Geld raus und wirf bitte alles in diese Box." Kaum hatte ich das gesagt, kamen aus allen Ecken Menschen und warfen ebenfalls Geld in diese Box, obwohl sie nicht einmal wussten, für wen sie da eigentlich spendeten.

Ich nahm die Box, streckte sie in die Luft und erzählte nochmals von dieser Bärenherz-Mama, die mir so nah am Herzen lag und die einen besonderen Herzenswunsch hatte: ein Traumschwinger für ihr beeinträchtigtes Kind, denn dieser Junge liebt dieses Schaukeln und das so sehr, dass manchmal dadurch sogar seine Krämpfe weggingen. Ich schaute in die Richtung, wo diese Mama saß und an ihrem Blick konnte ich sehen, dass sie zwar etwas ahnte, es aber nicht glauben konnte. Ich sprach ins Mikro: „Und diese Box ist für dich, liebe Julia. Was auch immer du vorhast – dieses Geld wird helfen."
Julia, die normalerweise so gut wie nie weint, stand nun vor mir und fragte immer wieder nach, ob sie auch die richtige Mama wäre, und ich nickte jedes Mal.

Wieder war es Kelechi, der zur richtigen Zeit kam und auch in diesem Jahr für unvergessliche Momente sorgte und die Veranstaltung perfekt ausklingen ließ.

Bisher habe ich drei Benefiz-Flohmärkte veranstaltet und jeder war ein unvergessliches Ereignis. Alle, die auf einem dieser Flohmärkte waren, haben eine ganz besondere Beziehung zu Emma und wollten sich bei ihr für die schönen und einzigartigen Momente bedanken.

Am 8. September 2019 veranstalte ich den 4. EMMA HILFT BENEFIZ Flohmarkt in der Hafenstraße 2 in 65439 Flörsheim. Ich würde mich über ganz viele Besucher sehr freuen. Und auch in diesem Jahr wird es eine grüne Box geben und ich weiß auch schon, für wen …

Die HSK sucht

einen Therapiehund

An einem windigen Donnerstagnachmittag im November 2016 klingelte um 15 Uhr mein Handy und eine Wiesbadener Nummer war zu sehen. „Hallo, mein Name ist Beuckens, ich betreue als Psychologin die Palliativstation der Helios Dr. Horst Schmidt Kliniken in Wiesbaden und hätte eine Frage an Sie." Was hat sie gerade gesagt? Eine Palliativstation? Diese beiden Fragen wirbelten mir im Kopf herum, während die angenehme Stimme am anderen Ende weitersprach.

„Wir möchten gerne auf unserer Palliativstation eine tiergestützte Therapie anbieten und wollten fragen, ob Sie noch Kapazität haben."

Ich weiß noch, wie ich mein Telefon anschaute und es einfach nicht fassen konnte, denn bis dato kannte ich keinen Hund in Hessen, der offiziell in ein Krankenhaus durfte. „Ich habe noch Kapazität, bin mir aber unsicher, ob ich Sie auch richtig verstanden habe", sagte ich zu ihr und fragte sie, wie sie sich so einen Einsatz auf der „Palli-Station" vorstellte. Wie denn Emma auf Station kommen sollte, überlegte ich noch, da wurde mir schlagartig bewusst, was für ein unglaublicher Meilenstein das für die tiergestützte Therapie in Hessen sein würde. Frau Beuckens erzählte mir, dass es in der Führungsriege einen Ärzte-wechsel gegeben hatte und dass der neue Chefarzt der Palliativstation gerne neue Wege und Möglichkeiten auf seiner Station anbieten möchte.
„Wir können diese Therapieform nur anbieten, weil unsere Station die ehemali-ge Isolationsstation ist und es daher einen externen Aufzug gibt, der ausschließ-lich auf unsere Station fährt, und den man nur mit einem Schlüssel betätigen kann", sagte sie weiter und wollte wissen, ob ich in den nächsten Tagen für ein Kennenlernen vorbeikommen könnte. Ich stand einfach nur da und nickte, als

ob ich Frau Beuckens gegenüber stehen würde. „Ja sicher, ich komme gerne", sagte ich und wir verabredeten uns für zehn Uhr am folgenden Dienstag. Dann legten wir auf. Oje, das wird bestimmt nicht einfach umzusetzen sein, dachte ich, während ich immer noch ziemlich überrascht über das gerade geführte Telefonat war. Wir betreuten zu dieser Zeit zwar schon vier Einrichtungen und es gab auch dort gewisse Auflagen, was die Hygiene anbelangte, doch mir war klar, dass ein Krankenhaus mit Sicherheit wesentlich strengere Auflagen erfüllen musste.

Am nächsten Dienstagmorgen parkte ich mein Auto auf dem Gelände der HSK in Wiesbaden. Ich war sehr nervös, denn mit dieser Anfrage begab ich mich auf ungewohntes Gebiet, nicht was die Patienten betraf, sondern eher was die Stationsabläufe anging, die nun mal ganz anders sind als in einem Hospiz.

Frau Beuckens wartete schon vor der Cafeteria auf mich und als sie schnellen Schrittes auf mich zu kam, war ich erstmal sehr überrascht, denn ich hatte bis zu diesem Moment eine völlig andere Vorstellung, was ihr Alter und ihr Aussehen betraf. Ich hatte mit einer älteren Dame gerechnet, aber nun stand eine hübsche junge Frau vor mir, die auf den ersten Blick nicht wie eine Psychologin aussah. Frau Beuckens hatte mich am Telefon mit ihrer perfekten Rhetorik und ihrem unglaublichen Fachwissen so sehr beeindruckt und ich weiß nicht, warum ich solche Qualifikationen nicht einer jungen Frau zuordnen konnte.

„Hallo, ich bin Frau Beuckens und freue mich, dass Sie sich die Zeit genommen haben vorbeizukommen", sagte sie, während wir durch das riesige Krankenhaus in Richtung der Fahrstühle liefen. „Hier ist unsere Station", erklärte sie mir, als wir vor der Tür mit der Aufschrift „B22 Palliativstation" standen. Sie drückte den Türöffner und gemeinsam betraten wir die Station und gingen den langen Flur komplett entlang, da erst am Ende der Station ihr Büro lag. „Möchten Sie etwas trinken?", fragte sie und ich nahm eine Tasse Kaffee. Dann redeten wir erstmal über Emma und ihre Aufgaben in den anderen Einrichtungen und natürlich auch über das Thema Hygiene.

„Wir haben schon einen fertig erstellten Hygieneplan, den uns ein anderes Krankenhaus zur Verfügung gestellt hat, in dem die tiergestützte Therapie schon länger praktiziert wird." Gemeinsam wollten wir Punkt für Punkt durchgehen und ich warf schon mal einen Blick auf den vor mir liegenden Zettel. Nachdem ich alles überflogen hatte, atmete ich auf, denn es gab keine Auflage, die wir nicht erfüllen konnten. Doch es gab deutliche Unterschiede zu den Hospizen und das hat auf so einer Station auch seine Berechtigung. Da wären zum Beispiel die Handtücher, auf denen Emma liegt. Diese durfte ich nicht mit nach Hause nehmen und waschen, sondern sie mussten von der Station mit einem desinfizierenden Waschmittel separat gewaschen werden. „Okay, das kriegen wir hin", sagte ich und gemeinsam lasen wir weiter.

Der Weg vom Auto zur Eingangstür (in unserem Fall zum Fahrstuhl) sollte so kurz wie möglich sein. „Sie können direkt vor dem Fahrstuhl parken. Ich zeige Ihnen nachher den Weg", sagte Frau Beuckens, als sie meinen fragenden Blick sah. Weiterhin durfte sich Emma nicht frei auf Station bewegen und sie durfte selbstverständlich auch nicht in die Küche. Es musste gewährleistet sein, dass sich jeder Patient nach dem Hundebesuch die Hände desinfizieren kann, was auch in den Hospizen so gehandhabt wird. Eine regelmäßige Parasitenprophylaxe alle sechs Wochen, eine vierteljährliche Darmentwurmung sowie alle gültigen Impfungen nach Impfempfehlung des Veterinärs muss durch einen schriftlichen und lückenlosen tierärztlichen Nachweis bei der Hygiene-Abteilung eingereicht werden und selbstverständlich sollte Emma vor jedem Einsatz eine gründliche Fellpflege erhalten. Sie durfte an niemandem hochspringen, keinem übers Gesicht lecken und sie musste mit medizinischen Hilfsmitteln jeglicher Art vertraut sein, diese nicht umstoßen oder ablecken.

Ich saß da und musste auf einmal an unsere früheren langen und intensiven Trainingseinheiten denken. Ich hätte nie gedacht, dass ich beziehungsweise Emma all das Antrainierte einmal in einem Krankenhaus brauchen würden und bekam eine Gänsehaut am ganzen Körper. Doch die Liste war noch nicht abgearbeitet und so gingen wir einen Punkt nach dem anderen durch: Läufige Hündinnen dürfen nicht eingesetzt werden, stand da und ich sagte nur, dass dies bei Emma schon lange nicht mehr passieren konnte, da sie kastriert war. Nächster Punkt:

Sollte Emma – aus welchen Gründen auch immer – einmal krank sein, Fieber haben oder Hautläsionen aufweisen, so wäre ein Einsatz nicht durchführbar und ich fragte mich, ob es tatsächlich Menschen gab, die ihren kranken Hund mit in eine Einrichtung nehmen würden – ich jedenfalls nicht. Und so nickte ich auch bei diesem Punkt nur als Bestätigung. Auch die nächsten Punkte konnte ich nur zustimmend abnicken, denn da stand noch, dass alle eingesetzten Hilfsmittel wie Hundedecke und Hundespielgeräte nach jedem Patientenbesuch gewaschen und/oder desinfiziert werden müssten. Und zum guten Schluss durfte Emma keinesfalls folgende Bereiche betreten: die Küchen (Teeküche), da sie keinen Kontakt zu Lebensmitteln oder zu Bereichen, in denen Lebensmittel zubereitet oder gelagert werden, haben durfte und sie durfte auch nicht in Untersuchungsräume oder die sogenannten „reinen" Arbeitsräume.

Nachdem wir alle Punkte durchgegangen waren, rief Frau Beuckens den leitenden Arzt, Dr. Wagner, an, um mit ihm einen Termin zu vereinbaren, damit auch er uns persönlich kennenlernen konnte. Danach zeigte sie mir die Station, die erst auf den zweiten Blick nichts mit einer normalen Krankenhausstation zu tun hatte. „Das ist unser Wohnzimmer", sagte sie, als wir den ersten Raum betraten. Ich war positiv überrascht, denn dieser Ort hatte so gar nichts mit dem Aufenthaltsraum anderer Stationen zu tun. Es gab und gibt auch heute noch ein Klavier und ich erfuhr, dass jeden Dienstag ein Musikstudent zur Kaffeezeit eine Stunde spielen würde und so für eine willkommene Abwechslung und besondere Atmosphäre sorgte. Dann war da ein Aquarium, in dem ganz viele bunte Fische schwammen, ein Schaukelstuhl, ganz viele nette kleine Sitznischen und ein Großbildfernseher. All das steht im Übrigen heute noch auf der Station, auch wenn es zwischenzeitlich umgestellt worden ist.
Dann zeigte Frau Beucker mir ein Patientenzimmer und erzählte, dass die Palliativstation zehn Patienten aufnehmen kann und dass jedes Zimmer ein Einzelzimmer sei, in dem jederzeit aber auch ein zusätzliches Bett für die Angehörigen dazugestellt werden kann. Zwischenzeitlich waren wir beim Du angekommen und ich sah Yvonne an, wie stolz sie über die Station ging und wie gerne sie dort arbeitete.

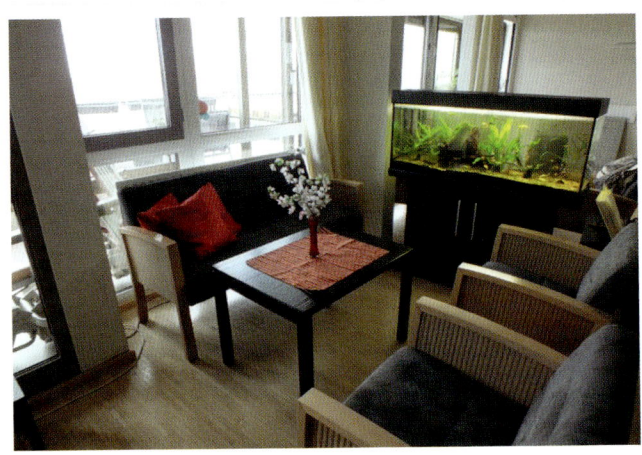

Das Wohnzimmer | © Ivana Seger

Dann lernte ich den sympathischen Chefarzt Dr. Wagner kennen und war überrascht, mit wie viel Engagement auch er die tiergestützte Therapie auf seiner
Station etablieren wollte. Wow, dachte ich, als wir einen neuen Termin aus-
machten, damit nun auch Emma die neue Einrichtung kennenlernen konnte.

Als ich zwei Tage später mit Emma im Kofferraum neben dem Fahrstuhl parkte
und uns telefonisch bei Yvonne anmeldete, war ich richtig aufgeregt. Yvonne
holte uns mit dem Fahrstuhl ab und als Emma die ersten fünf Meter auf der
Palliativstation zurückgelegt hatte, wurde mir bewusst:

*Emma war der erste Therapiehund in Hessen, der offiziell in ein
Krankenhaus durfte! Hätte mir das jemand vor zehn Jahren gesagt,
ich hätte ihn für verrückt gehalten.*

Kaum auf der Station angekommen, hörte ich dann nur noch: „Oh, da ist sie
ja!" und „Wie süß". Als ich mich umdrehte, um zu schauen, wer das sagte, sah
ich eine Schar aus Krankenschwestern, Krankenpflegern und Ärzten auf uns zukommen. Ich stand so vor Emma, dass alle an mir vorbei mussten, wenn sie zu

Emma wollten. Alle nickten mir zwar mit einem Lächeln kurz zu, ließen mich dann aber erstmal stehen, um Emma gebührend begrüßen zu können. Keine Minute später saßen alle um Emma herum und jeder machte ein Foto nach dem anderen. Und Emma? Sie fand das toll und hatte sich sofort auf den Rücken gedreht, damit sie auch wirklich überall gestreichelt werden konnte.

Ich hingegen stand einfach nur schmunzelnd auf diesem Flur und dachte: Was für ein schönes Bild. Heute, vier Jahre später, ist Emma auf der "Palli-Station" der Helios Dr. Horst Schmidt Kliniken nicht mehr wegzudenken und wird von allen Kollegen und Kolleginnen, aber auch von den Ärzten und Ärztinnen, der Seelsorgerin und der Physiotherapeutin als vollwertige Kollegin und absolute Bereicherung angesehen.

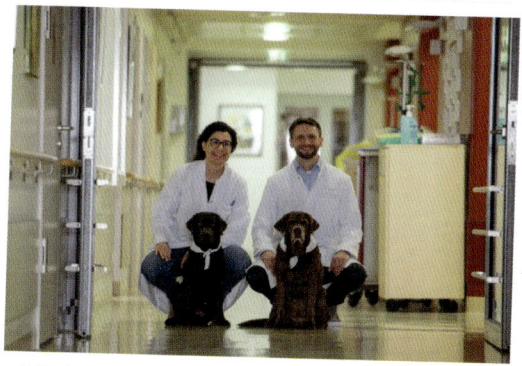

Frau Dr. Loesel mit Herrn Dr. Stanze | © Petra Hahner, HSK

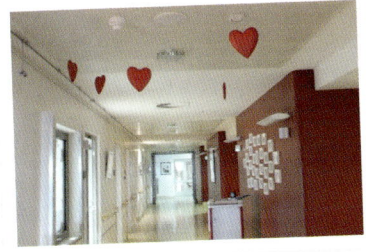

Mit ganz viel Herz für die Patienten
© Petra Hahner, HSK

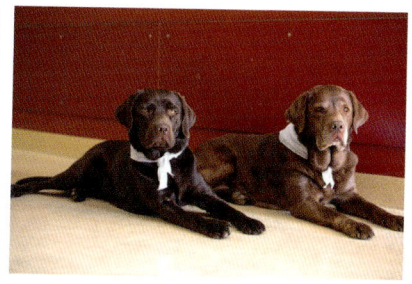

Emma & Sissi | © Petra Hahner, HSK

Und auch auf dieser wunderbaren Station hat Emma für so viele unvergessliche Momente gesorgt, dass ich meine ergreifendsten Begegnungen gerne mit euch teilen möchte.

Da gab es zum einen Herrn F., den ich im Jahre 2016 kennenlernen durfte. Er gehört zu den Menschen, die ich niemals vergessen werde und möchte. Als ich damals auf die Station kam und eine Übergabe von einer Kollegin bekam, erfuhr ich alles Notwendige über den neuen Patienten. „Ich glaube, es macht keinen Sinn, wenn du ihn besuchst, denn er möchte weder Anwendungen noch Besuche haben. Er hat sich in den letzten Tagen immer mehr isoliert und wirkt immer depressiver", sagte sie weiter und ich merkte, wie traurig mich dieser Bericht machte. Es muss doch etwas geben, was ihm gut tun kann, überlegte ich, konzentrierte mich aber weiter auf die Übergabe. Ich ging in die Küche und holte eine Schale, damit ich die Leckerlis von Emma umfüllen konnte und als ich aus dem Stationszimmer kam, hörte ich, wie die Ärzte über Herrn F. sprachen und konnte ihre Hilflosigkeit deutlich spüren.

„Wir können nichts machen, wenn er das nicht möchte", sagte einer der Ärzte und ich kann heute nicht mehr sagen, warum ich das Gefühl hatte, dass ich Herrn F. wenigstens Hallo sagen wollte. Ich besuchte erst einen anderen Patienten und als ich eine Ärztin auf dem Flur traf, wollte ich von ihr wissen, ob ich Herrn F. einfach mal Hallo sagen könnte. „Das kannst du gerne machen, aber ich glaube, das wird er nicht wollen", meinte sie. Ich vertraute meinem Gefühl, und so stand ich etwa fünf Minuten später vor seinem Zimmer und klopfte an. Nichts. Ich klopfte erneut und auch jetzt hörte ich rein gar nichts.

Soll ich einfach reingehen, fragte ich mich und stand bestimmt noch drei Minuten vor seiner Tür, bis ich beschloss, noch einen Versuch zu wagen. Ich musste mich richtig konzentrieren, um sein leises „Ja" zu hören. War das ein Ja, fragte ich mich immer und immer wieder und gab mir dann selbst die Antwort: Ich glaube, ja.

Also öffnete ich die Tür und sah in zwei Augen, die einfach nur ins Leere blickten und die so traurig aussahen, dass es mir in Mark und Bein fuhr. Ich musste mich sehr zusammenreißen, um nicht zu weinen, denn Herr F. erinnerte mich so sehr an meine geliebte Oma und so atmete ich tief durch und betrat sein Zimmer. „Hallo, Herr F., mein Name ist Ivana Seger", begann ich. Doch er schien mich nicht zu registrieren und schaute irgendwie durch mich durch. „Ich komme jeden Dienstag mit meiner Therapiehündin Emma auf diese Station, um die Patienten zu besuchen", sagte ich weiter. Bei dem Wort „Hund" veränderte sich auf einmal sein Blick und er schaute mich das erste Mal an. „Ja, Sie haben richtig gehört. Ich komme mit einem Hund auf diese Station." Als er sicher war, dass er mich auch richtig verstanden hatte, hob er seinen Oberkörper und fragte: „Und wo ist der Hund?" Meint er das nun ernst, fragte ich mich noch, während Herr F. sich immer weiter aufrichtete, bis er schließlich voller Vorfreude auf der Bettkante saß. „Ich hole sie und komme gleich wieder." Herr F. schaute mich an und es war das erste Mal, dass ich ihn lächeln sah.

„Wo gehst du hin?", fragte mich meine Kollegin, als sie mich auf dem Flur traf. Ich erzählte ihr, dass ich Herrn F. besuchen würde, „Das glaube ich ja nicht!", rief sie erstaunt, während ich meine Leckerlis holte und zu Emma „Okay" sagte. Sie stand sofort auf und kam schwanzwedelnd auf mich zu.

„Hier ist sie", sagte ich zu Herrn F., nachdem ich wieder an seiner Tür war. Er saß immer noch auf der Bettkante. Als er Emma im Türrahmen stehen sah, sagte er: „Na, da komm mal her!" Daraufhin gab ich Emma ein Zeichen, das ihr erlaubte, sein Zimmer zu betreten. „Ich wollte immer einen Hund haben", sagte er auf einmal und erzählte mir in den nächsten 20 Minuten, wie sehr er Hunde liebte und dass er sich aber keinen holen konnte, weil seine Frau solche Angst vor Hunden hat.

Unser Besuch war so ganz anders, als ich es je erwartet hatte. Und als ich ihn dabei beobachtete, wie er Emma ansah und ihr die Leckerlis gab, fiel mir etwas ein. „Ich komme gleich wieder", sagte ich und ging aus dem Zimmer, um meine Kollegin zu holen. „Möchtest du gern einen anderen Herrn F. kennenlernen?", fragte ich sie und an ihrem irritierten Blick konnte ich ablesen, dass sie überhaupt nicht verstand, wovon ich eigentlich sprach. „Komm einfach mit", sagte ich zu ihr und sie folgte mir. Im Zimmer angekommen, erklärte ihr Herr F. bester Laune, wen er da zu Besuch hatte.

„Na, dann wünsche ich Ihnen noch viel Spaß dabei", sagte sie und ging mit Tränen in den Augen wieder ins Stationszimmer zurück. Als ich mich an jenem Tag bei Herrn F. verabschiedete, fragte er mich, ob ich auch nächste Woche kommen würde und ich nickte.

Eine Woche später waren wir wieder auf der Station und ich erfuhr in der Übergabe, dass Herr F. noch lange über unseren Besuch gesprochen hatte und sich sehr auf den heutigen Tag freute. „Hallo, Herr F., da sind wir", sagte ich zu ihm und er setzte sich sofort an die Bettkante und lächelte mich an. „Meine Frau wird gleich zu Besuch kommen", sagte er auf einmal und ich überlegte, wie ich mit ihrer Hundeangst dann umgehen sollte. Doch zu mehr kam ich nicht mehr, denn keine zwei Sekunden später klopfte es an der Tür, und eine Frau stand wie versteinert im Türrahmen. An ihrer Atmung, die fast nicht mehr sichtbar war, konnte ich sofort sehen, dass es seine Frau sein musste. „Sollen wir später nochmal kommen?", fragte ich sie. Vor lauter Anspannung konnte mir Frau F. keine Antwort geben. Stattdessen stand sie einfach nur da und versuchte, ihre Atmung in den Griff zu bekommen. „Sie dürfen gerne hereinkommen. Ich verspreche Ihnen, Emma wird sich nicht von ihrem Platz bewegen", sagte ich zu Frau F. Sie nahm ihren ganzen Mut zusammen, holte sich einen Stuhl und stellte ihn ganz nah an die Wand, bevor sie sich setzte. Ihre Anspannung war so stark, dass mir klar war, dass es nichts geben würde, um ihr diese Angst zu nehmen. So beschloss ich, einfach dort weiter zu machen, wo wir gerade aufgehört hatten: mit dem Füttern und Streicheln von Emma. „Die ist aber wirklich sehr lieb", sagte Frau F. auf einmal. Und als sie sah, wie sehr ihr geliebter Mann Emmas Anwesenheit genoss, nahm sie ihren Stuhl und rutschte Millimeter um Millimeter näher ans Bett heran. Ich sagte nichts und hätte auch nichts sagen können, denn Herr F. übernahm von dieser Sekunde an das Gespräch und erzählte von seiner Liebe zu Hunden. Wenig später saß nun auch Frau F. nah am Bett ihres geliebten Mannes. Wenn sie ihren Arm ausgestreckt hätte, hätte sie tatsächlich Emma streicheln können.

Eine Woche später kam ich wieder auf Station und erfuhr, dass es Herrn F. wesentlich schlechter ging und er niemanden sehen wollte. Ich ging über die Station, um im Stationszimmer eine Schüssel für die Leckerlis zu holen. Als ich in Höhe des Wohnzimmers war, sah ich auf dem Balkon eine junge Frau, die sehr traurig zu sein schien. Ich wusste nicht, wer sie war und doch hatte ich das Gefühl, ich müsste ihr Hallo sagen. Also ging ich auf den Balkon und stellte mich vor. „Ja, hallo", sagte sie, doch mehr auch nicht. „Ich bin die Dame, die immer mit einem Hund auf diese Station kommt", sagte ich weiter und mit diesem Satz änderte sich einfach alles. „Es freut mich so, Sie kennenzulernen. Ich bin die Tochter von Herrn F., Aline F.", sagte sie und lächelte mich das erste Mal an. Sie erzählte mir, wie schmerzhaft es für sie war, ihren geliebten Vater, der früher für die komplette Familie immer der Fels in der Brandung gewesen war, nun so zu sehen. „Wir können gerne gleich mal zu ihm gehen, wenn Sie das wünschen", sagte ich und sie nickte. Als wir das Zimmer von Herrn F. betraten, war so eine Schwere zu spüren, dass ich wusste, dass es keine Worte geben würde, die das ändern konnten.

„Soll ich Emma holen?", wollte ich von beiden wissen. Herr F. nickte einfach nur. Sobald Emma im Zimmer war, änderte sich schlagartig die komplette Atmosphäre und statt trauriger Gespräche kuschelte Herr F. mit Emma im Bett, während ich und Aline über Gott und die Welt redeten. „Ich danke dir so sehr", sagte Aline, als sie mich zum Abschied umarmte und von da an versuchte nicht nur seine Ehefrau, sondern auch Aline, immer auf Station zu sein, wenn wir im Einsatz waren. Auch Sissi durfte diese beeindruckende Familie kennenlernen und glaubt es oder nicht: Frau F. begrüßte von da an immer zuerst die Hunde, konnte sie sogar streicheln und verlor durch Emma & Sissi ihre Angst vor Hunden.

Als Herr F. in ein Hospiz verlegt wurde und sein Weg sowie die verbleibende Zeit für die Familie damit leider auch absehbar war, konnte ich nicht anders und besuchte ihn dort mit Emma & Sissi. Ich weiß noch, wie ich sein Zimmer betrat und Aline und seine Frau bei ihm saßen, ihn still begleiteten und sich so sehr freuten, dass wir da waren. Als Emma neben ihm im Bett lag, sah ich einen Kalender über seinem Bett liegen. Und als ich beim Verabschieden nah am Bett stand, konnte ich sehen, dass Herr F. sich dort seine wichtigsten Termine eingetragen hatte. An jedem Dienstag stand „Emma kommt", und dazu ein Herzchen.

Was für uns anfangs mit einem flüchtigen Kennenlernen der Familie F. begann, wurde schon eine Woche später zu einer sehr emotionalen Begegnung und aus dieser resultierte eine tiefe Verbundenheit zu Aline und Frau F., mit denen ich auch heute noch Kontakt habe.

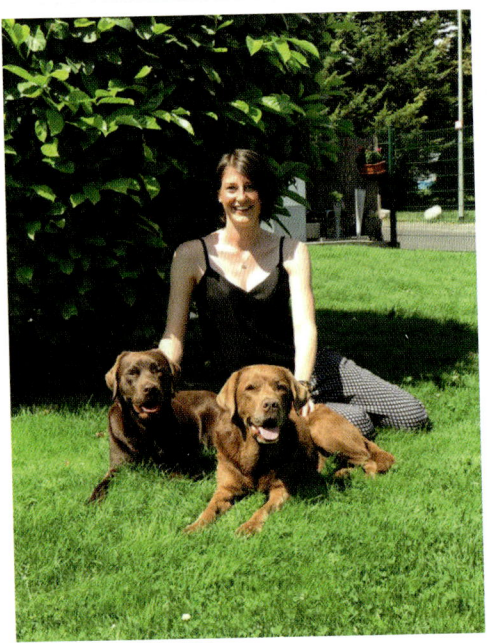

Aline F. – Tochter von Herr F. mit Emma & Sissi
© Ivana Seger

Ivana & Emma mit Sissi

Dies sind die mit Liebe gefüllten Worte einer zutiefst traurigen Tochter, die bald ihren Papa verlieren wird, und die explizit für die Sachbearbeiter der Krankenkassen sind. Nichts auf der Welt ist wichtiger, als einen würdevollen und schmerzfreien Tod und Sterbensweg zu haben und dafür kann und sollte noch sehr viel getan werden.

Ivana, eine sensible, einfühlsame und herzensgute Palliativschwester, ihr Therapiehund Emma, eine kuscheltierähnliche Labradorhündin und ihre sich noch in der Ausbildung befindende einjährige Hündin Sissi bilden ein Team von Herzensbrechern für Betroffene schwerer und unheilbarer Krankheiten, Sterbende und deren traurige und überforderte Angehörige.

Zwei Tage hintereinander, weil es angeblich „auf dem Weg lag", und nach bereits 2,5 Stunden Arbeit mit schwerkranken Kindern im Hospiz Bärenherz, scheint es für Ivana selbstverständlich, nochmals bei meinem Papa, der nur noch mit halboffenen Augen und Mund reaktionslos und nicht mehr ansprechbar im Bett liegt, vorbeizukommen. Für mich sehr rührend, dass sie einfach nochmals vorbeikommt – wo ich sie gerade mal 3,5 Wochen kenne. Ein Team und eine Therapie, die mir vor noch kurzer Zeit fremd waren und mir jetzt mehr Halt und Beistand geben als langjährige Freunde, Texte oder Gespräche.

Nicht nur mein Papa wurde ruhiger und hat die Atmosphäre, die sich in dem Hospizzimmer durch zwei auf dem Boden liegende und so zufriedene, kuschelbedürftige Hunde ausbreitet, gespürt, auch Mama, mein Bruder und ich wurden ruhiger und die traurige, herzzerreißende Stimmung in dem Zimmer verschwand. Sogar Lächeln und auch Lachen konnten wir dank den zwei süßen Labradorhündinnen, die sich gerne haben kraulen lassen. „Der Patient merkt alles und bekommt das Geschehen hier auch mit", beruhigt uns Ivana, dabei den Puls und die Atmung meines Vaters stets im Blick behaltend.

Papa, der für uns scheinbar schon in einer anderen Welt ist, profitiert aber in diesem finalen Zustand noch von der Anwesenheit des Dreamteams.

Die noch leicht verspielte Sissi, die gemütliche, in sich ruhende Emma und die liebevolle Ivana tun auch uns Angehörigen gut und schaffen es einfach durch ihre Anwesenheit, eine positive Wärme an ein Sterbebett zu zaubern.

Lachen versus Tod und Kuscheln versus Trauer: Es scheint alles so paradox, doch selbst ein herzhaftes gemeinsames Lachen ist zusammen möglich, in einer Situation, die sonst nur von Trauer, Leid und Schmerz geprägt ist.

Nebenbei lernen wir viel über das Verhalten von Sterbenden, Detailwissen, das das Internet nicht bietet und meine Thanatologie-Studien komplettiert: Wo entsteht der Hunger und der Durst? Was bedeutet das In-die-Luft-Greifen? Warum sollte man nicht ins Gesicht fassen? Warum ist Trinken nicht mehr wichtig? Wie befeuchtet man einen Mund richtig? Was hat es mit einer Aromatherapie in der letzten Lebensphase auf sich? All das wird uns auf eine so dermaßen liebevolle Art und Weise vermittelt, dass wir lernen, wie wir Papas Weg noch angenehmer gestalten können.

Liebe Ivana, liebe Emma und liebe Sissi – ihr seid Wegbegleiter geworden! Nicht nur für meinen Papa auf seinem letzten Lebensabschnitt, sondern auch für mich und meine Mutter, die plötzlich Hunde anfasst und sogar mit Sissi intensive Kuscheleinheiten austauscht und bei einer Pfote, die auf sie zukommt, nicht mehr die Raumecke aufsucht, sondern diese liebevoll greift und hält.

Selbst mein Bruder, der ähnlich skeptisch war, was einen Hund im Sterbebett angeht, wie viele andere, denen man das berichtet, war zu Beginn der Ansicht, dass wir einander schon länger und freundschaftlich kennen würden, was aus der ehrlichen, so herzlichen Begrüßung und der Freude unsererseits bei einem Wiedersehen zu schließen war.

Ihr kreiert eine von den Seelsorgern so bezeichnete Glücksoase am Sterbebett eines geliebten Menschen. Ihr schafft es in der schlimmsten Phase, die gefüllt ist von Abschied, Kummer und Ohnmacht, ein Lächeln in unser Gesicht zu zaubern und einen Moment des Schönen erleben und spüren zu können.

Dankeschön, dass es euch gibt! Danke, dass ihr einfach da seid!
Danke für eure Unterstützung, eure Betreuung, eure Fürsorge und eure Hilfe.
Ich werde diese nicht mehr an Schmerz und Trauer zu übertreffende Zeit meines Lebens sowie euch, Ivana, Emma & Sissi nie mehr vergessen.

Aline F. – Tochter von Herr F.

Und dann gab es auch noch Bianca G., die ich nie mehr vergessen möchte. Auch sie lernte ich auf der Palliativstation kennen. Schon bei unserem ersten Kennenlernen wusste ich, dass ich hier einer sehr beeindruckenden und außergewöhnlichen Persönlichkeit gegenübersaß. Als wir zum zweiten Besuch bei ihr auf Station angelangt waren, kam schon die erste Kollegin, nämlich die Physiotherapeutin der Station, auf mich zu und berichtete mir über die gerade durchgeführte Therapie bei Bianca und über die tiefe Traurigkeit der Patientin. „Sie freut sich schon so sehr auf euch und hat letzte Woche noch so lange von eurem Besuch gesprochen", sagte sie und erzählte mir alles über das Familiengespräch, das ein paar Tage vorher stattgefunden hatte, auf welches Bianca sehr gerne verzichtet hätte.

Familiengespräche werden auf Palliativstationen angeboten, um mit den Angehörigen nach Möglichkeit gemeinsam mit dem Patienten die aktuelle Situation zu besprechen und wichtige Entscheidungen für das weitere Vorgehen vorzubereiten. Dabei spricht immer mindestens ein Arzt gemeinsam mit einer Pflegekraft und der psychologischen Fachkraft mit der Familie beziehungsweise den vom Patienten gewählten vertrauten Personen. „Sie hat leider keine guten Nachrichten erhalten", berichtete mir die Physiotherapeutin und ihre Betroffenheit darüber war ihr deutlich anzusehen. Wir standen beide in der Stationsküche und brauchten lange, um dies sacken zu lassen.

Als wir Bianca G. eine Woche zuvor kennenlernten, waren unsere Gespräche, aber vor allem ihre Worte noch so geprägt von Hoffnung und Zuversicht. Obwohl ich nun schon seit zehn Jahren Menschen auf ihrem Weg begleite, setzt auch mir so eine Nachricht sehr zu. Und so brauchte ich eine Zeit lang, bis ich überhaupt ins Zimmer von Bianca gehen konnte. Als ich an ihre Tür klopfte, musste ich mich richtig konzentrieren, um ihr „Ja" hören zu können. Durch ihre fortgeschrittene Krebserkrankung konnte sie nur noch auf der Seite liegen. Daher konnte sie mich auch nicht erkennen, als ich ihr Zimmer betrat.

„Hallo Bianca, ich bin's, Ivana", sagte ich zu ihr, während ich auf ihr Bett zuging. Und als sie mich sah, lächelte sie. Doch ihre Traurigkeit war so spürbar, dass ich schlucken musste.

„Wo ist denn Emma?", fragte sie mich und ich sagte ihr, dass ich mein Versprechen eingehalten hätte und heute beide Hunde dabei hatte. Beim letzten Besuch hatte ich ihr so viel über Sissi erzählt, dass sie mich gefragt hatte, ob sie Sissi auch einmal kennenlernen dürfte. Als ich ihr damals diese Frage nickend bestätigte, freute Bianca sich sehr darüber. Man muss dazu wissen, dass Sissi zu dieser Zeit gerade mal neun Monate alt war.

„Ich würde dich gern anders positionieren, damit Sissi auch genügend Platz in deinem Bett hat", sagte ich zu ihr und Bianca reagierte sofort, indem sie sich Millimeter für Millimeter Richtung Bettkante bewegte. Wo sie diese Kraft hergenommen hat – ich weiß es nicht. „Ich hole Sissi und komme gleich wieder", sagte ich. Darauf nickte sie mit einem Lächeln im Gesicht. „Soll ich dir auch etwas Obst kleinschneiden?", wollte ich wissen, da jedes Mal, wenn wir ins Zimmer kamen, ein kleiner Obstteller auf ihrem Nachttisch stand. Bianca nickte.

Und so ging ich in die Küche, schnitt das Obst, ging dann in den Flur, wo Emma & Sissi auf ihrer Decke lagen, und sagte „Okay". Beide Hunde kennen das Kommando und standen auf, um mir auf sanften, leisen Pfoten zu folgen. Fast an ihrem Zimmer angekommen, fragte mich eine weitere Kollegin, ob sie mich bei diesem Einsatz begleiten dürfte, denn sie betreute Bianca an jenem Tag als Pflegefachkraft und bekam kaum einen Zugang zu ihr. Ich fragte Bianca, die keine Einwände hatte. Und so gingen wir zu zweit und mit beiden Hunden im Schlepptau in ihr Zimmer. Ich legte eine Decke auf Biancas Bettdecke, sagte zu Emma „Platz", die sich sofort zu meiner Kollegin legte und zu Sissi „Hopp", die dann behutsam zu Bianca sprang. Und als ob sie noch nie etwas anderes getan hätte, schmiegte sie sich ganz nah an sie heran, als ob sie sagen wollte: Ich bin nun bei dir und passe auf dich auf.

Bianca strahlte und begann sofort, Sissi ausgiebig zu streicheln, während sie von dem Hund ihres Bruders sprach, den sie so sehr liebte. Und dann kam die Verzweiflung, die Traurigkeit, und Bianca weinte bitterlich und erzählte uns von dem Familiengespräch und dass sie so gerne mehr Zeit gehabt hätte.

Das sind Worte, die auch an mir nicht spurlos vorbeigehen und meine volle Konzentration fordern, um meine aufsteigenden Tränen in den Griff zu bekommen. Denn schließlich sind ich und die Hunde da, um andere aufzufangen, sie abzulenken und Trost zu spenden. Als ich merkte, dass ich mich wieder gefangen hatte, ließ ich Bianca einfach reden und sie erzählte alles, was ihr auf der Seele lag, ohne dabei den Kontakt zu Sissi zu verlieren. Und Sissi meisterte ihre Aufgabe mit Bravour. Sie ließ sich von ihrer Traurigkeit in ihrem Kuschelbedürfnis nicht abhalten und schmiegte sich noch näher an sie heran.

So verging eine Stunde und danach ging es Bianca sichtbar besser. „Erzähl mir bitte was, damit ich auf andere Gedanken komme", sagte sie plötzlich zu mir. Und so erzählte ich ihr alles über das „Auswahlverfahren" meiner Hunde, wie ich sie gefunden hatte, was ich für Übungen mache und wie man so einen Hund erzieht. Nicht nur Bianca lauschte ganz gespannt, auch meine Kollegin hing an meinen Lippen und als ich über Emmas und Sissis Macken sprach, brach das Eis und Bianca konnte nicht anders und lachte. Es war ein Lachen, das von Herzen kam und alles änderte. Denn nun sprach auch sie über ihre Erfahrungen mit Hunden. Doch es war nicht, was sie sagte, sondern wie sie es sagte, was mir signalisierte, dass es ihr besser ging. „Schnarcht Sissi?", fragte sie mich auf einmal und tatsächlich – Sissi war so entspannt, dass sie in einen friedlichen Schlaf gefallen war und uns die Ohren voll schnarchte. Bianca, meine Kollegin und ich schauten uns an und mussten auf einmal alle lachen.

„Es kommt mir gerade überhaupt nicht so vor, als ob ich in einem Krankenhaus bin", sagte Bianca auf einmal. Schönere Worte hätte sie nicht finden können.

Sie strahlte dabei über das ganze Gesicht und durch ihr Lachen wurde nun auch Sissi wach und schaute sich irritiert um. Dieser Blick von ihr … wir konnten nicht anders und lachten nochmals gemeinsam. Nichts, aber auch gar nichts hätte in diesem Moment die Stimmung in ihrem Zimmer besser machen können. „Kommst du nächste Woche wieder mit beiden Hunden?", wollte sie wissen und ich nickte. „Jetzt könnte ich so einschlafen", sagte Bianca zu mir und ich fragte, ob ich ihr noch eine Rückenausstreichung machen solle, was sie dankend annahm. Und so holte ich ihre Lieblingslotion, setzte mich an ihre Bettkante und strich ihr sanft und mit kreisenden Bewegungen den Rücken aus, was sie mit geschlossenen Augen sichtlich genoss.

Es war einer unserer längsten Einsätze auf der Palliativstation. Doch jede einzelne Sekunde, jede Minute hatten sich so sehr gelohnt, denn als wir damals ihr Zimmer verließen, legte sich Bianca lächelnd anders hin und fiel in einen entspannten und beruhigten Schlaf. „Das war ja unglaublich", meinte meine Kollegin tief beeindruckt im Flur zu mir und konnte nicht fassen, was Sissi und Emma bei Bianca bewirkt hatten. „Das ist der Emma-Effekt", sagte ich zu ihr.

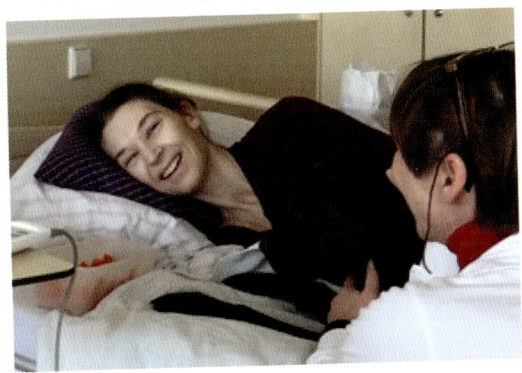

Bianca mit Sissi
© Ivana Seger

Eine weitere sehr ergreifende Begegnung möchte ich hier nicht auslassen: Die Begleitung von Herrn Erff. Ihn lernten wir an einem Dienstag auf der Palliativstation kennen und ich wusste schon nach der Übergabe, dass dies ein ganz besonderer Einsatz werden würde, denn hier handelte es sich nicht um einen „gewöhnlichen" Patienten, sondern um den Vater meiner Kollegin Alina, die zur damaligen Zeit als Palliativschwester auf dieser Station arbeitete. „Er bekommt Schmerzmittel. Doch sein Zustand hat sich sehr verschlechtert", erzählte mir der damalige Chefarzt Dr. Wagner und auch ihm konnte jeder ansehen, wie ihm diese Begleitung zusetzte. „Alina ist mit ihrer Mutter bei ihm und beide freuen sich schon so auf euch", sagte er. Doch ich brauchte nach der Übergabe einen Augenblick für mich. Ich wusste von den vielen früheren Gesprächen mit Alina, wie sehr sie Emma & Sissi als gleichwertige Kolleginnen und absolute Bereicherung ansah und wie sehr sie jedes Mal über die phänomenale Wirkung der Hunde ergriffen war. Hoffentlich kann Emma ihr etwas Trost spenden, dachte ich noch und dann sah ich auch schon Alina, die uns auf der Station zu suchen schien.

„Da seid ihr ja", sagte sie und ihre Vorfreude auf die Begegnung mit den Hunden war nicht zu übersehen. „Hallo, du gute Seele", sagte sie zu Emma, als sie sich neben sie kniete und sie wortlos streichelte. An ihrem Blick jedoch konnte ich erkennen, was für eine Achterbahnfahrt der Gefühle sie gerade durchmachte. Wow, was für eine starke Frau, dachte ich, als ich sie mit Emma & Sissi auf dem Boden schmusen sah. Ich war beeindruckt von ihrer unglaublichen Stärke, vor allem davon, wie sie es schaffen konnte, ihren geliebten Vater auf „ihrer" Station zu begleiten. „Ich komme gleich zu euch", sagte ich zu ihr, als sie wieder aufstand und sie nickte und ging wieder zurück zu ihrem Vater. Als ich anklopfte und nach einem „Ja" das Zimmer betrat, lag eine Schwere im Raum, die mir fast die Luft zum Atmen nahm. Alle sahen verständlicherweise sehr traurig aus und irgendwie schien es, als ob keiner so richtig wusste, was er sagen sollte. Als dann Emma & Sissi im Türrahmen standen und Herr Erff sie sah, änderte sich mit einem Mal wirklich alles.

Da, wo vorher noch Traurigkeit und Hilflosigkeit herrschten, wurde es irgendwie wärmer und alle waren sichtlich berührt und angetan von den Hunden, die für neuen Gesprächsstoff sorgten. Als Emma & Sissi das Zimmer betraten, huschte jedem ein Lächeln übers Gesicht. „Eigentlich mag ich Katzen", sagte Herr Erff zu mir und erzählte mir, was er genau an diesen Tieren so liebte. Und schon waren wir mitten im Gespräch. Nun konnten sich auch seine geliebte Frau und seine Tochter Alina am Gespräch beteiligen und es war, als sei ein Knoten geplatzt. „Sollen die Hunde auch zu Ihnen ins Bett, damit Sie sie besser streicheln können?", wollte ich von ihm wissen und brauchte keine Antwort. Ich legte ein Tuch rechts neben ihn und ein anderes auf seine linke Seite. Als dann Emma & Sissi zu ihm hochgesprungen waren und er sie direkt mit Apfelstücken fütterte, war es ein magischer Moment, der bei allen für Gänsehaut sorgte. Herr Erff sah in diesem Augenblick so glücklich aus und ich glaube, dass es nichts gegeben hätte, was ihm in diesem Augenblick besser getan hätte.

Wir ließen ihn alleine, denn ich konnte an seinem Blick erkennen, wie wichtig die nächsten Minuten für ihn sein würden. Und als wir wieder in sein Zimmer kamen, traute ich meinen Augen kaum, denn alle drei waren eingeschlafen und lagen völlig entspannt im Bett.

Nun hatte auch ich Tränen in den Augen und als Alina dieses harmonische Bild von ihrem geliebten Vater sah, kam sie auf mich zu, umarmte mich und sagte nur ein einziges Wort: „Danke". Nach diesem Einsatz wartete eigentlich noch eine andere Patientin auf uns. Doch das musste ich leider aus Selbstschutz schweren Herzens ablehnen, denn nun brauchte auch ich eine Pause. Alina war und ist für mich eine Palliativschwester, die nicht nur ihr Herz am rechten Fleck hat, sondern auch noch empathisch ihren Patienten gegenüber ist und eine Mitarbeiterin, die sich jedes Krankenhaus nur wünschen würde, wenn es die Möglichkeit dazu hätte. Sie gehört zu den wenigen, die unsere Mission aus zwei Perspektiven einschätzen kann: Zum einen aus der fachlichen Perspektive, und zum anderen aus der Sichtweise einer betroffenen Tochter. Alina in dieser furchtbaren und unausweichlichen Situation zu sehen, brach mir fast das Herz. Heute denke ich gerne und oft an diesen Tag und obwohl Alina mittlerweile umgezogen ist und eine andere Stelle hat – wir werden immer in Kontakt bleiben.

An einem anderen Dienstag durfte ich die Familie Wagner kennenlernen, die nicht schlecht staunte, als sie erfuhren, dass es auf dieser Station zwei Hunde gab. „Wann kommen die denn immer?", fragten sie eine Kollegin und diese gab ihnen unsere Broschüre. Sie liegt auf der Station aus, so dass sich alle Patienten und Angehörigen einen ersten Eindruck über unsere Mission machen können.

Als ich an jenem Dienstag auf die Station kam, wurden wir schon im Flur abgefangen und eine Kollegin sagte mir, dass Herr Wagner schon auf uns warten würde und seine Tochter extra da sei, um die Hunde kennenzulernen. „Gut, ich sag erstmal selber Hallo", antwortete ich und ging zu seinem Zimmer. Als ich ein klares „Ja" hörte, trat ich ein. Und obwohl Herr Wagner nicht wissen konnte, wer ich war, sah er mich damals an und fragte direkt: „Und wo sind die Hunde?" Es war nicht, was er sagte, sondern wie er es sagte, was mich an jenem Tag so tief berührte. „Ich hole die Leckerlis und komme mit den Hunden gleich wieder", sagte ich. Da lächelte er mich an und seine Vorfreude war unbeschreiblich. „Da sind sie", sagte ich, als ich wieder in seinem Zimmer stand. „Oh, sind die süß", sagte seine Tochter Lisa und gemeinsam beschlossen wir, dass Emma & Sissi auf das Beibett sollten, damit Herr Wagner sich nicht umpositionieren musste. Kurz darauf lagen beide im Bett und Herr Wagner schien sein Glück nicht glauben zu können. Ich wollte ihn gerade fragen, ob er selbst Hunde hatte, da klopfte es auf einmal an der Tür und seine Frau kam mit ihrem Sohn ins Zimmer. Schon beim Betreten hatte sie Tränen der Rührung in den Augen. „Ach, wie toll", sagte sie und freute sich so sehr für ihren Mann. Danach redeten wir miteinander, als ob wir uns schon Jahre kennen würden und ich erfuhr alles über den eigenen Hund und seine Macken.

Familie Wagner gehört zu den Menschen, die man sofort ins Herz schließt, sobald man sie kennenlernt und so war es auch bei mir. Wir saßen damals einfach nur in diesem Krankenzimmer, lachten und tauschten Erfahrungen aus, während Herr Wagner und Lisa mit den Hunden kuschelten. Es war so eine schöne Atmosphäre in diesem Raum. Ich hätte allen noch Stunden zuhören können.

Herr Wagner wurde nach mehreren Wochen Aufenthalt auf der Palliativstation wieder nach Hause entlassen und als ich ein halbes Jahr später auf die Station kam, erfuhr ich von dem neuen leitenden Arzt Dr. Stanze, dass Herr Wagner wieder aufgenommen worden sei und sein Zustand sich rapide verschlechtert habe. Das alleine hatte mich zutiefst getroffen. Doch dann sagte Dr. Stanze etwas, was ich, selbst als er es dreimal wiederholte, einfach nicht glauben konnte:

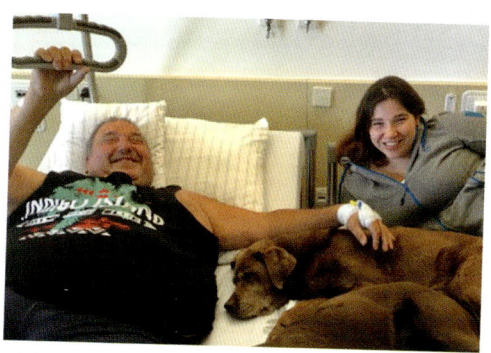

Herr Wagner mit seiner Tochter Lisa | © Ivana Seger

„Er kam euretwegen an einem Dienstag und sein größter Wunsch ist es, Emma & Sissi nochmal zu sehen".

Das gibt es doch gar nicht, dachte ich noch. Dann sah ich seine Frau auf dem Flur, die so traurig und mitgenommen aussah, dass ich einfach nicht anders konnte, als noch mit angezogener Jacke auf sie zuzugehen und sie zu umarmen. „Es ist so schön, dass du da bist. Er freut sich so auf euch", sagte sie und ich versprach ihr, in fünf Minuten da zu sein. Sie nickte, während sie sich ihre Tränen aus den Augen wischte. Aber als ich dann wie versprochen an seiner Tür klopfte, saß ein Notar mit der gesamten Familie im Zimmer, um das Testament zu beglaubigen. „Ich komme später", sagte ich und wollte gerade gehen, da stand seine Frau Sylvia auf und ging mit mir in den Flur. Sie war verständlicherweise sehr angespannt und doch hatte es den Anschein, als ob sie mir persönlich etwas Wichtiges sagen wollte. „Ich weiß nicht, wie lange das noch dauern wird, aber wir müssen das jetzt machen", sagte sie, während ich sie nur irritiert anschaute und nickte. Warum sagt sie mir das jetzt, dachte ich noch und verstand nicht ganz. „Er ist nur wegen der Hunde hier", sagte sie dann auf einmal und nun begriff ich: Sie hatte Angst, dass wir später nicht mehr auf Station sein würden. „Ich werde so lange bleiben, bis wir ihn besucht haben", sagte ich zu ihr und konnte nicht ahnen, wie erleichtert Sylvia darüber sein würde. Sie umarmte mich ganz fest und sagte nur: „Danke".

Da ich wusste, was ich gleich von Emma & Sissi erwarten würde, beschloss ich zwischenzeitlich mit den Palliativärzten und dem Pflegepersonal, dass wir an diesem Tag nur diesen Besuch machen würden und alle waren einverstanden. Eine Stunde später ging der Notar und Sylvia kam direkt aus dem Zimmer auf uns zu. „Er muss später nochmal kommen, da mein Mann seine Fragen nicht mehr beantworten konnte", sagte sie und an ihrem Blick konnte ich erkennen, wie sehr sie all das belastete. Gemeinsam gingen wir zu ihrem geliebten Mann. Und als wir sein Zimmer betraten, konnte ich es auf den ersten Blick sehen: Herr Wagner ging es sehr, sehr schlecht. „Hallo, Herr Wagner, ich bin's, Ivana. Ich habe Ihnen Emma & Sissi mitgebracht!"

„Kann er dich denn überhaupt noch hören?", wollte seine Frau von mir wissen. Ich nickte und berührte ihn sanft an der Schulter.

„Heute ist Dienstag und Emma-Tag", sagte ich erneut. Und als er den Namen „Emma" hörte, machte er seine Augen auf und lächelte mich an. „Ja, er hört jedes Wort", sagte ich zu Sylvia und fragte sie, ob ich ein zweites Bett ins Zimmer bringen dürfte, da ich Herrn Wagner in seiner momentanen Verfassung nicht umpositionieren wollte. Sie nickte und gemeinsam schoben wir ein weiteres Bett hinein und stellten es press neben seinem ab. Danach legte ich ein Laken aufs Bett und sagte zu Emma & Sissi „Hopp". „Da sind sie", sagte ich zu ihm, während ich seine Hand nahm und auf Emmas Fell legte. „Mmmmhh" machte er und alle einschließlich mir waren zutiefst berührt von dieser Reaktion.

Lisa, die mittlerweile ihren Sohn Ben zur Welt gebracht hatte, zeigte mir ein Video nach dem anderen, auf dem ihr Vater mit seinem geliebten Enkel zu sehen war und wie er einfach nur Quatsch mit ihm machte. „Mit meinem Sohn ging es ihm zu Hause immer ein klein wenig besser", sagte Lisa, während sie mit ihrem vier Monate jungen Sohn neben ihrem geliebten Vater saß und ihn immer wieder an der Schulter streichelte. In der nächsten Stunde zeigte mir die Familie jede Menge Fotos und sie erzählten mir viele schöne Geschichten aus ihrem Leben, während alle neben Herrn Wagner saßen und ihn in jedes Wort miteinbezogen. Es war ein sehr ergreifender Einsatz. Als ich mich damals verabschiedete, wusste ich, dass ich Herrn Wagner nicht mehr wiedersehen würde.

„Melde dich bitte ab und an bei mir", bat ich seine Frau. Sie nickte mir zu und sagte nur: „Ich danke dir so sehr." Auch mit dieser Familie verbindet mich seitdem ein unsichtbares Band, welches ich nie mehr missen möchte.

Auch unser Noteinsatz bei Frau B. ist mir unvergessen. Alles begann an einem Freitag, als mich die Palliativärztin Dr. Bode anrief und mich fragte, ob ich für einen Noteinsatz auf die Station kommen könnte. Sie erzählte mir alles über Frau B., die keine zwei Wochen zuvor immer wieder ins Krankenhaus gegangen war, weil sie ihre angeblichen Magenschmerzen wieder so plagten. „Ihr Zustand wird von Tag zu Tag und sogar von Stunde zu Stunde immer schlechter. Gestern kam sie dann auf unsere Station. Wahrscheinlich wird sie es bis Dienstag nicht mehr schaffen", erklärte mir Frau Dr. Bode die Situation und ich merkte, wie sich ein Kloß in meinem Hals breitmachte. Es war zum Verzweifeln, denn ich konnte leider nicht und bot stattdessen an, dass ich gerne am Sonntag kommen könnte. „Das wäre so schön, denn sie wollte euch unbedingt kennenlernen", sagte die Palliativärztin und beendete mit diesem Satz unser Gespräch.

Am Samstagnachmittag dann klingelte mein Telefon und eine mir unbekannte Nummer war auf dem Display zu sehen. Als ich ranging, hörte ich ein Geräusch, welches ich anfangs erstmal überhaupt nicht einordnen konnte. Ich fragte immer wieder: „Wer ist da bitte?" Doch auch auf meine Frage hin hörte ich nur ein Wimmern und dann begriff ich es: Da weinte jemand am anderen Ende der Leitung. „Ich heiße Jasy und bin die Tochter von Frau B., die es bis Dienstag wahrscheinlich nicht mehr schaffen wird. Können Sie nicht heute schon kommen?", fragte sie mich und ihre Stimme klang so verzweifelt und traurig, dass ich einfach nicht anders konnte: Ich rief auf der Palliativstation an und bat die Kollegin, welche an diesem Tag Dienst hatte, um ihre professionelle Einschätzung. „Wenn du kommen magst, dann muss es heute noch sein", antwortete sie. Nun begriff ich die Dringlichkeit und sagte nur: „Ich bin in einer Stunde da." Ich zog mich nicht großartig um, ging nochmals mit Emma & Sissi eine Runde spazieren und fuhr keine 40 Minuten später los. Kaum auf der Station angekommen, erzählte mir die Kollegin die unfassbare Tragödie, die diese Familie auf eine so schonungslose Art erleben musste und ich bekam alleine beim Zuhören eine Gänsehaut: „Frau B. dachte, sie hätte mal wieder Magenprobleme. Sie war vorher bei so vielen Ärzten gewesen, doch keiner hatte etwas gefunden. Dann kam sie zu uns ins Krankenhaus und wanderte quasi von einer Abteilung in die nächste. Und schon einen Tag später wurde das erste Mal das Wort „Tumor" ausgesprochen. Als sie keine zehn Tage später auf der Onkologie lag, sagte man ihr und den völlig aufgelösten Angehörigen, dass sie an dieser Krankheit voraussichtlich in naher Zukunft versterben würde. Was für ein Horrorszenarium! Leider gibt es schon Metastasen in der Leber, was die Familie völlig unvorbereitet getroffen und sie komplett aus der Bahn geworfen hat."

Ich blieb stehen und schaute meiner Kollegin tief in die Augen. Wir mussten beide erst einmal durchatmen, als wir vor der Tür von Frau B. standen. Dann klopften wir an, gingen beide nach einem leisen „Ja" hinein und es genügte ein Blick, um zu erkennen, dass Frau B. nicht mehr viel Zeit hatte.

Obwohl die Tochter mich vorher noch nie gesehen hatte, erkannte sie mich sofort, kam auf mich zu und fiel mir einfach um den Hals. Sie weinte aus tiefster Dankbarkeit gefühlte fünf Minuten und während wir so dastanden, schaute ich mich kurz im Zimmer um. Es waren fünf Angehörige bei Frau B. und egal, in welches Gesicht ich auch schaute: Überall blickte ich in tief traurige Augen und konnte die Fassungslosigkeit spüren. „Ich weiß gar nicht, wie ich Ihnen danken kann", sagte die Tochter immer und immer wieder. Und dann ging ich an das Bett von Frau B. und erklärte ihr mit leiser Stimme, wer ich war, und dass ich Emma & Sissi mitgebracht hatte. Als ich mich wieder zur Tochter umdrehte, sagte ich fast flüsternd zu ihr „Wir haben nicht mehr viel Zeit", und sie verstand sofort und nickte nur. „Wir müssen sie anders positionieren", sagte ich zu der ganzen Familie und erklärte ihnen, dass sich Emma bequem ablegen muss, damit sie diese ehrenvolle Aufgabe auch ohne Stress durchführen konnte. Alle nickten und gingen wie auf Kommando einen Schritt zurück. Meine Kollegin und ich erklärten Frau B., was wir vorhatten und fuhren das Bett hoch. Dann signalisierte ich Frau B. durch Ausstreichen ihres rechten Beines, dass es gleich eine Lageveränderung geben würde. Das Gleiche machte ich mit dem linken

Bein, so dass sich Frau B. auf die kommenden Bewegungen einstellen konnte. Als sie dann so lag, dass ich den Eindruck hatte, dass es auch bequem für sie war, nickte ich den Angehörigen zu und ging in den Flur, um Emma & Sissi zu rufen. „Ich schneide dir die Leckerlis und bringe dir einen Kaffee", sagte meine liebe Kollegin, während die Hunde den langen Flur entlangliefen und schwanzwedelnd auf mich zukamen. Emma & Sissi betraten das Zimmer und alles, wirklich alles änderte sich schlagartig. Dort, wo vorher noch so eine Schwere und Fassungslosigkeit den Raum beherrschte, kehrte durch Emma & Sissi Ruhe, Frieden und Wärme ein, wirklich jedem Einzelnen huschte ein Lächeln übers Gesicht und alle wollten den Hunden Hallo sagen. Als Emma zu Frau B. hochsprang und sich ganz nah an ihre Seite legte, konnte die Tochter ihre Tränen nicht mehr zurückhalten, setzte sich zu ihrer Mutter ans Bett und flüsterte leise in ihr Ohr: „Siehst du Mama, ich habe es dir doch versprochen", während sie abwechselnd die Hand ihrer Mutter und dann wieder Emma streichelte.

Und dann erzählte auch sie mir, was in den letzten zwei Wochen alles passiert war und wie unbegreiflich all das für die ganze Familie war. „Meine Mutter hat mich angelächelt, als ich ihr sagte, dass die Hunde gleich kommen werden", sagte Jasy dann auf einmal zu mir und schaute mir dabei tief in die Augen und an ihren Lippenbewegungen konnte ich das Wort „Danke" ablesen. Es war ein Moment, der mich zutiefst berührte und der mich dieser sympathischen und sensiblen Frau, die ich zwei Stunden zuvor noch nicht mal kannte, so viel näherbrachte. Ich kann es nicht anders erklären, aber ich hatte in diesem Moment das Gefühl, dass Jasy und mich ab diesem Moment ein unsichtbares Band für die Ewigkeit verbinden würde.

Dann flüsterte jemand etwas, was ich nicht verstehen konnte und durchbrach damit das Schweigen. „Bitte flüstern Sie nicht, sondern sprechen Sie ganz normal in diesem Zimmer", sagte ich in den Raum hinein und sah überall in verwirrte und fragende Blicke. „Also gut, stellen Sie sich vor, Sie würden in diesem Bett liegen und Ihre Familie würde um Sie herum stehen und alles so leise sagen, dass Sie keine Chance hätten, das Gesprochene zu verstehen", flüsterte ich ganz bewusst und alle Angehörigen neigten ihren Kopf in meine Richtung, da sie kaum ein Wort verstehen konnten. „Was haben Sie gesagt?", flüsterte der Ehemann von Frau B. und auch jetzt flüsterte ich Unverständliches zurück. Wieder schauten mich alle fragend an. „Möchten Sie denn nicht, dass Ihre Frau versteht, was Sie zu sagen haben?", fragte ich ihn diesmal in einer normalen Lautstärke und er antwortete: „Doch".

„Dann sprechen Sie bitte ganz normal. Alles andere sorgt nur für Unruhe bei Ihrer Frau, da sie Sie nicht verstehen kann und das Gefühl haben muss, dass man über sie statt mit ihr redet."

Nun verstanden alle und trauten sich auch das erste Mal, in normaler Lautstärke miteinander zu sprechen und mit dem ersten ausgesprochenen Satz verlor das Zimmer von Frau B. irgendwie auch diese Schwere. Frau B. schien dies zu spüren und wahrscheinlich auch zu hören, denn sie wurde ab diesem Zeitpunkt ruhiger und ihre Atmung signalisierte mir, dass ihr die vertrauten Stimmen guttaten.

Emma & Sissi lagen nacheinander bei Frau B. und als ich keine 20 Minuten später ein schnarchendes Geräusch hörte, schaute ich mich im Raum um, da ich dachte, dass wahrscheinlich ein Angehöriger vor lauter Anspannung einfach eingeschlafen sei. Aber alle waren wach und redeten miteinander oder saßen einfach nur still am Bett. Doch plötzlich musste Jasy lachen und als ich sie etwas fragend anschaute, zeigte Jasy mit einem kurzen Kopfnicken Richtung Sissi, warum sie so lachen musste. Als ich Sissi anschaute, konnte ich es kaum fassen, denn Sissi lag so entspannt neben Frau B., dass sie tatsächlich eingeschlafen war. Doch damit nicht genug. Sie schnarchte nicht nur, sondern strampelte mit ihren Pfoten in die Luft, was alle Hundebesitzer von ihrem schlafenden Hund kennen, wenn er tiefenentspannt ist. Es war ein magischer Moment, denn nun lachten alle in diesem Zimmer und ich glaube im Nachhinein, dass jeder Sissi dafür am liebsten umarmt hätte und ihr sehr dankbar für diese Auflockerung war. „Das gibt es ja nicht", sagte der Ehemann, der gleichzeitig gerührt und fasziniert von Emmas und Sissis unglaublicher Ruhe war.

Wir verbrachten sehr viel Zeit mit dieser beeindruckenden Familie und als ich mich von allen verabschiedete, umarmte mich jeder mit so einer Herzlichkeit und sie bedankten sich mit rührenden Worten bei Emma & Sissi. Zwei Stunden später verstarb Frau B. an diesem Samstagabend.

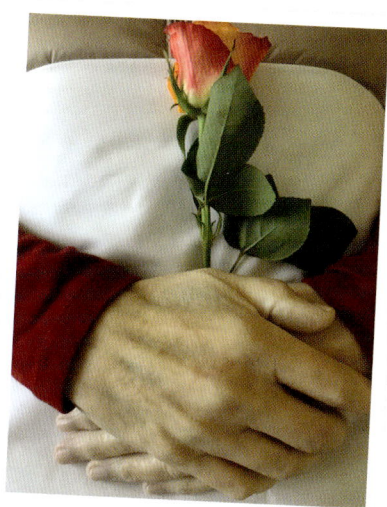

Liebe Ivana,

ich muss so viel an Dich denken. Es ist verrückt, wie sehr jemand, mit dem man gerade mal drei Stunden seines Lebens verbracht hat, einen so festen Platz im Herzen bekommen kann.
Ich fühl mich Dir so verbunden, weil Du in der bisher schwersten Zeit meines Lebens an meiner Seite warst, mir Ruhe und Kraft und Frieden gegeben hast ... Ich danke Dir so sehr dafür ...
Nicht nur, dass Du Mama den Wunsch mit Emma & Sissi erfüllt hast, sondern auch meinetwegen ... Ich weiß nicht, ob ich jemals schon so viel Dankbarkeit empfunden habe.

Liebe Grüße Jasy, per WhatsApp-Nachricht

Dienstag ist Emma-Tag

Als Krankenschwester auf einer Palliativstation ist jeder Tag etwas Besonderes. Doch der Dienstag ist immer ein Highlight. Emma & Sissi und Ivana kommen dann zu Besuch. Die Stimmung auf Station verändert sich, alles wird irgendwie wärmer. Die Wirkung, welche beide Hunde auf ihrer Decke ausstrahlen, ist faszinierend: Nicht nur Patienten und Angehörige sind hin und weg, auch das Kollegium wirkt dann gelöster und entspannter. In meinem beruflichen Alltag hatte ich viele Male das Glück, den Emma-Effekt bei meinen Patienten erleben zu dürfen. Menschen blühen auf einmal auf, entspannen sich, Schmerzen klingen ab und eine unbeschreibliche Freude erfüllt den ganzen Raum. So sollte es auch am Dienstag, dem 21. März 2017 nicht anders sein.

Nur ging es heute nicht um irgendeinen Patienten. Dieter Erff, im Endstadium an Krebs erkrankt, war mein Vater. Und ich? Ich war auf meiner Station, so wie immer. Aber dieses Mal nicht als Krankenschwester, sondern als Tochter. Er war eigentlich ein absoluter Katzenmensch, wusste aber aus meinen vielen Erzählungen so viel von Emma, dass er sie unbedingt kennenlernen wollte.
Die Tage vorher waren schlimm, die Schmerzen waren stark und die Schwäche nahm zu. Meine Mutter und ich warteten bei meinem Vater im Zimmer, bis Ivana leise anklopfte und mit Emma & Sissi eintrat.

Dieses Strahlen. Ein Anblick, der mir eine Gänsehaut bereitete. Dieser große, starke Mann, neben dem plötzlich zwei ausgewachsene Hunde in seinem schmalen Klinikbett Platz hatten. Die Freude in seinem Gesicht, als er beide abwechselnd mit Apfelstücken fütterte und sie streichelte, als wolle er sie nie wieder gehen lassen. Meine Mutter und ich schauten uns an und konnten nur noch weinen. Wir weinten vor Freude und Traurigkeit gleichzeitig, als hätte sich ein gut verschnürter Knoten endlich gelöst.

Wir ließen die drei eine Weile alleine im Zimmer. Mein Vater sollte „seinen" Emma-Moment genießen. Als wir mit Ivana das Zimmer wieder betraten, dösten die drei. Ein Anblick totaler Ruhe und Entspannung.

So viele Male hatte ich Emma & Sissi mit meinen Patienten beobachtet. Doch in diesem Moment konnte ich die volle Wirkung des Emma-Effekts erstmals so richtig spüren. Was und wie habe ich bisher nicht verstanden, werde es wohl auch nie verstehen können, aber das Gefühl werde ich nie vergessen. Emma, Sissi und Ivana kamen am Donnerstag extra noch einmal auf Station, um meinen Vater zu besuchen. Das habe ich allerdings erst viel später erfahren. Denn am Mittwoch, dem 22. März 2017 starb mein Vater, trotz seiner schweren Erkrankung für uns doch recht plötzlich.

Ich habe Emma seither noch einige Male im Einsatz erleben dürfen und jedes Mal stellte sich in mir dabei eine große Zufriedenheit ein. Ein Danke an Emma, an Sissi und an Ivana scheint so wenig und doch ist es das, was wir (meine Mutter und ich) empfinden: aufrichtige Dankbarkeit.

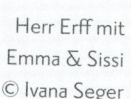

Herr Erff mit
Emma & Sissi
© Ivana Seger

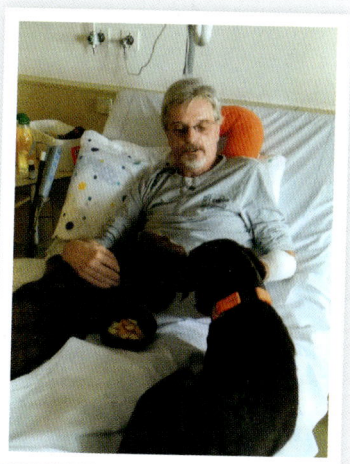

Alina – Tochter von Herrn Erff

Große Knopfaugen, schokobraunes weiches Fell und eine treue weise Seele ...
Ich denke, jeder, der Emma einmal begegnet ist, kann diesen Eindruck teilen.
Ich persönlich hatte noch nie etwas von tiergestützter Therapie gehört, als
Emma mit ihrem Frauchen Ivana bei uns auf der Palliativstation auftauchte.

Für einen kleinen Moment vergaß ich die Krankenschwester in mir, den damit
verbundenen Stress, die emotionale Kraft, die ich für den heutigen Tag noch
aufbringen musste, um für meine Patienten und Angehörigen da sein zu können
und die noch zu erledigenden hunderttausend Aufgaben, die mir eigentlich im
Nacken saßen. Ich sah, wie Emma sich auf ihre Decke setzte und da war es um
mich geschehen. Wie ein Magnet zog es mich zu ihr. Also setzte ich mich und
fing an, sie zu streicheln. Ivana, die das wahrscheinlich nur zu gut kennt, rückte
in dem Moment in den Hintergrund und ließ das Kennenlernen so zu einem
magischen Moment werden. Später an diesem Tag stellte sich Ivana vor, erklärte
ihr Konzept, erzählte von Erfahrungen mit Patienten und dem respektvollen
Umgang innerhalb der anderen Einrichtungen und ich wusste, genau das
brauchen unsere Patienten, ihre Angehörigen und vielleicht auch ein Stück
weit unser Team.

„Lassen Sie uns gemeinsam kochen ... vielleicht dürfen Sie auch mal umrühren."
Das ist ein Satz, der sich erst einmal nach nichts anhört, aber für mich hat er alles
bedeutet. Ich arbeite nun schon eine Weile mit Emma und Ivana. Viele Schicksale
haben mich berührt und oft durfte ich den magischen „Emma-Effekt" miterleben.
Sei es ein Angehöriger, der über seine Trauer reden konnte oder Patienten, die
mit Emma im Arm endlich loslassen und gehen konnten. Lasst mich von meinem
magischen Emma-Moment erzählen: Herr K. war schon seit einer Woche bei
uns. Er war wortkarg, ablehnend und mürrisch. Im Volksmund hätte man ihn
wahrscheinlich liebevoll als „Knotterknochen" bezeichnet.

Viele von meinen Kollegen hat er aus seinem Zimmer geschmissen oder durch seine forsche Art etwas in die Verzweiflung getrieben. Ich kam aus dem Urlaub und meine Kollegen sagten: „Micky, das ist ein Patient für dich. Da haben sich einige von uns schon die Zähne dran ausgebissen." – „Gut", hab ich gesagt. „Oh je", hab ich gedacht. Irgendwie kamen wir zwei dann aber doch ganz gut zurecht. Schließlich schmiss er mich damals nicht direkt raus. Als wir uns übers Wochenende „beschnuppert" hatten, sagte ich ihm dienstagmorgens, dass „Emma-Tag" sei und erzählte ihm von Emma. Er sagte damals nur: „Aha". Ich habe das auf meine Art einfach mal als Freudenschrei seinerseits interpretiert. Es war zehn Uhr und Ivana kam mit Emma auf Station. Also erzählte ich ihr von Herrn K. mit der festen Überzeugung, dass Emma mir helfen kann, bei ihm „eine Tür zu öffnen".

Ivana sagte nur: „Dann versuchen wir mal den ‚Emma-Effekt' wirken zu lassen." Ich eilte in sein Zimmer und ohne zu murren ließ er sich helfen, seinen blauen, flauschigen Bademantel anzuziehen. Er setzte sich mit meiner Hilfe in den Rollstuhl und ließ sich von mir in Richtung Wohnzimmer fahren. Und glaubt es oder nicht, aber wir bogen um die Ecke und er begann zu lächeln. Und ich rede von einem Lächeln, das von einem bis zum anderen Ohr reicht. Ich dachte wirklich, ich sehe nicht richtig. Ivana hatte bereits die Schale mit den gekochten Möhrchen vorbereitet, die unsere Patienten immer an Emma verfüttern dürfen. Emma legte ihren Kopf in den Schoß meines Patienten und Herr K. verbrachte schweigend die nächsten Minuten damit, sie zu füttern und zu streicheln.

Als ich ihn nach diesem Besuch zurück in sein Zimmer fuhr, lachte er nur und sagte: „Schwester, Sie haben mir die letzten Tage wirklich die Ohren abgekaut. Aber Sie haben mir auch erzählt, dass Sie so gern kochen und wissen Sie was … Das habe ich früher auch gern getan. Lassen Sie uns doch gemeinsam kochen und vielleicht dürfen Sie dann auch mal umrühren. Meine Bolognese ist die beste, die Sie je gegessen haben." Und das war sie!

Nach Emmas Besuch ist Herr K. förmlich aufgeblüht. Emma musste nicht viel tun. Es mussten auch keine Worte gesprochen werden. Aber für ihn war es goldrichtig.

In den folgenden Tagen erzählte er mir über sein Leben, seine Liebe zu alten Autos, seine Kochleidenschaft und seinen früheren Hund. Und genau da war der Türöffner, den ich gebraucht hatte.

Herr K. wurde nach drei Wochen in eine andere Klinik verlegt. Keiner von uns rechnete damit, einen Abschiedsbrief von ihm zu erhalten. Aber seine Abschiedsworte „Danke, dass ich partizipieren durfte" brachten mich dann doch zum Schmunzeln, denn es passte wie die Faust aufs Auge. Einen Monat später schrieb seine Tochter, dass er verstorben sei. Aber er habe noch oft über seine Zeit bei uns und vor allem über Emma gesprochen.

Nun ist seit diesem Erlebnis schon einige Zeit vergangen und ich habe immer wieder solche kleinen „Emma-Wunder" miterleben dürfen. Und das liegt nicht nur an Emma, sondern auch an Ivana, die durch ihre einfühlsame Art genau diese kleinen Wunder in Form von Emma und inzwischen auch Sissi schaffen konnte. Sie hat einfach diesen Instinkt, der ihr scheinbar genau verrät, wann welche Worte zu sagen sind oder manchmal einfach zu schweigen ist.

Jetzt, nachdem ich Euch meine persönliche Emma Geschichte erzählt habe, denke ich darüber nach, wie genau man so etwas abschließt. Aber es gäbe niemals genügend Worte, die meinen Respekt, meine Faszination und meine tiefe Verbundenheit ausdrücken könnten. Auch ein einfaches Danke erscheint mir nicht genug. Also sage ich einfach stolz:

Mädels, lasst uns weiter kleine „Emma-Wunder" erschaffen.

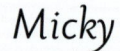

Micky
Palliativschwester in der HSK

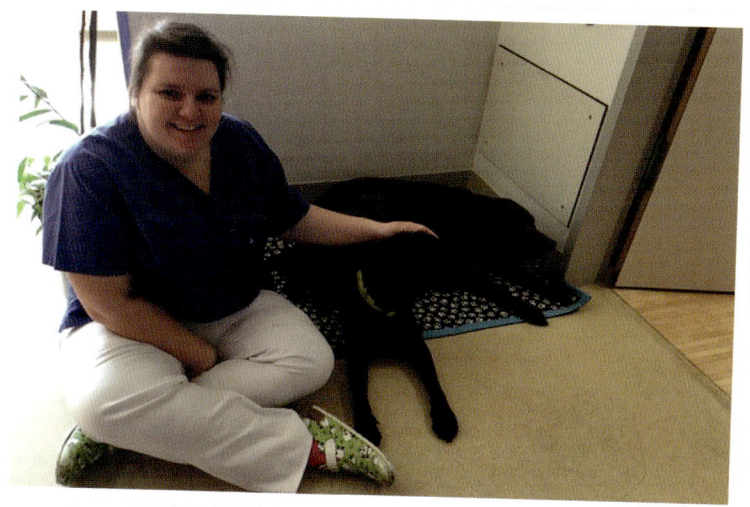

Micky mit Emma & Sissi | © Ivana Seger

Die HSK sagt Danke

Als Emma zum ersten Mal unsere Station betrat und sich auf der für sie ausgebreiteten Decke niederließ, ruhte die Arbeit für einen Moment. Wir kamen aus unterschiedlichen Richtungen zusammen, gruppierten uns teils hockend, teils stehend, einige ganz nah, andere etwas distanzierter, im Halbkreis um die Labradorhündin. Uns allen gemeinsam war jedoch das freudige Lächeln im Gesicht – die Atmosphäre hatte sich mit Emmas Eintreffen in kürzester Zeit spürbar verändert.

Inzwischen sind vier Jahre vergangen. Emma & Sissi sowie Frauchen Ivana gehören längst fest zum Team der Palliativstation in den HELIOS Dr. Horst-Schmidt-Kliniken in Wiesbaden, wo sie einmal pro Woche Patienten und Angehörige (und uns) besuchen.

Was mittlerweile fest etabliert ist, begann als kleines Projekt: Eine damalige Kollegin, Psychologin und Tiernärrin, hatte an anderer Stelle sehr positive Eindrücke von der tiergestützten Therapie im Palliativbereich gewonnen und seitdem beharrlich für einen Hund auch auf unserer Station geworben. Durch das Internet wurden wir dann auf Ivana und Emma aufmerksam, die ganz in unserer Nähe wohnten und „vom Fach" zu sein schienen, da sie bereits in Hospizen der Region unterwegs waren.

Es folgte ein erstes Kennenlernen auf unserer Station, bei dem alle Beteiligten sehr großes Interesse an einer Zusammenarbeit bekundeten. Alles Weitere fügte sich überraschend unkompliziert: die Geschäftsführung gab ihr grundsätzliches Einverständnis, gemeinsam mit den Hygiene-Fachkräften der Klinik entwickelten wir ein entsprechendes Konzept und der Förderverein Palliaktiv erklärte sich bereit, die bisher nicht von den Krankenkassen getragene tiergestützte Therapie mit Emma auf unserer Station zu finanzieren.

Seitdem empfinden wir die Arbeit von Ivana und Emma als absolute Bereicherung unseres Therapieangebotes. Es ist phänomenal, wie die drei gerade bei Patienten, die wir in ihrem mitunter existentiellen Leid nur noch ganz schwer erreichen können, plötzlich für eine entspannte, aufgelockerte Atmosphäre sorgen und das seelische Wohlbefinden spürbar verbessern.

Das gilt im Übrigen auch für die Angehörigen: die Erinnerung an diese ganz besonderen Momente kann Hilfe bei der späteren Trauerarbeit leisten.

Emma bewundere ich aufgrund ihres ruhigen, menschenfreundlichen Wesens und ihrer Fähigkeit, sich mit großer Geduld und Gelassenheit auf ihr fremde Personen und neue Situationen einzulassen.

Ivanas Kompetenz beschränkt sich nicht nur auf das Führen von Emma. Ihre langjährige Berufserfahrung als Palliative-Care-Fachkraft, vor allem ihr hohes Maß an Einfühlungsvermögen, kommt Patienten und Angehörigen in den therapeutischen Situationen mit Emma und den sich hieraus ergebenden Gesprächen auch sehr zugute. Alles in allem profitieren Patienten, Angehörige und das Behandlungsteam unserer Palliativstation in hohem Maße von der tiergestützten Therapie mit Emma und Ivana. Aufgrund unserer Erfahrungen können wir dieses komplementäre Behandlungsverfahren unbedingt weiterempfehlen. Nachfrage und Bedarf werden zunehmen und es bleibt zu hoffen, dass auch die Krankenkassen sich für die Finanzierung der tiergestützten Therapie im Palliativbereich öffnen.

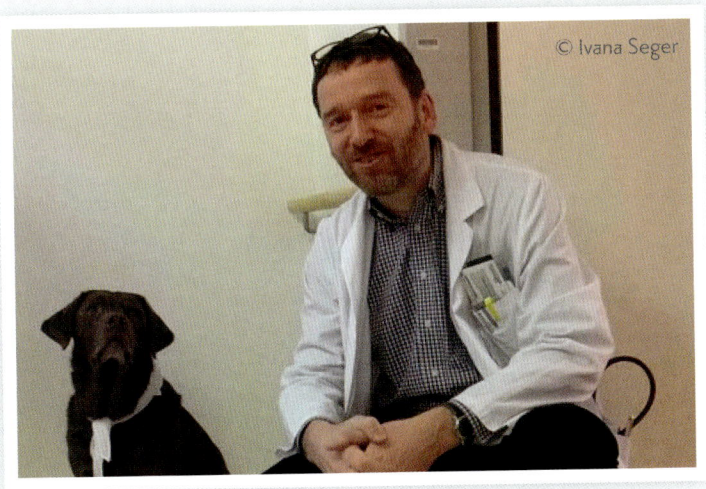

© Ivana Seger

Dr. med. Bernd Wagner

*Bis 2018 Chefarzt der Palliativstation in der Helios HSK-Klinik in Wiesbaden
Jetzt Leiter der Palliativmedizin am Katholischen Klinikum Mainz*

Emma & Sissi sind da

Gern möchte ich für dein Buch, liebe Ivana, und auch für Emma & Sissi einen Text beisteuern. Ich weiß noch, wie wir uns kennengelernt haben. Ich hatte gerade begonnen, auf der Palliativstation zu arbeiten. An meinem zweiten Tag dort saß ich im Büro und dokumentierte. Da hörte ich, wie zwei Kolleginnen voller Freude über den Flur riefen: „Emma & Sissi sind da!"

Ich schaute zur Tür hinaus und während ich sah, wie die beiden Kolleginnen die Hündinnen lächelnd streichelten, dachte ich bei mir, dass diese schönen Tiere nicht nur für Patienten und Angehörige, sondern für alle auf der Station wichtig sind. Mittlerweile habe ich einiges dazu gelesen und weiß, dass es viele wissenschaftliche Artikel gibt, die diese Effekte bestätigen.

Eine fundierte tiergestützte Intervention ist mehr als einfach lieben Tieren zu begegnen, die unser Herz wärmen. Es ist eine sehr besondere Kompetenz. Dazu fällt mir eine schwererkrankte Frau ein, die so traurig war über ihre Situation, dass sie sich immer mehr zurückzog. Damals bemühte ich mich, der Patientin wieder etwas mehr Lebensqualität zu ermöglichen. Dazu hatte ich ihr schon einige Angebote als Psychologin gemacht. Aber sie blieb mutlos. Dann ging Ivana mit Emma zu ihr und ich begleitete sie. Zuerst war sie weiterhin ernst. Aber nach wenigen Minuten begann sie, mehr und mehr zu strahlen. Und als ich sie das nächste Mal aufsuchte, hatte ich Emma wie eine innere Gefährtin bei mir. Die Hündin hatte es gemeinsam mit Ivana geschafft, eine seelische Brücke zwischen mir und der alten Dame zu bauen. Man spürte bei ihr ein Wiedererlangen von Würde, das es ihr ermöglichte, sich mir mehr anzuvertrauen.

Auch an eine völlig verzweifelte Familie denke ich: Sie konnten nicht annehmen, dass ihr geliebter Bruder, Ehemann und Vater dem Sterben nah gekommen war. Alle standen regelrecht unter Schock. Emma & Sissi lagen auf dem Stationsflur und Ivana ging ins Zimmer, um den Angehörigen ihre Unterstützung anzubieten.

Da die Familie dachte, dass ihr lieber Angehöriger damit überfordert sei, kam ein Bruder des Sterbenskranken aus dem Zimmer, um die beiden Hunde erst einmal kennenzulernen. Er war direkt von ihnen angetan und nach Absprache mit allen im Zimmer konnten Ivana und Emma ihr Therapieangebot durchführen. Als dann der im Sterben liegende Mann mit Emma neben sich ruhiger wurde, konnten die Angehörigen die Situation besser ertragen. Dieser wichtige Augenblick ermöglichte es der Seelsorgerin und mir erst, die Trauerbegleitung zu beginnen. Es gäbe noch ganz viele solcher berührender Situationen zu erzählen.

Für dieses Buch ist es mir wichtig, zum Ausdruck zu bringen, wie wunderbar ich es finde, dass es euch, liebe Ivana, Emma und Sissi gibt! Und ich möchte allen danken, die tiergestützte Therapien wertschätzen und unterstützen. Nicht immer ernten in unserer Welt diejenigen die Lorbeeren, die sie wirklich verdient haben. Oft zählen Statistiken mehr als der spürbare Gehalt einer Arbeit.
Heutzutage zieht man häufig den großen Zampano der einfühlsamen Begleitung vor, die durch Lernen gewachsen ist.
Ich wünsche mir und allen von ganzem Herzen, dass diese nachhaltige Therapiemethode für Menschen nutzbar werden kann, die sie so sehr verdient haben und brauchen.

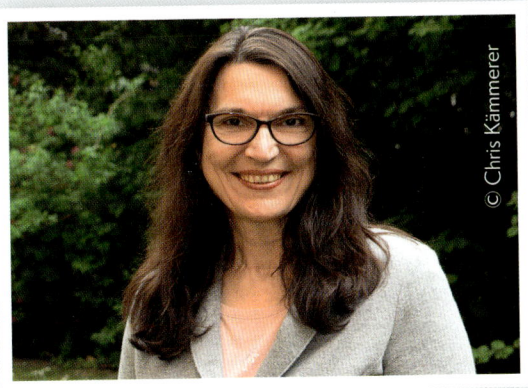

© Chris Kämmerer

Chris Kämmerer

Diplom-Psychologin (in der Palliativmedizin und Psychoonkologie)

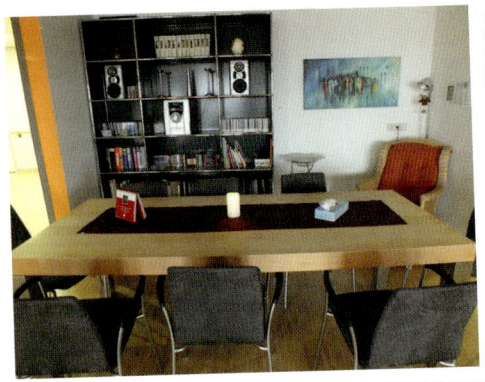

Das Wohnzimmer | © HSK

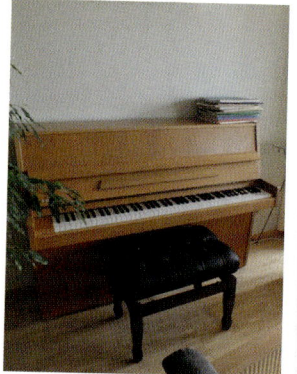

musizieren erlaubt | © HSK

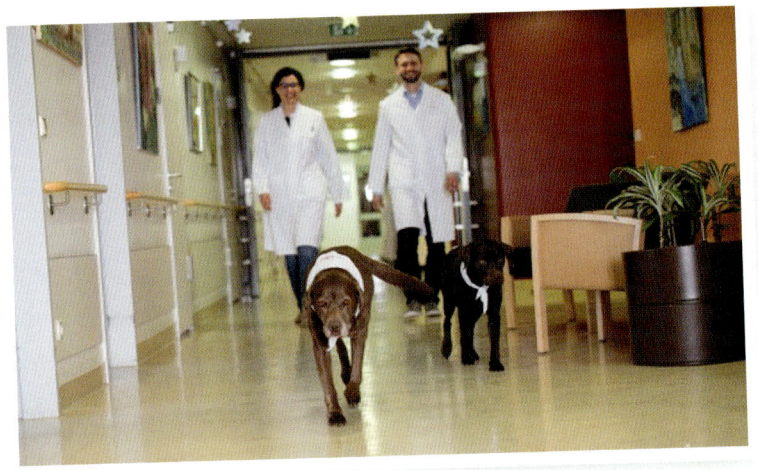

Visite mal ganz anders und mit Verstärkung | © Petra Hahner, HSK

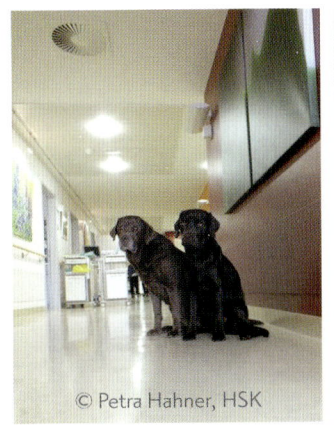

© Petra Hahner, HSK

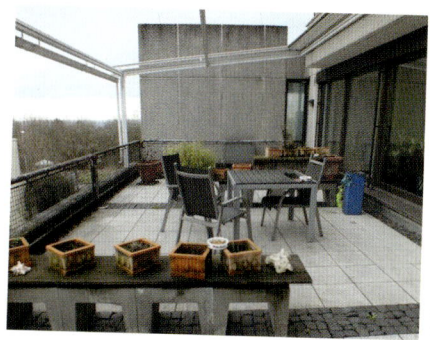

Dachterasse | © HSK

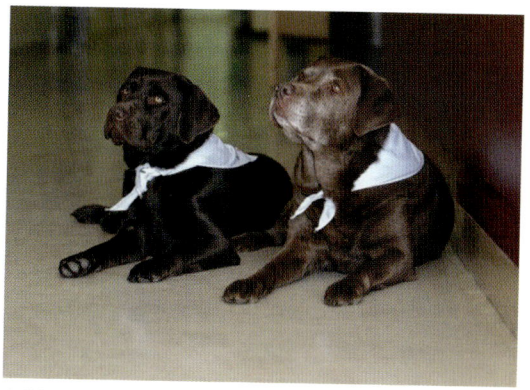

Emma & Sissi in Bereitschaft | © Petra Hahner, HSK

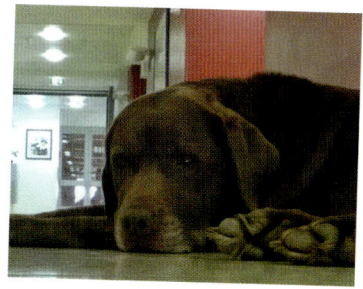

Emma im Ruhemodus | © HSK

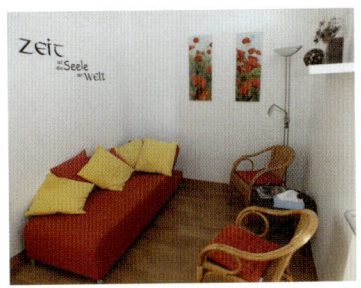

Raum der Stille | © HSK

Emma hilft auf der

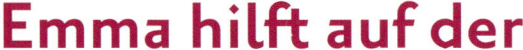
Palliativstation des SANA Klinikums

Seit ungefähr zwei Jahren betreue ich mit Emma & Sissi die Palliativstation des SANA Klinikums in Offenbach. Sie steht unter der Leitung von Dr. med. Christiane Gog, mit der ich auch die Petition zur tiergestützten Therapie ins Leben gerufen habe.

Auch auf dieser Palliativstation gibt es keinerlei Regeln oder Besuchszeiten wie auf einer „normalen" Station. Wie in der HSK steht auf dieser Palliativstation der ganzheitliche Aspekt im Vordergrund. Es wird unter anderem auch mit lebensverlängernden Methoden gearbeitet, doch der Fokus liegt ganz klar auf den vielen Therapieformen, die eine höchstmögliche Lebensqualität mit der niedrigsten Symptomlast in der momentanen Krankheitsphase ermöglichen sollen.

Diese Palliativstation ist die einzige, die ich kenne, die mit einem Shiatsu-Meister arbeitet, der von den Patienten als wahre Bereicherung angesehen wird. Dann gibt es noch unsere tiergestützte Therapie, eine Kunsttherapeutin, eine Psychoonkologin, eine ganz enge Zusammenarbeit mit dem zuständigen SAPV-Team (Spezialisierte Ambulante Palliative Versorgung) und ein unglaublich empathisches Pflegeteam, das den Patienten wirklich jeden noch so kleinen Wunsch erfüllt, wenn es irgendwie möglich ist. Auch hier arbeitet man mit dem gemeinnützigen Verein „Wunsch am Horizont" zusammen, der den Patienten letzte und sehnlichste Wünsche erfüllt. Damit schenkt er etwas, das man mit keinem Geld der Welt kaufen kann: ein einzigartiges Erlebnis für den Patienten und für die Angehörigen eine unvergessliche Erinnerung.

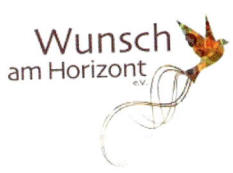

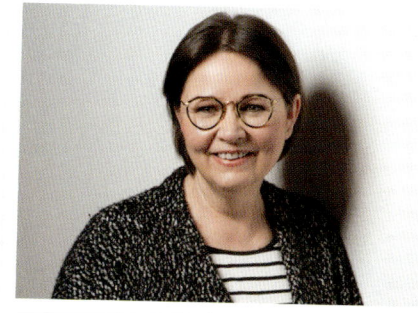

© 1. Vorsitzende - Frau Barbara Amrhein-Krug

So war es der sehnlichste Wunsch einer Patientin, nochmals mit ihrer Tochter in die Berge zu fahren, was dann auch mit Hilfe dieses Vereins möglich gemacht werden konnte.

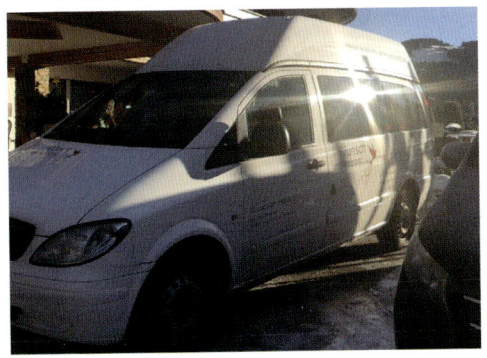

Das „Wunsch am Horizont" - Mobil | © Fr. B. Amrhein-Krug

Emma & Sissi und ich haben im SANA Klinikum viele unvergessliche Momente erlebt. Einen der ergreifendsten Einsätze hatten wir bei einer muslimischen Familie, die das komplette Team, von den Pflegekräften bis hin zu den Ärzten, schon am ersten Tag an ihre psychischen Grenzen brachte. Wir kamen auf Station an und ich spürte sofort, dass hier etwas ganz und gar nicht stimmte.

„Ist alles okay bei euch?", erkundigte ich mich bei einer Kollegin. Ihre absolute Hilflosigkeit konnte ich alleine schon an ihrer Körperhaltung erkennen. Egal, wen ich auch anschaute, irgendwie schien jeder mit einer mir noch nicht bekannten Situation völlig überfordert zu sein. Und so fragte ich weiter. „In Zimmer 2 haben wir gestern einen Patienten aufgenommen, der alles ablehnt und uns dabei auch noch regelrecht anschreit", sagte eine weitere Kollegin, die genauso überfordert zu sein schien wie alle anderen, „er wollte nicht zu uns, doch sein körperlicher Zustand war so schlecht, dass er von der Onkologie zu uns verlegt werden musste." Und sie erzählte, dass der Patient tatkräftige Unterstützung durch seine Ehefrau hatte, die den ganzen Tag im Zimmer saß: „Egal, was wir auch machen wollen, sie schmeißt uns jedes Mal aus dem Zimmer, ohne dass wir die Möglichkeit bekommen, ihm zu helfen." Die Familie, so erfuhr ich, war muslimisch und kam ursprünglich aus der Türkei. „Ich glaube, da kann auch Emma nicht helfen", antwortete ich. Denn ich habe die Erfahrung gemacht, dass muslimisch geprägte Menschen oft große Angst vor Hunden haben. Außerdem sehen viele von ihnen Hunde als „unrein" an und fühlen sich deshalb durch die Anwesenheit von Hunden in ihrem Glauben gestört. Wir beschlossen also gemeinsam, zu welchen Patienten wir stattdessen gehen sollten.

Vor jedem Einsatz gehe ich immer erst alleine in ein Zimmer, um mich vorzustellen. Ich war gerade auf dem Weg zu Zimmer 4, da sah ich, dass aus Zimmer 2 eine Frau mit Kopftuch kam. Oh nein, dachte ich, und lief sofort wieder zurück, um Emma & Sissi woanders hinzulegen. Denn es hatte den Anschein, als ob die Frau in die Stationsküche gehen wollte und da musste sie, ob sie wollte oder nicht, an den Hunden vorbei. „Ich lege Emma & Sissi kurz ins Stationszimmer", gab ich meiner Kollegin Bescheid, während ich fast schon rannte, denn die Frau kam immer näher und näher. Komisch, dass sie gar nichts sagt, wunderte ich mich, als ich mich beim Laufen umdrehte. Ich dachte tatsächlich, dass sie es sich anders überlegt hatte und wieder umgekehrt war und blieb wie versteinert stehen, als sie direkt vor mir und Emma & Sissi haltmachte. Sie stand da und blickte wie gebannt auf die Hunde und ich machte mich schon auf einen lauten und kritischen Vortrag gefasst. Doch statt uns irgendwelche Vorhaltungen zu machen, ging sie in die Knie und hielt ihre Hände Emma & Sissi entgegen, damit diese sie beschnüffeln konnten. Dann schaute sie zu mir hoch und meinte: „Das ist ja toll, dass es das hier gibt." Ich stand wie angewurzelt im Flur und traute meinen Ohren nicht. Es dauerte ein wenig, bis ich mich wieder gesammelt hatte und dann ging auch ich in die Hocke, um auf gleicher Augenhöhe mit ihr zu sein. So saßen wir beide bei Emma & Sissi und sprachen über Gott und die Welt. Es war ein Moment, den ich niemals vergessen werde und möchte.

„Würden Sie auch zu meinem Mann gehen?", fragte sie, und an ihren Augen, die so sanftmütig waren, konnte ich erkennen, wie wichtig ihr das war. „Sehr gerne, wenn er das möchte", erwiderte ich und ertappte mich dabei, wie ich ihrem Mann, obwohl ich ihn gar nicht kannte, eine eventuelle Abneigung gegen Emma & Sissi andichtete. Als wir an seiner Türe standen und ich anklopfte, hoffte ich inständig, dass auch er Hunden gegenüber so aufgeschlossen sein würde wie seine Frau. Ich war immer noch skeptisch und ich wollte die angespannte Situation auf Station auf gar keinen Fall verschlimmern.

Die Ehefrau öffnete die Türe, ging schnellen Schrittes auf das Bett ihres Mannes zu und redete Türkisch mit ihm. Ich stand im Türrahmen und versuchte an seinem Blick abzulesen, wie er das gerade Gehörte aufnahm.

Er schaute in meine Richtung, doch er sah nicht mich an, sondern auf den Boden. Und in seinen Augen war so ein Leuchten, das ich nicht beschreiben kann. Tschaka, dachte ich und rief sofort Emma & Sissi, die daraufhin beide aufstanden und schwanzwedelnd in meine Richtung liefen.

Sobald sie an seinem Zimmer angekommen waren, setzten sie sich und warteten auf mein Kommando. Der Mann sah sie und streckte die Arme aus. Nun war mir klar, dass auch er keine Angst vor Hunden hatte. Im Gegenteil, es hatte den Anschein, als ob er es gar nicht abwarten konnte, beide zu streicheln. Wir blieben circa 20 Minuten in diesem Zimmer und als ich mich verabschiedete, schenkte mir die Ehefrau aus Dankbarkeit eine türkische Spezialität. Ich war so erleichtert, dass dieser Einsatz so verlaufen war. Doch womit ich und wahrscheinlich auch das gesamte Team niemals gerechnet hätten, war ihr Ton im Umgang mit den Ärzten und dem Pflegepersonal nach dem Besuch von Emma & Sissi. Er hatte sich um einhundert Prozent gewandelt. Beide waren viel offener und freundlicher geworden.

Dann gab es noch einen jungen Mann auf der Station: Herr H., der aufgrund eines Gehirntumors und den damit verbundenen, unbarmherzigen Begleiterscheinungen aufgenommen worden war. Ziel war es, ihn mit der größtmöglichen Lebensqualität wieder nach Hause zu entlassen, was auch eine medikamentöse Behandlung bedingte. Herr H. hingegen wollte aber von all dem nichts wissen und lehnte sämtliche Behandlungen und Anwendungen vehement ab. Das war nicht nur für das Pflegepersonal, sondern auch für alle anderen Therapeuten sehr deprimierend. Denn schließlich wollten alle gerne helfen. Bei jedem, der sich ihm vorstellte, schüttelte er ganz energisch den Kopf und ließ alle spüren, dass er keine Therapie wollte.

„In Zimmer 24 liegt ein junger Mann, aber ich glaube, da braucht ihr nicht hingehen", meinte eine Kollegin zu mir, nachdem sie mir geschildert hatte, wie die letzten Tage auf Station verlaufen waren. „Okay, dann schneide ich jetzt meine Möhrchen und gehe zu einem anderen Patienten", sagte ich und ging in die Stationsküche, die genau an das Zimmer von Herrn H. angrenzte. Um in die Küche zu gelangen, musste ich an seinem Zimmer vorbeigehen. Was ich jedoch nicht registriert hatte, war das Wort „Okay", das ich gerade ausgesprochen hatte. Dieses Wort bedeutet für Emma & Sissi, dass sie aufstehen und mir folgen sollen, was sie an diesem Tag auch taten, ohne dass ich es bemerkte. „Oh, sind die süß!", hörte ich auf einmal aus dem Zimmer von Herr H., und ich wunderte mich noch, wen die Frau wohl meinen könnte, als ich an seiner geöffneten Türe vorbeiging. Da sah ich, wer es war, denn Emma & Sissi saßen vor der Türe und blickten mich erwartungsvoll an. Erst jetzt wurde mir klar, dass sie mir gefolgt waren. „Dürfen sie denn mal reinkommen?", wollte die junge Lebensgefährtin von

Herrn H. wissen. Ich nickte und kontrollierte nochmals meinen Übergabezettel, denn das hier konnte doch unmöglich Herr H. sein, über den wir gerade noch in der Übergabe gesprochen hatten. Als Emma & Sissi ins Zimmer gingen, änderte sich in einer Sekunde alles. Statt in traurige Augen, sah ich nun in das lächelnde Gesicht von Herrn H., der sofort einen Zugang zu den Hunden hatte, und das ohne, dass er hierfür mit ihnen sprechen musste. Genau das schien Balsam für seine Seele zu sein, da ihm sein Gehirn immer wieder Streiche spielte und ihn seiner Worte beraubte.

Das muss meine Kollegin sehen, dachte ich und lief schnell zu ihr hin. „Darf ich dir mal einen ganz anderen Herrn H. vorstellen?", fragte ich sie und schaute nur in ein verwundertes Gesicht. „Komm einfach mit", forderte ich sie auf und als wir gemeinsam vor seiner Türe standen, war die Kollegin fassungslos. In ihren Augen, die sich langsam mit Tränen füllten, konnte ich ihre tiefe Erleichterung sehen. „Das glaube ich ja jetzt nicht", wiederholte sie vor sich hin. Spätestens an diesem Tag haben sich Emma & Sissi ganz tief in die Herzen der anwesenden Pflegekräfte geschlichen und gehören seitdem zu einem nicht mehr wegzudenkendem und ganz festen Bestandteil des Teams.

Egal zu welcher Zeit ich auf dieser Palliativstation bin, spüre ich jedes Mal, wie wichtig es dem Pflegepersonal ist, dass die Patienten ihre Selbstbestimmung und Lebensqualität so lange wie möglich behalten. Angehörige, die sich oftmals auf einer „normalen" Station wie das „fünfte Rad am Wagen" fühlen, wie mir viele Familienmitglieder berichteten, erfahren hier eine ebenso liebevolle Betreuung wie der Erkrankte selbst. Hier dürfen sie so oft und so lange zu Besuch kommen, wie es vom Patienten gewünscht ist. Und sie können sich Rat und Unterstützung holen, denn schließlich müssen auch alle weiteren Familienmitglieder lernen, mit der – manchmal tragischen – Situation umzugehen.

„Ich hatte so Angst vor dieser Station", sagte mir eines Tages die völlig überlastete Frau G. und brachte zum Ausdruck, wie dankbar sie nun sei, dass sie diesen Schritt gegangen war.

„Hier ist es so ganz anders als auf den anderen Stationen", meinte sie, während sie mit Hingabe das Lieblingsessen ihres Mannes in der Küche zubereitete, „er hat die letzten Tage kaum noch etwas gegessen." An ihrem Blick konnte ich sehen, wie sehr sie all das belastete. „Heute hat er das erste Mal gesagt, dass er so gerne mal wieder sein Gulasch essen würde. Also habe ich gestern alles eingekauft und koche es nun für ihn. Das durfte ich auf den anderen Stationen nicht." Dann erzählte sie mir, wie ausgewechselt ihr Mann war, als er vom Shiatsu-Meister kam. „Und nun lernt er heute auch noch Emma & Sissi kennen. Sie glauben gar nicht, wie dankbar ich bin, dass es diese Station gibt." Doch, das glaube ich sofort! Denn genauso erlebe ich es auch jedes Mal, wenn ich hierher komme.

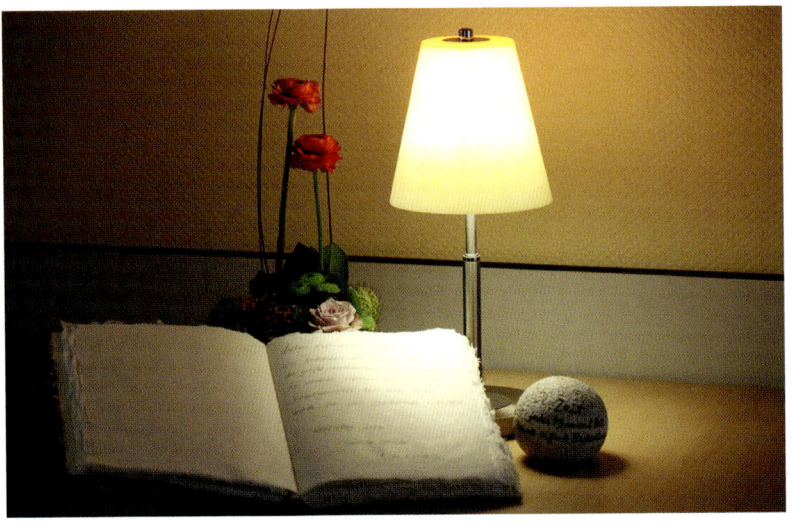

Das Gästebuch | © SANA-Klinikum

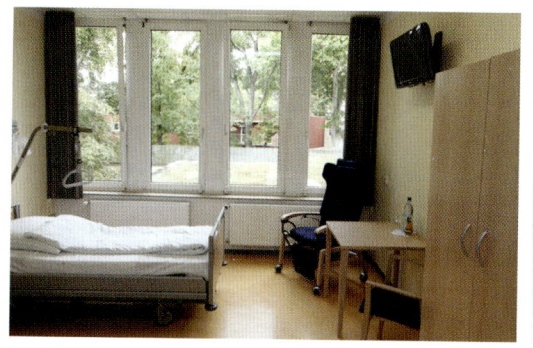

Patientenzimmer | © SANA-Klinikum

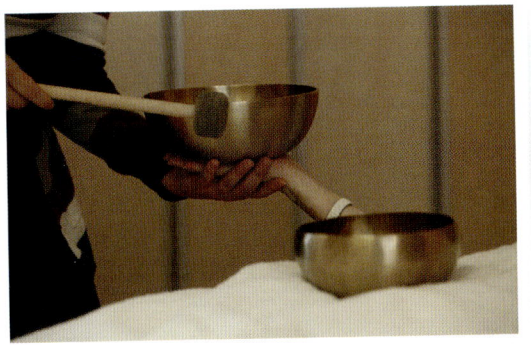

Klangschalen-Therapie | © SANA-Klinikum

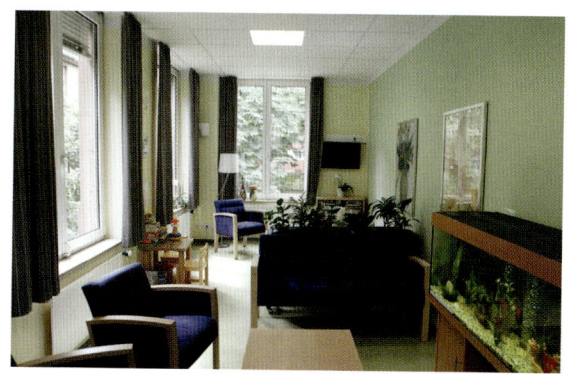

Aufenthaltsraum/Wohnzimmer | © SANA-Klinikum

Liebe Ivana,

du hast mich um ein paar Worte für euer Buch gebeten.

Diesem Wunsch komme ich sehr gerne nach, denn die tiergestützte Therapie ist mir persönlich ein wichtiges Anliegen. Schon das allererste Mal, als ich von eurem Besuch in der Palliative Care Weiterbildung gehört habe, war ich fasziniert von deinem Konzept. Auf unserer Station wurde bereits mit großem Erfolg das sogenannte Haustierprojekt implementiert. Wir wissen, dass Haustiere Angehörige sein können und auch der Abschied vom Tier eine wichtige Funktion hat. Daher haben wir die Möglichkeit eines Tierbesuchs auf der Palliativstation der Uniklinik geschaffen.

Es war einfach unglaublich, was wir dabei erlebt haben. Ein Tier kann die Atmosphäre einer Station völlig verändern. Das Personal und auch andere Patienten und deren Angehörige waren sehr interessiert. Es ergaben sich viele gute Gespräche und wir haben überproportional oft ein Lächeln gesehen. Doch nicht jeder Patient hat ein Haustier, und so fand ich die Idee eines Therapiehundes faszinierend.

Bereits der erste Telefonkontakt mit dir war sehr inspirierend, und nach einem persönlichen Treffen beschlossen wir, eine Zusammenarbeit möglich zu machen. Das war der Beginn einer sehr schönen gemeinsamen Arbeit. Bald wurdest du mit Emma & Sissi ein wichtiger Teil unseres Teams.

Wie soll ich am besten beschreiben, was passiert, wenn Emma und inzwischen auch Sissi auf Station sind? Ich persönlich laufe immer leicht Gefahr, sehr emotional zu werden. Bei den Besuchen der Therapiehunde merke ich das sehr. Denn genau das ist es, was die beiden „Mädels" auslösen: Man kommt unmittelbar in den Bereich der Gefühle. Das ist es, was niemand sonst schafft: kein Arzt, keine Pflegekraft, kein Psychologe und schon gar kein Medikament.

Ich habe Situationen erlebt, die medizinisch nicht erklärbar sind. Da war zum Beispiel ein Patient mit Lähmungen aufgrund von Hirnmetastasen.
Nach langer Zeit öffnete er das erste Mal seine Hand, um Emma zu streicheln.
Andere Patienten vergessen ihre Schmerzen und ihre Atemnot, wenn die Hunde im Zimmer sind.

Menschen, die sehr zurückgezogen waren, öffnen sich plötzlich und gehen danach mit uns in den Dialog. So können wir gemeinsam die nächsten Schritte planen.

*Ganz besonders beeindruckt mich immer dieser kurze Moment
von Glück – er ist einfach unbezahlbar!*

Aber wahrscheinlich muss man es selbst erlebt haben, um nachvollziehen zu können, wie entlastend und heilsam diese Besuche sein können.
Als verantwortliche Ärztin ist es mir sehr wichtig, dass sowohl die Hunde wie auch Ivana sehr professionell auch mit schwierigen Situationen umgehen können.
Oft brechen lang unterdrückte Emotionen auf, die gut aufgefangen werden müssen.
Für mich ist es beruhigend zu wissen, dass Ivana auch als Palliativschwester qualifiziert ist und eine breitgefächerte, fundierte Ausbildung vorweisen kann.

Natürlich gibt es auch ein paar Wermutstropfen. Der erste ist, dass die tiergestützte Therapie keine Kassenleistung darstellt. Das bedeutet, dass die Besuche privat finanziert werden müssen. Gott sei Dank haben wir einen sehr aktiven Förderverein, der jetzt schon eine ganze Weile die Kostenübernahme gewährleistet.

Der zweite Wermutstropfen ist die Hygiene. Unter diesem Gesichtspunkt scheint die Vorstellung, dass da Hunde durch eine Klinik laufen, erst einmal sehr abwegig.
Schließlich herrschen gerade in Kliniken zu Recht strenge Hygienevorgaben.

Aber es ist tatsächlich machbar! Doch es ist mit einem großen Aufwand für alle Beteiligten verbunden. Das reicht von der strengen tierärztlichen Kontrolle der Hunde bis hin zum Bettenbeziehen und Reinigen während und nach den Besuchen der Hunde. Es ist eine lange Hygieneliste abzuarbeiten, aber wir sind uns auf der Station alle einig, dass es der Mühe wert ist.

Die tiergestützte Therapie möchte ich als Palliativärztin nicht mehr missen. Sie hilft allen Beteiligten. Auch ich gehe an Emmas Besuchstagen mit einem Lächeln von der Station.

Liebe Ivana, liebe Emma, liebe Sissi, ihr seid ein wichtiger Teil unserer Arbeit! Vielen, lieben Dank für alles und macht bitte unbedingt so weiter!

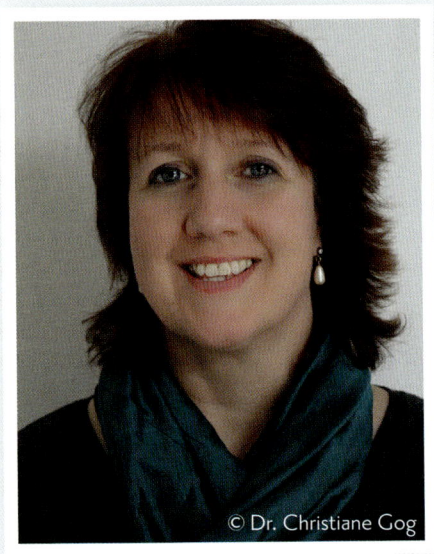

© Dr. Christiane Gog

Dr. med. Christiane Gog M.Sc.

Leitende Ärztin der Palliativmedizin des Sana Klinikums Offenbach

Das Hospiz St. Barbara

Meine zweite Arche

Es war an einem Donnerstag, als mich eine junge Frau anrief und fragte, ob ich ihre schwer erkrankte Schwester mit Emma besuchen könnte. „Sie hat ein Glioblastom, einen Gehirntumor, und lebt seit ein paar Tagen im neu eröffneten Hospiz St. Barbara in Oberursel", erklärte sie und ihre Verzweiflung über diesen Schicksalsschlag war so präsent. Wir telefonierten bestimmt zwanzig Minuten, und als sie sich alles von der Seele gesprochen hatte, hörte ich mich nur sagen: „Ich kann morgen sehr gerne vorbei kommen, wenn Sie das möchten." „Das wäre so schön", meinte sie erleichtert und so verabredeten wir uns für den nächsten Tag um 13 Uhr im Hospiz St. Barbara.

Bis dato kannte ich das Hospiz Arche Noah, das Kinderhospiz Bärenherz sowie das Hospiz Lebensbrücke, in dem ich als Palliativschwester arbeitete. Dass es in Oberursel ein Hospiz gab, wusste ich, da eine ehemalige Kollegin aus der Arche nun als Pflegedienstleiterin dort arbeitete. Ich wäre damals so gerne zur Eröffnung gegangen, doch ich konnte an jenem Tag leider nicht und so hatte ich auch überhaupt keine Vorstellung, wie diese Einrichtung wohl aussehen würde und war sehr gespannt auf den kommenden Tag.

Am nächsten Vormittag ging ich mit Emma eine große Runde und fuhr dann mit ihr um zwölf Uhr nach Oberursel. Am Hospiz angekommen, stieg ich aus und ließ das Gebäude auf mich wirken. Es war so ganz anders als die Lebensbrücke oder auch die Arche. Damit meine ich jedoch nicht, weniger ansehnlich, sondern einfach nur anders. Das Gebäude war – im Gegensatz zur Lebensbrücke – in Weiß gehalten und schon an der Eingangstüre konnte man sehen, dass es sich um eine sehr helle und einladende Einrichtung handelte. Da musste ich an den Moment denken, als ich das erste Mal vor dem Hospiz Arche Noah gestanden hatte und so lange brauchte, bis ich überhaupt zu klingeln wagte. Ich schmunzelte über meine damalige Reaktion. Nun stand ich vor dem Hospiz St. Barbara und hatte keinerlei Berührungsängste mehr. Keine zehn Sekunden später drückte ich die Klingel und wurde freundlich gefragt: „Guten Tag, zu wem möchten Sie bitte?" „Hallo, mein Name ist Ivana Seger und ich möchte zu Frau U., die auf uns wartet", antwortete ich und hörte kurz darauf eine leises und mittlerweile so vertrautes, summendes Geräusch, als sich die Türe öffnete. Ich schaute zu Emma, die mich mit Argusaugen beobachtete, und sagte „Okay". Schwanzwedelnd lief sie hinter mir her und gemeinsam gingen wir zwei in den kleinen Flur, der zu einer weiteren Zwischentüre führte, bevor man ins Herzstück des Hospizes kam.

Als ich die Holztüre öffnete, war das Erste, was ich sah, eine große, und einladende Terrasse, auf der zwei Gäste in ihren Betten einen Mittagsschlaf hielten. Was für ein schöner Anblick, dachte ich sofort und erkannte an der Körperhaltung und der Mimik der dort ruhenden Menschen, wie sehr sie die Sonnenstrahlen genossen. Schaut man von dort aus nach rechts, sieht man sofort die offene Küche, vor der ein überdimensionaler Tisch steht, der allen zwölf Gästen Platz zum gemeinsamen Essen bietet.

„Guten Tag, Sie werden bereits erwartet," sagte eine Palliativschwester, die schon auf dem Boden kniete, um Emma gebührend zu begrüßen. „Ja, wer bist du denn?", wollte sie wissen und ich erklärte ihr kurz, in welcher Mission wir hier seien. „Das ist ja toll", erwiderte sie, doch ihre Blicke galten nur Emma. „Ich begleite Sie ins Zimmer", sagte sie und es war nicht zu übersehen, wie schwer es ihr fiel, sich von Emma zu trennen. „Sie ist gerade auf der Toilette und kommt dann nach vorne", meinte sie, als sie wieder aus dem Zimmer von Frau U. kam und bat mich, im Wohnzimmer auf sie zu warten. „Möchten Sie einen Kaffee?", fragte sie mich und ich nickte.
„Wir können auch sehr gerne Du sagen, ich bin Ivana", schlug ich vor und sie antwortete mit einem Nicken. „Schön, dich kennenzulernen, mein Name ist

Bettina", sagte sie abschließend und ging zu einem Gast, um ihm beim Essen behilflich zu sein.

Ich setzte mich, während Emma vor mir Platz nahm. Ich beobachtete Bettina dabei, wie sie einem Gast auf eine unglaublich einfühlsame Art einen Löffel nach dem anderen in seine eigene Hand legte und ihn dabei unterstützte, den Löffel an seinen Mund zu bekommen. Ich merkte, dass an diesem Ort mit sehr viel Empathie für die Gäste gesorgt wurde und war wie beseelt darüber.

„Hallo, ich bin die Schwester von Frau U. und ich weiß nicht, ob sie Emma überhaupt als Hund erkennt", hörte ich eine Stimme sagen. Wir unterhielten uns ein wenig, und als Frau U. dann selber ins Wohnzimmer kam und Emma sah, hatten wir unsere Antwort. Sie ging direkt auf Emma zu und streichelte sie. An einem leisen Seufzer erkannte ich, wie erleichtert und dankbar die Schwester war. Und so verbrachten wir die nächsten Minuten erst im Wohnzimmer und anschließend im Zimmer von Frau U. Es war der Beginn einer ergreifenden Begleitung und auch der Tag, an dem ich mich nicht nur in das Hospiz St. Barbara verliebte, sondern vor allem in die Arbeitsweise der Kollegen und Kolleginnen.

Zu der Zeit arbeitete ich noch als Palliativschwester im Hospiz Lebensbrücke. Doch als Emma sechs Jahre alt wurde, beschloss ich nach langen Überlegungen, dass ich noch einen zusätzlichen Welpen holen würde. Und so kündigte ich meine Arbeitsstelle, weil ich mich voll und ganz auf die Ausbildung von Sissi und die tiergestützte Therapie mit Emma konzentrieren wollte. Wie naiv das war, konnte ich zu diesem Zeitpunkt ja nicht ahnen. Ich dachte tatsächlich, dass ich von der tiergestützten Therapie leben könnte. Als sich mein inniger Wunsch nach einem Jahr noch nicht einmal im Ansatz in die Tat umsetzen ließ, da die Krankenkassen so eine Therapieform nicht mal prozentual subventionieren, beschloss ich, wieder eine feste Stelle in einem Hospiz anzutreten. Doch meine damalige Stelle in der Lebensbrücke war schon lange von einer Kollegin übernommen worden und so stand ich – nach sieben Jahren tiergestützter Therapie – ebenso ratlos wie am Anfang in meiner Wohnung und wusste nicht weiter.

Egal, wo ich mich auch umhörte, kein Hospiz hatte zu diesem Zeitpunkt eine freie Stelle. Bis zu jenem Mittwoch ... Denn da klingelte mein Handy und auf meinem Telefon stand „Monika", eine frühere Kollegin aus der Arche. „Hallo Monika! Wie schön von dir zu hören", sagte ich und dann redeten wir, als ob wir uns gestern erst gesehen oder gehört hätten. Als ich sie fragte, wie es ihr gehen würde und was es Neues gäbe, erzählte sie mir, wie stolz sie auf das Erreichte im Hospiz St. Barbara war.

„Kennst du nicht jemand, der eine Stelle sucht?", fragte sie mich plötzlich und ich erfuhr, dass ihre Einrichtung noch eine 50-Prozent-Stelle frei hatte. Ich weiß noch, wie ich damals im Wohnzimmer stand und es einfach nicht fassen konnte. Als ob sie mich und meinen Hilferuf gehört hatte.

„Ja, ich kenne jemanden, der sich sehr gerne bei euch bewerben würde", antwortete ich und diesmal war es Monika, die nicht glauben konnte, was ich dann sagte. „Ich würde mich sehr gerne bewerben."

„Hallo, bist du noch dran?", rief ich ins Telefon, denn ich hörte nichts mehr. „Hallo, Monika?", wiederholte ich und dann hörte ich endlich ihre Stimme wieder und den Satz, der eine so große Erleichterung in mir auslöste, dass ich sie immer noch spüren kann: „Das wäre einfach nur wunderbar, wenn du in unser Team kommen würdest. Wann kannst du denn mal ins Hospiz kommen, damit ich dich der Hospizleitung vorstellen kann?", wollte sie von mir wissen. „Ich richte mich nach euch", meinte ich, und so vereinbarten wir einen Vorstellungstermin für den kommenden Tag. „Ich danke dir so sehr für deinen Anruf", sagte ich zu Monika, als wir uns verabschiedeten.

Am nächsten Tag ging ich mit Emma nach unserem Einsatz im Kinderhospiz Bärenherz eine große Runde spazieren und fuhr dann ziemlich angespannt nach Oberursel. Denn ich wusste, dass es sich um eine halbe Stelle handelte, die ausgeschrieben war. Mir war jedoch bewusst, dass ich nur eine Viertelstelle annehmen konnte und auch, dass ich die Zustimmung meines neuen Arbeitgebers benötigen würde, damit ich meine bisherigen Einrichtungen auch weiter betreuen konnte. Ich hoffte inständig, dass Emma mich auch ins Hospiz St. Barbara begleiten durfte.

Am Hospiz angekommen, wurde ich auch schon von Monika an der Türe empfangen und als ich ihr mit Emma im Schlepptau folgte, wusste ich irgendwie, dass ich in diesem Hospiz anfangen wollte.

„Vielen Dank, dass Sie gekommen sind", sagte die Hospizleiterin zu mir, als wir uns vorgestellt wurden. „Möchten Sie einen Kaffee?" Ich nickte, während sich Emma neben mir hinlegte. Wir redeten fast eine ganze Stunde und ich war so dankbar, denn meine Vorstellung über eine reduzierte Stelle wurde von der Hospizleiterin angenommen. „Dann haben wir ja alles besprochen", stellte sie fest, und in diesem Moment fiel mir auf, dass wir noch gar nicht über Emma gesprochen hatten.

„Darf mich Emma denn bei meinen Diensten begleiten?", erkundigte ich mich. Als ob Emma jedes einzelne Wort verstanden hätte, schaute sie nach oben und abwechselnd von mir zu der Hospizleiterin.

„Wie sieht denn so eine Begleitung aus?", fragte sie, und ich erzählte ihr über unsere Mission und was für ein Geschenk Emma in den einzelnen Hospizen war. Sie hörte sich alles in Ruhe an und wollte dann von mir wissen, wie es denn mit der Hygiene sei. Ich konnte sie sehr schnell beruhigen, und als ich mit meinem Monolog fertig war, schaute ich sie nur fragend an und hoffte inständig, dass ich ihre Zustimmung bekäme.

„Sie dürfen Emma sehr gerne mitbringen, doch wenn sich ein Gast oder eine Mitarbeiterin gestört fühlt, müssen wir nochmals reden", hörte ich sie nur sagen und hätte sie für diese Worte am liebsten umarmt.

Keine sechs Tage später fuhr ich in die Zentrale der Caritas nach Bad Homburg, um meinen neuen Arbeitsvertrag zu unterzeichnen. Und dann kam mein erster Frühdienst. Es war ein Dienstag und ich gebe zu, dass ich etwas nervös mit Emma im Auto ins Hospiz St. Barbara fuhr und so gespannt war, wie die neuen Kolleginnen und Kollegen auf Emma reagieren würden.

„Ach, wer bist du denn?", „Wie heißt sie denn?" und „Ist die süß!" waren die ersten Sätze, die ich hörte, als ich das Stationszimmer mit Emma im Schlepptau betrat. Ich hoffte so sehr, dass niemand bemerkte, wie erleichtert ich über diese Reaktion war. Ich stellte Emma vor und erzählte ein wenig von uns, bevor wir dann unsere Übergabe machten.

„Herr K. in der Sonne 6 hatte keine so gute Nacht. Er konnte nicht schlafen, lehnte aber alles ab", erfuhren wir von der Nachtschwester. „Er war gestern wieder in Frankfurt und kam erst sehr spät ins Hospiz zurück", berichtete sie weiter. „Was hat er denn dort gemacht?", wollte ich wissen und war sichtlich angetan von ihrer Antwort: „Er trifft sich dort immer mit seinen alten Kumpels zum Kartenspielen." Oh, wie schön, dachte ich und freute mich so sehr mit und für Herrn K., obwohl ich ihn noch gar nicht persönlich kannte. Als wir mit der Übergabe fertig waren, fragte mich eine Kollegin, ob ich Herrn K. übernehmen wolle und ich nickte.
„Guten Morgen Herr K., ich bin Schwester Ivana und bis 14 Uhr sehr gerne für Sie da", begrüßte ich ihn, als er um 10 Uhr 20 wach wurde. „Kann ich etwas für Sie tun?", wollte ich wissen, doch er schüttelte nur seinen Kopf, ohne mich dabei anzusehen. „Soll ich den Tag mal reinlassen?", fragte ich weiter, doch auch das lehnte er ab. Ich weiß nicht, wie ich es beschreiben soll, doch irgendwie hatte ich erwartet, dass ich einem Gast gegenüberstehen würde, der noch voller Lebensfreude war, und nun stand ich in seinem Zimmer und schaute in zwei traurige Augen.

„Was kannst du mir denn noch über Herrn K. sagen?", erkundigte ich mich bei meiner Kollegin und erzählte ihr von meiner ersten Begegnung mit ihm. „Er ist Raucher und ein absoluter Sonnenanbeter. Wann immer er kann, liegt er auf der Terrasse und sonnt sich stundenlang. Er hat keine Angehörigen und hat bisher nur einmal Besuch von einem Freund bekommen", sagte sie und bat mich, alles Weitere in seiner Akte nachzulesen. Doch aus diesen Unterlagen wurde ich nicht sehr viel schlauer, denn außer einer Diagnose, den vielen vorherigen Krankenhausaufenthalten, der Medikation und den schon erwähnten Vorlieben konnte ich nichts entnehmen, was seiner Psyche gut tun könnte. Es muss doch etwas geben, womit ich ihm eine Freude machen kann, überlegte ich. In diesem Moment schaute ich zu Emma, die im Stationszimmer lag und mich schwanzwedelnd ansah.

Vielleicht ist Emma etwas für ihn, schoss es mir durch den Kopf und so ging ich nochmals zu seinem Zimmer und klopfte an. „Hallo Herr K., ich bin es nochmals. Ich wollte Sie etwas fragen." Doch Herr K. war in seinem Badezimmer und so ging ich unverrichteter Dinge wieder ins Stationszimmer zurück. Ich frage ihn nachher, dachte ich gerade, als sich seine Türe öffnete und er mit dem Rollstuhl zur Küche fuhr. „Guten Morgen nochmals", sagte ich zu ihm, als er an mir vorbeifuhr, doch er nickte nur und wirkte immer noch so abwesend. „Auf was haben Sie denn heute Appetit?", wollte unsere Küchenfee von ihm wissen und nahm seine Bestellung auf.

„Hier sind Ihre Medikamente", sagte ich zu ihm, als ich diese vor ihm auf den Tisch stellte. Ich wollte gerade ins Stationszimmer zurück, da sah ich, wie Emma aus dem Stationszimmer kam, im Flur stehen blieb und sich scheinbar vergewissern wollte, wer da war. Und dann geschah etwas, das ich nie vergessen werde. Als Herr K. Emma sah, ließ er sein Brötchen wie auf Kommando fallen und fuhr mit seinem Rollstuhl zu ihr, streichelte sie und wirkte dabei völlig zufrieden. „Sie mögen Hunde?", fragte ich ihn und brauchte keine Antwort, denn Herr K. beugte sich zu Emma vor und flüsterte ihr etwas ins Ohr. „Darf sie denn auch zu mir ins Zimmer?", wollte er von mir wissen und seine Stimme hatte so einen ganz anderen Klang. Sie wirkte so viel freudiger als gerade eben noch. Über mein „Ja" freute er sich so sehr, dass sein ganzes Gesicht leuchtete.
An diesem Tag lernte ich einen ganz anderen Herr K. kennen, der so viel zu erzählen hatte. Er erzählte mir alles über seine geliebten Ausflüge nach Frankfurt und mit wem er sich dort traf.

„Woher weißt du das denn alles?", wunderten sich meine Kolleginnen in der Übergabe, und wie ich in so kurzer Zeit so viel über Herrn K. erfahren konnte. „Das ist der Emma-Effekt", sagte ich und erzählte meinen Kolleginnen, warum ich all das wusste. „Sie öffnet mir den Weg zu den Herzen der Menschen", erklärte ich, während alle ganz gebannt meinen Worten lauschten. Es war genau diese Übergabe an genau diesem Dienstag, als Emma die Herzen der anwesenden Kolleginnen gewann. Und dafür war und bin ich so dankbar.

Von diesem Tag an besuchte Emma Herrn K., wann auch immer wir im Dienst waren und seine Reaktion war jedes Mal aufs Neue berührend.

Er lebte fast ein Jahr bei uns im Hospiz und es gab sogar Tage, an denen er auf seinen geliebten Ausflug verzichtete, da Emma da war und er lieber bei ihr blieb.

Als abzusehen war, dass Herr K. versterben würde, hatten wir Nachtdienst, aber ich konnte nach der Übergabe einfach nicht nach Hause gehen. Ich hatte ihm versprochen, dass Emma sich bei ihm verabschieden würde, wenn es einmal soweit sein sollte. So löste ich an jenem Freitag mein Versprechen ein und betrat mit Emma leise sein Zimmer.

Herr K. lag ohne erkennbare Symptome in seinem Bett und schien schon in einer anderen Welt zu sein. Also ging ich leise an sein Bett, kniete mich zu ihm und berührte sanft seine Schulter. „Herr K., hier ist Ihre Emma", sagte ich leise zu ihm und konnte nicht glauben, was dann geschah. Herr K., der gerade noch so weit weg zu sein schien, öffnete langsam seine Hand und legte sie Millimeter für Millimeter näher an die Bettkante und da begriff ich: Er wollte Emma nochmals spüren und so sagte ich zu Emma das Kommando „Schnauze", während sich meine Augen mit Tränen füllten. Emma legte daraufhin ihren Kopf auf der Bettkante ab und blieb dann auch exakt in dieser Position stehen. „Hier ist sie", sagte ich zu ihm, als ich seine Hand nahm und auf Emmas Kopf legte. „Hmh", hörte ich nur und wusste, dass es genau das war, was er in diesem Moment brauchte. Als ich wieder aufstand und mir klar war, dass ich Herrn K. nicht mehr wieder sehen würde, verabschiedete auch ich mich von ihm. Erst dann fuhr ich mit Emma nach Hause. Er starb zwei Stunden später ganz friedlich.

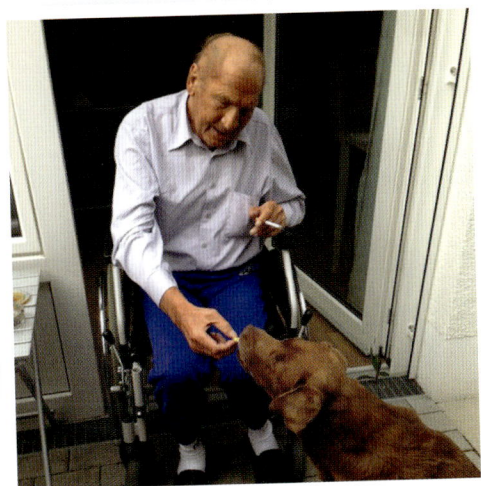

Herr K. und Emma
© Ivana Seger

Ich war so erleichtert, als ich bei meinem nächsten Dienst im Hospiz St. Barbara des Caritas Verbandes Hochtaunus mit jeder Faser meines Körpers spürte, dass es auch in dieser Einrichtung keinerlei Regeln gab.

Doch am meisten freute mich, dass in diesem Hospiz genauso gearbeitet wurde, wie ich es von der Arche her kannte.

Auch in diesem Hospiz darf jeder Besucher kommen, wann und so lange er will. Es gibt keine Schlafens- oder Weckzeiten und auch keine Essenszeiten. Jeder Gast darf seinen Tag so starten, wie er das möchte. Darüber könnte ich jetzt so einige Geschichten erzählen! Ein Gast brauchte zum Beispiel jeden Morgen seinen Schnaps, um „in die Gänge" zu kommen, ein anderer wiederum benötigte erstmal eine Zigarette, damit sein Tag gut starten konnte. Eine jüngere Dame begann ihren Tag immer mit dem Ritual, stundenlang mit einer Zigarette auf ihrer Terrasse sitzend mit ihrem Mann zu telefonieren. Sie brauchte seine Stimme, damit es ihr besser ging. Und egal, wer auch immer sie betreut hatte – jeder wusste sofort, wann sie ihren Mann nicht erreicht hatte. Dann konnte nichts und niemand sie aufheitern.

Ein besonderes Highlight in diesem Hospiz ist mit Sicherheit der Spa-Bereich, also unser Wellnessbad. Von allen Hospizen, die ich mittlerweile kenne, gehört dieses Badezimmer für mich zu den schönsten, die ich je in einer solchen Einrichtung gesehen habe. Und das nicht nur, weil es so einladend aussieht, sondern weil es auch für bettlägerige Gäste zugänglich ist. Was das für diese Gäste bedeutet, ist bei jeder Anwendung deutlich zu merken. Denn viele haben eine wahre Krankenhausodyssee hinter sich, die von einer unglaublichen Anstrengung für Körper und Seele begleitet wurde.

„Im Krankenhaus blieb oft keine Zeit für eine ausgiebige Körperpflege, geschweige denn für ein Bad", erzählte mir eine Tochter, die ihren Vater in unserem Hospiz begleitete. „Er hat früher immer so gerne gebadet", vertraute sie mir eines Tages an und war zu Tränen gerührt, als ich sie in unser Wellnessbad führte, wo ich schon alles für das bevorstehende Bad vorbereitet hatte. Und da kann man einiges vorbereiten: Überall stehen Kerzen, die auf Wunsch angezündet werden, das Badewasser wird mit den Lieblingsdüften und auf Wunsch auch mit Rosenblüten befüllt. Die große Heizung wird mit Handtüchern behängt, damit sie schön angewärmt sind, ein CD-Player spielt die Lieblingsmusik ab. Auch da gab es die ausgefallensten Vorlieben, die von Helene Fischer bis zu Iron Maiden gehen konnten. Auf Wunsch kann eine Whirlpool-Funktion in der Badewanne betätigt werden, damit die blubbernden aufkommenden Bläschen Körper und Geist beseelen. Das Schönste für uns als Pflegefachkräfte ist es, dass wir wirklich jedem Gast dieses Wellnessangebot machen können, da das Badezimmer so groß ist, dass wir mit dem Bett hineinfahren können. Mit Hilfe eines Lifters transferieren wir dann die Gäste von ihrem Bett in die Badewanne.

Ich kann jetzt nur von mir sprechen und was in und mit mir selber passiert, wenn ich einem Gast so ein Bad anbiete. Es ist ein unbeschreibliches Gefühl, wenn ich die Vorfreude in den Gesichtern sehe. Doch der mit Abstand schönste Moment ist, wenn die Beine des Gastes das erste Mal das warme Wasser fühlen: Dann rinnt fast allen eine Träne der Dankbarkeit über die Wange. Und ich merke, wie sehr die Gäste diesen Moment genießen. Es mag für Außenstehende nur ein Badezimmer sein, doch für unsere Gäste ist es so viel mehr: Es ist der Tag, an dem sie sich endlich wieder als Mensch statt als Patient fühlen und dieses Gefühl saugen sie wie einen Schwamm auf. Dieser Raum ist nicht einfach nur ein Bad, sondern Balsam für die Seele.

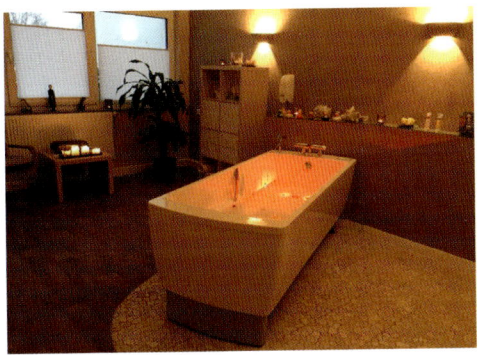

Der Spa-Bereich | © St. Barbara

Jeder Gast hat ein Einzelzimmer, in dem jederzeit ein weiteres Bett für die Angehörigen aufgestellt werden kann. Alle Räume sind mit einem Bad sowie einer Terrasse ausgestattet, auf die auch das Bett rausgeschoben werden kann. Alle Gäste haben die Möglichkeit, ihr Zimmer nach den persönlichen Wünschen umzugestalten und mit eigenen Bildern zu verschönern. Selbstverständlich darf auch jeder in seiner eigenen Bettwäsche schlafen, wenn das gewünscht ist. Und noch mehr gibt es in diesem Hospiz: Unsere tiergestützte Therapie, einen „Klangstuhl", der nicht nur für Ablenkung, sondern vor allem für eine Zeitreise in eine sorgenfreie Zeit sorgen kann.

Ein einladender Andachtsraum ist gleichzeitig unser Raum der Stille. Hier haben nicht nur unsere Gäste die Möglichkeit, innezuhalten, sondern auch die Angehörigen. Palliativärzte kommen sehr gerne nach Bedarf ins Hospiz und stehen den Gästen sowie den Angehörigen Rede und Antwort und geben damit Sicherheit. Auch eine psychoonkologische Betreuung wird auf Wunsch angeboten.

Außerdem gibt es im Hospiz St. Barbara eine Trauerbegleiterin sowie eine Seelsorgerin, denen man sich anvertrauen kann, wann immer einem danach ist. Eine Sozialarbeiterin rundet unser soziales Team ab. Nicht zuletzt die Verwaltung und unsere Hauswirtschafterinnen, die für das leibliche Wohl unserer Gäste sorgen. Eine von ihnen ist Nathalie.

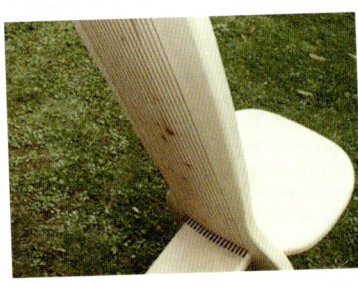

Der Klangstuhl | © Aurora Matticoli

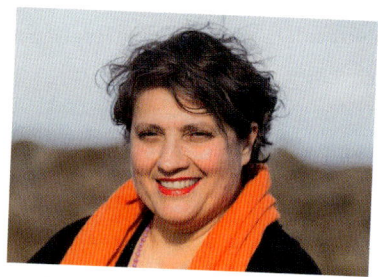

© Aurora Matticoli
www.matticoli.de

Selbstverständlich sind auch im Hospiz St. Barbara Hunde und Katzen sehr willkommen, solange sie von den Gästen beziehungsweise von den Angehörigen betreut werden. Und auch in unserem Hospiz sind die vielen ehrenamtlichen Helferinnen und Helfer nicht mehr wegzudenken. Wann auch immer wir Dienst haben – ich gehe sehr gerne ins Hospiz und kann heute sagen, dass ich sehr dankbar bin, ein Teil dieses wunderbaren Teams zu sein.

Ich würde jetzt so gerne allen Familien, die wir in den letzten vier Jahren im Hospiz St. Barbara begleiten durften, ein eigenes kleines Kapitel schenken, doch das würde den Rahmen dieses Buches sprengen. Einige möchte ich aber erwähnen, weil sie einen ganz besonderen Platz in meinem Herzen haben.

Beginnen möchte ich mit Herrn G., den ich mit Emma und zwischenzeitlich auch mit Sissi an einem Montag bei einem Spätdienst kennenlernte. Schon beim Betreten des Hospizes hörte ich ein seltsames, hämmerndes Geräusch, das ich überhaupt nicht zuordnen konnte. Auch während der Übergabe hämmerte es unaufhörlich. Von meinen Kolleginnen erfuhr ich, dass Herr G. für dieses Geräusch verantwortlich war, weil er ununterbrochen auf seine Matratze klopfte. Er tat dies nicht, weil er Aufmerksamkeit einforderte, sondern weil ihm sein Gehirn aufgrund eines Gehirntumors heftige Streiche spielte. „Er hat das Gefühl, dass er hier gegen seinen Willen festgehalten wird und man ihm hier nichts Gutes will", erklärte mir eine Kollegin. „Sein Misstrauen ist so groß, dass er niemanden an sich heranlässt und mit allem wirft, was er finden kann", führte sie weiter aus, während sich ein Kloß in meinem Hals breit machte. „Wann immer jemand von uns auch nur in seine Nähe kommt, schreit er und wir hatten bisher noch keine Möglichkeit, ihm etwas gegen seine innere Unruhe zu geben", berichtete sie, während es weiter klopfte und klopfte. Leider hatte er zusätzlich zu seiner Krebserkrankung auch eine linksseitige Hemiplegie (Halbseitenlähmung), so dass er auf fremde Hilfe angewiesen war.

Da alle Kolleginnen jetzt schon ziemlich erschöpft wirkten und ich nur selten Dienst gehabt hatte, war es für mich eine Selbstverständlichkeit, Herrn G. für diesen Tag zu übernehmen. Also klopfte ich an seiner Tür und hörte nur ein lautstarkes und sehr mürrisches „Ja". Herr G., der auf einer Matratze am Boden lag, da er, sobald er im Bett lag, immer wieder über die Bettgitter stieg, würdigte mich keines Blickes. Ich überlegte krampfhaft, wie ich nun vorgehen sollte. Soll ich näher gehen? Soll ich ihn ansprechen? Ich entschloss mich dazu, selber auf den Boden zu gehen und einen gewissen Sicherheitsabstand einzuhalten, da ich nicht wusste, wie er auf mich reagieren würde. Er bemerkte mich zwar, aber ignorierte mich kategorisch.

Egal, was auch immer ich tat oder fragte, es löste bei Herr G. eine Welle von Schimpfworten aus, die ich hier nicht wiederholen möchte. Es war zum Verzweifeln, denn auch ich kam an jenem Tag sehr schnell an meine Grenzen. Doch dann fragte ich ihn, ob er eigentlich Hunde mochte. Da ging ein Leuchten, ja fast ein Strahlen über sein Gesicht und ich entschied mich dazu, Sissi mit ins Zimmer zu holen. Als ich mit Sissi wieder vor seiner Türe stand und er sie das erste Mal sah, sagte er: „Ja, wer bist du denn?" Es war die Art, wie er das sagte, die mich so sehr berührte. Nichts, aber auch gar nichts war wie gerade eben noch. Keine Aggressivität, keine Unruhe und auch kein ängstlicher Blick waren mehr zu erkennen. Stattdessen strahlte er nur noch. Seine Mimik, sein Blick, sein Muskeltonus und seine Atmung hatten sich in so kurzer Zeit völlig verändert. Ich lag auf dem Boden und konnte es nicht fassen. Sollte das tatsächlich an Sissi liegen, fragte ich mich selber und hatte Sekunden später meine Antwort, denn Herr G. hatte nur Augen für sie und ich sah ihn das erste Mal lächeln. Ich stellte ihm Sissi vor, die immer noch im Türrahmen stand und uns beobachtete. Ich war ganz perplex, als er zu ihr sagte: „Na, du bist aber eine Hübsche, komm mal her."

Oh Gott, was mache ich denn jetzt, überlegte ich und wusste für einen Augenblick nicht, wie ich mich nun verhalten sollte. Was, wenn sie nun näher geht und er sie aufgrund seines Gehirntumors doch nicht als Hund erkennt und womöglich zuschlägt? Doch dann vertraute ich meinem Gefühl und meiner jahrelangen Erfahrung und entschied mich dazu, Sissi näher kommen zu lassen. Es war die Art, wie er sie anschaute, die mich dazu bewegte, sie neben ihn zu legen.

Sobald Herr G. seine Hand das erste Mal auf Sissis Fell legte und sie ganz sanft streichelte, wusste ich, dass es eine gute Entscheidung war. Von diesem Tag an vertraute Herr G. uns immer mehr. Wenn ich oder meine Kollegen und Kolleginnen ihm behilflich sein wollten, ließ er alle pflegerischen Maßnahmen zu und am Ende wurden wir alle mit einem Lächeln und einem Danke belohnt. Wenn es nach ihm ginge, müsste dieses Buch „Der Sissi-Effekt" heißen.

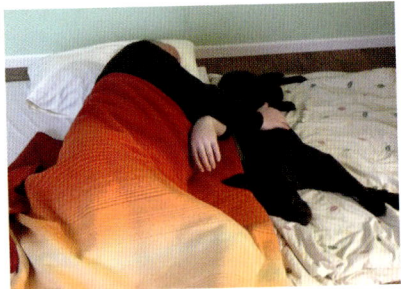

Herr G. und Sissi
© Ivana Seger

Besondere Begegnungen

Meine Begegnungen mit Emma & Sissi sind immer wieder wie ein Zauber. Man kann sich nicht vorstellen, was die beiden Fellnasen alles bewirken, wenn man es nicht selbst erlebt hat. Viele Menschen, die ihren letzten Weg vor sich haben, sind sehr verängstigt. Oft ziehen sie sich zurück und möchten alleine sein. Es ist schwierig, einen Weg zu finden, damit sie sich öffnen, um so ihren Wünsche und Bedürfnisse gerecht zu werden. Doch wenn Emma & Sissi den Raum betreten, sind alle Sorgen und Ängste wie weggeblasen. Es berührt mich immer wieder, zu sehen, was diese zwei Fellnasen bewirken können.

Doch nicht nur für unsere Gäste, sondern auch für mich sind Emma & Sissi unersetzlich. Ich liebe Hunde und die zwei haben sich einen Platz in meinem Herzen gesichert. Das Arbeiten in einem Hospiz ist nicht immer einfach und auch nicht für jeden was. Dennoch arbeite ich sehr gerne dort. Ich habe mir fest vorgenommen, den Menschen ihren letzten Weg so schön und entspannt wie möglich zu gestalten. Natürlich hinterlässt das Arbeiten in einem Hospiz die einen oder anderen Spuren, aber es gibt genug Möglichkeiten, damit umzugehen. Für mich gehören dazu Emma & Sissi. Mit ihnen zu kuscheln nimmt die Last von mir und gibt mir Kraft, weiterhin für die Menschen da zu sein.

Ivana, ich möchte Dir von Herzen danken, dass Du Emma & Sissi in mein Leben und in das Leben vieler Menschen gebracht hast. Ihr macht einen großartigen Job, der sich gar nicht so richtig in Worte fassen lässt.

Ohne Dich, Ivana, würde es die zwei Fellnasen in unserm Hospiz nicht geben. Ich bin dankbar dafür, dass es Dich und Deine zwei Begleiter gibt und dass ich mit Euch zusammen arbeiten darf.

Nathalie
Hauswirtschafterin im Hospiz St. Barbara

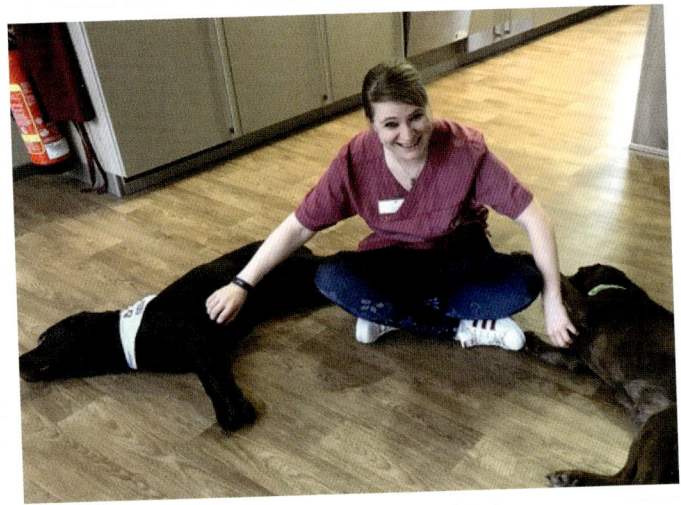

Nathalie | © Ivana Seger

Dann gab es noch Herrn Sch., der Hunde über alles liebte und so froh war, dass er sich mit seiner Tochter für dieses Hospiz entschieden hatte. Herr Sch. war ein sehr kultivierter und unglaublich höflicher Mann, der sich über jedes Gespräch freute und mir vom ersten Tag an alles von seinen eigenen geliebten Vierbeinern erzählte. Seine Tochter Elke, zu der ich auch heute noch Kontakt habe, lernte ich erst bei unserem nächsten Dienst kennen. Sie begleitete ihren Vater auf seinem Weg mit so viel Liebe und Würde, dass ich tief beeindruckt war. Sie tat es auf eine Art, die ich selten erlebt habe.

Als wir damals das Hospiz betraten, saß Elke gerade beim Mittagessen im Aufenthaltsraum und traute ihren Augen kaum, als Emma & Sissi im Flur standen. Selten habe ich eine Angehörige getroffen, die sich so über die zwei Hunde freute, obwohl sie sie gar nicht kannte. „Oh Gott, mein Vater liebt Hunde über alles", erzählte sie mir nach einem herzlichen Hallo und fragte, ob sie einen der Hunde mitnehmen könne, damit ihr Vater nochmals eine kalte Hundeschnauze spüren könnte. „Selbstverständlich", antwortete ich und erzählte ihr, dass er beide schon kennenlernen durfte und wie er reagiert hatte. „Wie kann ich Ihnen nur danken", wiederholte sie immer wieder, während wir gemeinsam mit Sissi zu ihrem Vater ins Zimmer gingen. Als sie seine Türe öffnete, sah ich es sofort: Der Allgemeinzustand von Herrn Sch. hatte sich deutlich verschlechtert. Mir war nicht klar, was er von seiner Umwelt noch wahrnehmen konnte.

„Gehen Sie ruhig näher", forderte ich sie auf, und sie tat es. Sie flüsterte ihrem Vater in ein Ohr: „Du bekommst jetzt gleich einen ganz besonderen Besuch", doch er nickte nur, ohne seine Augen dabei zu öffnen. „Er war so unruhig in den letzten Tagen", meinte sie zu mir und an ihrem Blick war abzulesen, wie sehr sie das belastete. Als ich neben ihm kniete und er Sissi im Türrahmen sehen sah, streckte er seinen linken Arm aus dem Bett, als ob er Sissi sofort streicheln wollte, doch ich bat ihn und seine Tochter noch um etwas Geduld. „Wir müssen ihn erst anders positionieren", erklärte ich ihr und gemeinsam legten wir Herrn Sch. so, dass er, aber auch Sissi bequem liegen konnten. Erst dann sagte ich leise „Hopp". Sissi sprang behutsam auf sein Bett. Als ob sie wusste, wie wichtig sie in diesem Moment für ihn und seine Tochter war, schmiegte sie sich ganz nah an Herrn Sch., der über das ganze Gesicht strahlte und die Nähe und Wärme von Sissi sichtlich genoss. „Darf ich Fotos machen?", fragte mich die Tochter, die Tränen in den Augen hatte, und ich nickte. „Ist das nicht ein schönes Gefühl?", meinte sie zu ihrem Vater, der sie daraufhin einfach nur anstrahlte, während er Sissis Fell kontinuierlich streichelte.

„Ich danke Ihnen von Herzen", sagte Elke, als sie sich an jenem Tag verabschiedete und erzählte mir noch ganz viel über ihre eigenen Hunde, von denen sie einen in den nächsten Tagen mitbringen wollte. Diesen Dienst werde ich nie vergessen, denn es waren nicht die Worte, die die Tochter damals zu ihrem Vater sagte und die mein Herz so sehr berührten. Es waren ihre Blicke zu Sissi und die Art, wie sie mit Sissi sprach. Als ob sie sich selber durch und mit ihr trösten wollte und es an jenem Tag auch konnte.

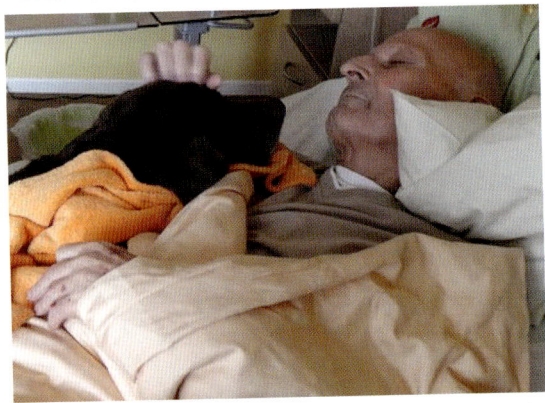

Herr Sch. und Sissi | © Ivana Seger

Erzählen möchte ich auch von Frau W., die in keinem guten Zustand in unser Hospiz kam. Es hatte den Anschein, als ob sie überhaupt keine Kraft mehr hatte. Begleitet wurde sie von ihrer Tochter, die wirklich jeden Tag zu Besuch kam und der es fast das Herz brach, ihre Mutter so zu sehen.

Als ich an einem Montag an der Türe von Frau W. klopfte, musste ich mich richtig konzentrieren, um ihr leises „Ja" überhaupt zu hören. Als ich dann in ihr Zimmer ging, sah ich ihn sofort: den leeren Blick. „Guten Tag, Frau W., mein Name ist Schwester Ivana und ich bin heute bis 21 Uhr für Sie da", sagte ich zu ihr und erschrak, als ich ihre Stimme hörte. Es war, als ob sie noch nicht mal die Kraft fürs Sprechen hatte. „Hallo", murmelte sie, ohne mich dabei anzusehen. „Kann ich etwas für Sie tun?", fragte ich, doch sie schüttelte nur mit dem Kopf. „Haben Sie Schmerzen?", erkundigte ich mich bei ihr, doch auch das verneinte sie mit einem Blick, der mir durch und durch ging. „Möchten Sie anders liegen?", fragte ich weiter, denn aus der Übergabe wusste ich, dass sie seit einiger Zeit bettlägerig war. „Das wäre schön", sagte sie und entschuldigte sich sofort dafür, dass sie das nicht alleine machen konnte. „Ich helfe Ihnen gerne", beruhigte ich sie, doch auch diese Worte nahmen ihr nicht das schlechte Gewissen. Schon beim Aufrollen der Bettdecke wurde mir klar, dass Frau W. starke Schmerzen haben musste, denn kaum hatte ich die Bettdecke auch nur berührt, hörte ich ein leises „Aua". „Ich hole Ihnen erstmal etwas gegen die Schmerzen", schlug ich vor und war so froh, als sie nickte. Nachdem ich ihr das Schmerzmedikament gegeben hatte, antwortete ich: „Wir warten nun, bis es wirkt und ich komme in 20 Minuten wieder, um Sie anders zu legen." Frau W. schaute mich nicht an, während sie nickte und so ging ich vorerst unverrichteter Dinge wieder ins Stationszimmer zurück. Dort lag Sissi auf ihrer Decke und schaute mich an, als ob sie spüren würde, dass sie bald gebraucht wurde.

Vielleicht kann ja Sissi Frau W. ein wenig ablenken, überlegte ich, als es klingelte und auf dem Display das Zimmer von Frau W. stand. „Was darf ich denn für Sie tun?", wollte ich von ihr wissen, als ich ihr Zimmer betrat und sie erklärte mir, dass ich sie schon anders lagern konnte, da ihre Schmerzen weg seien. So behutsam wie möglich positionierte ich Frau W. so, dass sie für die nächsten zwei Stunden auch schmerzfrei liegen bleiben konnte. Dann verabschiedete ich mich und ging zur Türe. Ich weiß nicht warum, aber an der Schwelle blieb ich stehen und schaute zu Frau W., die wieder so traurig aussah und mich nicht bemerkte. Das sind die Momente, die mir fast das Herz brechen.

„Möchten Sie einen Kaffee?", fragte ich sie, als ich wieder in ihre Richtung ging. „Ja, aber ich würde so gerne eine dabei rauchen", gestand sie und schaute mich dabei fragend an. „Na, klar", sagte ich und sah an ihrem Blick, wie dankbar sie für diese Worte war. Bei einer gemeinsamen Zigarette erzählte sie mir dann ihre Krankenhausgeschichte und wie sehr sie das alles mitgenommen hatte. „Hier dürfen Sie soviel rauchen, wie Sie möchten", erklärte ich und es war das erste Mal, dass ich Frau W. an diesem Tag lächeln sah. „Bitte klingeln Sie, wenn Sie etwas brauchen", sagte ich zu ihr, als ich mich verabschiedete. Sie nickte zwar, doch ihr Blick wurde wieder leer.

„Ich habe Ihnen jemand mitgebracht", sagte ich zu Frau W., als ich das nächste Mal an ihrer Türe klopfte und nach einem leisen „Ja" eintrat. Sie war sichtlich irritiert und fragte „Ach ja, wen denn?" und schaute mich dabei verwundert an. „Habe ich Ihnen schon gesagt, dass ich die Schwester bin, die immer mit einer Therapiehündin zum Dienst kommt?", fragte ich sie, obwohl ich die Antwort bereits kannte. Niemals werde ich vergessen, was dann passierte. Frau W., die gerade noch so abwesend schien, strahlte über das ganze Gesicht und versuchte sich Millimeterweise so umzuplatzieren, dass sie zur Türe schauen konnte. „Wo ist er denn? Darf er nicht rein?", fragte sie mich voller Vorfreude. „Das ist Sissi, eine Labradordame, die nichts lieber tut, als zu schmusen", sagte ich ihr, als ich gleichzeitig Sissi den Befehl gab, das Zimmer zu betreten. „Oh, mein Gott, ist die süß", sprudelte es nur so aus Frau W. heraus und ich war sprachlos.

„Darf sie näher kommen, damit ich sie streicheln kann?",
wollte Frau W. wissen und ich nickte.
„Du bist ja eine ganz Hübsche", sagte Frau W. und fragte im gleichen
Atemzug, ob sie zu ihr ins Bett dürfte.

„Sehr gerne, aber dafür muss ich Sie nochmal anders lagern." „Dann machen Sie das schnell", forderte sie mich richtig auf und es war so schön, Frau W. so zu sehen. „Hopp", und Sissi sprang zu Frau W. ins Bett und kuschelte sich ganz nah an sie heran, als ob sie sagen wollte: Ich bin nun da und passe auf dich auf.

Es war ein Bild, das nicht harmonischer sein konnte. Frau W. fing an, Sissi etwas ins Ohr zu flüstern, während sie sich eine Träne aus dem Gesicht wischte. Sissi hörte Frau W. ganz aufmerksam zu, wobei sie ihren Kopf immer von einer zur anderen Seite hin und her bewegte. Es war ein magischer Moment.

„Ich kann leider nicht anders liegen", sagte sie etwas lauter, so dass ich es auch hören konnte. „Warum wollen Sie denn anders liegen?", erkundigte ich mich, und dann erzählte mir Frau W., dass sie so ein schlechtes Gewissen wegen ihrem enormen Bauchumfang hatte. „Sissi hat genug Platz", beruhigte ich sie und gab ihr ein paar Leckerli, damit Frau W. Sissi füttern konnte, was sie auch mit einem strahlenden Gesicht tat.

Wann auch immer Frau W. an diesem Tag klingelte, sie schaute immer erst auf den Boden, wenn ich ihr Zimmer betrat. Ein paar Tage später hatte ich wieder Dienst und freute mich richtig auf Frau W. An jenem Tag durfte ich auch ihre Tochter kennenlernen, die es gar nicht glauben konnte, was ihre Mutter ihr erzählt hatte. „Darf Sissi heute wieder zu meiner Mutter?", wollte die Tochter von mir wissen und ich nickte.

Als ich später mit Sissi im Schlepptau zu Frau W. ging, warteten beide Frauen schon voller Vorfreude auf uns. Als Sissi bei Frau W. im Bett lag und sich ganz nah ankuschelte, wollte die Tochter ihre Tränen nicht mehr verbergen. „Das ist so schön, dass es sowas gibt", sagte sie sichtlich berührt von diesem harmonischen Bild. Wenig später verkündete Frau W. etwas, das mich vollends zum Staunen brachte. Sie sagte: „Wenn Sissi das nächste Mal da ist, kann ich auf der Bettkante sitzen, dann hat sie mehr Platz." Die Tochter und ich schauten uns an und ich hoffte inständig, dass Frau W. sich nicht zu viel zumutete.

Eine Woche später kam ich zum Spätdienst ins Hospiz und war so dankbar, dass Frau W. noch lebte und sehr gespannt, wie es ihr in der Zwischenzeit ergangen war. In der Übergabe wollte ich meinen Ohren nicht trauen, als meine Kollegin sagte, dass Frau W. geduscht hatte und sich ihr Allgemeinzustand deutlich verbessert habe. Als ich später an ihrer Zimmertüre klopfte, war ihre Stimme so viel fröhlicher, so dass ich noch vor der Türe eine Gänsehaut bekam. „Da sind Sie ja", sagte sie zu mir, als ich ihr Zimmer betrat und ich konnte nicht fassen, was ich sah: Frau W. saß auf der Bettkante und hatte schon eine Decke auf ihrer rechten Seite parat gelegt, auf die Sissi liegen durfte! Doch es war nicht nur ihr guter körperlicher Zustand, der mich so sprachlos machte, sondern ihre psychische Verfassung, die nichts mehr, aber auch gar nichts mit der Frau W. zu tun hatte, die ich noch vor einer Woche betreut hatte. Ich weiß nicht, wie ich es sagen soll, außer dass Frau W. von innen heraus leuchtete.

„Heute ist ein guter Tag, oder?", meinte ich zu ihr und ahnte nicht, was sie mir gleich zur Antwort geben würde. „Ich habe es Sissi doch versprochen", sagte sie und klopfte dabei auf ihr Bett, während sie nur Augen für Sissi hatte. Als Sissi dann neben ihr lag, nahm Frau W. Sissis Kopf in die Hand und küsste ihn als Dankeschön. Mit einem „Ich komme gleich wieder" ging ich so schnell wie möglich aus dem Zimmer, damit Frau W. meine aufkommenden Tränen nicht sehen konnte.

Frau W. war einfach nur unglaublich, denn ihr körperlicher Zustand verbesserte sich zunehmend. Eines Tages kam sie mit einem Rollator und in Begleitung ihrer Tochter in den Aufenthaltsraum. Als sie im Flur an Sissi vorbeifuhr, schaute sie ihr ganz tief in die Augen und sagte nur ein Wort: Danke!

Frau W. und Sissi
© Ivana Seger

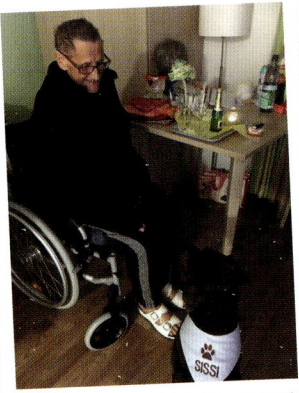

Unvergessen ist für mich auch Frau D., die wir bei einem Spätdienst im Hospiz St. Barbara kennenlernen durften. Sie gehörte zu den Menschen, die man sofort ins Herz schließt, wenn man sie sieht. Und so war es auch bei mir. In der Übergabe erfuhr ich, dass Frau D. so gerne mal wieder mit dem Rollstuhl raus wollte, doch ihr Schwindel ließ das leider nicht zu. Also beschlossen wir, Frau D. damit zu überraschen, dass wir nach der Übergabe das komplette Bett auf unsere große Sonnenterrasse schieben. Gesagt, getan. Frau D. war überglücklich und wiederholte immer wieder, wie wunderbar es doch hier sei, und ihre strahlenden Augen begleiteten jedes einzelne Wort mit einem Glitzern. Meine Kollegin Bettina hatte das Bett von Frau D. so platziert, dass sie auf die wunderschönen Tannen des Altenheimes neben uns schauen konnte. Diesen Anblick genoss Frau D. sichtlich.

Ein Gast nach dem anderen ging mit seinen Angehörigen nach draußen und am Bett von Frau D. vorbei, um ein ruhiges Plätzchen für ein Gespräch zu suchen. „Hallo, ich bin Frau D.", begrüßte sie jeden Einzelnen und alle, wirklich alle, blieben vor ihrem Bett stehen und so kam Frau D. mit allen ins Gespräch.

Ich saß gerade bei einem Gast und unterhielt mich, als Sissi auf die Terrasse kam. Auch sie wollte wohl mal schauen, wer alles da draußen war und so ging sie zu jedem und holte sich ihre Streicheleinheiten ab. So stand sie bald auch vor dem Bett von Frau D., legte ihre Schnauze auf das Bett und Frau D. sagte mit leuchtenden Augen „Ja, wer bist du denn?", und klopfte auf ihr Bett. Ich verstand sofort und so fragte ich sie, ob Sissi zu ihr ins Bett kommen sollte. Ich benötigte keine Antwort, denn Frau D. strahlte einfach nur. Ich holte meine Kollegin und gemeinsam positionierten wir Frau D. ganz behutsam so, dass auch Sissi genügend Platz haben würde. Ich legte eine Decke auf ihr Bett und dann hob ich Sissi hoch. Sie kuschelte sich ganz nah an Frau D. heran und blieb dann so liegen. „Ist das schön!", sagte Frau D. immer wieder, während sie Sissi so lange und sanft streichelte, dass Sissi dabei sogar einschlief. „Dein Frauchen darf dich morgen wieder holen", sagte sie und erzählte mir alles von ihren eigenen Hunden, die auch immer bei ihr im Bett schlafen durften. Sie wünschte sich, dass ihre geliebte Tochter das jetzt sehen könnte. „Ich kann gerne ein Foto machen", schlug ich ihr vor und Frau D. nickte still, stets den Blick auf Sissi gerichtet. Ich holte mein Handy, machte fünf Fotos und zeigte alle Frau D., die daraufhin sagte: „Das schicken Sie jetzt bitte meiner Tochter, die wird Augen machen!" Ich nickte und dann klingelte es und ich ging zu einem anderen Gast. Als ich wieder auf die Terrasse kam, lag Sissi immer noch tief schlafend neben Frau D. Die Art, wie Frau D. mit Sissi sprach, berührte mich sehr. Ich sah, wie Frau D. Sissis Ohr anhob und ihr minutenlang etwas erzählte. Sissi schien jedes Wort zu verstehen, denn als sie fertig war, schnaufte Sissi ganz tief und kuschelte sich noch näher an sie heran, und auch Frau D. schloss Sissi noch mehr in ihre Arme und so lagen die beiden da und ich frage mich heute noch, wer diesen Moment mehr genoss: Frau D. oder Sissi.

Nach 40 Minuten weckte ich Sissi sanft und holte sie wieder aus dem Bett. Frau D. schaute mich an und sagte nur ein einziges Wort: „Danke." Ich spürte mit jeder Faser meines Körpers, dass sie jeden einzelnen Buchstaben auch so meinte, und antwortete mit einem Nicken. Als es an der Türe klingelte und ihre Tochter zu Besuch kam, wurde ihr sofort erzählt, was Frau D. heute erlebt und wie sehr sie sich über Sissis Besuch gefreut hatte. Als ich die Tochter so neben ihrer Mutter am Bett sitzen sah, spürte ich sie sofort, diese bedingungslose Liebe zwischen diesen beiden Frauen.

Ich zeigte der Tochter die Fotos, die wir gemacht hatten und da fragte mich die Tochter, ob ich ihr alle per WhatsApp schicken könnte. Ich war einverstanden und schickte ihr alle fünf Fotos und erklärte ihr, dass sie mit den Fotos alles machen dürfe. „Ich danke Ihnen so sehr", sagte die Tochter und dann erzählte sie mir die gemeinsamen Erlebnisse mit ihrer Mutter und es schien, dass beide Frauen für diese Zeit vergessen konnten, wo sie sich gerade befanden. Und eben das ist ein Teil unserer Mission: Ablenken, Zuhören, Freude und Trost spenden und für wundervolle Momente sorgen.

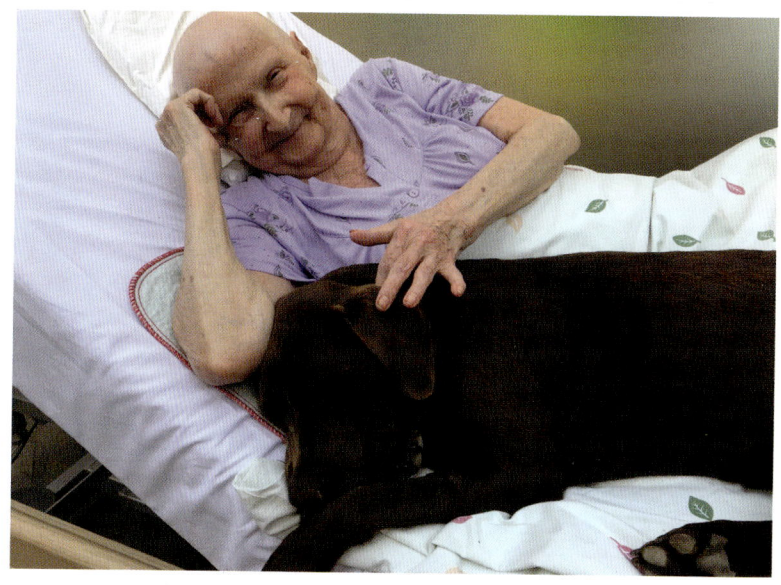

Frau D. und Sissi | © Ivana Seger

Eine entspannte Stimmung

Mein Name ist Julia Schmidt, ich bin Krankenschwester, 30 Jahre alt und ich arbeite mit Ivana, Emma & Sissi zusammen im Hospiz Sankt Barbara.
Ja, Sie haben richtig gelesen. Ich zähle Emma & Sissi zu meinen Kolleginnen. Denn für mich haben sie eine genauso wichtige Aufgabe wie meine „zweibeinigen" Kolleginnen und Kollegen auch.

Wenn ich das Hospiz betrete und Emma & Sissi sind im Dienst, merke ich schon an der Eingangstür, dass sie da sind, denn die Stimmung im Hospiz ist anders, alles ist ruhiger und entspannter. Sie sind einfach „nur da" und trotzdem so wertvoll.

Für mich sind die Momente, wo ich die beiden Hundedamen im direkten Kontakt mit unseren Gästen erlebe, immer wieder beeindruckend und unglaublich. Nicht nur, weil Ivana ihre Hunde aus dem Effeff kennt und genau weiß, wann sie was brauchen, sondern weil die Hunde auch immer wissen, was sie machen sollen. Der Kontakt zu den Menschen, welche wir auf ihrem letzten Weg begleiten, ist oftmals schwierig. Der Umgang mit der eigenen Sterblichkeit erdrückt manche geradezu buchstäblich. Und dafür sind dann Emma & Sissi einfach Gold wert.
Ivana bezeichnet sie gern als ihr „Eisbrecher" und das sind sie. Und da steht Sissi ihrer „großen Schwester" Emma mittlerweile in nichts mehr nach.

Auch wenn die Hunde ihren Dienst im Hospiz beendet haben, wirkt der Kontakt bei den Gästen und auch den Angehörigen noch nach und die Situation im Zimmer ist oft entspannter.
Für mich persönlich ist es sehr wichtig, dass Ivana ausgebildete Pflegefachkraft ist. So sind allein schon die Übergaben einfacher. Aber Sie müssen auch wissen, dass ich in Ivana einer Pflegerin begegnet bin, die so unglaublich empathisch und liebevoll mit all ihren Gästen und den Angehörigen umgeht, wie ich es bis jetzt selten erlebt habe. Ich kann viel von ihr lernen. Die Ruhe, welche sie ausstrahlt, auch ohne ihre geliebten Vierbeiner, ist unglaublich.

Ich bin sehr dankbar, dieser wundervollen Frau und ihren beiden Hunden in meinem Leben begegnet zu sein. Und ich denke, sie sind nicht unschuldig daran, dass ich auch darüber nachdenke einen Therapiehund auszubilden und mit ihm dann in der Sterbe- und Trauerbegleitung zu arbeiten.

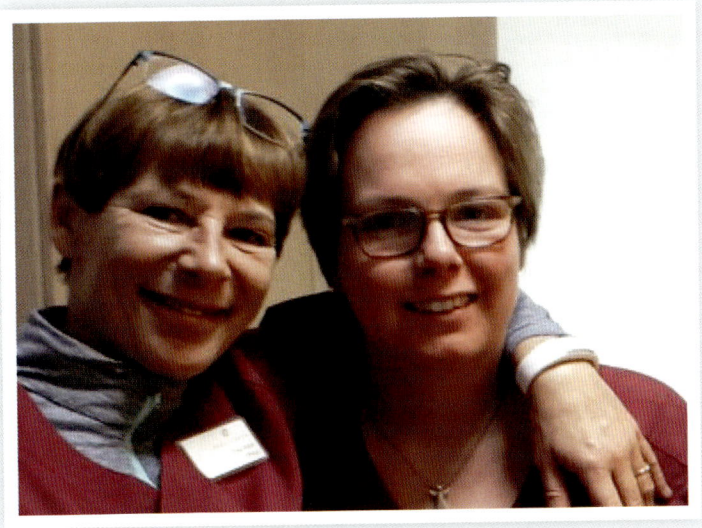

Julia Schmidt und Ivana | © Ivana Seger

Julia Schmidt

Krankenschwester im Hospiz Sankt Barbara

Emma & Sissi – eine wichtige Säule in der Hospizarbeit

In der palliativen Versorgung unserer Gäste im Hospiz St. Barbara steht unter anderem schwerpunktmäßig die psychosoziale Begleitung im Vordergrund. Emma und seit drei Jahren nun auch Sissi begleiten einmal in der Woche unsere Gäste als Therapiehunde. Sie sind fester Bestandteil des Therapieangebotes unseres Hauses.

Für viele Gäste ist der Montag ein Tag voller Vorfreude. Denn Montag sind Emma & Sissi in unserem Haus anwesend. Die Hunde werden bei ihrer Ankunft von den Gästen, den Mitarbeitern, und den Ehrenamtlichen herzlich begrüßt. Die Anwesenheit von Emma & Sissi schafft eine entspannte und beruhigende Atmosphäre im Hospiz. Die Hunde wirken verbindend. Sie ermöglichen, dass Austausch stattfindet und Kommunikation in frohen und traurigen Momenten möglich ist. Aber auch ein Innehalten, Stillwerden und Nachspüren ist durch die Tiere zu erleben.

Viele Gäste unseres Hospizes durften über Emma Linderung ihrer Symptomlast erfahren. Sie haben mit Emma Erinnerungen an eigene Hunde erleben dürfen und wurden in Ängsten und in ihrem Versterben durch sie begleitet. Für viele Angehörige ist Emma ein Türöffner, um Gefühle und Sorgen auszusprechen, aber auch Freude und kurze Erleichterung zur erfahren.

Durch Ivana erfahren Emma & Sissi eine hochsensible Führung und Lenkung in ihren Einsätzen im Hospiz St. Barbara. Emmas ruhiges Wesen und ihre Wachsamkeit hat viele Herzen unserer Gäste erreicht. Insbesondere das Kontaktliegen, wenn Emma auf einer Decke bei den Gästen im Bett liegt, wird als schönste Erfahrung beschrieben. Die Wärme des Tieres, die Atembewegung und dessen Herzschlag wahrnehmen zu können, hat für viele unserer Gäste in komplexen körperlichen, seelischen Krisen zu Linderung und Entspannung geführt.

Für Kinder, die in unserem Haus ihre schwerkranken Großeltern besuchen, kann Emma eine sehr gute Hilfestellung geben. Sie vermittelt Sicherheit, kann den Kindern Ängste nehmen, aber auch bei Traurigkeit Trost spenden.

Für unser Haus ist die tiergestützte Therapie eine wichtige Säule in der Hospizarbeit. Sie versteht sich als wunderbare Ergänzung zur palliativpflegerischen Arbeit durch die Pflegekräfte. Emma ist eine wichtige Ressource, um Menschen am Lebensende zu begleiten und diesen für den Moment ihrer Anwesenheit mit positiver Energie zu begegnen.

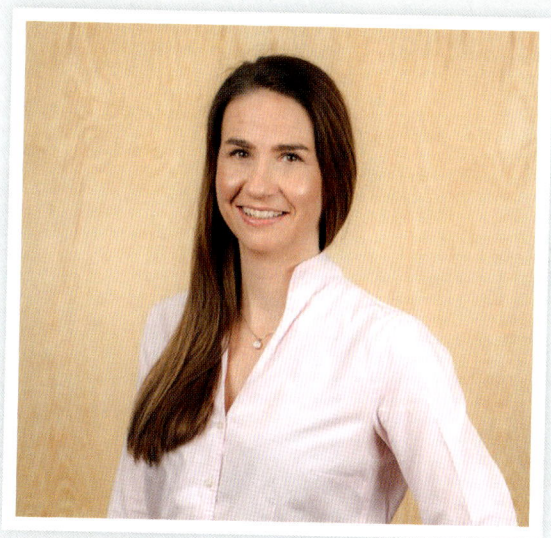

© St. Barbara

Bettina Krellner

Pflegedienstleiterin im Hospiz St. Barbara, Caritas Verband Hochtaunus, Oberursel

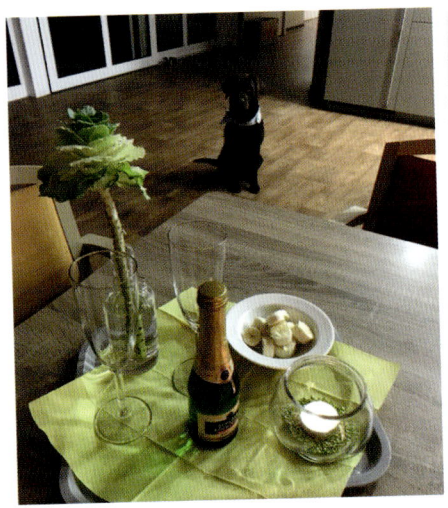

Ein schöner Empfang | © Ivana Seger

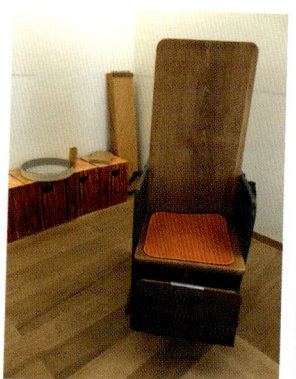

Der Klangstuhl | © St. Barbara

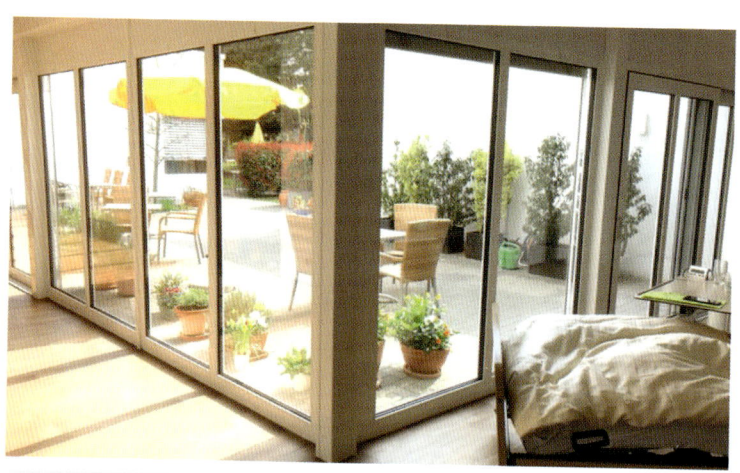

Terasse | © Ivana Seger

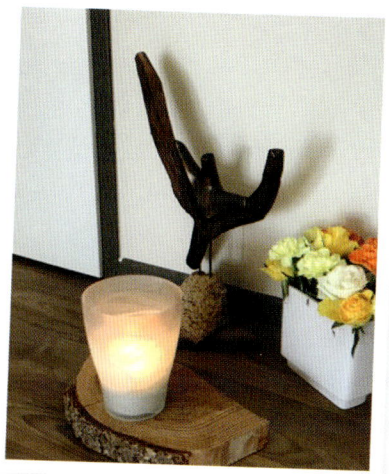

Eine Kerze vor der Tür eines
Verstorbenen | © Ivana Seger

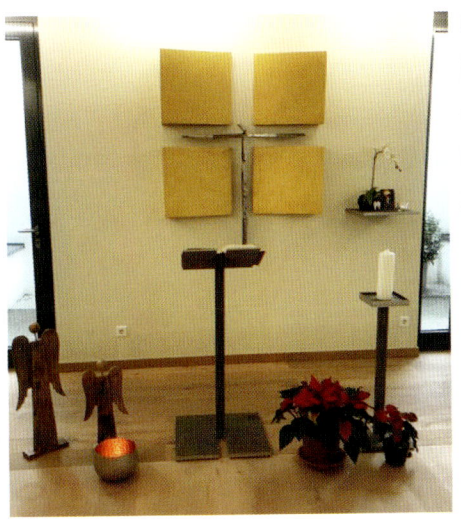

Andachtsraum | © Ivana Seger

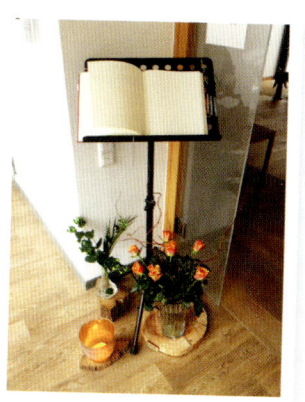

Gästebuch | © Ivana Seger

Was ich mir

als Palliativschwester wünsche

Oh, Gott. Wo soll ich da nur anfangen?

Als Erstes würde ich mir wünschen, dass sich in der Politik etwas Grundlegendes ändert.

Wenn ich könnte, würde ich den amtierenden Gesundheitsminister oder die amtierende Gesundheitsministerin zu einem achtwöchigen Praktikum in einer Klinik und anschließend in einem Hospiz „verdonnern". Denn wenn es in unserem Berufszweig so weitergeht, frage ich mich ernsthaft und mit großer Besorgnis, wer uns einmal pflegen wird. Ich kann verstehen, dass es nur ganz wenige junge Leute gibt, die sich diesen Beruf freiwillig aussuchen. Schließlich sprechen wir von folgenden Arbeitsbedingungen: Drei-Schicht-Dienst, jeder Feiertag wird zum Arbeitstag, alle zwei Wochenenden gehören dem Job. Dazu dieser enorme Stress und die große Verantwortung, der man Tag für Tag ausgesetzt wird. All das würden sicher einige in Kauf nehmen, wenn sie dafür wenigstens ein vernünftiges Gehalt bekämen. Doch genau das ist leider nicht der Fall. Warum möchte man das in Berlin nicht ändern?

Es gibt Berufe, in denen man auch viel mit Menschen zu tun hat. Ein Postbeamter, ein Verkäufer, ein Automechaniker, ein Briefträger, ein Metzger, ein Hochzeitsplaner, ein Schreiner, ein Schlosser, ein Maler, ein Steuerberater, ein Gärtner, ein Lkw-Fahrer, ein Koch, ein Call-Center-Mitarbeiter, ein IT-Profi, ein Trockenbauer, ein Architekt, ein Schiedsrichter, ein Optiker – sie alle haben mit Menschen zu tun. Doch diese Berufe haben es mit Gesunden zu tun, die ihre Wünsche noch sehr gut formulieren können. Dies gilt nicht für unseren Beruf!

Wir nehmen uns Menschen an, die sich aus den unterschiedlichsten Gründen nicht mehr alleine versorgen können und die in ihrer ausgelieferten Situation auf unsere Hilfe angewiesen sind, auch wenn fast alle von ihnen gerne darauf verzichten würden.

Ich wünsche mir, dass sich manche Pflegefachkräfte in den Altenheimen oder auch in den Krankenhäusern ihrer Verantwortung noch mehr bewusst wären. Dass sie ihren Beruf nicht als Finanzierung ihres Lebens ansehen, sondern als Berufung.

Menschen helfen zu dürfen, sie zu trösten und sie aufzufangen gehört für mich zu einer nicht mehr wegzudenkenden Bereicherung meines Lebens.

Ich weiß, dass es nicht immer einfach ist und doch kostet es niemanden etwas, wenn er dabei lächelt.

Ich werde mein Praktikum während meiner Ausbildung in einem Krankenhaus nie vergessen, denn da durfte ich Teil eines kleinen Wunders sein, was mich in meinem Beruf nachhaltig geprägt hat. Wir hatten eine Wachkomapatientin auf unserer Station liegen, die schon seit drei Jahren keinerlei Reaktionen zeigte. Egal, mit welcher Krankenschwester ich sie gepflegt hatte: Alle sprachen von ihren eigenen Erlebnissen oder ihren Sorgen. Und das, während sie diese hilflose Frau pflegerisch versorgten. Mir war das immer sehr unangenehm und doch ließ ich mich damals zu solchen Gesprächen hinreißen. Eines Tages – es war ein Mittwoch – bewegte die komatöse Frau auf einmal ihre Finger und keine zwei Tage später war sie wieder im Hier und Jetzt und hatte keinerlei Ausfallserscheinungen. Dann passierte Folgendes: Sie erzählte wirklich jeder Schwester, was sie in den letzten Wochen und Monaten mitanhören musste. Als sie eine Kollegin fragte, ob sie den Heiratsantrag von Dirk angenommen hätte, standen wir alle wie versteinert in ihrem Zimmer und schämten uns für unser Verhalten. An diesem Tag habe ich mir geschworen, dass mir so etwas nie mehr passieren würde.

Wenn ich heute einen Gast versorge und mich eine Schülerin in ein privates Gespräch verwickeln möchte, reicht nur ein sehr eindringlicher Blick von mir. Spätestens nachdem ich die Geschichte mit der komatösen Frau erzähle, versteht jeder meine Zurückhaltung.

Wie soll eine völlig überlastete Krankenschwester oftmals 30 Patienten gleichzeitig und dann auch noch mit einem Lächeln im Gesicht versorgen? Sie muss in einem bestimmten Zeitfenster Medikamente richten und austeilen, Infusionen anhängen und die Visite mit begleiten, dann das Frühstück verteilen und manchen Patienten bei der Grundversorgung helfen, wenn sie nicht mehr alleine durchgeführt werden kann. Wo soll da Platz für ein aufklärendes Gespräch sein?

Es ist traurig und unfassbar zugleich, wie viele Patienten noch nicht einmal wissen, was für Medikamente sie in ihrem Dispenser vor sich liegen haben und wofür jede einzelne Tablette gut sein soll. Vor Jahren lag ich selber im Krankenhaus und teilte mir das Zimmer mit einer älteren Dame. Als sie von der Krankenschwester wissen wollte, was das für Medikamente wären, die sie da bekommen hatte, erhielt sie nur die Antwort: „Die hat der Arzt angesetzt und Sie müssen sie einnehmen."
„Wofür ist denn die kleine da?", wollte meine Nachbarin dennoch wissen und hätte wahrscheinlich mit vielem gerechnet, nur nicht mit dem, was sie dann zur Antwort bekam. „Glauben Sie tatsächlich, dass ich die Zeit habe, allen Patienten jetzt auch noch ihre Medikamente zu erklären?", sagte die Schwester zu ihr, während sie dabei schon auf dem Weg zur Türe war. Ich lag in meinem Bett und war einfach nur sprachlos und sehr geschockt über diesen unwürdigen Umgang mit dieser älteren Dame. Als ich mich dann dazu entschloss, das der Krankenschwester auch zu sagen und auf den Flur ging, stand ich bestimmt 20 Minuten einfach nur so da und sah, wie diese Frau förmlich von einem Zimmer ins nächste raste und immer, wenn sie wieder auf dem Flur war, tief und laut ausatmete. Sie wirkte so belastet und da begriff ich: Das größte Gut in unserem Beruf ist ZEIT und auch diese Krankenschwester hätte wahrscheinlich sehr gerne mehr Zeit für die Patienten aufgebracht, wenn sie welche gehabt hätte.

Ich weiß nicht, ob alle, die in einem pflegerischen Beruf arbeiten, überhaupt wissen, wie wichtig sie sind und was für eine Ehre es ist, Menschen helfen zu dürfen. Es sind Menschen, die sehr gerne auf Hilfe verzichten würden und die zudem noch in einer ausgelieferten Situation sind. Und doch beobachte ich immer wieder, wie gerade die Patienten versuchen, die Stimmung aufrechtzuhalten. Wie sie die Pflegekräfte anlächeln, wenn sie ins Zimmer kommen. Immer in der Hoffnung, ein Lächeln oder ein aufmunterndes Wort zurückzubekommen. Die Pflegekräfte können ja nicht ahnen, was passiert, wenn sie ohne ein Zeichen der Zuwendung das Zimmer verlassen. Die Erkrankten sehnen sich so sehr nach einem netten Wort. Manchmal denken sie sich irgendeinen Vorwand aus, nur um klingeln zu können – ein lautloser Hilferuf, der oft nicht gehört wird.

Die ältere Dame neben mir klingelte an einem Mittwoch, um die Essensbestellung für den kommenden Tag zu ändern. „Liebe Schwester Marion, kann ich morgen bitte doch das Hacksteak bekommen?", fragte sie, als die Krankenschwester restlos entnervt – und ohne anzuklopfen – unser Zimmer betrat: „Wer von Ihnen hat denn jetzt schon wieder geklingelt?" Ihrem Ton war deutlich anzumerken, wie lästig sie diese Unterbrechung fand. „Ich ...", sagte meine Zimmernachbarin, und es hatte den Anschein, als ob sie sich gar nicht traute, ihren Essenswunsch auszusprechen. Ganz leise fragte sie dann doch, ob sie für den morgigen Tag etwas an ihrem bestellten Essen ändern könnte. „Und dafür klingeln Sie jetzt? Glauben Sie tatsächlich, dass ich nun auch noch für das Essen verantwortlich bin?", gab die Schwester mit einem so scharfen Ton zurück, dass wir beide einfach nur sprachlos waren. „Ist ja gut", sagte die ältere Dame, und ich weiß nicht, ob die Krankenschwester diesen Satz überhaupt noch gehört hatte, denn sie ging kopfschüttelnd Richtung Tür, machte sie auf und ging mit einem „Pfft" aus unserem Zimmer. Ich hätte alles Geld dieser Welt gegeben, wenn diese Krankenschwester auch nur geahnt hätte, was ihre Reaktion für meine Bettnachbarin bedeutete. Denn keine drei Stunden später rief ihr Sohn an, um sich nach ihrem Zustand zu erkundigen und musste sich einen tränenerstickten Monolog anhören. „Ach, es geht so", meinte sie zu ihrem Sohn und ich wunderte mich, denn bei der Visite eine Stunde zuvor war ihr die erfreuliche Nachricht mitgeteilt worden, dass sie zwar noch nicht arbeiten dürfte, aber in zwei Tagen nach Hause gehen könnte. „Die Schwestern sind heute gar nicht nett", sagte sie zu ihrem Sohn und mir wurde klar, was der Grund für ihre Traurigkeit war. Es war einzig und allein das Verhalten der Krankenschwester. „Sie will mir nicht sagen, wofür die Medikamente sind und mein Essen durfte ich auch nicht umbestellen", erzählte sie weiter und zum Glück war der Sohn nur am Telefon und konnte nicht sehen, wie sie sich die Tränen aus den Augen wischte.

„Guten Morgen – wiegen! Haben Sie heute abgeführt? Hören Sie mir überhaupt zu?", fragte eine andere Krankenschwester, die urplötzlich in unserem Zimmer stand und völlig genervt davon wirkte, dass meine Bettnachbarin telefonierte. „Sie müssen jetzt auflegen!", sagte sie mit so einem harten Ton, dass meine Nachbarin einfach auflegte, ohne sich von ihrem Sohn zu verabschieden. „Ihren rechten Arm!", befahl die Krankenschwester und prüfte ihren Blutdruck. Dass die Patientin weinte, schien sie überhaupt nicht zu interessieren.

„Haben Sie heute schon abgeführt? Und jetzt wiegen", kommandierte sie weiter und ich hatte das Gefühl, einem Roboter bei der Arbeit zuzuschauen. Als meine Zimmernachbarin wieder im Bett lag und wahrscheinlich dachte, dass sie nun endlich „abgefertigt" war, hob die Krankenschwester auf einmal erneut ihre Bettdecke und spritzte ihr ein Medikament in den Oberschenkel – einfach so, ohne ein Wort dabei zu sagen.

Dann kam die Krankenschwester zu mir, legte mir einen Dispenser mit Tabletten auf den Nachttisch und hob auch meine Bettdecke wortlos hoch. Alles ging so schnell, dass ich noch nicht mal Zeit hatte, mein Nachthemd richtig zu glätten und über die Beine zu streifen. Und so lag ich auf einmal fast nackt und völlig ausgeliefert im Bett und schaute die Krankenschwester nur völlig perplex an. Sie bemerkte meinen Blick und sagte: „Ich habe schon viele nackte Körper gesehen, also stellen Sie sich mal nicht so an." Ich wollte gerade etwas sagen, da merkte ich an ihrer Handbewegung, dass sie auch mir gleich eine Injektion geben würde und so fragte ich sie: „Was ist das für eine Spritze?" „Die müssen

Sie bekommen", sagte sie, während sie die Kappe von der Kanüle entfernte und mir mit einer schnellen Handbewegung die Spritze in den Oberschenkel rammte. „Aua" war das Einzige, was ich noch sagen konnte und dann riss mir der Geduldsfaden: „Sie können mir doch nicht einfach eine Injektion geben, ohne dass ich weiß, wofür! Und warum sprechen Sie eigentlich in diesem Ton mit uns?", fragte ich sie, doch eine Antwort erhielt ich nicht. Im Gegenteil: Sie rollte nur mit den Augen und lächelte uns beide dabei auch noch an. Es war einfach nur unfassbar und beschämend.

Jenen Krankenschwestern und Krankenpflegern, die morgens, wenn der Wecker klingelt, nur denken „Mist, schon wieder zur Arbeit", möchte ich gerne sagen: Ihr habt euch diesen Beruf selbst ausgesucht, doch wahrscheinlich hattet ihr eine ganz andere Vorstellung davon. Wenn ihr ein Krankenzimmer betretet, dann kostet euch das nicht viel, wenn ihr das mit einem Lächeln tut. Ich weiß, dass manche Patienten sehr schwierig sein können, doch denkt ihr wirklich, dass ihr deren Verhalten ändert, wenn ihr sie wie oben beschrieben behandelt? Damit schürt ihr nur noch das Feuer und habt den ganzen Dienst mit nörgelnden Patienten zu tun.

Jeder, der sich diesen Beruf bewusst ausgesucht hat, sollte immer im Hinterkopf haben, dass auch wir Pflegende einmal Hilfe brauchen und dann auf andere Menschen angewiesen sind. Wie möchten wir selbst behandelt werden?

Für mich ist der Beruf als Palliativschwester nicht nur ein Beruf, sondern eine Berufung. Ich glaube, ich habe in den letzten zehn Jahren nicht einmal zu meinem Mann gesagt, dass ich „zur Arbeit muss". Stattdessen sage ich, dass ich ins Hospiz gehe. Und da ist es mir egal, ob es an einem Montag, an einem Wochenende oder an einem Feiertag ist. Wir Pflegekräfte, egal ob in einem Krankenhaus, in einem Seniorenheim oder in einem Hospiz, wir sind alle so wichtig für die Patienten, Bewohner oder Gäste und sollten uns unserer Aufgabe, die einen zugegebenermaßen sehr fordern kann, immer bewusst sein.

Hier einige kleine Tipps, die den Tag für einen Patienten besser starten lassen:

Rücken oder Beine ausstreichen

Eine Rücken- oder Beinausstreichung dauert circa zwei Minuten, gibt dem Patienten jedoch viel und dieses wunderbare Gefühl kann den ganzen Tag anhalten.

Rosenblüten

Eine Rosenblüte (auch wenn sie unecht ist) in einem Glas zu drapieren und das Essenstablett so zum Patienten zu bringen, zaubert jedem ein Lächeln ins Gesicht. Selbst wenn ihr keine Rosen auf Station habt, spricht doch nichts dagegen, neue Rituale einzuführen und auch mal Dinge auszuprobieren, die nichts mit der körperlichen Grundversorgung eines Menschen zu tun haben.

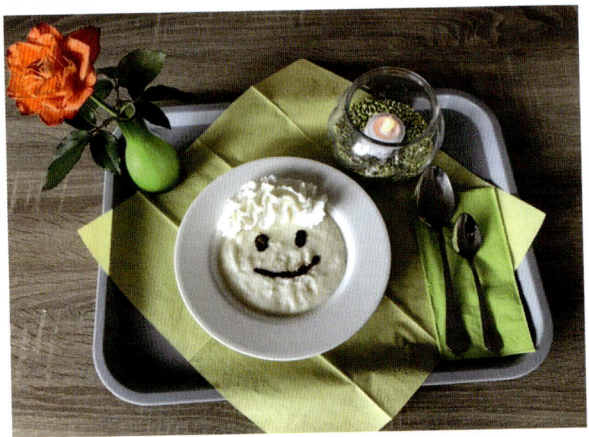

So kann der Tag gut starten | © Ivana Seger

Jeder Mensch ist dankbar für ein Lächeln oder ein aufmunterndes Wort.

Musik

Warum nicht mal einen CD-Player in den Stationsflur stellen und zwei Lieder abspielen? Lieder, die das Herz berühren. Und dann beobachten, wie die Patienten darauf reagieren. Es wird natürlich auch Menschen geben, die das gar nicht gut finden werden, aber ich wette, sie werden in der Minderheit sein. Also einfach mal machen.

Morgenzeitung

Jeder von uns hat Zeitungen oder Zeitschriften zu Hause und die meisten werfen sie weg, nachdem sie sie gelesen haben. Warum nicht mit auf Station bringen? Die Patienten und Angehörigen wären euch mit Sicherheit sehr dankbar.

Einen Hocker mitbringen

Jede Pflegekraft sollte einmal in den Genuss kommen und mit den Ärzten der Palliativstation der Helios Dr. Horst Schmidt Kliniken in Wiesbaden mitlaufen. Warum? Weil die Visiten dort so ganz anders verlaufen als üblich. Alle Ärzte und Pflegekräfte kommen nämlich mit einem Hocker ins Zimmer und setzen sich während des Gespräches. Das ist nicht nur bequemer, sondern vermittelt auch, dass man Zeit mitbringt. Und das wiederum ruft beim Patienten und den Angehörigen ein vertrauteres Gefühl hervor. Deshalb dauert das Gespräch nicht länger, doch es verläuft anders. Ich weiß, dass es für das Pflegepersonal zu den morgendlichen Aufgaben gehört, alle körperlichen Parameter abzufragen (Temperatur, Stuhlgang, Gewicht, Puls und Blutdruck), doch was spricht dagegen, sich hierfür an die Bettkante zu setzen? Ihr werdet erstaunt sein, welche Reaktion ihr damit auslöst.

Grundversorgung mit Würde

Fragt den Patienten, ob er lieber kaltes oder warmes Wasser für die morgendliche Grundversorgung haben möchte. Und legt ein Handtuch über die Beine, wenn ihr den euch Anvertrauten auf den Toilettenstuhl setzt. Wenn ihr beim ersten Rundgang durch die Zimmer geht, könnt ihr schon mal die Handtücher über die Heizung legen, damit sie für später schon vorgewärmt sind.

Verabredet euch mit den Patienten für die Grundversorgung und geht nicht einfach ins Zimmer, nur weil ihr gerade Zeit habt. Lasst ihn seine Kleidungsstücke selbst aussuchen und greift nicht einfach nach dem obersten Hemd. Zugegeben, das dauert circa zwei Minuten länger, doch diese zwei Minuten sind gut angelegt, was man sofort an der Reaktion der Patienten sieht.

Mundschutz mit Smiley

Was spricht dagegen, sich bei isolierten Patienten (Menschen, die einen sogenannten Krankenhauskeim haben) einen Mundschutz anzuziehen, der ein Smiley auf dem Stoff hat? Ihr habt keine? Warum schlagt ihr solche Beispiele nicht der Geschäftsleitung vor und beharrt darauf? Oder zeichnet selber Smileys auf den Mundschutz. Ihr werdet es nicht für möglich halten, was ihr damit für Reaktionen bei den Erkrankten auslösen könnt.

Versetzt euch doch bitte einmal in deren Situation: Kaum erhält man die Nachricht, dass man sich einen Krankenhauskeim eingefangen hat, muss man in ein Einzelzimmer umziehen. Oder der gerade noch neben einem liegende Zimmernachbar muss das Zimmer wechseln, damit die Isolation auch umgesetzt werden kann. Ich weiß, dass dies unter diesen Umständen auch so praktiziert werden muss, doch für viele Patienten bedeutet diese Isolation auch Einsamkeit. Und dann darf auch noch der so sehnlichst erwartete Besuch nur noch mit Mundschutz und Kittel das Zimmer betreten. Wie soll man sich da als Patient fühlen? Und es gibt tatsächlich Menschen, die so eine Isolation über mehrere Wochen durchhalten müssen. Wenn sie dann endlich Besuch bekommen, können sie sich nur noch an der Körperhaltung und den Augen orientieren. Ein Lächeln kann aufgrund des Mundschutzes nicht mehr wahrgenommen werden. Für Schwerhörige ist der Mundschutz übrigens eine wahre Herausforderung, da sie dann nicht mehr an den Lippen oder den Mundbewegungen ablesen können, was ihr Ohr unter Umständen nicht mitbekommen hat.

Der Trick mit der Bettdecke

Jeder, der schon einmal von einem fremden Menschen gewaschen wurde, weiß nur zu gut, wie beschämend diese Hilfe für einen selbst ist. Doch wir alle können es für unsere Patienten oder Gäste angenehmer gestalten. Versucht einfach mal, die Bettdecke aufzurollen, statt sie einfach nur wegzuziehen. Probiert es bei euch selber aus und ihr werdet spüren, was für ein gewaltiger Unterschied das ist. Wenn ich jemanden bei der Grundversorgung unterstütze, dann bedecke ich immer den Intimbereich und lasse den Gast – gerade, wenn er eine Inkontinenzhose (umgangssprachlich: Windel) anhat, niemals aufgedeckt im Bett liegen. Wie beschämend muss es sein, nicht nur hilflos und uns somit ausgeliefert zu sein, sondern auch noch womöglich nackt im Bett zu liegen. So kann der Tag nicht gut starten, oder?

Morgentoilette mit Feingefühl

Wenn ein Gast sein geliebtes Parfüm mitgebracht hat, dann frage ich ihn, ob er es an diesem Tag gerne aufgetragen haben möchte. Wenn ich einen bettlägerigen Gast bei der morgendlichen oder abendlichen Versorgung unterstütze, beginne ich nie mit dem Gesicht, sondern mit dem Oberkörper. Aus zahlreichen Gesprächen und den Reaktionen der Gäste weiß ich heute, dass das Gesicht für bettlägerige Patienten oftmals als zweiter Intimbereich angesehen wird.

Initialberührung

Versorgt ihr Bettlägerige, die aufgrund einer Erkrankung jegliches Gefühl für ihren eigenen Körper verloren haben, dann berührt ihn bitte erst mit einer „Initialberührung" (eine Berührung, die für ein paar Sekunden an der gleichen Stelle gehalten wird). So hat er wenigstens die Chance zu fühlen oder zu erahnen, dass sich in diesem Bereich gleich etwas bewegen oder verändern wird. Hebt nicht einfach das Bein hoch, um einen Patienten umzudrehen, sondern sagt ihm, was ihr vorhabt. Ich bin mir sicher, dass es euch alle Patienten danken werden, auch wenn sie es nicht mehr verbal äußern können. Dies gilt vor allem für Menschen in der präfinalen Phase. In diesem Lebensabschnitt ist eine Kommunikation wie wir sie kennen kaum noch möglich. Daher sollte unser Fokus auf die nonverbalen Signale gerichtet sein und da gibt es einige, die euch Aufschluss darüber geben, ob ein Patient Schmerzen oder womöglich Ängste hat: Die Atmung, die Stirnfalte, die Körperspannung, um nur einige zu nennen.

Ich kenne so viele Pflegekräfte, die selbst in der präfinalen Phase einen Patienten alle zwei Stunden lagern, um damit ein Wundliegen zu vermeiden. Doch tut man ihm damit wirklich einen Gefallen? Ich glaube nicht. Ich bin mir ganz sicher, dass es eher als unnötige Belastung empfunden wird.

Wohltuende Mundpflege

Viel wichtiger in dieser Phase ist meines Erachtens eine engmaschige Mundpflege, um eine Austrocknung zu vermeiden und um, was noch wichtiger ist, dem Patienten ein Wohlgefühl zu geben. Doch Mundpflege ist nicht gleich Mundpflege, wie ich heute weiß. Einige Pflegekräfte arbeiten auch heute noch mit „Klemmen" aus Metall, an denen ein Wattebausch hängt und feuchten so den Mund an. Für all jene, die es ebenso machen: Habt ihr selber schon einmal so eine Klemme im Mund gehabt? Probiert es ruhig einmal aus und ich wette jetzt schon, dass die meisten die Klemme sofort angewidert aus dem Mund nehmen werden, besonders dann, wenn die Klemme die Zähne berührt. Doch ich bitte euch noch um eines: Probiert es mit geschlossenen Augen aus! Denn genau das macht ihr bei sterbenden Menschen. Sie können sehr oft nicht mehr sehen und sind unseren Handlungen ausgeliefert. Ich für meinen Teil käme nie auf die Idee, eine Mundpflege so durchzuführen. Ich möchte euch eine Alternative aufzeigen, die ich für wesentlich angenehmer halte:

- Nehmt einen Watteträger, den es eigens für die Mundpflege gibt. Feuchtet diesen an, und zwar mit der Flüssigkeit, die der Gast früher am liebsten getrunken hat, und da ist alles möglich: von Leitungswasser bis hin zu Sekt.
- Nehmt nun den Holzstiel und tastet euch mit diesem langsam an den Mund heran, so dass der Sterbende wenigstens die Möglichkeit hat, zu erfühlen, dass gleich etwas an seinem Mund passieren wird.
- Erst dann gehe ich mit dem Watteträger an die Lippen und in den Mund.
- Probiert es ruhig mal aus. Ihr werdet sofort spüren, wie groß der haptische Unterschied ist!

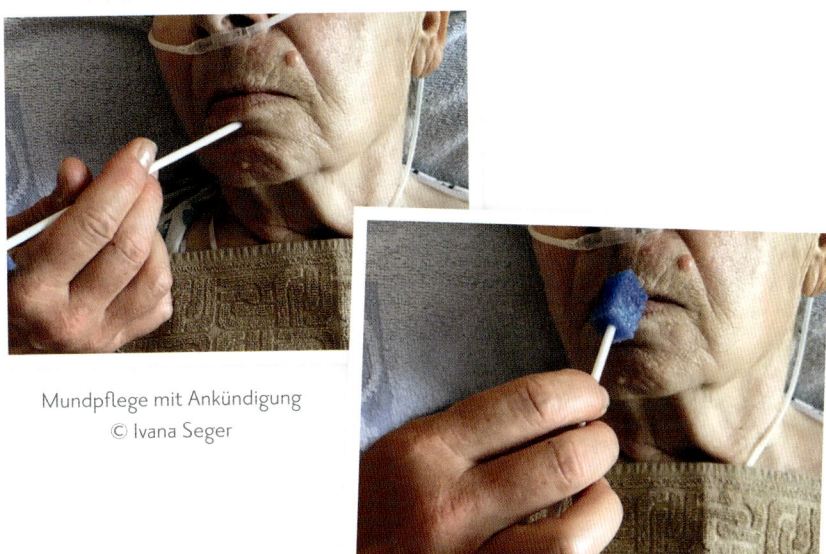

Mundpflege mit Ankündigung
© Ivana Seger

Der Sprayflaschen-Trick

Viele Einrichtungen arbeiten mit Sprayflaschen. Auch wir benutzen sie. Doch die Handhabung macht den Unterschied, wie ich heute weiß. Ich zum Beispiel sprühe mit der Sprayflasche erst ein paar Male in die Luft, um so dem Sterbenden das Geräusch der Flasche hören zu lassen. Erst dann „schmuggle" ich mich vorsichtig in seinen Mund hinein. Diesen so wichtigen Aspekt kann man auch sehr gut den Angehörigen vermitteln, allerdings nur, wenn sie durch uns angewiesen worden sind. Doch was dabei noch viel wichtiger ist: Die Angehörigen sind so dankbar, wenn sie noch etwas für ihre Liebsten tun können.

Alternative Therapiemöglichkeiten

Legt euer Augenmerk bei Sterbenden nicht auf die Lagerung, sondern auf die alternativen Therapieansätze und da gäbe es so einige: Musiktherapie, Klangschalentherapie, Aromatherapie, tiergestützte Therapie, Wärmebehandlung.

So kann man warme Kirschkernkissen oder Handschuhe, die mit warmem Wasser gefüllt sind, unter Füße oder Hände legen. Wertvoll sind auch die vielen basalen Lagerungstechniken, die uns zur Verfügung stehen und mit denen man den Sterbenden wie in einen Kokon einhüllen kann. Das vermittelt Sicherheit.

Aufklärung für die Angehörigen

Es ist so wichtig, den Angehörigen zu erklären, was in der präfinalen Phase alles auftreten kann. Ich weiß noch gut, wie sehr ich mich erschrocken habe, als ich in meiner Ausbildung meine erste tote Bewohnerin gesehen habe. Und ich weiß auch noch, welche Fragen ich mir damals selber gestellt habe. Warum ist sie denn so gelb? Wieso sieht ihr Gesicht auf einmal so anders aus? Warum sind denn ihre Augen noch offen? Wieso riecht sie denn so komisch?

Eine Freundin erzählte mir erst vor Kurzem, wie entsetzt sie war, als sie ihre verstorbene Oma im Krankenhaus besuchte, um sich von ihr zu verabschieden. „Es war so furchtbar, denn meine Oma hatte noch die Augen offen und ich glaubte anfangs gar nicht, dass sie tot war. Keiner erklärte mir, warum dies so war. Ich hatte monatelang dieses Bild vor Augen und habe lange geglaubt, dass meine liebe Oma in ihren letzten Stunden sehr gelitten haben muss."

Angehörige so alleine zu lassen, sie nicht aufzuklären, kann nicht vorhersehbare Folgen mit sich bringen. Diese Ungewissheit, ob der Liebste in seinen letzten Stunden gelitten hat, ist für Angehörige verständlicherweise unerträglich.

Auch mir erging es nicht anders. Ich werde nie das Gefühl vergessen, das ich hatte, als ich in meiner Ausbildung mit einer Kollegin meine erste Verstorbene versorgte. Leider konnte oder wollte mir diese Kollegin keine Antworten auf all meine Fragen geben. So geht es auch vielen Angehörigen. Woher sollen sie wissen, was alles passieren kann, wenn man stirbt? Sie haben viele Fragen, deren Beantwortung ihnen das Begleiten um so vieles erträglicher machen könnte. Erklärt den Angehörigen, was die präfinale Phase mit sich bringen kann:

Woher kommt die gelbliche Hautfarbe?
Wieso werden die Augen immer trüber?
Warum verändert sich das Gesicht so?

Und warum atmen sie auf einmal so anders?
Woher kommt das rasselnde Geräusch, das wir auch „finales Rasseln" nennen?
Merkt der Sterbende etwas davon?
Warum lagert sich das Wasser in den Beinen, Händen und Armen, ein?
Warum sollte der Sterbende nichts mehr zu essen oder zu trinken bekommen?

Essen und Trinken am Lebensende

Dass die Sterbenden nichts mehr zu sich nehmen, ist mit die schlimmste Erfahrung, die Angehörige in dieser Zeit machen. „Mein Mann verdurstet doch sonst", sagten mir immer wieder völlig aufgelöste Ehefrauen und es dauert eine ganze Zeit lang, bis sie begriffen hatten, dass die Nahrungsaufnahme in dieser Phase für den Sterbenden eher belastend ist. Warum das so ist, sollte man den Familienmitgliedern erklären.

Wo anfassen?

Es ist auch wichtig, Angehörigen zu erklären, warum man Sterbende nicht im Gesicht anfassen sollte, sondern lieber an neutralen Stellen, wie der Schulter zum Beispiel. Wenn ihr Sterbende lagern müsst, dann berührt den Menschen erst mit einer sogenannten „Initialberührung", haltet sie für zwei Sekunden und bewegt erst dann das Körperteil, welches ihr bewegen wollt. So kann der Sterbende erfühlen, dass sich in diesem Bereich gleich etwas ändern wird.

Handlungen ankündigen

Lagert den Sterbenden nicht einfach, ohne mit ihm zu sprechen. Bezieht die Angehörigen mit in die Pflege ein und ihr werdet erstaunt sein, wie gut sie das machen und wie dankbar sie euch sind.

Nicht flüstern

Und bitte lasst etwas Wesentliches nie außer Acht: das bisherige Umfeld des Sterbenden! Warum das so wichtig ist? Stellt euch eine siebenfache Mutter vor, die schon immer alle Familienmitglieder gemanagt hat und die eine laute Geräuschkulisse gewohnt ist. Für diese Frau wäre es eher belastend, wenn nun alle Familienangehörige still um ihr Bett sitzen würden. Ich meine nicht, dass ihr die Familie um Krach bitten sollt, sondern eher um ein natürliches Verhalten, wenn es irgendwie möglich ist. Versetzt euch in diese Frau. Sie müsste sich wahrscheinlich sehr anstrengen, um die geflüsterten Worte ihrer geliebten Kinder auch zu verstehen. Wie soll man sich in dieser Situation denn da fühlen? Ich glaube fest daran, dass uns die Sterbenden hören und auch fest daran, dass es ihnen besser geht, wenn sie vertraute Stimmen hören, statt angestrengt flüsternde Gespräche zu erhaschen. Ich jedenfalls käme mir vor, als ob man über mich spricht, statt mit mir.

Was nicht ans Sterbebett gehört

Aus dem gleichen Grund sollten wir keine Gespräche über Testamente oder Ähnliches am Krankenbett führen. Doch leider sieht die Realität anders aus, denn ich weiß nicht, wie viele Familien ich schon richtig streiten gehört habe, während sie neben dem Sterbebett standen. Bitte erklärt den Angehörigen, dass dies der denkbar ungünstigste Zeitpunkt für so ein Gespräch ist.

Ich bitte jene Pflegekräfte, die dieses Kapitel eher kritisch lesen, das alles einfach mal auszuprobieren und mir dann darüber zu schreiben. Ich freue mich über ihr Feedback.

Wir alle können dafür sorgen, dass sich die uns anvertrauten Menschen nicht wie eine Nummer fühlen, sondern wie ein Mensch mit all seinen Bedürfnissen und das Gefühl des Wohlfühlens gehört mit Sicherheit für die meisten an die erste Stelle.

Ist es nicht einfach wunderbar, wenn wir so ein Gefühl auslösen können und das einfach nur, weil wir so sind, wie wir sind? Nämlich ein Mensch, der anderen helfen möchte.

Zwischen Pflegenotstand und persönlicher Verantwortung

Ich weiß, dass wir besonders in den Krankenhäusern einen Pflegenotstand haben und doch darf dies niemals Anlass für unwürdiges Verhalten sein. Dass viele ihren Beruf nur noch ausführen, weil er ihr Leben finanziert, kann ich zwar sehr gut nachvollziehen, aber das bedeutet nicht, dass ich diese Einstellung gut finde. Wenn nun einer denkt, dass ich mit all meinen Ausführungen übertrieben habe und all das niemals in der Praxis umzusetzen ist, der sollte einen Tag auf einer Palliativstation oder in einem Hospiz mitarbeiten. Ich garantiere euch: Nach nur einem Dienst weiß jeder wieder, wofür er den Beruf eigentlich gelernt hat.

Doch solange sich in Berlin nichts ändert und die Pflegekräfte weiterhin so unterbezahlt werden, wird sich auch nichts in den Einrichtungen ändern. Im Gegenteil! Die abgestumpften Pflegekräfte werden den motivierten neuen Mitarbeitern ihre ruppige Umgangsart mit den Patienten vermitteln und alles Neue belächeln. Ganz so, wie wenn man einen faulen Apfel in eine Schale voller neuer Äpfel legt: Dann muss man nur noch warten, bis die anderen Äpfel ebenso schlecht werden. Und das darf doch nicht passieren, oder? Nicht, wenn wir über hilfsbedürftige Menschen sprechen!

Ich kann nur an alle neuen Kolleginnen und Kollegen appellieren: Lasst euch eure Euphorie nicht nehmen und bleibt euch immer treu!

Ich würde so gerne einen ranghohen Politiker eine Woche mit einer Pflegekraft mitlaufen lassen, die alleine für eine ganze Station und somit für alle dort wohnenden Bewohner oder Patienten verantwortlich ist. Oder mit einer Reinigungsfrau, die gar nicht weiß, wie sie die hohen hygienischen Auflagen alleine erfüllen soll und dann das tut, was viele tun: Sie versucht, alle zeitraubenden Gespräche auf ein Minimum zu reduzieren. Betroffen sind damit als Erstes die Gespräche mit den Patienten, die manchmal so dankbar für ein aufmunterndes Wort wären.

Weiter ginge es bei mir in der Küche, wo die Köche teilweise für über 500 Personen und ihr leibliches Wohl verantwortlich sind. Selbstverständlich dürfte der Politiker sich dann auch nur von dem dort zubereiteten Essen ernähren und ich weiß jetzt schon, wie das enden würde: Bei einem Besuch in einem Restaurant, und zwar schon nach dem ersten Tag. Denn das, was in manchen Krankenhäusern auf den einzelnen Stationen zum Mittagessen serviert wird und vor allem auch, wie es angerichtet ist, könnte ich mit keinem guten Gewissen einem anderen und zudem noch hilfsbedürftigen Menschen zumuten.

Jeder von uns kennt die Sprichwörter „Liebe geht durch den Magen" oder „Das Auge isst mit". Und wir alle haben schon Situationen erlebt, in denen sich genau solche Sprichwörter bewahrheitet haben, oder? Und wie sehr man sich selber freut, wenn der Partner für einen gekocht und dann auch noch alles liebevoll angerichtet hat! So eine Geste nennt man Wertschätzung. Doch wie sieht es mit der Wertschätzung gegenüber den uns Anvertrauten in so manchen Einrichtungen aus?

Warum kann man eine passierte Kost nicht so anrichten, dass es einem nicht gleich den Magen umdreht, wenn man sie auch nur anschaut? Und wieso verwendet man keine Servietten, die einfach nur ansprechend sind oder auf denen ein Smiley einen anlächelt? Okay, die sind sicherlich teurer in der Anschaffung, aber ihre Wirkung würde so vieles wettmachen. Denkt man tatsächlich, dass Patienten nur aufgrund einer durchgeführten Operation deshalb schon geheilt oder gesund sind? Das sind sie nämlich nicht. Denn jetzt kommt der Heilungsprozess. Und dazu gehört nun einmal auch, wie man sich in seiner gerade befindlichen Umgebung fühlt. Ein gutes und schön angerichtetes Essen würde diesen Prozess um ein Vielfaches beschleunigen. Warum also ist dieser wichtige Bestandteil der Genesung nur so in den Hintergrund gerutscht?

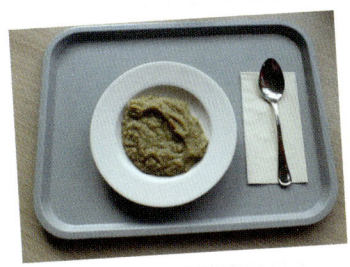

Und das soll schmecken?

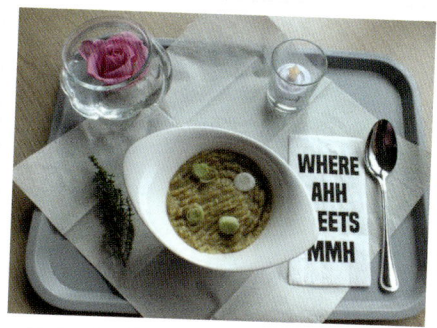

Es geht doch auch anders | © Ivana Seger

Weiter ginge es bei mir, indem ich den Politiker oder die Politikerin mit den Ärzten mitlaufen lassen würde. Dann würde ich gerne Mäuschen spielen und sehen, wie er einer völlig überforderten Familie Mut und Hoffnung in einer ausweglosen Situation macht. Wie sagt man jemandem, dass er austherapiert ist und sich die verbleibende Lebenszeit urplötzlich auf ein Minimum reduziert? Und das nach einer Zwölf-Stunden-Schicht, nach der man eigentlich nur noch selber in sein eigenes Bett fallen möchte.

Lkw-Fahrer müssen ihre vorgeschriebenen Pausen einhalten, was auch völlig richtig ist, doch was sollen Ärzte machen, wenn ein Notfall nach dem anderen eingeliefert wird? Dann würde ich gerne mal den Politiker sehen und wie er all das meistert – oder auch die Politikerin. Denn genau das tun wir alle, die in einer solchen Einrichtung arbeiten und soll ich euch etwas sagen? Egal, welche Einschränkungen wir auch bekommen:

Wir machen es für die Menschen, die uns brauchen und weil wir unseren Beruf lieben. Doch was passiert, wenn es uns Pflegekräfte nicht mehr geben sollte? Sollen es dann Maschinen machen? Das wird niemals funktionieren, denn es fehlt der wichtigste und entscheidende Aspekt in so einem System: Der Mensch!

Ich lade jeden Politiker bzw. jede Politikerin gerne dazu ein, mich für einen Monat zu begleiten, um sich selber ein Bild von unserem anspruchsvollen Aufgabenfeld machen zu können. Ich befürchte jedoch, dass diese Einladung keine Interessenten finden wird.

Als Nächstes würde ich mir wünschen, dass die Krankenkassen endlich aufwachen und Behandlungen beziehungsweise Therapieformen anerkennen, die so eine positive Wirkung auf hilfsbedürftige Menschen haben können.

Und da gäbe es einige sehr hilfreiche Therapien: Akupunktur, Akupressur, tiergestützte Therapie, Musiktherapie, Klangschalentherapie, Kunsttherapie, um nur einige zu nennen. Durch solche Therapieformen könnte nach meiner Erfahrung so viel Geld eingespart werden. Doch leider erkennen die Krankenkassen viele dieser Therapien nicht an. Ich habe den Eindruck, dass es sich die Krankenkassen-Vorstandsmitglieder zur Aufgabe gemacht haben, nur schulmedizinische und statistisch beweisbare Methoden zu finanzieren. Doch zu unserem Körper gehört nun mal auch die Seele und wenn sie leidet, kann auch das beste Medikament nicht helfen.

Jeder von uns kennt Tage, bei denen man schon beim Aufstehen weiß, dass es kein guter Tag werden wird. Okay, wir könnten jetzt alle eine Tablette einwerfen, doch ob die dann wirklich hilft, wage ich zu bezweifeln. Würde man sich stattdessen an einem solchen Tag eine Massage gönnen oder eine Klangschalentherapie oder einen Shiatsu-Meister in Anspruch nehmen, glaube ich, dass es genau diese Therapien sind, die Balsam für die Seele sein können. Warum muss man für solche Therapien so hartnäckig und oft so verzweifelt um die Kostenübernahme seitens der Krankenkassen kämpfen? Und zudem noch stundenlange Telefonate führen und unzählige Formulare ausfüllen? Warum glaubt man einem nicht, wenn man erklärt, dass eine tiergestützte Therapie oder eine Shiatsu-Sitzung in der jetzigen Situation das Beste für einen ist? Ich weiß, dass es für die Krankenkassen sehr wichtig ist, dass alles in manchmal unsinnigen Studien belegbar sein muss, um die positive Wirkung auch messbar und nachvollziehbar zu machen. Doch wie soll man sein eigenes Gefühl in so einer Statistik unterbringen?

Wenn ich mit Emma & Sissi tiergestützt arbeite, erlebe ich es sehr oft, dass die Hunde eine unglaublich positive Wirkung auf die Gäste haben und nur allein deshalb, weil sie da sind, Medikamente reduziert werden können. Wenn ich nun vergleiche, was unsere Einsätze kosten und die reduzierten Medikamente dagegen stelle, dann versteh ich die Welt nicht mehr. Unsere Einsätze kosten nämlich nur einen Bruchteil der sonst benötigten Medikamente. Und doch erkennen das die Krankenkassen nicht an.

Daher habe ich am 16.3.2018 mit der Palliativärztin Dr. med. Christiane Gog M. Sc. eine öffentliche Petition mit der Petitionsnummer 77356 beim Petitionsausschuss des Deutschen Bundestag ins Leben gerufen und gemeinsam haben wir Folgendes beantragt: „Übernahme von Kosten für tiergestützte Therapie in Hospizen/Palliativstationen als Regelleistung". Doch obwohl seither schon fast ein Jahr vergangen ist, haben wir noch immer keine Antwort erhalten. Wir rufen immer mal wieder beim Petitionsausschuss an, doch bis dato liegt es noch in der Prüfung und ich kann nur hoffen, dass wir trotzdem die Möglichkeit bekommen, persönlich in Berlin vorzusprechen. Selbstverständlich wird dann neben Emma auch Frau Dr. med. Christiane Gog an meiner Seite sein, um gemeinsam für die Kostenübernahme der tiergestützten Therapie zu kämpfen.

Ich sitze gerade hier und stelle mir vor, wie ich mit Emma und Frau Dr. med. Christiane Gog die heiligen Hallen des Bundestags betrete und schon alleine bei diesem Gedanken bekomme ich eine Gänsehaut am ganzen Körper. Das wäre ein Meilenstein in der tiergestützten Therapie und würde für so vielen Patienten und Gästen auf den Palliativstationen und in den Hospizen eine immense Erleichterung bedeuten. Und da sind die Angehörigen noch nicht mal aufgeführt. Denn sie müssen mit der oft dramatischen Situation irgendwie umgehen und auch sie profitieren so sehr von der Anwesenheit der Hunde.

Doch selbst, wenn die Petition abgelehnt wird:
Ich werde weiter kämpfen und alles daran setzen, damit die
Krankenkassen die tiergestützte Therapie als Regelleistung
im palliativen Bereich übernehmen.

Vielleicht liest ja ein Krankenkassen-Vorstandsmitglied gerade diese Zeilen und macht sich für uns stark? Ich werde jede Einladung annehmen, sofern sie parteineutral ist.

Als Nächstes wünschte ich mir, dass sich die Medien mehr mit dem Tabu-Thema „Sterben und Tod" auseinandersetzen.

Wie soll sich etwas an der oft falschen Vermutung und Wahrnehmung über ein Hospiz ändern, wenn sich niemand mit diesem sensiblen Thema befassen möchte? Woher soll man wissen, was ein Hospiz eigentlich ist und vor allem für alle Familienmitglieder bedeuten kann, wenn es keiner so formuliert, dass man nicht gerade rauslaufen möchte, sobald auch nur das Wort „Hospiz" fällt? Stattdessen höre ich immer öfter Politikern zu, die scheinbar selber nicht wissen, wovon sie da gerade sprechen. Zu dem Thema „Sterben und Tod" sollten nicht Politiker in den Medien zur Sprache kommen, sondern vor allem diejenigen, die es einzig und alleine beurteilen können, weil sie Tag für Tag in diesem Beruf herausgefordert werden. Das sind alle, die in einem pflegerischen Beruf arbeiten, also die Pflegekräfte, die Psychologen, die Ärzte, die Therapeuten, die von ihrer Arbeit berichten und so anderen Menschen Mut machen könnten. Ich meine aber auch die Angehörigen, die von ihren persönlichen Schicksalsschlägen berichten und somit eine ganz andere Sicht auf Hospize geben könnten.

Dann wünschte ich mir, dass sich manche Mitarbeiter einer Pietät viel besser an ihren ersten Tag und ihre eigenen Beklemmungsgefühle beim Anblick eines Sarges erinnern.

So würde es nicht passieren, dass eine bestellte Pietät (Bestattungsunternehmen) gleich mit dem Sarg in ein Hospiz kommt und diesen womöglich noch im Aufenthaltsraum stehen lässt, bis der bürokratische Part beendet ist.

Nicht jeder, auch wenn er als Gast in einem Hospiz lebt, kann mit dem Thema Tod so gut umgehen, wie wir es gelernt haben. Manche Gäste würden sehr gerne vorher ihr Zimmer aufsuchen, bevor ein Sarg an ihnen vorbei gefahren wird. Doch das geht nur, wenn ich als Palliativschwester auch die Möglichkeit habe, diese Gäste vorzuwarnen.

Als ich im Hospiz angefangen habe, ging ich davon aus, dass ich von den Mitarbeitern einer Pietät erwarten kann, dass sie dem Verstorbenen den nötigen Respekt erweisen möchten, doch ich wurde leider sehr schnell eines Besseren belehrt. Denn es dauerte nicht lange und ein Bestatter kam doch tatsächlich mit Motorradkleidung, um den Verstorbenen abzuholen. Ich war damals einfach nur fassungslos und auch erst vor Kurzem kam eine andere Pietät ins Hospiz St. Barbara und auch hier fehlte eigentlich nur noch das Motorrad vorm Hospiz. Unglaublich und völlig pietätlos!
Es hat ein wenig gedauert, bis alle Mitarbeiter eines Bestattungsunternehmens verstanden haben, dass wir als Pflegefachkräfte unsere Gäste immer bis zum Schluss begleiten und genau das tun wir auch. Wir versorgen die Verstorbenen und sind immer mit dabei, wenn der Leichnam vom Bett in den Sarg umgebettet wird. Es ist mir unverständlich, wie perplex mich manche Mitarbeiter anschauen, wenn ich an die Türe eines verstorbenen Gastes klopfe. Dann werde ich sehr oft gefragt, ob denn noch ein Angehöriger im Zimmer sei. Und wenn ich das dann verneine, ist die Verwirrung oft noch sehr viel größer. „Warum klopfen Sie denn dann an?", ist meist die nächste Frage, die ich am liebsten gar nicht mehr beantworten würde.
„Da liegt doch ein Mensch hinter dieser Türe", sage ich dann immer und merke, wie nur die wenigsten den eigentlichen Sinn unserer Handlung auch nachvollziehen können. „Das hat etwas mit Respekt dem Verstorbenen gegenüber zu tun", ist dann jedes Mal mein abschließender Satz.

Als Nächstes würde ich mir von manchen Kolleginnen und Kollegen einen würdevolleren Umgang mit einem Verstorbenen wünschen.

Sicher, der Mensch ist tot und spürt nun nichts mehr und doch bin ich der Meinung, dass eine gewisse Aura immer noch im Zimmer ist. Daher ist es für uns Palliativkräfte ein Unding, einen Gast direkt nach dem Versterben zu versorgen.

Wir lassen der Seele Zeit, um den Raum verlassen zu können.

Ich bin mir sehr wohl bewusst, wie sich das für manche anhören muss und kann mir vorstellen, dass der eine oder andere nun denkt, ich sei so eine esoterische Palliativschwester. Doch das bin ich ganz und gar nicht. Ich bin sehr bodenständig, aber eben auch sehr bedacht auf die mir Anvertrauten und das gilt für mich so lange, wie diese Menschen in unserem Hospiz sind. Auch wenn sie verstorben sind.

Wenn ich das Gefühl habe, dass ich nun den Verstorbenen versorgen kann, dann gehe ich immer nach einem gewissen Muster vor: Ich richte mir alles, was ich für die Versorgung benötige, damit ich nicht ständig aus dem Zimmer rennen muss. Ich hole mir eine Waschschüssel, einen Waschlappen und Handtücher. Und ich schaue im Bad, was der Gast an eigenen Waschutensilien hat. Wenn eine Frau immer einen Lippenstift aufgetragen hat, dann lege ich mir auch diesen zurecht. Auch einen Kamm oder eine Bürste für die Haare. Hatte der Gast einen Dauerkatheter, dann hole ich mir eine 10er-Spritze, damit ich ihn entblocken kann, um ihn dann ziehen zu können. Des Weiteren stelle ich mir den Abfalleimer schon in Bettnähe und richte eine Inkontinenzhose, da sich sehr oft nach dem Versterben die Blase oder der Darm entleert. Außerdem hole ich ein weißes Laken zum Zudecken sowie ein weißes Stecklaken, damit ich später den Kopf darauf betten kann.

Wenn es abzusehen ist, dass ein Gast sterben wird, dann sprechen wir mit den Angehörigen und fragen auch, ob es spezielle Wünsche hinsichtlich der Kleidung nach dem Versterben gibt. Auch diese lege ich mir auf einen Stuhl. Zuletzt hole ich Teelichtgläser und Teelichter, die wir für den Gast im Zimmer anmachen dürfen, dazu Rosen, die wir dann in die gefalteten oder aufeinandergelegten Hände legen.

Für uns im Hospiz ist es eine Selbstverständlichkeit, dass wir für die Zeit der Versorgung unser Telefon abgeben und somit nicht auf die Klingel gehen können. Erst, wenn ich all das in der Nähe des Bettes drapiert habe, widme ich mich dem Verstorbenen und auch, wenn mich nun manche für verrückt halten werden: Ich spreche mit ihm, als ob er noch leben würde. Jeder Angehörige, der mir bei der Versorgung geholfen hat und das waren schon so viele, haben eben dies als so pietätvoll empfunden und waren uns allen sehr dankbar, dass wir ihren Liebsten mit diesem Respekt versorgt haben.

Wenn der verstorbene Mensch versorgt ist, legen wir seine wichtigsten Sachen um ihn herum aufs Bett und stellen zum Abschluss einen Stuhl für die Angehörigen neben das Bett.

Es gibt einen wunderschönen Film, der das widerspiegelt, was ich bei einer Versorgung eines Toten so sehr schätze und der mich zutiefst berührt hat: *Nokan: Die Kunst des Ausklangs.* Es geht nicht nur um das Waschen des Verstorbenen, sondern um Würde, um Respekt und um ein Ritual.

Ich glaube, nein ich weiß, dass ich niemals anders arbeiten möchte und dass ich im Hospiz St. Barbara diese Möglichkeit auch bekomme, ehrt mich zutiefst.

Danke an alle meine lieben Kolleginnen und Kollegen, dass ich Teil dieses wunderbaren Teams sein darf. Und noch mehr Dank an unsere Hospizleiterin und Pflegedienstleiterin, die genau so einen Umgang mit unseren Gästen auch von uns einfordern.

Ich würde so gerne in jedes einzelne Krankenhaus fahren und dort die Mitarbeiter weiterbilden, was den Umgang mit Verstorbenen angeht. Denn ich weiß, dass es oftmals große Ängste gibt und sich nur wenige Kolleginnen und Kollegen von den Angehörigen helfen lassen möchten. Im Gegenteil, manche bitten die Familienangehörigen sogar, für diese Zeit so lange draußen zu warten. Doch warum? Ich hingegen frage jeden Trauernden, ob er oder sie bei der Versorgung dabei sein möchte und wenn ich spüre, dass sie keine Antwort darauf haben, dann biete ich ihnen an, sich im Zimmer auf einen Stuhl zu setzen. Selbstverständlich dürfen sie jederzeit das Zimmer verlassen, wenn sie merken, dass es ihnen zu emotional wird. Doch das ist während der letzten zehn Jahre nur zweimal vorgekommen. Die meisten Angehörigen scheinen das Versorgen als wichtigen Schritt in ihrem eigenen Trauerprozess anzusehen und sind uns auch Jahre später noch für diesen einzigartigen Moment dankbar.

Wenn der Verstorbene dann von der Pietät abgeholt wird, ist es bei uns Usus, dass wir mit der Kerze, die gerade noch vor seinem Zimmer gestanden und für ihn gebrannt hat, dem Sarg folgen, bis er im Auto ist. Dann dürfen die Angehörigen die Kerze auspusten. Wenn es keine Angehörigen gibt, dann übernehmen wir diesen Part. Wir begleiten unsere Gäste tatsächlich bis zum Schluss und ich würde mir wünschen, dass dies in vielen Einrichtungen so sein könnte, doch ich weiß, dass dies wahrscheinlich ein Wunschdenken von mir bleiben wird.

Aber vielleicht habe ich es auch geschafft, dass sich der eine oder andere so ein Arbeiten aus tiefstem Herzen wünscht und dies in seiner Einrichtung einfach als neues Ritual einführt? Was für eine schöne Vorstellung!

Wenn Emma stirbt

Ich mag gar nicht daran denken und doch weiß keiner besser als ich, dass dieser furchtbare Tag kommen wird. Als es Emma letztes Jahr so schlecht ging und sie – warum auch immer – auf einmal keinen Kot mehr absetzen konnte, habe ich mir am ersten Tag noch gar nicht so einen Kopf darüber gemacht. Als Emma dann aber auch am zweiten Tag keine Anstalten machte, ihren Kot loszuwerden, klingelten bei mir die Alarmglocken und ich fuhr mit ihr zur Tierärztin.

Auf den ersten Blick schien alles normal zu sein und doch überschatteten meine Sorgen den ganzen Raum. „Hat sie etwas vom Boden gefressen?", wollte meine Tierärztin Bärbel Munzlinger wissen. Ich konnte ihr darauf keine adäquate Antwort geben. „Frisst sie denn?", fragte sie weiter, und ich nickte nur. „Gib ihr viel Flüssigkeit und geh viel spazieren, vielleicht löst es sich ja von selbst", sagte sie und bat mich inständig, auf jeden Fall nochmals zu kommen, wenn sich ihr Zustand nicht ändern sollte.

So fuhr ich sehr niedergeschlagen nach Hause, warf Emma ein paar Leckerlis in ihren Trinknapf, damit sie auch genug Flüssigkeit zu sich nehmen würde, schnitt ein paar Geflügelwürstchen klein und machte eine lange Runde mit ihr und Sissi. Doch außer, dass die beiden danach nur noch so in ihre Bettchen fielen und sofort einschliefen, passierte nichts. Das Gleiche wiederholte ich am nächsten Tag. Ich konnte wahrscheinlich meine Besorgnis um meinen Seelenhund nicht mehr für mich behalten, denn Emma verhielt sich auf einmal ganz anders: Statt zu schnüffeln, drehte sie sich immer wieder nach mir um, kam alle paar Minuten zu mir und strich ihren Kopf an meinem Bein. Es war zum Verrücktwerden. Und so beschloss ich am dritten Tag, nochmals zur Tierärztin zu fahren, um ein Röntgenbild von ihrem Darm machen zu lassen.

„Konnte sie immer noch keinen Kot absetzen?", wollte Bärbel von mir wissen und nun erkannte ich auch in ihrem Gesicht die aufkommenden Sorgen. Ich schüttelte nur den Kopf, während mir die ersten Tränen kamen. „Jetzt warte, ich röntge sie gerade und dann wissen wir mehr", sagte sie zu mir, nahm Emma mit und verschwand mit ihr im Nebenraum. Oh Gott, lass bitte alles gut sein, war das Einzige, was ich denken konnte. Ich saß im Wartezimmer und die Minuten wollten einfach nicht vorübergehen.

„Ihr Darm ist randvoll. Bist du sicher, dass sie nichts vom Boden gefressen hat?", fragte mich Bärbel erneut, aber auch jetzt konnte ich ihr keine Antwort darauf geben. „Wir können es mit Abführmaßnahmen probieren", schlug sie vor, doch auch dieser Versuch endete erfolglos.

Was soll ich bloß machen, fragte ich mich, während meine Sorgen ins Unermessliche stiegen. Man muss dazu wissen, dass bei Emma eine Herzerkrankung diagnostiziert wurde. Sie hat ein sogenanntes Sportlerherz, was eine Operation ausschließt, denn die Gefahr, dass sie auf dem OP-Tisch versterben könnte, ist zu groß. Mir war bewusst, dass Emma an einem Darmverschluss sterben würde, wenn sie in den nächsten zwei Tagen keinen Kot absetzen würde.

Als Emma dann aber am vierten Tag noch nicht mal mehr spazieren gehen wollte und immer wieder stehen blieb, war mir endgültig klar, dass ich irgendetwas machen musste. So ging ich unverrichteter Dinge nach Hause und meine Treppenstufen hoch und auf einmal wusste ich, was ich tun würde. Ich dachte mir: Okay, wenn du hier nicht spazieren gehen willst, dann fahre ich mit dir dorthin, wo du immer gerne gelaufen bist. Nämlich dort, wo du Sand unter deinen Pfoten spürst. Und ich weiß nicht, warum mir meine langjährige Freundin Steffi dabei in den Sinn kam. Ich vertraute meinem Gefühl, zog meine Jacke aus und wählte ihre Nummer.

„Das glaube ich ja nicht. Wie geht es dir?", waren die ersten Worte, die Steffi zu mir sagte. Ich erzählte ihr alles über unsere letzten Tage und meine furchtbaren Sorgen um Emma. Steffi hörte sich alles an und sagte dann auf einmal: „Komm doch mit Emma & Sissi für ein paar Tage zu uns in die Lüneburger Heide. Vielleicht tut ihr ja ein Klimawechsel gut."

Ich hätte Steffi dafür umarmen können. Sofort rief ich im Hospiz St. Barbara an, in dem ich als Palliativschwester arbeite, erzählte meiner Chefin Bettina Krellner alles und fragte sie, ob sie mir für die nächsten Tage freigeben könnte. Ich zitterte am ganzen Körper vor Aufregung, denn ich brauchte diese Auszeit so sehr und Emma noch viel mehr. „Selbstverständlich kannst du fahren. Mach dir um uns keine Sorgen, wir kriegen das schon irgendwie hin", sagte sie zu mir und in diesem Moment sprudelten Tränen der Dankbarkeit nur so aus mir heraus. Sie beruhigte mich und als wir auflegten, ging es mir tatsächlich etwas besser. Ich ging ins Schlafzimmer und packte meinen Koffer, suchte alles Notwendige für die Hunde zusammen und fuhr am nächsten Tag in die Lüneburger Heide zu Steffi, ihrem Sohn und ihrem Mann.

Die Autofahrt lief nicht gut. Wie auch? Als ich losfuhr, wusste ich nicht, ob Emma den Rückweg überhaupt lebend überstehen würde. Wann immer sich eine Möglichkeit bot, hielt ich an und lief mit Emma & Sissi eine große Runde, doch immer noch ohne Erfolg. Ich telefonierte mit Freunden und brachte sie auf den neuesten Stand, denn alle, die diese dramatische Situation mitbekommen hatten, machten sich selbstverständlich Sorgen um Emma.

Als ich bei Steffi ankam, konnte ich nicht anders und weinte nur noch. „Ich zeige dir morgen schöne Wege, die du mit den beiden gehen kannst", sagte sie und ließ es sich nicht nehmen, uns am nächsten Tag ein kleines Stück zu begleiten. Es war so schön, bei ihr zu sein! Obwohl so viele Jahre vergangen waren, in denen wir uns aus den Augen verloren hatten, fühlte es sich an, als ob wir uns am Tag davor zum letzten Mal gesehen hätten.

Danke liebe Steffi, dass du so bist, wie du nun mal bist!

Mir war klar, dass nur noch Bewegung Emmas Darmaktivität fördern konnte. Und so beschloss ich, mit ihr alleine so lange zu laufen, bis sie entweder nicht mehr konnte oder sich endlich ihr Darm entleeren würde.

Doch Emma sah das ganz anders, denn statt zu laufen, blieb sie einfach stehen. Egal, wie forsch ich sie auch rief: Sie blieb stehen und dann legte sie sich in den Sand und stand nicht mehr auf.

„Du MUSST laufen, sonst stirbst du", schrie ich sie an. Doch auch das nützte nichts. Okay, dann muss ich dich leider zwingen, dachte ich, zog ihr das Halsband an, machte die Leine dran und atmete tief durch. Dann lief ich los, während ich die Leine über meine Schulter warf und mit beiden Händen festhielt, ohne Emma dabei anzusehen. Ich zog sie regelrecht hinter mir her, aber Emma machte auch jetzt noch keine Anstalten aufzustehen. Stattdessen grub sie ihre Krallen bei jedem meiner Schritte immer weiter in den Sand und winselte fürchterlich dabei. Es dauerte eine Weile, bis ich die Frau, die auf einmal vor mir stand, auch bewusst wahrnahm und mich fragte, warum sie denn so einen bösen Blick hatte.

„Was um Gottes Willen machen Sie denn da mit dem Hund?", schrie sie mich an und hätte mir wahrscheinlich am liebsten die Leine aus der Hand gerissen. „Sie muss laufen, sonst stirbt sie", sagte ich immer und immer wieder zu ihr und schaute in zwei völlig irritierte Augen. „Wie meinen Sie das?", wollte sie wissen und ich erzählte dieser wildfremden Frau, was los war und was passieren würde, wenn Emma nicht in den nächsten Stunden Kot absetzen würde. Ich war so sehr mit mir und Emma beschäftigt, dass ich erst gar nicht bemerkte, wie sich die Augen dieser Frau mit Tränen füllten. Dann hob sie auf einmal ihren Arm, zeigte mit dem Zeigefinger in die Ferne und schrie mich an: „Laufen Sie schon endlich los!" Und das tat ich auch.

Emma ließ sich nur winselnd hinter mir herziehen und ich musste mich richtig anstrengen, damit wir überhaupt vorwärtskamen, denn sie sträubte sich mit jeder Faser in ihrem Körper. Nach circa 400 Metern entschied sich Emma endlich dazu, wieder selbst zu laufen. Ich wäre fast vornüber gekippt, als sich das Gewicht, das ich gerade noch gezogen hatte, auf einmal drastisch reduzierte. „Ja, so ist es gut. Lauf!", rief ich ihr zu und dann rannten wir drauf los.

Ich weiß nicht, wie viele Kilometer wir zurückgelegt hatten, als Emma auf einmal stehen blieb und ich dachte: Oh nein, bitte nicht!

Doch dann machte sie die Bewegung, die ich so sehr herbeigewünscht hatte: Sie drehte sich im Kreis, und nach einer gefühlten Ewigkeit konnte sie endlich ihren Darm entleeren. Ich sah es, riss die Arme hoch, lief wie eine Geistesgestörte mit meinen hochgereckten Armen umher und kam mir wie Rocky Balboa vor. Wenn mich einer an diesem Tag gesehen hätte, er hätte mich sicherlich für verrückt gehalten. Aber das interessierte mich überhaupt nicht. Ich lief nur umher, sprang immer wieder in die Luft und schrie: „Tschakaaaa!"
Dann machte ich ein Foto von ihrem Haufen und schickte es meinem Mann, der sofort anrief. Auch wenn uns 500 km trennten, konnte ich seine Erleichterung so deutlich spüren.

Emma und ich waren vier Stunden unterwegs gewesen und als wir wieder bei Steffi ankamen, brach es aus mir heraus. Es war das erste Mal nach vielen Jahren, dass ich ein leises Dankesgebet sprach.

In den nächsten Tagen gingen Steffi und ich sehr lange spazieren und hatten nun auch endlich Zeit für andere Themen. Nach sechs Tagen fuhr ich ganz beseelt mit Emma & Sissi nach Hause. Und Emma war wieder Emma, als ob nie etwas geschehen wäre.

Einen Tag später ertappte ich mich dabei, wie ich darüber nachdachte, was ich gemacht hätte, wenn Emma in der Lüneburger Heide verstorben wäre. In diesem Moment wusste ich, dass ich auf alles vorbereitet sein wollte, wenn dieser Tag kommt. Ich wollte nicht erst an diesem furchtbaren Tag überlegen müssen, wen ich anrufen soll oder wohin ich Emma Tag und Nacht bringen kann. Und so setzte ich mich an meinen PC und gab das Wort „Tierbestattung" bei Google ein, während Emma & Sissi neben mir lagen. Ich muss den Tag vorbereiten, wenn du über die Regenbogenbrücke gehst, sagte ich vor mich hin. Doch als die erste Homepage angezeigt wurde, füllten sich meine Augen mit so vielen

Tränen, dass es eine Zeitlang dauerte, bis ich überhaupt wieder etwas sehen konnte. Ich wollte gerade aufhören, da sah ich Emma an und sprach mit ihr: „Wenn du gehen musst, dann sollst du nicht leiden. Ich werde alles für dich vorbereiten."

Während ich das sagte, neigte Emma ihren Kopf von rechts nach links und schaute mich mit ihren treuen Augen an. Da wusste ich: Das bin ich diesem einzigartigen Hund schuldig!

Ich schaute mir eine Homepage nach der anderen an. Doch keine sagte mir wirklich zu. Ich kann nicht erklären, was mich an ihnen störte oder was ich erwartete oder was mir fehlte. Ich weiß nur, dass mich mein Gefühl noch nie im Stich gelassen hatte und so verbrachte ich die nächsten zwei Stunden damit, eine Tierbestattung nach der anderen aufzurufen. Und dann hatte ich sie endlich gefunden: „Pax Animalis". Ich kann nicht sagen, warum ich ausgerechnet bei diesem Unternehmen so ein gutes Bauchgefühl hatte, aber es war so.

Ich las mir alles durch und rief keine zehn Minuten später das Bestattungsunternehmen an, um zu fragen, ob ein Termin notwendig ist, wenn man sich nur erkundigen will. „Nein, Sie können jederzeit zwischen 9 und 18 Uhr vorbeikommen", sagte mir eine äußerst nette Dame am Telefon und ich beschloss, diesen schwierigen Besuch gleich am nächsten Tag hinter mich zu bringen.

© Pax Animalis

Um zehn Uhr stand ich am nächsten Tag auf dem Parkplatz von Pax Animalis und dachte eigentlich, dass ich das ganz gut aushalten würde. Doch als ich die ersten Urnen im Fenster sah, war es um meine Fassung geschehen. Ich drehte mich um, ging zu meinem Auto zurück, setzte mich auf den Fahrersitz und weinte. „Reiß dich zusammen, das bist du Emma schuldig", hörte ich mich sagen, als ob ich mir selber Mut machen wollte.

Ich wischte mir die Tränen aus dem Gesicht, stieg aus und atmete vor der Tür nochmals tief durch. Dann stand ich mitten im Verkaufsraum, wo ganz viele wunderschöne Urnen standen, und sah mich erstmal um. Ich bemerkte überhaupt nicht, dass ein Mann den Raum betreten hatte und mich mit den Worten „Einen schönen guten Tag!" freundlich begrüßte. Ich drehte mich um und hatte das Gefühl, dass ich ihn schon irgendwo einmal gesehen hatte. Doch egal, wie sehr ich mich auch anstrengte, ich kam nicht drauf, woher ich ihn kannte. „Halten Sie mich bitte nicht für verrückt, denn mein Hund lebt noch. Aber ich möchte alles für den Tag X vorbereiten", sagte ich und erzählte ihm ganz stolz alles in Kurzfassung über meine Emma. Er hingegen schaute mich nur an, was mich völlig irritierte. Wie kann er denn bei so einem schweren Thema jetzt nichts sagen, fragte ich mich, und wollte gerade aufstehen. Da sagte er nur einen Satz, aber der fuhr mir in Mark und Bein:

„Sie betreuen seit drei Jahren mit Ihrer Emma meinen
beeinträchtigten Sohn Luis im Kinderhospiz Bärenherz.
Wie kann ich Ihnen helfen?"

Erst jetzt erkannte ich ihn und konnte es nicht glauben, wie sehr ich meinem Bauchgefühl trauen kann.

Carsten Weber erklärte mir in den nächsten Minuten, wie eine Bestattung aussehen kann und welche Möglichkeiten es gibt, die Asche des verstorbenen Hundes sehr schön in unterschiedlichen Urnen, Armbändern und Ketten einzuarbeiten, damit sie für immer bei dem Besitzer sein konnten. Er ging mit mir in den Abschiedsraum, der so stilvoll eingerichtet war. Da gab es einen Altar mit einem Hundekörbchen, über dem ein großes Gemälde mit einem Regenbogen zu sehen war. Dann war dort ein Fernseher, der den Hundebesitzern die Chance gibt, die Einäscherung live mit zu verfolgen (natürlich nur, wenn dies auch gewünscht ist). Auch hier standen wunderschöne Urnen in unterschiedlichen Formen sowie Armbänder oder Ketten, die die Asche des verstorbenen geliebten Hundes in sich tragen können. Alles war so stilvoll!

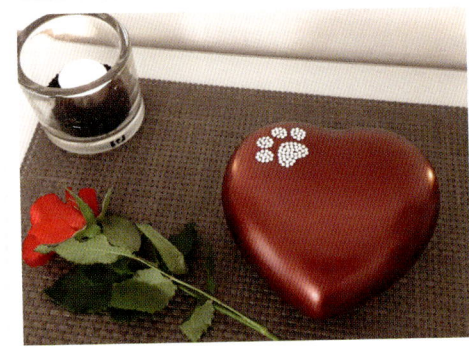

Eine Urne für unsere
geliebten Vierbeiner
© Pax Animalis

Nachdem ich mir alles angehört hatte, meldete ich Emma verbindlich bei Pax Animalis an. Am nächsten Donnerstag bat ich den Geschäftsführer sowie die Leiterin des Kinderhospiz Bärenherz um einen Termin, weil ich etwas mit ihnen besprechen wollte. Wir trafen uns nach einem Einsatz und ich fragte sie, ob Emma hier im Bärenherz – wie die verstorbenen Kinder auch – verabschiedet werden könnte. Beide schauten mich etwas irritiert an, doch als ich ihnen erzählte, was in den letzten Wochen passiert war, baten sie mich um Bedenkzeit.

Für mich ist dieser Weg genau richtig, denn ich kenne keine würdevollere Abschiedszeremonie als die im Bärenherz. Die Musiktherapeutin ist an diesem Tag da und begleitet die Feierlichkeit mit ihrer Harfe, die Seelsorgerin spricht rührende Worte und alle eingeladenen Gäste haben nochmals die Möglichkeit, all das sagen zu dürfen, was ihnen auf der Seele liegt. All das möchte ich auch für Emma und vor allem auch für alle Bärenherz-Familien, die sich dann von ihrer Emma verabschieden können und ihr so nochmals die letzte Ehre erweisen.

Zwei Wochen später rief mich die Hospizleiterin an und sagte, dass es der Leitung sowie allen Mitarbeiterinnen und Mitarbeitern ein großes Bedürfnis sei, Emma als Mitarbeiterin im Bärenherz zu verabschieden. Gemeinsam beschlossen wir, dass Emmas Asche in einer kleinen Urne im Seminarraum stehen wird, auf der eine Rose liegt. Ich bin der Hospizleiterin so dankbar, denn sie bot mir an, diesen Tag mit mir gemeinsam zu organisieren und zu gestalten. Wie der Tag dann letztlich aussehen wird, weiß ich nicht. Ich weiß nur, dass es ein Kondolenzbuch geben wird sowie eine Powerpoint-Präsentation, in der Emma mit „ihren" Kindern in einer Endlosschleife zu sehen sein wird. Und ich bin mir sicher, dass ganz viele Bärenherz-Familien da sein werden, um sich von ihrer Emma zu verabschieden.

Mit Carsten Weber von Pax Animalis habe ich besprochen, dass er Emma zu gegebener Zeit in sein Tierbestattungsunternehmen bringen wird, wo sie dann aufgebahrt wird, damit ich, mein Mann Roger und die engsten Freunde sich von ihr verabschieden können. Danach wird sie eingeäschert und aus ihrer Asche lasse ich einen Stein in ihrer Fellfarbe machen, der dann für immer an einem Ring an meiner Hand sein wird.

Ich weiß aus eigener Erfahrung, dass es kein leichter Schritt ist, den Tod des eigenen Hundes im Voraus zu planen, doch meiner Meinung nach haben auch unsere Tiere einen würdevollen Abschied verdient. Das kann man aber unmöglich am Tag des Versterbens planen und daher kann ich nur an alle Hundebesitzer appellieren: Wenn ihr eurem treuen Weggefährten einen Würde- und liebevollen Abschied bereiten wollt, solltet ihr das noch zu Lebzeiten planen. Ich jedenfalls bin sehr dankbar für diese Möglichkeit und kann jetzt nur noch hoffen, dass ich Herrn Weber erst in ein paar Jahren anrufen muss.

Wer einmal Emma begegnet ist, der wird sie nie mehr vergessen.
Denn alle Familien haben in den schwersten Zeiten ihres Lebens
einem ganz besonderen Hund vertraut und wurden mit etwas
Einzigartigem belohnt: dem Emma-Effekt.

Ich wollte euch einen kleinen Einblick in unsere Welt geben und hoffe sehr, dass ich es geschafft habe, euch allen die Wichtigkeit der tiergestützten Therapie näher zu bringen. Noch viel mehr hoffe ich jedoch, dass ich dem Wort „Hospiz" mit unserem Buch ein wenig Macht rauben und zeigen konnte, dass man keine Angst vor so einer Einrichtung haben muss.

Ein Hospiz ist keine Sterbeeinrichtung. Es ist eine Herberge für alle Betroffenen und eine Einrichtung, in der jeder so sein darf, wie er nun mal ist und ohne, dass er oder sie dabei bewertet wird.

> *Ein Hospiz ist ein Ort, an dem man am Personal sieht und vor allem fühlt, wie menschlich Menschen sein können, und mit wie viel Seele sie dieser Aufgaben nachkommen und es kann ein Ort sein, an dem sich manchmal sogar die geheimsten Wünsche und Träume erfüllen.*

Die Würde des Menschen ist unantastbar, so steht es im Grundgesetz. Und jetzt frage ich euch: In welcher Einrichtung sonst ist dies in dieser Tiefe, mit dieser Empathie und mit so viel Herz möglich?

Eure Ivana Seger

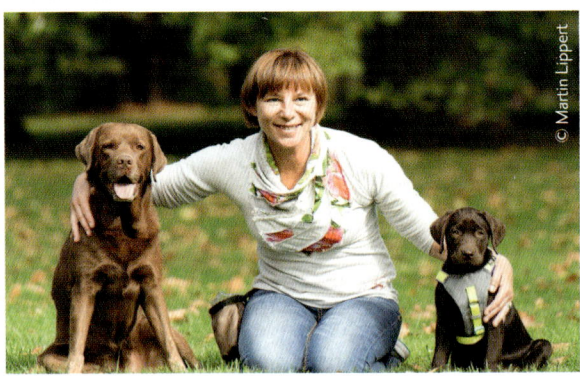

Danksagung
 für ganz besondere Menschen

Es gibt so viele Menschen, denen ich aus tiefstem Herzen Danke sagen möchte, doch als Erstes danke ich dem Schicksal, welches mich an Orte und zu Menschen geführt hat, ohne die es heute kein *Emma hilft* geben würde. Meiner geliebten Oma danke ich, die mich – ohne es zu wissen – zu meinem heutigen Beruf animiert hat.

Meinen Eltern danke ich dafür, dass ich die Möglichkeit hatte, mit Hunden aufzuwachsen. Ich liebe euch.

Dann danke ich der psychiatrischen Klinik, in der ich meinen ersten Wow-Moment erleben durfte. Und Heike, die ich in unserem Urlaub kennenlernte und die mich überhaupt erst in die Hospizwelt brachte. Selbstverständlich danke ich auch Klaudia, der Züchterin von Emma.

Meinen langjährigen Freunden Ela + Ralf danke ich, die immer für mich da sind, wenn ich sie brauche und die mich fast besser kennen, als ich mich selbst.

Beate, Kai und Kai, die ich damals durch den Sport kennen und lieben gelernt habe und die auch heute noch ganz wichtige Menschen in meinem Leben sind. Danke, dass ihr so seid, wie ihr seid.

Und Markus, unser langjähriger Freund, der immer zur Stelle ist, wenn er gebraucht wird und der immer ein offenes Ohr für mich hat. Es ist so schön, dass du zu unserem Leben gehörst!

Mein Bruder Daniel, der für mich zu einem der wichtigsten Menschen überhaupt gehört und der mit mir jeden noch so steinigen Weg geht. Ich liebe dich, Bruderherz.

Aus tiefstem Herzen danke ich meinem Mann Roger, der mich wie kein anderer Mensch fordert und fördert. Ich weiß, dass es nicht immer einfach für dich ist, mit mir als Palliativschwester zu leben, denn das Thema „Sterben" gehört seit elf Jahren zu unserem Alltag. Egal, wie schwer mein Tag auch war: Du bist mein Fels in der Brandung, mein Licht am Ende des Tunnels und meine große Liebe, ohne die ich mir mein Leben nicht mehr vorstellen möchte. Du hast aus mir den Menschen gemacht, der ich heute bin und dafür kann ich dir nicht genug danke sagen. Ich liebe dich!

Und natürlich darf Emma hier nicht fehlen. Durch sie hat sich mein Leben so verändert und nur durch sie kenne ich heute Menschen, die ich nie mehr in meinem Leben missen möchte. Meine liebe Emma, Danke, dass du mir jeden Tag aufs Neue zeigst, was wirklich wichtig im Leben ist: Im Hier und Jetzt zu leben. Du sanftes Wesen, du weißt wahrscheinlich gar nicht, dass du ein Hund bist. Ich glaube, du denkst selber, dass du ein Marienkäfer bist. Anders kann ich mir dein sanftes Wesen nicht erklären. Ich danke dir für jeden Tag, den ich mit dir verbringen darf und hoffe, uns bleibt noch ganz viel Zeit zusammen.

Ohne das Hospiz Arche Noah gäbe es heute kein *Emma hilft*. Daher gilt mein Dank dem Vorstand der Hospizgemeinschaft Arche Noah sowie der damaligen Hospizleiterin Frau Ott. Denn obwohl weder die Leitung noch die Kollegen oder Kolleginnen etwas von tiergestützter Therapie gehört hatten, sind sie diesen Weg mit mir gegangen. Ich werde meine Zeit in der Arche nie vergessen.

Emma hilft ist ein Ein-Personen-Unternehmen und funktioniert nur, weil es ganz besondere Menschen gibt: meine Dogsitterinnen Sonja, Rebecca und Lina. Ihr seid immer da, wenn ich selber mal nicht kann oder krank bin. Ihr liebt Emma & Sissi wie eure eigenen Hunde und dafür danke ich euch aus tiefstem Herzen.

Ein großes Danke geht auch an Martin Rütter, der so viel für uns getan hat und tut. Ohne dich würde die tiergestützte Therapie, so wie wir sie durchführen, niemals diese positive Öffentlichkeitswahrnehmung haben. Danke dafür, dass du immer an meine Vision geglaubt hast.

Nazan Eckes, die uns einen Tag lang als RTL-Moderatorin im Kinderhospiz Bärenherz begleitet hat und dort Zeugin eines kleinen Wunders wurde: Emelys unglaubliche Reaktion auf Emma. Nazan war so berührt, dass sie trotz laufender Kamera ihren Gefühlen freien Lauf ließ. Ich bin so dankbar, dass ich dich kennenlernen durfte. Lieber Martin und liebe Nazan: Danke, dass ihr so seid wie ihr seid. Danke für euer Vertrauen und eure Unterstützung, die ich sehr zu schätzen weiß und nicht als Selbstverständlichkeit ansehe.

Anja, die immer an unsere Vision geglaubt hat und die mir schon vor zehn Jahren gesagt hat, dass Emma einmal ganz bekannt werden würde. Ich habe deine Sätze angezweifelt und kann es immer noch nicht fassen, wie recht du doch hattest.

Esther und Klaus mit ihren Kindern Tina und Marc, die in all den Jahren zu guten Freunden geworden sind und in diesem Buch sogar ein eigenes Kapitel haben, weil sie so wichtig für mich geworden sind. Danke, dass es euch in unserem Leben gibt.

Sabine und Alex, die Emma so oft abgeholt und auf sie aufgepasst haben, als sie noch Welpe war.

Steffi, die ich als Bärenherz-Mama kennen und lieben gelernt habe und die mittlerweile zu meinen besten Freundinnen gehört. Ich glaube, du weißt gar nicht, wie sehr ich unsere Freundschaft schätze. Egal, was auch immer ich auf dem Herzen habe: Du bist immer da, wenn ich dich brauche, und dafür danke ich dir zutiefst.

Chris und Christiane, die mir anfangs bei den Texten geholfen haben und immer ein offenes Ohr für mich hatten und haben. Ich danke euch, dass ihr unser Buch als Psychologin und Palliativärztin inhaltlich abgesegnet habt.

Karin und Rick, die vor zwei Jahren eigentlich nur Gäste auf meinem Flohmarkt waren und durch eine wunderbare Geste zu unglaublich wichtigen Menschen in meinem Leben geworden seid. An diesem Tag habt ihr euch ganz tief in unser Herz geschlichen und ich bin so dankbar dafür.

Irina, die mit einer einzigen Mail an mich einen Event ins Leben gerufen hat: Den *Emma hilft* Benefiz Flohmarkt. Danke, liebe Irina, für deinen Mut. Danken möchte ich auch jedem einzelnen Helfer auf meinem Flohmarkt sowie allen Sponsoren, ohne die ich diesen Flohmarkt niemals so ausrichten könnte.

Kelechi, mein langjähriger Freund aus der Sportzeit, der – obwohl er mittlerweile so bekannt geworden ist – immer da, wenn ich ihn brauche: Du gehörst zu den Menschen, die ihren ganz eigenen Weg gegangen sind, egal, was andere gesagt haben und die recht behalten haben. Was du dir in all den Jahren aufgebaut hast, ist für mich einfach nur beachtlich. Danke, dass du immer noch ein Teil meines Leben bist.

Nicht zu vergessen: Ingrid und ihr damaliger Mann Malte. Ohne euch würde es den Flohmarkt in dieser Form gar nicht geben. Erst durch eure Hilfe und euer Engagement sind die unterschiedlichen Firmen auf uns aufmerksam geworden und unterstützen uns seitdem mit ihrem Equipment.

Lieben Dank auch an Birgit und Frank, die uns jedes Jahr mit Mirabellen und Walnüssen versorgen, damit ich daraus meinen Mirabellen Essig und das Walnussöl machen kann. Und Andrea, meine Kollegin, die jedes Jahr mit mir die Kirschen pflückt. Ohne euch könnte ich das alles niemals bewältigen.

Staffi und Lida, sowie alle Dartspielerinnen und Dartspieler aus dem Bistro Bella, die nun schon seit zwei Jahren für uns spielen. Ich bin so dankbar, dass es euch alle gibt. Danke!

Solveigh hat unsere neue Emma-hilft-Homepage gestaltet. Ich kann dir gar nicht genug danken für das absolut fantastische Ergebnis!

Dieses Buch ist für mich nicht einfach nur ein Buch und ich weiß, dass es ganz vielen Menschen auch so geht. Doch nur wegen drei ganz wichtigen Menschen ist dieses Buch zu etwas ganz Besonderem geworden. Der Erste ist Christian, mein Grafiker, den ich zufällig auf der Messe „Leben und Tod" kennengelernt habe und der so ein unglaubliches Gespür für Ästhetik bewiesen hat. Du hast dem sensiblen Thema durch deine grafische Gestaltung eine Leichtigkeit gegeben, die ich so niemals erwartet hätte. Du hast so viele Stunden und Tage mit diesem „Projekt" verbracht, dass es in all den Monaten auch zu deinem „Baby" geworden ist. Danke, dass du aus einem normalem Buch etwas so Wunderbares gemacht hast.

Silja, meine Lektorin, hat mich schon bei unserem ersten Treffen mit ihrer Professionalität und ihrem unglaublichen Wortschatz zutiefst beeindruckt und ist in all den Monaten zu einer wahren Weggefährtin geworden.

Und Nadine, die ich zufällig auf dem Herbst-Sommerfest in Wiesbaden kennengelernt habe, da sie dort als Fotografin einen Stand hatte. Du hast sofort zugesagt, als ich dich um einen Termin für das Titelbild fragte. Es dauerte keine zehn Minuten, da war das Foto im Kasten und ich bin auch heute noch so begeistert und richtig verliebt in das Titelfoto mit meiner Emma.

Ich kann euch dreien gar nicht genug danken!
Nur durch euch ist das Buch so wie es ist.

Jeder einzelnen Einrichtung, die wir nun schon seit Jahren tiergestützt betreuen dürfen, danke ich aus tiefstem Herzen für das Vertrauen in uns.

Doch unser größter Dank gilt allen Familien in den
unterschiedlichen Hospizen und auf den Palliativstationen,
die wir in all den Jahren begleiten durften und dürfen.
Ohne euch hätte ich dieses Buch niemals schreiben können.
Danke für euer Vertrauen, für die Fotofreigaben
und für jeden einzelnen und so berührenden Brief,
den ihr für dieses Buch beigesteuert habt.
Ich hätte euch alle gerne an einem anderen Ort kennengelernt
und doch bin ich zutiefst dankbar über jede einzelne Begegnung,
die mir auch Jahre später noch so viel bedeuten.

Durch Emma verbindet mich mit jeder dieser Familien ein unsichtbares Band, welches nur wir sehen und spüren können. Dass ich all diese Menschen kennenlernen durfte, ehrt mich zutiefst und ihr werdet immer einen Platz in meinem Herzen haben.

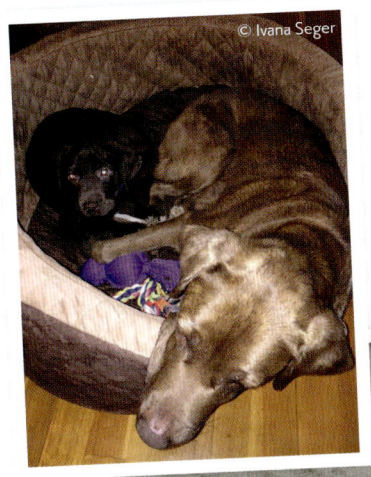

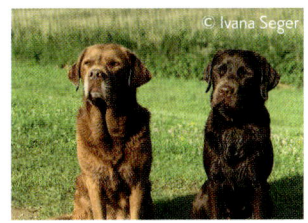

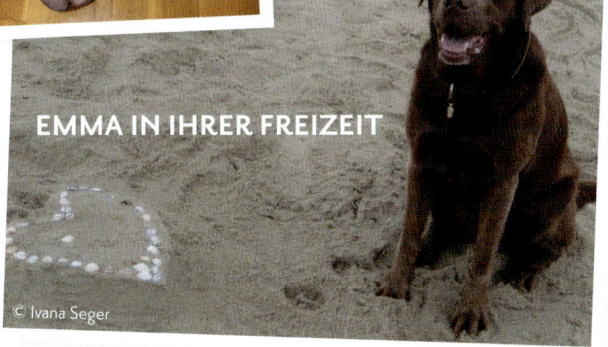

EMMA IN IHRER FREIZEIT

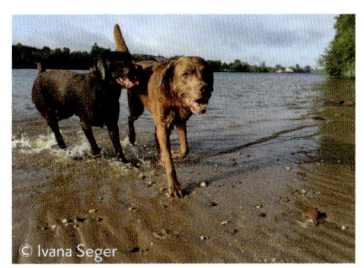

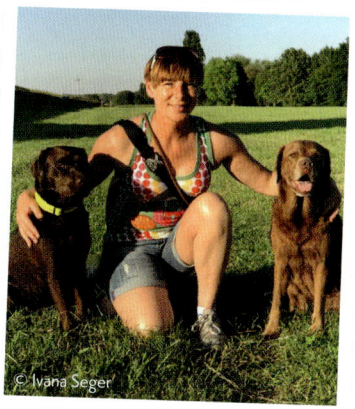

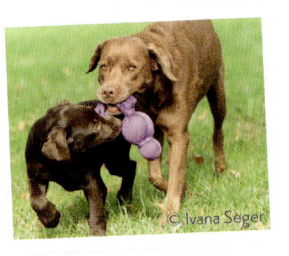

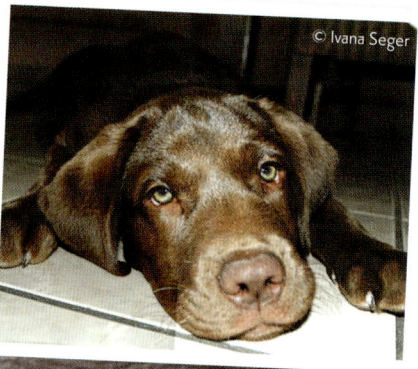

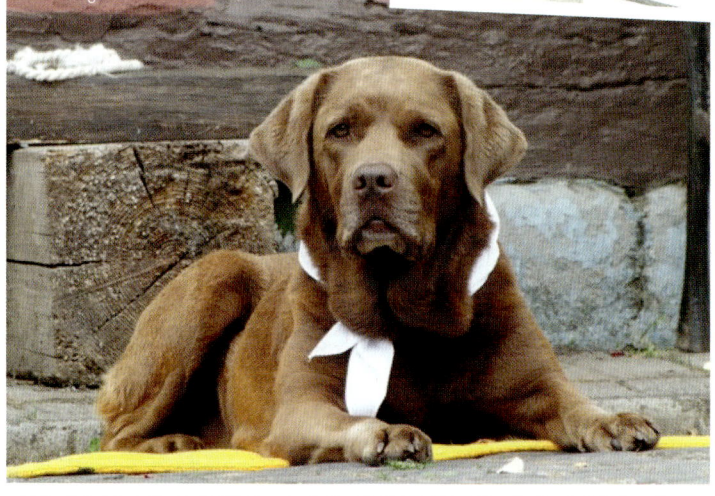

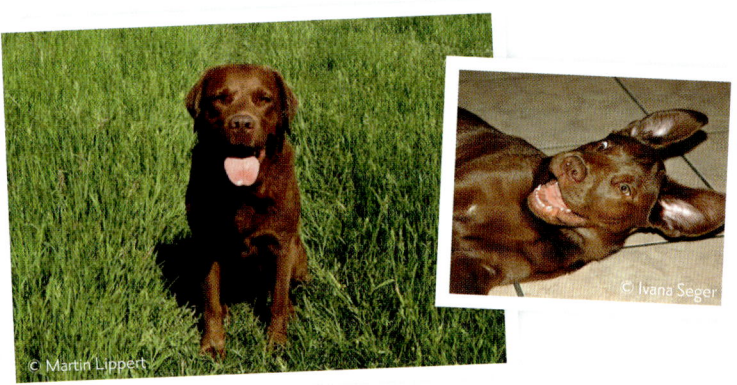

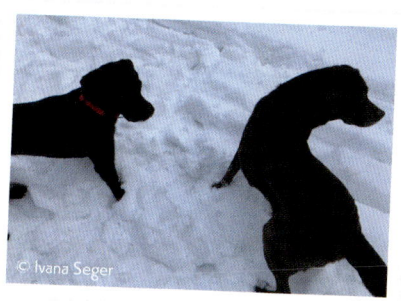

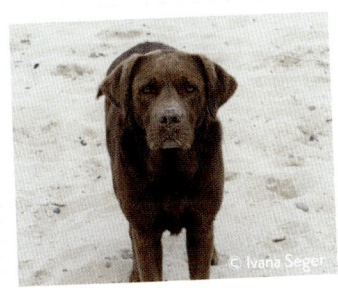

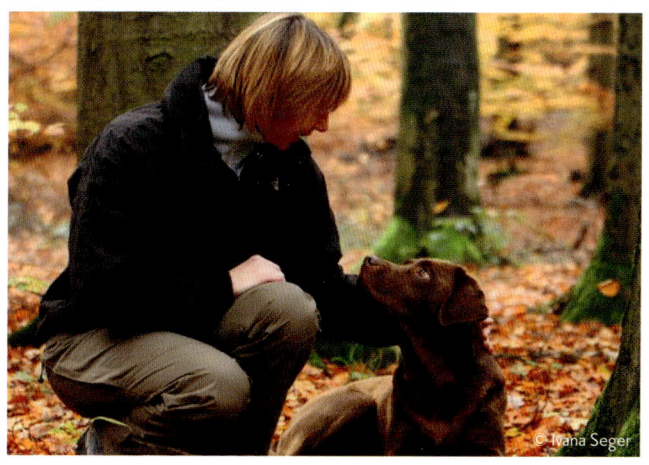

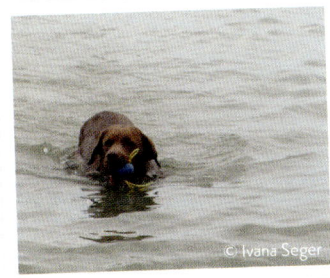

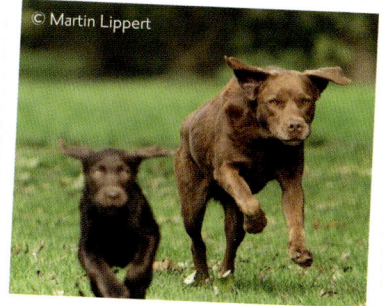

Ein Buch, das berührt

In meiner Arbeit als Lektorin bin ich schon in viele interessante Themen einge-
taucht, doch was ich durch Ivanas Buch „Der Emma-Effekt" erfahren habe, ist für
mich außerhalb der Reihe. Es ist ein zutiefst persönliches Buch über ein Thema, das
jeden betrifft, aber viel zu oft verdrängt wird.

Ich gehe immer sehr sachlich an die Texte, die ich bearbeite. Nur wenn ich objektiv
bin, kann ich Autorinnen und Autoren dabei helfen, ihr Buch zu verbessern. Was
nützt es, wenn die Lektorin verheulte Augen hat? Ich gebe zu, dass es bei diesem
Buch oft schwierig für mich war, den nötigen Abstand zu wahren.

Was mich besonders tief berührt hat, ist Ivanas Art, mit Sterbenden und Schwererkrankten umzugehen: ihre respektvolle Art, sie zu berühren, sie anzusprechen, ihr
unbedingtes Beharren darauf, keinen Smalltalk oder Streit am Krankenbett zuzulassen, ihr liebevoller Umgang mit schwer beeinträchtigten Kindern. Sie betrachtet
es nicht als Arbeit, sondern als ehrenvolle Aufgabe, Menschen zu helfen, die sich
selbst nicht helfen können.

Ich wünsche mir, dass dieses Buch viele Leserinnen und Leser findet, die mit ihren
Familien, ihren Freunden und Bekannten darüber sprechen, wie wichtig es ist, auf
dem letzten Weg so liebevoll begleitet zu werden.

Danke, Ivana, dass ich dich, deine Arbeit und die Therapiehunde Emma & Sissi
kennenlernen durfte!

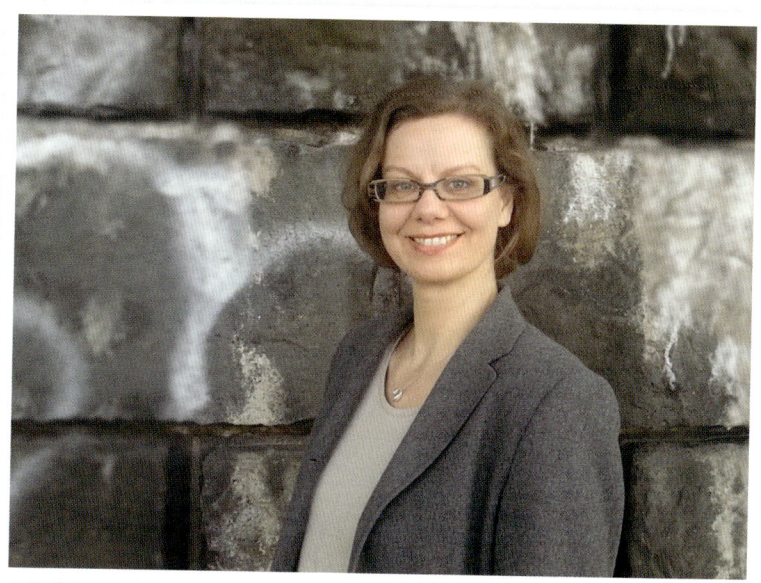

© Silja von Rauchhaupt

Silja von Rauchhaupt M.A.

LEKTORIN UND TEXTERIN

Mail: kontakt@lektorat-rauchhaupt.de | Homepage: www.lektorat-rauchhaupt.de

Wenn das Leben andere Pläne hat

Wäre ich heute Polizist, so wie ich es immer sein wollte, hätte ich Ivana vermutlich nie kennengelernt und für sie auch nicht dieses Buch gestaltet.

Nach dem Abitur war es ein schwerer Schlag für mich, die Absage der Polizei in den Händen zu halten. Heute bin ich froh darüber. Man steht an einem dieser großen Scheidewege, denen man im Leben begegnet. Türen öffnen sich und man muss entscheiden, durch welche man gehen will. Einige Türen stehen weit offen, andere sehen nicht sehr einladend aus oder sind verschlossen. Von einem auf den anderen Moment schließen sich Türen und wir müssen nach neuen suchen.

In diesem Buch stehen Geschichten von Menschen, die alle ganz verschiedene Pläne in ihrem Leben verfolgten. Und die hatten sicher nichts mit Krankheit, Behinderung oder Tod zu tun. Es sind solche Schicksale, die uns zeigen, wie kostbar, einzigartig und unberechenbar das Leben ist. Das ist einer der Gründe, warum mir dieses Buch wichtig ist.

Wir können nur den Moment leben und das wertschätzen,
was wir haben – es könnte morgen schon vorüber sein.

Der Tod begleitet mich mein ganzes Leben. Zum Ende meines Design-Studiums befasste ich mich intensiv mit dieser Thematik. Auf der Messe „Leben und Tod" in Bremen habe ich meine Masterarbeit ausgestellt, in der ich mittels Design neue Wege im Umgang mit dem Tod aufgezeigt habe. Dort lernte ich Ivana kennen. Gern habe ich sie bei der Realisierung ihres Buches mit meinen gestalterischen Fähigkeiten unterstützt.

Als Designer realisiere ich Projekte aller Art mit großer Leidenschaft. Vielleicht werden auch wir uns irgendwann begegnen? Es würde mich freuen!

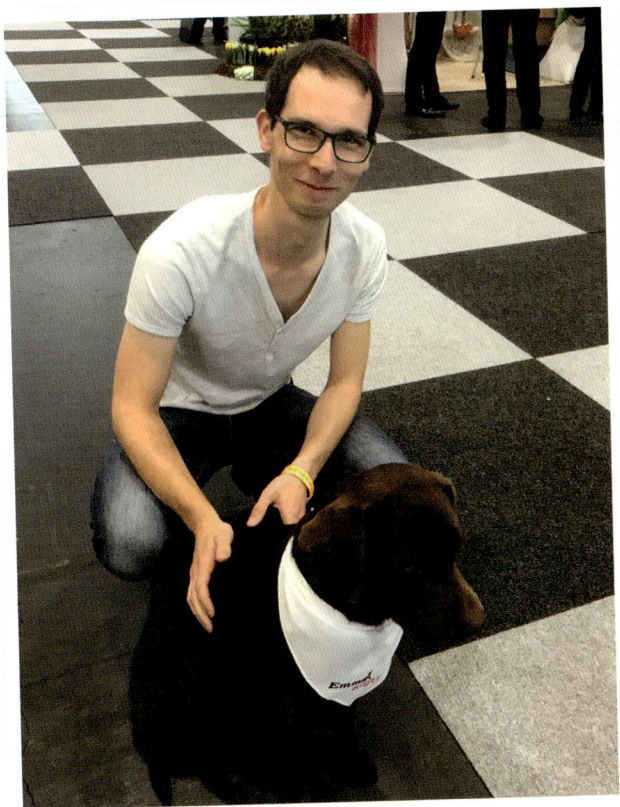

© Ivana Seger

Christian Flottmann

DESIGN & ILLUSTRATION

Mail: christian-flottmann@web.de | Homepage: www.christiantebtmann.de

Fotografin aus Leidenschaft

Tiere begleiten mich schon mein ganzes Leben. Ich hatte das große Glück, mit ganz vielen Tieren um mich herum aufzuwachsen. Unser kleiner Mischlingshund „Sputnik", Katzen, Kaninchen. Meine Kindheit und Jugend habe ich viel bei meiner besten Freundin auf dem Bauernhof zwischen Kühen, Hunden, Katzen und Ponys verbracht. Durch sie alle habe ich viel Respekt und Einfühlungsvermögen gelernt. Tiere möchte ich in meinem Leben nicht mehr missen.

Die Tierfotografie betreibe ich nebenberuflich. Unter dem Firmennamen „art-composing " bin ich deutschlandweit unterwegs, um besondere Momente und Emotionen festzuhalten: Für das eine Herzensbild! Es macht mich glücklich, wenn ich Menschen mit meinen Bildern zum Strahlen bringe und ihnen damit wertvolle Erinnerungen für die Ewigkeit schaffe. Die Fotografie ist nicht nur Liebe, sie ist meine Leidenschaft.

Emma & Sissi haben eine sehr verantwortungsvolle und unheimlich wichtige Aufgabe übernommen. Therapiehunde wie Emma & Sissi brauchen wir viel mehr. Die Wärme, Ruhe, Kraft und Zuneigung von den uns geliebten Fellnasen ist so unglaublich wichtig und wundervoll. Sie wird viel zu wenig wertgeschätzt. Es macht mich stolz, so ein besonderes Buch wie dieses hier mit dem Titelfoto unterstützen zu dürfen.

Liebe Ivana, liebe Emma und liebe Sissi, es ist einfach toll, dass es euch gibt!

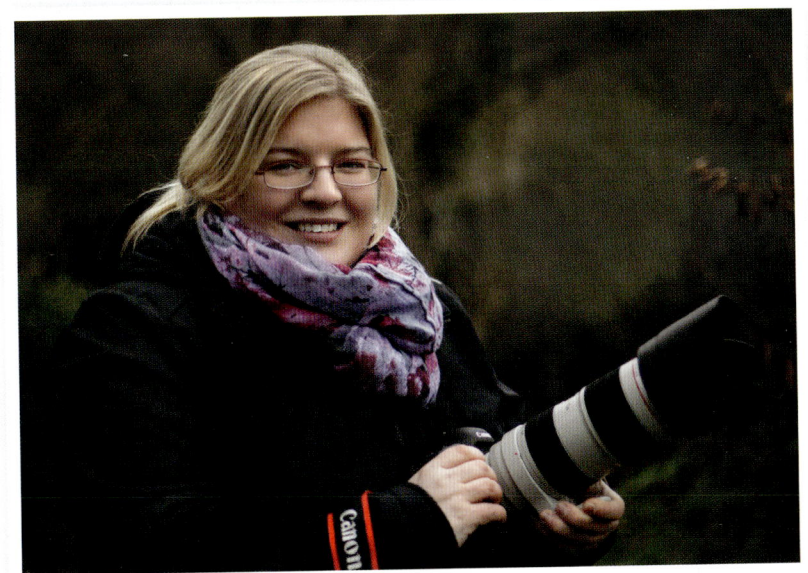

© Nadine Ruch

Nadine Ruch